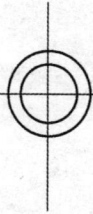

新世纪全国高等医学院校创新教材

性 医 学

（供康复治疗及相关医学、护理专业用）

主　　编　毕焕洲（大连大学）

副 主 编　李志刚（北京中医药大学）

　　　　　张天奉（大连大学）

中国中医药出版社

·北 京·

图书在版编目（CIP）数据

性医学/毕焕洲主编．—北京：中国中医药出版社，
2008.11（2018.8 重印）

新世纪全国高等医学院校创新教材

ISBN 978-7-80231-495-5

Ⅰ.性… Ⅱ.毕… Ⅲ.性医学－医学院校－教材
Ⅳ.R167

中国版本图书馆 CIP 数据核字（2008）第 117624 号

中 国 中 医 药 出 版 社 出 版
北京市朝阳区北三环东路 28 号易亨大厦 16 层
邮政编码 100013
传真 010-64405750
三河市同力彩印有限公司印刷
各地新华书店经销

*

开本 850×1168　1/16　印张 20.25　字数 475 千字
2008 年 11 月第 1 版　　2018 年 8 月第 3 次印刷
书　号　ISBN 978-7-80231-495-5

*

定价 50.00 元

网址　www.cptcm.com

如有质量问题请与本社出版部调换（010　64405510）
版权专有　侵权必究
社长热线　010 64405720
读者服务部电话 010 64065415　010 84042153
书店网址 csln．net/qksd/

新世纪全国高等医学院校创新教材

《性医学》编委会

前　言

　　性医学是性科学的核心内容，它包括性生物学、性心理学和性临床医学等内容，是医学科学的一个重要分支，与其他医学学科和许多自然科学、社会科学学科有着广泛的交叉和联系。随着社会的发展、观念的更新，人们对性的态度越来越开明，性文明也与时俱进。随着与性有关疾病的发病率的增高，性医学越来越受到人们的重视。提高性生活质量，诊治与性有关的疾病已经成为一种迫切的社会需求。目前，全国尚没有统编的《性医学》教材，因此，在医学教育上，增加性医学的教学内容，出版全国统编的《性医学》教材是十分必要的。

　　本教材贯彻国家的教育方针和"科教兴国"战略，面向现代化、面向世界、面向未来，立足素质教育，以适应21世纪应用型人才培养的需要。本教材的特色是：

　　1. 基础与临床结合。本教材既介绍了性器官的结构、性的发育以及性的生理功能等基础医学内容，又有性器官的先天异常、性功能障碍、性传播疾病等临床医学方面的内容，使学生既能对性医学从基础医学的角度有较深的认识，又能通过学习掌握性医学的临床技能，进而提高临床水平。

　　2. 自然科学与社会科学结合。性医学既有自然科学的内容，又与社会科学有广泛的联系。本教材不仅着重介绍了性的生理与病理等自然科学的内容，还介绍了性心理学等相关内容，能够帮助学生对性医学有较全面的了解。

　　3. 中医与西医结合。本教材在介绍现代性医学知识的同时，增加了中医性医学的内容，达到了中西医的有机结合。

　　4. 医学教学与青少年性教育结合。本教材是一部医学教科书，目的是为了拓展医学生的医学知识，满足青少年对性教育的要求。本教材既是对医学生进行性教育的教科书，也是临床医师提高预防及干预性病、艾滋病能力的参考书。

　　愿本教材的出版能为性医学教学起到积极的促进作用。

编者

2008 年 6 月 20 日

目　录

第一章

性医学的形成与发展

性医学是以性为主要研究内容的医学，它包括性生物学、性心理学、性临床医学等内容。性医学是性科学的核心内容，是医学科学的一个重要分支，与其他医学科学及许多自然科学、社会科学学科有着广泛的交叉和联系。

自从人类诞生以来，人们对性了解的渴望，以及为此而进行的努力从来也没有停止过。性是人类的一个永恒主题，人类的性与人类的历史一样长。由于人类对性的认识，尤其是对性行为、性心理、性生理乃至性疾病及其诊治的认识受到历史和文化等种种因素的影响，因此，性医学的发展经历了一个曲折的过程，走出了一条与其他医学学科不同的发展道路。

学习性医学的发展史，并不仅仅是为了了解其历史，重要的是总结出性医学自身的发展规律以及社会、人文等因素对性医学发展的影响，从而为研究性医学提供一个可资借鉴的思路，正所谓"以史为鉴"。

第一节　西方性医学的发展

一、性医学的蒙昧期与经验医学阶段（远古～1843）

（一）原始的性体验

在从猿到人的漫长进化过程中，人类的性系统及性行为也逐渐发生了巨大的变化。人类特有的性行为方式的形成与人类的生活习惯密切相关。更确切地说，与动物的性行为方式有质的区别的人类特有的性行为方式，是人类区别于动物的内容之一。

1. 直立行走、手的解放与人类特有的性行为方式

直立行走和工具的使用标志着猿变成了人。正是直立行走与手的解放，才促使人类的性行为方式从动物的模式中摆脱出来，形成了具有人类特点的性行为方式。动物的性行为方式一般是后进式的（少数的猿类也有面对面）性交，这种方式阻碍了性行为过程中的亲昵行为，削弱了雌性的性高潮，使性行为简单化。当人类能直立行走、双手解放出来后，使人类面对面性交成为可能。在这种性行为过程中，目光的交流使情感表达更加丰富，手的参与使性行为的方式更加多样，这种方式是人类大脑发育的结果，反过来，又促进了人脑的发育。

2. 发情期的消失、阴茎骨的退化

动物的性行为一般是在发情期进行的。除了现代人类以外，其他哺乳动物其雌性在生殖生理机制方面都是有发情期的，即每隔一定时间出现性兴奋状态，渴求进行交配，其余时间则不接受交配，即使是与人类亲缘关系最近的黑猩猩、大猩猩、猩猩、长臂猿也是如此。

有学者认为，女性发情期的消失是生产影响的结果。他们认为，采集和狩猎这些当时主要的生产活动，往往使女性的"性兴奋高潮得不到交配的机会，从而压抑着性机制；而在性兴奋低潮时又往往受到男子们较集中的性刺激，使性机制得以提高。长此以往，女性的性高潮就会变低，低潮就会延长。因为低潮一变高，就会使相对的低潮或向前或向后延伸，一直延长到月经来潮，这时发情期也就消失了"。

这个观点有以下几点不足：一是动物试验不支持这一点，处于发情期的动物往往会不顾一切地去寻找异性交配。人类这时也完全可以放下手中的劳动而去性交。非发情期的动物则拒绝交配，即使是集中性刺激也往往是不能成功的。二是发情时与雌性排卵密切相关。非发情期交配往往是无效性行为。若人类长期处于无效性行为（即没有生殖效应）之中，人类的生育将会受到很大的影响。

发情期的消失是一个漫长的过程，在这个过程中，人类的繁衍必将走向危机。因此，人类女性发情期的消失是自然形成的结果。动物适时的发情，能使子代生在一个具有充足的食物和温暖环境的时期，这样才能使子代在恶劣条件来临之前已长大成熟，已具有生存能力，而那些发情期不适时而产下的子代就要被大自然所淘汰。人类与动物一样，自从人类能使用工具、解放了手、大脑发达之后，智慧让人们增强了战胜自然的能力。生产力的提高，食物充足且不受环境限制，衣、住条件的改善使人们能战胜恶劣的条件，这样发情期即使出现了偏差，生下的后代也能生存。并且多发情的个体后代多，在进化中处于优势，而少发情的个体后代少，在进化中逐渐处于弱势，最后趋于消亡。从此，人类进入多发情状态，发情期也就消失了。也正因为如此，人类的生殖出现了不可抑制的爆发状态。

阴茎骨的消失标志着男性生殖进入了高质量阶段，同时也为人类的生殖埋下了危机。兽类大都存在阴茎骨。兽阴茎骨或骨性阴茎是由阴茎海绵体端之间区域骨化的条带形成的骨骼。食肉动物、食虫动物、骆驼、啮齿类和低等灵长类等都有骨性阴茎。从进化角度讲，物种较古老的猴比新生种的猴具有更大的阴茎骨。骨性阴茎的退化痕迹可在胎儿发育过程中重现。当然，除人类之外，也有一些动物无阴茎骨，但这是少数，并非主流。阴茎骨的消失既是智能化高质量生殖取向的标志，又是大自然控制高智能物种无度生殖的又一可靠手段。

人类没有阴茎骨，其交配过程依赖于阴茎三条海绵体的充血而致的阴茎勃起。这个勃起机制由三个因素控制：一是必须有充足的雄激素环境，以形成并维持足够的性张力；二是有血液动力系统的直接参与，通过海绵体内海绵窦的充血及海绵体白膜的非弹性限制，以达到勃起的功能；三是必须有勃起指令的下达，即在大脑控制下的神经调节。尤其是脊髓的胸腰段（$T_{11} \sim L_2$），不仅要能接受视、听、嗅等动物所共有的刺激，而且要能接受回忆、联想、幻想等人类所特有的思维刺激，以引起阴茎勃起。人类的阴茎勃起机制较为复杂，要受情感因素控制，而不只受内分泌、环境等影响，它是一系列的高级调节过程。大脑发育及神经功能正常对勃起至关重要，而高度发达的大脑及神经系统是人类区别于一般动物的关键所在。人类，既要身体健康，又要心理健康，这样通过没有阴茎骨的海绵体勃起机制而生育的后代才能身体强壮，富有情感，智慧的基因才能被更多地遗传下来，这个过程也是"自然选择"的过程。

复杂机制的另一面是脆弱。复杂的勃起机制易受各种因素的影响，即使小小的心情不愉快也有可能导致阴茎勃起功能障碍，更何况身体的诸多疾病及创伤了。随着人类社会竞争的日益激烈，环境污染的加重，男性的勃起功能已受到了严重的影响。男科临床中勃起功能障碍与男孩性发育迟缓的患者骤增，大自然已向男性的性与生殖亮出黄牌。

（二）原始的性观念

1. 性神秘

对早期人类来说，性是人的本能，是一个再自然不过的行为。人们在完成本能行为的时候，往往没有过多的遐想和关注。这一点可以由动物的本能行为得到佐证。动物学家们注意到，动物的发情是荷尔蒙作用的结果，大多数动物交配后雌雄即彼此分开。即便像天鹅、鸳鸯这样雌雄终生不离的动物，也没有证据表明它们知道性行为与之后的生殖有必然联系。即使雄性参与后代的养育，也只是本能而已，至少没有像现代人类这样，用智慧去思考。人类的性进化经历了漫长的过程，这种性进化是人类体质和智慧的产物，它使人变得更聪明，同时也使人的性活动较其他动物获得更大的自由。人的直立行走、手的解放、工具的使用和制造以及大脑的高度发达，使人类从一般动物变成了特殊的智慧动物。而智慧的表现方式就是能审视自己，审视本能，审视周围的事物，并在审视之后加以探索和研究，把各个事物之间的关联加以整合，并总结出规律。在这种情况下，人们对性本能的快感与随之而出现的生育现象加以联系之后，才感到这是一件令人震惊的事情。

生命运动是世界物质运动的高级形式，即使是在科技高度发展的今天，人们对精神的了解也很粗浅。精神心理活动的机理和精神心理疾病的发病机制至今还是个谜。因此，人们对精神意识的态度至关重要。精神与物质的关系问题成为哲学的基本问题。今天的哲学家、科学家尚且如此，那么，我们的先人在那样原始的状态下，对生命——这个能产生精神的事物更是茫然无知了。

神秘源于无知，精神源于生命。在高等生命中，生命的创造与延续又源于性行为，对性行为的神秘感便由此而生。

2. 性崇拜

崇拜源于神秘和无知。早期人类由于认知水平和实践能力的限制，对周围的自然事物以及自身知之甚少。尤其是当人们受到伤害或者对某些事物百思而不得其解的时候，崇拜便产生了。对性的崇拜也是如此。

有些学者将人们对性的崇拜分为生殖器崇拜、生殖崇拜和性交崇拜3个方面。原因是因为当时的人们尚不知性与生殖的必然联系，所以分别崇拜。一个新的生命从产道出生，人们因神秘而崇拜女阴和生殖。对男性性器官及性交的崇拜是人们知晓性与生殖的关系后才产生的。当然，几千年乃至上万年过去了，在这些遗存中直接寻找祭祀或思想寄托的遗迹实在是难事。目前的观点大都是从民俗中推测而得的。

类似的民俗有许多。其中，大多是将具有象征男女性器官的自然物、自然图纹乃至人工制造出的物品视为神符，以祈求消灾祛病（主要是性与生殖疾病）和寄托情感。这是一种地道的性崇拜，以此为依据，对考古中发现的类似实物及图案进行性崇拜的解释是有道理的。因为远古人类的神佑观念要比现代人强烈得多，对神的信奉也远比现代人要虔诚得多。

3. 性禁忌

禁忌与禁止不同，它具有浓厚的神秘色彩。性禁忌并不是科学意义上对健康有影响的性行为的限制，而是充满文化韵味的观念性的限制，并多为神秘所笼罩。

禁忌源于崇拜，是对神秘不可侵犯内容的无条件服从。原始先民因性的神秘而崇拜，又因崇拜而禁忌。维多利亚时代普遍存在着性压抑和性禁锢。当时人们认为，只有男性才会在青春期之后显示出自发的性冲动，女性的性欲是潜伏的、不明显的，需要通过外来的爱抚才能得到激发。如果不受到性引诱，女人能在没有性欲的状态下度过一生。他们还认为，儿童没有性欲。18～19世纪，人们对手淫的谴责达到了登峰造极的程度。社会上认为性是罪恶的、肮脏的等等。

（三）阴茎套的问世与精子的发现

性神秘、性崇拜、性禁忌等虽然是原始人类的观念，但这种原始的观念以其惯性影响着后来的人们。随着人们实践能力和认识水平的提高，人们的性观念在不断发生变化，并与不同时代、不同民族的特点结合，于是在生活中有许多发现，总结出许多经验。

1. 阴茎套的问世

1564年，英王查尔斯二世的御医康德姆（Condom）发明了阴茎套。该阴茎套是用亚麻制成的，其功用不是用于避孕，而是为了防止梅毒传染。到了1843年硫化橡胶问世之后，阴茎套才用硫化橡胶制成，其功用除了用于预防性病传染外，还用于避孕。

2. 精子的发现

列文·虎克（Antonius van Leeuwenhoek）1632年10月生于荷兰海牙南面的代尔夫特（Delft），他因业余爱好而发明了显微镜，并用显微镜观察了许多微生物。他的学生哈姆（Hamm）第一个发现精液中有一群很小而且又能动的线头样的东西，列文·虎克抓住了这个发现，并予以发表。

3. 性与人口

1798年，马尔萨斯在《人口理论分析》中提出了性与人口的问题。他提倡晚婚，即人到30岁以后再结婚，以减缓人口增长的速度。

二、创始期与心理学阶段（1844～1922）

（一）性医学的萌芽

1844年，德国医生卡安出版了第一部性医学著作——《性心理病》。该书被认为是近代性医学创立的萌芽，意味着性医学从生殖医学向心理学过渡。

（二）性医学的奠基

1866年，德国出生的奥地利精神病学家克拉夫特·埃宾（1840～1902）的《性心理学》

一书被认为是现代性医学的奠基之作。该书概括了早期医学尤其是精神病学对性的研究，第一次把性疾病独立出来。其局限是克拉夫特·埃宾是警方雇用的医生，书中的病例较为极端。

（三）性医学的分科

作为一门独立的学科，性医学的建立与 3 位德国犹太医生是分不开的。他们是赫希菲尔德、摩尔和布洛赫，这 3 位医生被誉为"性科学的爱因斯坦"，布洛赫又被誉为"性学之父"。

1. 赫希菲尔德

赫希菲尔德（1868～1935）是德国医学家，早期性医学界最有影响的人物。他对同性恋的研究成果卓著，著有《怎样解释男人或女人爱同性的人》（1896 年）、《同性恋》（1914 年）和《性学》（1928 年）等。1908 年他主编了世界第一本性学杂志，1919 年在柏林成立了世界上第一个性学研究所，1921 年组织了人类历史上第一次国际性的性学学会。1930 年，他受纳粹迫害离开德国，四处流亡，足迹遍及美国、日本、印度、埃及、法国以及中国等。在中国停留期间，他曾访问了北京、天津、汉口、南京、上海、广州、香港、澳门等城市。

2. 摩尔

摩尔（1862～1939）是德国柏林的神经精神病医生，他对同性恋、性欲本质、幼儿性欲等问题有很深的研究。其著作有《相反的性感受》（1891 年）、《性欲调查》（1897 年）和《儿童的性生活》（1909 年）等。1913 年他牵头成立了"试验心理学学会"和"国际性学研究会"。

3. 布洛赫

布洛赫（1872～1922）是德国著名的皮肤性病学家。他首先把社会科学引入性学研究领域，即用多学科的方法研究性学。他认为，性变态不是罪恶而是心理疾病。其著作有《我们时代的性生活》（1907 年）、《性学手册大全》（1912 年）和《妓女》（1912 年、1915 年两卷）等。他在 1916 年首先杜撰了德文词汇"性的科学"，即"性学"——Sexology。之后，性学一词才得以广泛应用，沿用至今。

（四）性心理医学的发展

性心理学的发展与 3 位学者的努力是分不开的，他们是弗洛伊德、霭理斯和雷赫。

1. 弗洛伊德

弗洛伊德（1856～1939）是维也纳医生，心理学家。他生于现捷克，为精神分析学派的创始人。弗洛伊德把心理分为意识和潜意识两部分。他认为，意识的起源、基础和动力都存在于潜意识之中，是潜意识的可见部分，两者虽然对立，但潜意识占主导方面。人的梦、笔误、口误、不自主的动作以及神经症状等都是人潜意识的浮越。精神分析的目的在于从潜意识中揭示意识，从不正常中了解正常，从人们活动的琐碎片断中找出意义和愿望。弗洛伊德认为，人格是一种动力组织，其能量来源是里比多（libido），即性力。他的人格理论可分为两大部分：一是"人格结构说"，二是"人格发展说"。

人格结构说认为，人格的体现是一种内部心理动机相互作用的结果，而这种相互作用过程我们一般是意识不到的，都处于无意识和潜意识中。这种内部动机相互作用过程也就是人格内部 3 个成分（本我、自我、超我）之间的互动过程。这 3 个成分是不断相互影响的，一个结构成分的变化必然导致其他成分的改变。三者处于动态的、相对平衡的状态中，共同构成整体人格。一旦这种平衡关系遭到破坏，便会产生精神疾病或心理疾病。

人格发展说认为，人格发展成熟需经过 5 个阶段：一是口唇期，婴儿通过口腔活动来满足其基本要求，行为几乎由"快乐原则"支配。二是肛门期，获取快感、满足需要主要集中于肛门活动上（排溺活动）。三是性器期，获取快感中心转向性器官，表现为对自己或他人性器官好奇，以摆弄性器官为满足。四是潜伏期，快感需求暂时被压抑下去，其兴趣中心转向外部世界。五是生殖期，快感要求复苏，兴趣开始转向异性，喜爱参加两性组成的活动，同时，发展与性别有关联的婚姻理想等。其著作有《梦的解析》（1900 年）、《性学三论》（1905 年）等。弗洛伊德对性心理学的发展起着重大的作用。

2. 霭理斯

霭理斯（1859～1939）是英国著名的性心理学家。他生于英格兰，毕生从事性学研究。他十分重视性现象的常态，认为常态与变态之间没有很明显的界限，一切所谓常态的人多少总有几分变态，而变态的人也和常态的人一样为许多基本冲动所支配。他提出了一些令当时人们震惊的观点，如女性性欲在月经期最强烈，几乎所有人都有手淫的习惯，女性性反应的缺乏是童年期受压抑的结果等等。霭理斯的著作有《性心理学研究录》（1896～1928）。该书共 7 卷：第一卷《性逆转》、第二卷《羞怯心理的进化，性的季候性现象，自动恋》、第三卷《性冲动性质的分析，恋爱与痛楚，女子的性冲动》、第四卷《人类的性选择》、第五卷《性爱的象征现象，解欲的机制，妊娠的心理状态》、第六卷《性欲社会》、第七卷《哀鸿现象和其他若干补充研究》。1933 年，他考虑到普通临床医生和学生没有时间和精力研读《性心理学研究录》，所以编写了《性心理学》。该书 1946 年由我国著名学者潘光旦先生翻译出版，1978 年生活、读书、新知三联书店重印，2005 年 8 月商务印书馆又再版。

3. 雷赫

雷赫（1897～1957）是维也纳的医生，后来成为早期的心理分析学派的杰出人物。他因不满足于弗洛伊德对社会、政治因素的忽略，成了一名马克思主义者。他认为，马克思的异化观念应该延伸到性学，因为资本主义制度强加给人们的生活方式剥夺了性的自由健康表达。他提出了性高潮能量、性高潮反射、性高潮辐射等一系列新理论，并首次确定了"性高潮是性现象和性研究的中心"的原则，从而使性学开始着重研究正常人的性生活。他于 1928 年正式脱离弗洛伊德学派，并于 1929 年组织了"社会主义性指导与性研究会"。有的激进分子称他为性与政治自由的斗士。他的著作有《性高潮的功能》（1927 年）等。

三、性医学的发展期与行为学阶段（1923～1959）

（一）艰难的实验研究

随着人类科学探索的迅猛发展，性反应的实验室研究开始了，因受时代观念的影响，该研究异常艰难，以至于不得不停止。

华生（1878～1958）是美国著名的心理学家，他最先开创了性反应的实验室研究。1914年，华生开始对性反应过程进行实验室研究，创立了心理学中的实验主义学派。他和女秘书合作进行了人类性行为方面的实验研究。但他的事业没有被他的妻子所理解，他的妻子不择手段地破坏了他的实验室和资料，遂与他离婚。人们也斥责他是伪君子、淫棍。他被法院判为"行为很坏的专家"，研究资料被洗劫一空，研究结果也未能发表，所以人们至今不知其研究内容。华生因此失去了工作，穷困潦倒度过残生。从此，性反应的实验室研究不得不停止。华生这一科学的壮举在封建卫道士的激烈合围下惨遭失败。可见，社会历史观念对科学的发展与进步的影响是巨大的、不容忽视的。

（二）广泛的性行为调查

华生的惨败给性医学工作者一个教训，即旧观念的力量是不可忽视的。于是，学者们尽量用更委婉的手段去研究性行为。广泛的性行为调查，不仅避免了与旧观念的正面冲突，同时也因调查对象的数量大而使研究内容更加丰富。

金赛（有的译为"金西"，1894～1956）是美国印第安纳州大学的生物学教授，著名的昆虫学家。金赛在44岁之前一直在研究一种叫"瘿蜂"的昆虫，44岁后偶然地走进性学研究领域。金赛应邀为印第安纳大学学生开设一门"人类性学"的课程，从此，他成为很有名的性学家。金赛和他的同事们创制了一整套特殊的面对面的调查和记录方法，取代了实验室和门诊研究。他们对美国各个阶层、地区、种族的17000多人的性行为进行了广泛的、系统的、客观的研究。金赛在总结调查结果的基础上，于1948年出版了《人类男性性行为》，1953年又出版了《人类女性性行为》，这两本调查报告被誉为现代性学的第一座里程碑。调查结果中有很多惊人的发现：如有37％的男子和13％的女子青春期以后有过能达到性高潮的同性性接触；有92％的男子和62％的女子有过手淫，并且指出较早开始手淫和性交者，常常是人群中机智、精力充沛、活泼、易冲动、性格外向和（或）敢作敢为的人；50％的已婚男子和25％的已婚女子至少有过一次婚外性交；有半数以上的人有过口—生殖器性交，在接受过高等教育的人中90％以上有过口交，而文化程度很低的人群中只有20％左右有过口交，如此等等。

四、性医学的成熟期与治疗学的建立（1960至今）

金赛通过大量的调查揭示了人类的性行为，但问卷调查的回答主观性很大，并且回答者多为非医学专业人员，只能回答诸如是与不是等问题。所以，金赛的结论多为行为方式的描述，而性行为时机体内的诸多变化却无法知晓。因此，性医学的实验研究仍然很必要。

（一）实验医学的继续和性治疗学的建立

美国的马斯特斯和约翰逊继承了华生开创的性反应实验研究事业，在人类性反应实验研究方面获得了重大成功。马斯特斯接受了华生的教训，虽然他在20世纪30年代末就对性行为研究产生兴趣，但他接受了导师的劝阻，没有急于投身于性学事业。直到1954年，38岁的他已经成为一名杰出的妇产科教授的时候，才设立了一个生殖生物学研究室。他成功的另一个重要条件是与约翰逊的相识。开始，约翰逊只是马斯特斯的助手，后来两个人结了婚，他们的研究逐渐被人们所理解，并取得了斐然的成绩。

马斯特斯和约翰逊采用应变计测量阴茎周长的变化；采用内装照相机的透明塑料阴茎模拟物观察阴道壁的各种变化；测量男女在性活动过程中的心律、呼吸和血压变化；把性反应划分为兴奋期、平台期、高潮期和消退期，这个性反应周期概念的出现使全人类对性反应的描述有了共同的语言；总结出性感集中训练等一整套性行为治疗方法，开创了人类性治疗的新纪元。他们的著作有《人类性反应》（1966年）和《人类性功能障碍》（1970年）。这两部书被誉为现代性医学研究的第二座里程碑。

继马斯特斯和约翰逊之后，许多性医学家在性治疗上进行了大量的探索和研究。美国约翰·霍普金斯大学的莫尼博士在1955年首先提出性别角色的概念，他为学生设计了第一个性医学课程表，1965年他与外科医生合作成功地完成了世界第一例变性手术。美国纽约医院的精神病学专家卡普兰博士出版了《新性治疗学》（1971年）、《性厌恶、性恐惧和性恐怖》（1979年）。他提出，性治疗的目的主要是用来缓解病人的性症状，而不主张更多地涉及内心的冲突和人际问题。他认为，马斯特斯和约翰逊提出的性治疗医生应男女结合共同治疗的观点不是绝对必要的；他将性疗时间修改为每周治疗1次，2～3个月为1个疗程。齐勃格尔德和艾力森1980年提出了性行为的5期划分法，即兴趣或性欲、唤起、生理准备（阴道润滑/肿胀和勃起）、高潮和满意。

（二）性医学的飞速发展

1975年以前，人们对性医学的研究都集中在性心理与性行为上，性治疗也多以行为疗法为主。其原因是当时人们在性行为的生理及性障碍的病因研究上没有多大进展。科学的进步日新月异，处在今天现代化科技氛围中的性医学，其发展速度极为迅速。各个学科的学者纷纷涉足性医学，并把不同学科的先进知识与手段应用于性医学。因此，性医学至今有了很大的发展，尤其是在器质性的病因、药物及手术疗法上有了很大的进步。比如，过去人们一致认为勃起功能障碍患者有90%以上是精神因素导致的，但20世纪80年代后，性医学的发展使人们进一步认清勃起功能障碍的病因，至少有一半是器质性因素所致。今天，性医学已经发展到了分子水平，人们已经能在基因组学、蛋白质组学等水平上研究性医学，其机理逐渐明了，病因逐渐被认清，治疗学也随之发展。

从20世纪30年代至今，性医学有了很大的发展，但是与其他医学学科相比，性医学仍然是一门年轻的学科。虽然性医学已经发展为较成熟的学科，但仍有许多问题需要人们去研究、探索和解答。

第二节　中国性医学的发展

在我国，特有的传统文化观念对性医学的发展产生了特殊的影响，使我国性医学的发展走出了与西方性医学不同的发展轨迹。我国性医学的发展分为 5 个阶段：

一、本能、对性的关注到早期的性医学经验

远古～公元前 1065 年（远古～殷商时期）。

远古到殷商是性医学体系形成之前的零散经验的积累阶段。在这个时期，人们对性——人类的本能加以关注。由于认知能力和实践水平的限制，人们对性感到神秘，不仅加以崇拜，而且盲目禁止。随着生活经验的逐渐积累，人们对性的认识逐渐加深，认识到了性与生殖的关系，总结出了一些粗浅的经验，如甲骨文中记载了男性性器官、性行为及怀孕、生产等。这为性医学学术体系的形成准备了条件。

二、宽容、自由与理论对经验的提升到性医学体系的形成

公元前 1066～公元 264 年（周朝～三国时期）。

西周至三国时期为我国性医学学术体系的形成时期。这个时期，春秋战国政治的多元化导致了学术的自由，道家的道法自然及儒家的中庸思想等对性的态度是宽容的，既反对纵欲，又反对禁欲，这为性医学的发展与形成搭建了一个理性的平台。以《内经》和《伤寒杂病论》为代表，标志着中医性医学学术体系的形成；以《素女经》为代表，将中医理论与性行为、性心理、性生理及性疾病的诊治相融合，完成了中医对性医学经验的理论提升。这个时期，性医学的内容更加丰富，如马王堆医书中的《十问》、《合阴阳方》、《天下至道谈》、《养生方》、《杂疗方》等记载了大量的性医学内容。此外，还有房中八家著作即《容成阴道》、《务成子阴道》、《尧舜阴道》、《汤盘庚阴道》、《天老杂子阴道》、《天一阴道》、《黄帝三王养阳方》和《三家内房有子方》等。

三、开放、追求与经验的丰富到性医学的发展

265～960 年（西晋～五代）。

西晋至五代为我国性医学的高度发展时期。在这个时期，人们受魏晋玄学追求享乐与道教纵欲采战思想的影响，对性在观念上开放、行为上追求。于是房室养生著作辈出，如《黄庭经》的"存思"、"守意"与"固精"；《抱朴子》的理性性养生思想；《养性延命录》的"御女益多"观念；《房中补益》的性养生与求子之法；《玉房秘诀》的养阳之道和养阴之道；《玉房指要》的还精补脑；《洞玄子》对性行为方式的全面总结，有了性器官的名称；《天地阴阳交欢大乐赋》对性生理与性心理的全面总结等。与此同时，性疾病诊治水平得到了提高，性医学诊断经验得到了丰富。此外，纵欲思想又使许多性医学内容出现夸大和虚妄之处。

四、束缚、压抑与性禁锢到性医学的缓慢发展

960～1840 年（宋代～鸦片战争）。

宋代至鸦片战争为我国性医学的缓慢发展时期。在这个时期，人们受宋明理学"存天理、灭人欲"思想的影响，反对房中术，主张戒色戒欲，虽纠正了晋唐之偏，但其禁欲主义却阻碍了性医学的发展。如《苏轼文集》中的戒色戒欲思想；《延寿第一绅言》对房中术的批判；《格致余论》中的色欲耗阴理论；《古今医统大全》中的节制性行为；《养生四要》提倡"寡欲"，反对"采战"，欲不能绝只为孝；《色欲当知所戒论》中的色欲十戒；《男女绅言》中的禁欲，认为女色可怕、女色污秽。尽管如此，由于社会的需要，性疾病的治疗经验逐渐丰富，许多医学书籍中出现了与性有关的疾病内容。

五、科学与文明到性医学的全面发展

1840 年至今（鸦片战争至今）。

鸦片战争至 20 世纪末为我国性医学的全面发展时期。这个时期思想开始解放，1949 年新中国成立以来，尤其是 20 世纪 80 年代改革开放以后，人们对性持以科学的态度，努力建设性文明，性医学在这种氛围中得到了全面发展，如创办性医学杂志，成立性学学会，开展广泛的性医学学术活动，性医学临床飞速发展，性医学著作及成果丰富，性医学教育与教学的开展等。中医、西医、中西医结合三支力量对我国现代性医学的发展作出了贡献，我国的性医学走上了科学发展的道路。

中国性医学的发展经历了一个曲折的过程，既与其他医学学科不同，具有自己的独特性，又与西方性医学的发展不同，具有浓厚的民族特色。

（毕焕洲）

第二章

性系统的发育

正常情况下，高等动物的性别发育分 3 个步骤：①受精对遗传性别的决定。②遗传性别转变为性腺性别，亦即未分化的性腺发育成睾丸或卵巢。③性腺性别转变为表现型性别。习惯上将发育过程分为出生前和出生后两大时期，绝大多数急剧的衍化过程发生在出生前的胚胎期（前 8 周），而人体结构上的变化一般在 25 岁左右完成，即趋于成年稳定状态。人类的发育是以受精为起始的，换言之，由精子与卵子结合形成的合子是人类发育过程中的第一个细胞。受精的必要条件是：两性生殖细胞的形成与成熟、两性生殖细胞运输到受精地点与女性生殖道合适的内环境。

第一节　原始生殖细胞

原始生殖细胞包括精子与卵子。从生物学角度来看，精子对后代的作用远不如卵子重要，这是因为卵子除了和精子一样有一个原核提供（母方或父方）一套遗传信息之外，还提供发育的物质基础和能量的储备，更重要的是，卵子还能提供发育的信息（图 2-1）。

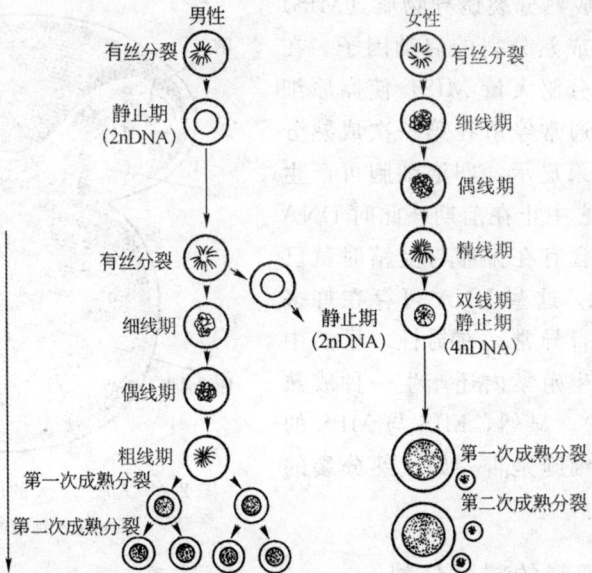

图 2-1　生殖细胞的发育史

　　两性生殖细胞在生殖腺分化后立刻进行有丝分裂。所有的女性生殖细胞于胎儿期都已进入成熟分裂阶段，而男性生殖细胞却停留在静止期干细胞阶段。这些细胞在整个成年期均可进行有丝分裂，并进而发生成熟分裂。

一、生殖细胞的起源、迁移和增殖

受精是两个单倍体细胞（精子与卵子）的融合过程。精子与卵子经历漫长的发育过程，由原始的双倍体细胞经过特殊的成熟分裂演变为单倍体的细胞（精子和卵子）。生殖细胞一旦开始成熟分裂就不再具有有丝分裂能力，当然也就不能再增殖。在女性，早在胚胎时期就开始成熟分裂，故女孩出生时卵巢内已无卵原细胞。与之相反，在男性体内则始终保留着一部分精原细胞，其持续不断地具有有丝分裂潜能。

最原始的生殖细胞可追溯到尿囊附近卵黄囊内胚层中的原始生殖细胞。这些细胞沿着后肠逐步迁移到生殖嵴，即将来发育为睾丸与卵巢的部位。在形态上很容易将原始生殖细胞与其他体细胞相区别：前者细胞核圆形，异染色质稀疏，有一个很大的海绵状的核仁，胞浆中细胞器稀少；最重要的特征是胞浆中有丰富的碱性磷酸酶，当生殖细胞开始成熟分裂后就失去了碱性磷酸酶染色反应。原始生殖细胞通过活跃的阿米巴样运动逐步由胚外迁入生殖嵴。生殖嵴的表面上皮可产生一种趋化物质吸引原始生殖细胞。在迁移过程中，有些细胞并不迁入生殖嵴内，这些细胞大部分变性死亡。偶尔这些性腺外的原始生殖细胞可增殖而形成肿瘤。在开始迁移时，原始生殖细胞约有 100 个，这些细胞一边迁移，一边有丝分裂。人胚第3 周时，原始生殖细胞有几百个，第 5 周时达到 700 万的峰值。

迁入人胚卵巢的原始生殖细胞从第 3 个月开始进入成熟分裂期，在以后的 4～5 个月中，越来越多的卵原细胞进入成熟分裂期，至出生后，几乎所有的卵原细胞均变为卵母细胞。相反，迁入睾丸的原始生殖细胞要到青春期才开始分批进入成熟分裂期。

中肾细胞分泌的成熟分裂诱导物质（MIS）是促使生殖细胞进入成熟分裂的启动因子。在女性，胚胎期的中肾分泌大量 MIS，使卵原细胞变为卵母细胞，但通常停留在第一次成熟分裂前期。一些实验结果显示，卵泡细胞可产生成熟分裂抑制因子使之中止在前期。此时 DNA已复制，故在卵巢中含有在排卵与受精时就已合成的"陈旧"DNA。这些 DNA 可存在许多年，如可能使子代发育异常。在男性，虽然中肾也分泌 MIS，但在生殖索内还产生一种成熟分裂阻抑物质（MPS）。显然，MIS 与 MPS 的比例是决定男性生殖细胞是否开始成熟分裂的关键因素（图 2-2）。

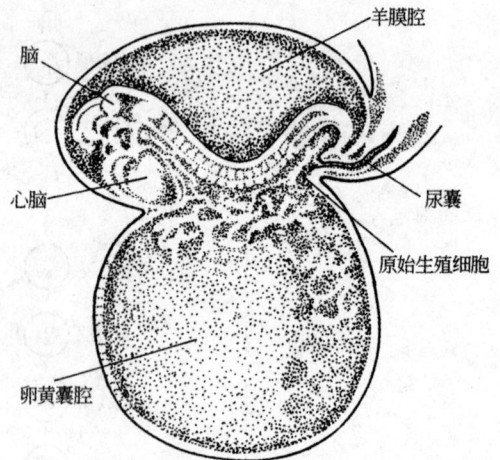

图 2-2　人胚 24 天的原始生殖细胞图示
原始生殖细胞的起源部位

二、男性生殖细胞的减数分裂

精原细胞成长为初级精母细胞，1 个初级精母细胞经过两次连续分裂生成 4 个精子细胞。第一次成熟分裂的结果使每个小细胞含有单套数目的染色体（单倍体）；第二次成熟分裂历时很短，其过程与普通分裂相同。但由于这次分裂之前没有发生 DNA 复制，所以分裂后所形成的子细胞，其染色体仍是 23 个。这就确保了两性生殖细胞结合时，重新获得与亲代细胞相同数目的染色体。此外，初级精母细胞第一次成熟分裂的前期历时很长，达 22 天之久，它与同源染色体发生联合，彼此间进行遗传基因的交换，使最终形成的精子细胞具有不同的基因组合。

精母细胞的成熟分裂是二次连续的分裂过程，与一般有丝分裂不同。第一次成熟分裂有一个漫长的分裂前期，此时染色质颗粒变为细丝状，故称为细线期，由细线期进而到达偶线期时，父本及母本染色体进行配对。然后随着核的体积增大，染色体变粗变短，出现纵裂，即所谓粗线期。随后，同源染色体之间发生交叉，两者之间进行基因交换，此时为双线期，最后同源染色体分开，完成遗传物质的交换——终变期。前期以后即进入中、后、末期，基本上与普通有丝分裂相似。第一次成熟分裂后产生的两个次级精母细胞中，染色体数目已减少一半，故又称为减数分裂。第二次成熟分裂历时很短，其过程与普通有丝分裂相同，但此次分裂前未进行 DNA 复制，故精子细胞中 DNA 量也减少了一半。一个初级精母细胞经过两次成熟分裂所产生的 4 个精子细胞，在遗传性质上各不相同，这是生物多样性的机制之一。其一半含有 22 条常染色体和 1 条 X 染色体，另一半含有 22 条常染色体和 1 条 Y 染色体。睾丸决定基因是向男性性别分化的基础，由于大多数情况下，睾丸决定基因位于 Y 染色体上，故一般情况下，有 Y 染色体就可有睾丸产生。睾丸产生的雄激素再引起进一步的性分化。雄激素的作用需要有雄激素受体，雄激素受体基因位于 X 染色体上，故 X 染色体也与男性分化有关。

三、女性生殖细胞的减数分裂

卵母细胞的成熟分裂有两次，第一次成熟分裂中染色体数目减半，并发生配对染色体（父源与母源）之间的遗传信息互换。第二次成熟分裂较简单，其间单倍体的染色体纵裂成两条染色单体分别进入两个子细胞中。成熟分裂中最主要的变化是染色体配对及遗传信息交换。一个卵母细胞经过两次成熟分裂，变为一个卵细胞和三个极体。第一次成熟分裂的前期特别长，尤其是女性，其漫长的第一次成熟分裂前期又可分为细线期、偶线期、粗线期、双线期和终变期。大部分动物胚胎卵巢中的卵原细胞进入第一次成熟分裂前期后，在出生前中止发育在双线期阶段，故出生时卵巢内主要成分为处于双线期的初级卵母细胞。出生以后，卵母细胞明显增大，然后，卵母细胞又进入悠长的"休止期"，一直到排卵前才发生急剧的变化。在人类，最早是在青春期可见卵母细胞成熟，而最后一个卵母细胞成熟分裂要在绝经期才能完成。这种极度延长的成熟、分裂有其临床上的重要意义，例如，随着母亲年龄的增长，其子代中成熟分裂缺陷（如 21 三体综合征）的发生率明显升高。

第二节 性别的决定

古今中外，对于为什么会生男孩、为什么会生女孩曾有过各种各样的假说。例如，在古希腊，人们认为母亲右侧卵巢排出的卵与父亲右侧睾丸排出的精子结合，就会生女孩；如果母亲左侧卵巢排出的卵与父亲左侧睾丸排出的精子结合，则生男孩。又有人认为，父亲身体健壮，性欲强烈，生出的孩子就会是男孩；反之，生出的就是女孩。我国古人则认为，生男还是生女与环境有很大关系。《淮南子》中说："山气多男，泽气多女"。还有人认为，胎儿的性别与父母的营养状况有关。如果母亲营养丰富，生出来的多是女孩；如果营养不良，生出的孩子往往是男孩。所以在灾荒和战乱之后，往往男孩子更多。上述的这些假说和猜测都没有科学根据。直到 20 世纪初，性染色体被辨识出来以后，性别决定的问题才逐渐清楚。

　　人类的生物学性别决定于受精过程中与卵结合的精子类型，这是性别分化发育的基础。按照性别生物学理解，性别的分化发育分 3 个阶段，首先出现的是遗传性别，这是由受精时的染色体所决定的，不过胚胎早期在胎儿的体征上无特殊表现，即表现型呈中性状态，这在胚胎学中称之为无性别期或性别未分化期。第二步是由遗传性别转变为性腺性别，受 H-Y 抗原基因（性别基因）调控，导致生殖腺出现不同方向的分化差异。最后一步是由性腺性别转成表现型性别，即在胎儿自身因子——性激素与抑制因子的调控下，生殖管道和外生殖器定向发育为相应性别型。3 个环节中遗传性别是根本因素，以下的发育则依次为继发性诱导调控的结果（图 2-3）。

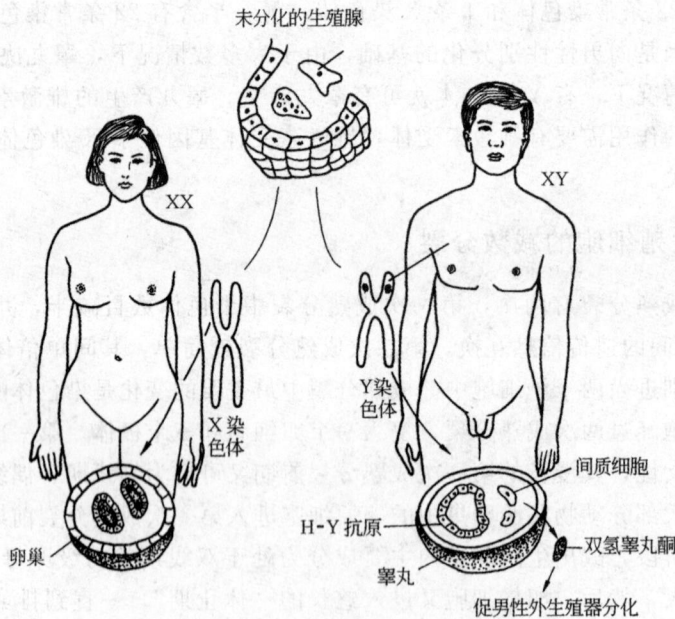

图 2-3　性别的决定

Y 染色体短臂上的 H-Y 抗原因可于生殖细胞膜上形成 H-Y 抗原，睾丸间质细胞可产生睾酮。X 染色体上无 H-Y 抗原基因，自然的形成卵巢。

一、基因性别

　　胚胎 7 周后由 H-Y 抗原决定的性别，称基因性别。Y 染色体上基因为数很少，但 Y 染色体上有一个编码弱组织相容性抗原的基因，称为 H-Y 抗原基因。此基因可理解为睾丸决定基因（图 2-4）。

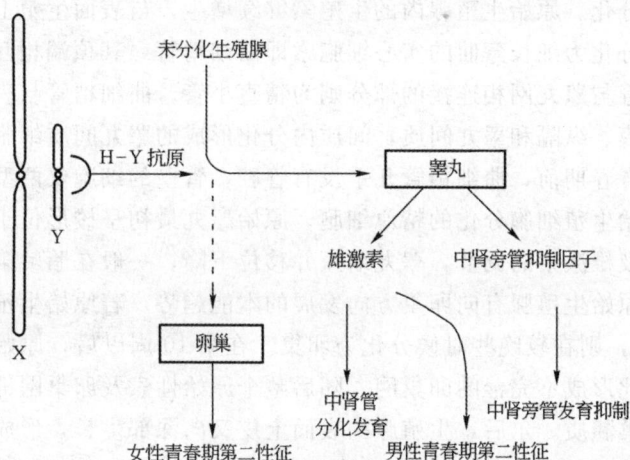

图 2-4　H-Y 抗原在性腺分化中的作用

　　H-Y 抗原是胚胎学上发现的第一种，也是迄今为止惟一的对某种器官发生起定向作用的蛋白质分子。这一发现被公认为是分子胚胎学划时代的发现。其所以称作组织相容性 Y 抗原，是因为在正常情况下哺乳类动物的这种抗原与细胞内 Y 染色体的存在是一致的。在雄性哺乳动物（包括人类）体内，肝、脾、肾、肺、心、内分泌腺、血细胞和精子等的细胞膜上都有 H-Y 抗原。

　　雄性组织有 H-Y 抗原，H-Y 抗原能直接或间接地诱导原始性腺分化为睾丸。缺乏 H-Y 抗原时，胚胎性腺能自然地形成卵巢。男性细胞膜上的 H-Y 抗原的作用机制为：当原始生殖细胞从卵黄囊迁移到生殖嵴的时候，原始生殖细胞和原始性腺组织直接发生接触。如果原始生殖细胞和生殖嵴中胚层都有 H-Y 抗原，那么，通过相互识别和相互作用，原始生殖细胞就分化为精原细胞，生殖索细胞就分化为支持细胞，它们一起构成曲细精管。另一部分生殖嵴细胞则分化为睾丸间质细胞。也就是说，H-Y 抗原能使未分化的性腺雄性化，发育成睾丸。如果细胞膜上没有 H-Y 抗原，那么原始生殖细胞就和一部分生殖嵴的细胞构成卵泡，分化为卵原细胞和卵泡细胞，原始性腺就分化为卵巢。

二、性腺性别

　　胚胎 7～8 周后性腺分化后的性别称为性腺性别。在出现性别分化之前，不论其染色体性别是 XX 还是 XY，生殖器官包括生殖腺、生殖管道和外生殖器等，毫无例外地一律由结构完全相同的原始器官组成，通称这一时期为性别未分化期。人胚第 7 周后，随着睾丸分化开始，男女才出现生殖结构的不同，进入性别分化期。第 4 周初，尿生殖嵴内侧部分增生隆起称生殖嵴，是睾丸的发源地。生殖嵴表面覆盖的上皮称生殖上皮，生殖上皮向生殖嵴内呈条索状增生深入，称生殖索。生殖索逐渐将一些大而圆的原始生殖细胞包入索内。此时的生殖腺称为未分化性腺。原始生殖细胞第 19～21 天出现于卵黄囊内胚层，第 25 天离开卵黄囊，开始游走运动，第 5～6 周经背侧肠系膜到达生殖嵴，随之被生殖索细胞包围。此时的生殖嵴已完全发育为左右两条独立的但性别不分的结构，即原始生殖腺。大约第 7 周开始，出现结构上的性别分化。原始生殖腺内的生殖索继续增生，与表面生殖上皮分离达生殖腺深部，并反复分支，分化为细长弯曲的实心细胞索即曲细精管，其顶端相互连接成网，将发育为睾丸网。曲细精管与睾丸网相连接的部分则为精直小管。曲细精管与表面上皮之间的间充质形成白膜、血管膜、纵隔和睾丸间质，间质内分化形成的睾丸间质细胞开始合成和分泌雄激素。从胚胎期至青春期前，曲细精管几乎没有管腔，管壁的细胞仅两型，即由生殖索分化的支持细胞和由原始生殖细胞分化的精原细胞。原始睾丸最初呈梭形位于腹后壁，第 2 个月后随着胚体的伸长及雄激素的调节，睾丸缩短并移位下降，一般在胎龄第 8 个月时已成椭圆形并下降入阴囊。原始生殖腺有向卵巢方向发展的本能趋势。若原始生殖细胞及生殖嵴细胞表面均无 H-Y 抗原，则在较晚些时候分化为卵巢。在第 10 周以后，原始生殖索伸入到原始生殖腺的髓质，在此形成不完善的卵巢网。随后整个原始性索及卵巢网都退化，被血管和基质所代替，成为卵巢髓质。尔后，生殖腺的表面上皮又向深部生长，形成次级性索。在人胚胎 16 周时，形成原始卵泡。两个月的胚胎许多卵原细胞分化为初级卵母细胞，进入第一次成熟分裂的前期。绝大多数初级卵母细胞一直停滞在第一次成熟分裂的双线期，直至青春期后才继续发育。

三、激素性别

性腺一旦形成就开始逐步分泌性激素。分泌何种激素取决于原始性腺是分化为睾丸抑或卵巢，而与个体的基因无关。例如，XY、XX、XXY、XYY 或 XO 型机体的睾丸均可分泌雄性激素。睾丸产生的雄性激素可使机体向男性化方向发育，将男性胎儿阉割则分化为女性样特征。反之，将女性胎儿阉割并不妨碍女性特征的发育。可见，女性特征的发育是一种"本能"，只有在雄性激素作用下才能向男性发育。

胎儿睾丸产生的雄性激素是睾酮，它可促使中肾管分化。在某些靶器官中，睾酮在 5α-还原酶作用下转变为另外一个强效的雄激素——5α-二氢睾酮，它负责促使阴茎及阴囊的分化发育。睾酮在芳香化酶作用下变成 17β-雌二醇，它可促使中枢神经系统的性分化。

胎儿睾丸能自发分泌激素，因为无脑儿照样有正常的内生殖器分化。但在妊娠后期，胎儿的脑垂体对性腺有一定的控制作用。

第三节　性腺的分化

当原始生殖细胞迁入生殖嵴时（约 6 周），生殖嵴的体腔上皮增生，呈索条状伸入间充质内，称原始性索，从卵黄囊迁移来的原始生殖细胞进入索内。无论男性胚胎还是女性胚胎，此期原始生殖索都与表面上皮相连，性腺还不能区分男性和女性。此期性腺称未分化性腺（图 2-5）。

一、睾丸的形成与下降

具有 Y 染色体的胚胎在第七八周时，原始索继续增生，伸入性腺髓质，分支形成的许多界限不清、互相吻合的细胞索，称为睾丸索。在性腺门处的这些索呈网状，形成睾网。在

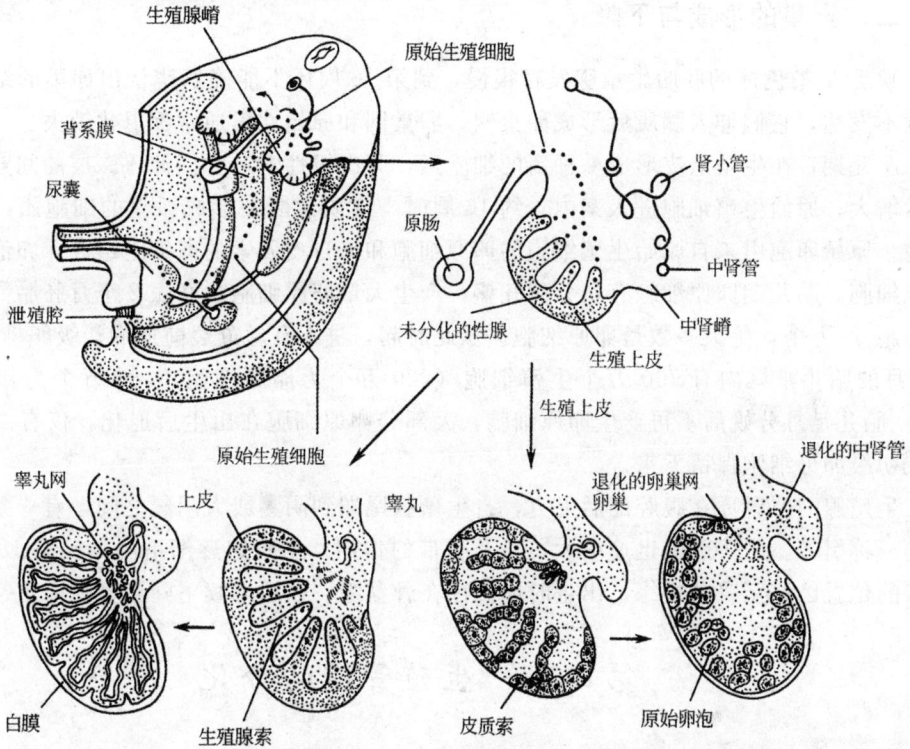

图 2-5 性腺的发生

进一步发育过程中，性索与生殖上皮分离。第 7 周末，性索与表面上皮之间形成的一层致密结缔组织为最早的睾丸白膜，分隔性索和表面上皮。性腺表面的上皮细胞变扁，成为间皮。白膜成为位于间皮下的睾丸被膜。白膜的形成是睾丸发生的最早特征，即判断生殖腺为男性的指征。

4 个月人胚胎睾丸索呈马蹄形，末端连于睾网，索内有原始生殖细胞和性索上皮细胞，前者分化为精原细胞，后者分化为支持细胞。早期的睾丸索有丝分裂相对很少，继后，索的中心部位坏死，脱落，形成空腔，生殖索发育成为曲细精管，小管增大，形成盘曲的袢。

青春期前的曲细精管一直由两类细胞组成，即支持细胞和精原细胞。从新生儿到青春期，人睾丸支持细胞的结构变化不大。新生儿的精原细胞一部分退化，一部分分化为成人的精原细胞。曲细精管间充质细胞，一部分分化为睾丸间质细胞，另一部分分化为纤维细胞，共同构成睾丸间质。睾丸间质细胞在 4～6 个月的人胚胎中最多。

睾丸在 18 周之后继续下降，到 6 个月时已在腹股沟管上口。从第 7 个月开始，睾丸沿腹股沟管下降，到 8 个月时降入阴囊内。睾丸下降时，腹膜沿腹股沟管向阴囊方向突出一个盲囊，称为睾丸鞘突。睾丸在鞘突的后方下降到阴囊时，睾丸鞘突把睾丸大部分包围起来，即所谓睾丸鞘膜。两层膜之间的间隙为鞘膜腔。睾丸下降到阴囊后，腹膜与鞘突的通路即封闭。

二、卵巢的形成与下降

缺乏 Y 染色体的胚胎生殖腺发育很慢，到第 10 周还不能确切辨认出卵巢的结构。原始性索不发达，它们伸入髓质后形成卵巢网。卵巢网和原始性索通常都退化消失。

胎儿期，在生殖上皮形成一种新的细胞索，为次级性索，它们伸入深层的间充质内，继而索增大，原始生殖细胞进入索内。约 16 周时，皮质索断裂形成孤立的细胞团，称为原始卵泡。原始卵泡由来自原始生殖细胞的卵原细胞和来自皮质索的卵细胞组成。卵泡细胞围绕卵原细胞。胎儿期卵原细胞有丝分裂旺盛，产生大量卵原细胞。妊娠 2 个月胚胎卵巢内有生殖细胞 60 万个，绝大多数是卵原细胞。从此时起，进入有丝分裂前期的初级卵母细胞增多。5 个月的胎儿卵巢内有 700 万个生殖细胞（220 万个为卵原细胞，480 万个为初级卵母细胞）。胎儿足月分娩后不再产生卵原细胞，大部分卵原细胞在出生后退化，仅有 200 万个分化成初级卵母细胞保留下来。

生殖腺的位置原在腹腔的后上方，自生殖腺尾端到阴囊或大阴唇之间，有一条长的索状结构，称引带。由于胚体迅速增大，以及引带的作用，生殖腺逐渐下降。到第 18 周时，生殖腺的位置已移至骨盆边缘。出生时卵巢还在骨盆缘，以后继续下降到盆腔内正常位置。

第四节　生殖管道的分化

胚胎 6 周，生殖管道和外生殖器都尚未分化，这时的生殖管道有一对中肾管和一对中肾旁管，又称 Müller 管。它们的下端连接在尿生殖窦上（图 2-6）。

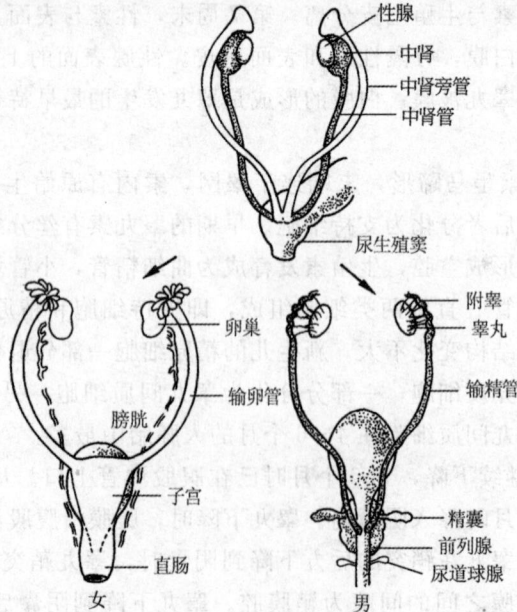

图 2-6　生殖管道的形成

男性前列腺和尿道球腺由尿生殖窦发育而来，并非中肾管演化而成。女性阴道下部由尿生殖窦形成。

一、男性生殖管道和附属腺的形成

（一）男性生殖管道的形成

胚胎第 8 周，中肾退化，位于睾丸头侧的中肾小管退化消失。一些靠近睾丸的中肾小管，其一侧的肾小球消失，小管变短，形成睾丸输出小管，一端开口于中肾管，另一端与睾网相连。位于睾丸尾侧的中肾小管失去和中肾管的连接，残存的小管称为旁睾。中肾管旺盛地发育，紧靠输出小管下方的一段中肾管增长、盘曲形成附睾。从附睾到精囊的一段，周围的间充质增生，分化出一层平滑肌，形成输精管。中肾管的分化发育依赖于雄激素的存在。胎儿睾丸产生的 Jost 因子使中肾旁管退化消失。

（二）前列腺的形成

胚胎发育后期，5 对上皮芽融合，但分界不很明显，成年人的前列腺还能分出 5 叶。大约在第 11 周，原始尿道左右两侧壁发出 37～40 条小管，向外和向后生长，形成成人前列腺最大的部分（两侧叶）。靠近射精管和膀胱孔处的输尿管底部发出 7～12 根小管，形成前列腺中叶。中叶小管和后叶小管之间有丰富的结缔组织，使两叶分开。3 个月胎儿的精阜远侧端，尿道底部发出 4～11 根小管形成后叶。后叶小管向输精管前方生长，但在后叶和射精管及两侧叶之间都有丰富的结缔组织将它们分开。成年人的前叶是一个残迹器官，腺泡很少。

胎儿的前列腺受母亲、胎儿和胎盘分泌的激素的影响。胎儿前列腺鳞状上皮化生和间质的生长受雌激素的控制，而分泌功能可能受雄激素的影响。胎儿前列腺小管中的分泌物 PAS 染色呈阳性，含有中性及酸性黏多糖，酸性磷酸酶的含量也很丰富。

有些雌性动物也有前列腺，两性前列腺类似。这一现象证明，前列腺在器官形成和组织形成中不需要 Y 染色体。

（三）精囊腺的形成

13 周胎儿在接近尿生殖窦处，每一中肾管的壁上发出一对突起，即精囊原基。原基中部中肾管膨大形成壶腹，囊状突起形成精囊，突起把中肾管分成两个部分——输精管和射精管。精囊在发育早期是一条直管，继后发生 3～4 条分支，伸长而变盘曲。精囊管之间中胚层分化成精囊腺的结缔组织和肌组织。精囊在人胚胎第 7 个月完全发育。

二、女性生殖管道的形成

具有卵巢的胚胎中肾管因缺乏睾酮而退化，中肾旁管发育成女性生殖管道。女性生殖管道发育初期中肾旁管分为 3 部分：头侧垂直部、中间水平部和尾侧垂直部。随着卵巢的下降，头侧垂直部发育为输卵管。中间水平部左右合并成为一个管道，管壁加厚，管腔增大，形成子宫体和子宫底部。尾侧垂直部也两侧融合，形成子宫颈和阴道的大部分。中肾旁管的体腔开口即成为输卵管的腹腔口。

（一）阴道的形成

阴道上 4/5 起源于子宫管，下 1/5 起源于尿生殖窦。

9 周的胚胎中肾旁管尾侧的实心末端到达尿殖窦后壁。在尿生殖窦长出一对窦阴道球，伸入子宫阴道原基的尾端。窦阴道球的肉胚层细胞增生形成一实心的索，即阴道板。这个板包着子宫的实心突起。8 周时板的尾端开始出现空腔，板的头端继续增生，子宫腔和尿殖窦腔的距离增大。5 个月的胚胎阴道板变成管状，这个板在子宫末端周缘像翅膀样扩张，部分形成阴道穹隆。阴道腔和尿生殖窦腔之间有一层处女膜分隔，此膜由尿生殖窦上皮与薄层中胚层构成。

（二）子宫的形成

子宫阴道管的头侧膨大形成子宫体，子宫体和阴道之间一般为子宫颈。17 周的胚胎宫颈阴道连接区以假复层纤毛柱状上皮和复层鳞状上皮的移行区为标志。多数人认为，宫颈起源于中肾旁管，但也有人认为宫颈黏膜起源于尿生殖窦。

胎儿子宫内膜的周期性变化类似成人子宫内膜的周期性变化。新生儿的子宫内膜类似成人增殖期或分泌期子宫内膜，个别类似妊娠早期蜕膜，也可见类似月经期的变化。这些变化是受母体性激素影响所致。

组织化学研究证明，胎儿期宫颈的发育先于子宫体。足月胎儿宫颈和阴道交界处的上皮变化较大。有些区域阴道上皮延伸到子宫口的边缘，而在另一些区域则见"先天性外翻"。出生后鳞状上皮和柱状上皮交界的位置和形式变动很大，童年时主要形成内翻。

第五节 外生殖器官的形成

一、未分化期

3 周的胚胎起源于原条区的中胚层细胞迁移到泄殖腔膜的周围，形成一对略微高起的褶，此称泄殖腔褶。泄殖腔褶在紧靠泄殖腔膜的头端联合形成生殖结节。胚胎至 6 周，泄殖腔膜被直肠膈进一步分成尿生殖窦膜和肛膜时，泄殖腔褶也被分为前方的尿道褶和后方的肛褶。与此同时，在尿道褶的每侧又形成 1 对隆起，即阴唇阴囊隆起。在男性，以后分化成阴囊膨大；在女性，则分化为大阴唇。到第 6 周末，外生殖器从外观上仍不能区分男性和女性（图 2-7）。

二、男性外生殖器官的形成

睾丸产生的雄激素促使正在分化的外生殖器男性化。生殖结节迅速延长形成阴茎。当阴茎延长时牵拉尿生殖褶，使其形成阴茎腹面尿道沟的侧壁。尿道沟腔面的内胚层由尿生殖窦的内胚层形成。左右尿生殖褶沿阴茎的腹侧面，由后向前相互合并，形成尿道的阴

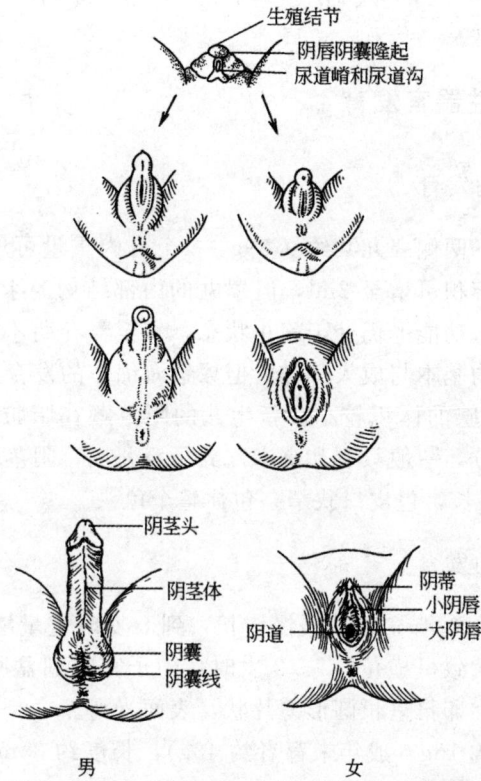

图 2-7 外生殖器官的分化

女性：生殖结节形成阴蒂，阴唇阴囊隆起演化为大阴唇和外阴，尿道嵴不融合，阴道开口于阴唇之间。

男性：生殖结节演化成阴茎头，阴唇阴囊隆起则形成阴囊和阴茎体，尿道沟融合后，尿道开口于阴茎头的尖端部分。

茎部（即海绵体部），终于使尿道外口的位置逐渐移至阴茎的龟头。在龟头端外胚层内陷，形成一细胞索，称龟头板。随后，此板裂开，在龟头腹侧面形成一沟，与阴茎体的尿道沟相通。龟头处尿道沟两缘闭合，使尿道外口的位置移至龟头顶端，于是尿道、阴茎这两部分相通。

12周的胎儿，阴茎远侧的皮肤褶长过龟头，形成包皮。阴茎海绵体和尿道海绵体来自生殖结节中的间充质。左右阴唇阴囊隆起相互靠拢，并合形成阴囊。

三、女性外生殖器官的形成

无雄激素存在时，未分化的外生殖器向女性分化。生殖结节略微延长形成阴蒂。阴蒂的发生类似阴茎。尿道褶发育为小阴唇。左右阴唇隆起，大部分不愈合形成大阴唇。尿道沟扩展，并和尿生殖窦下段共同形成阴道前庭。

第六节 性器官的发育

一、青春期前的性器官发育

（一）男性性器官的发育

睾丸在出生时很小，两侧睾丸共约 0.39g，3 个月内重量可增加约 2.5 倍。以后生长则甚微。儿童期，睾丸的容积可增至 2ml，但睾丸的内部结构尚未分化，曲细小管逐步延长，生精细胞数量逐步增加，功能上仍处于静止状态，直至青春期才发育。

出生时阴茎组织结构基本与成人一样，但尿道海绵体的发育要比阴茎海绵体快（与成人相反），而龟头和尿道球腺的体积较小。新生儿的阴茎藏在脂肪很厚的阴阜皮下的组织中，仅仅露出很短的一小部分，一般只有几毫米。到了婴儿期，阴茎缓慢生长，但一般不会超过5cm。此间，阴茎包皮很长，包皮口狭窄，包住整个龟头。

（二）女性性器官的发育

卵巢在出生时重量为 0.4g，以后缓慢增长，到 8 岁时重量增至 2g。刚出生时，卵巢常位于骨盆的入口处上，大致呈横位。1~2 岁时，随子宫降到盆腔内，位置转为纵位，接近成年状态。青春期以前，卵巢呈长圆形薄片状，表面光滑。

出生时，子宫重约 4.16g（成年未育者约 48g），长度约 35mm（成年未育者约 66mm）。出生后至 2 岁，由于脱离母体激素的作用，重量明显减轻，最低可达 1.9g，长度也不断缩短，以子宫颈缩短最为明显。到了儿童期，子宫的重量和长度都略有增加，重量可至 3g，长度约 4mm 左右。

青春期前阴道较短，宫腔狭窄，纵皱褶发育良好，但横皱褶发育较慢。黏膜薄而干燥，有少量的分泌物，呈中性或碱性。外阴呈扁平状。乳房尚未发育，乳头多呈扁平，乳晕直径约 15mm，呈蔷薇色。

二、青春期的性器官发育

青春期发育是指儿童向成人过渡的发育阶段，这时性发育比较明显。青春期的性发育包括性腺、性器官、第二性征的发育和性功能的具备。性系统是全身各系统中最后发育的一个系统，在 10 岁以前发育缓慢，进入青春期后发育迅速，并逐渐趋向成熟，具备繁衍后代的能力。

（一）男性青春期的性器官发育

1. 男性青春期的发育（第二性征）

男性第二性征发育主要表现在毛发的生长、变声及出现喉结等方面。毛发主要指阴毛、腋毛和胡须。男性阴毛发育分为 4 期：Ⅰ期：无阴毛出现。Ⅱ期：阴茎根部与耻骨部出现短小、色淡、细软的阴毛，量稀少。Ⅲ期：阴茎根部及耻骨部阴毛稠密而长、色较黑、稍硬，其分布扩展到耻骨联合上缘及腹股沟部而呈倒三角形。Ⅳ期：阴毛密而长，色黑质硬，分布较广，两侧继续向腹股沟部扩展，上方越过耻骨联合上缘，并伸向下腹部呈菱形或盾形，也有的始终呈倒三角形。

腋毛发育分为 4 期。以双臂侧平举位时观察，腋毛生长开始于腋窝的外侧，随成熟进程而向腋窝中央扩展，但达到内侧者极少。Ⅰ期：无腋毛。Ⅱ期：腋窝外侧出现细软、短稀的毛。Ⅲ期：腋窝外侧毛较密而长，中心部也出现短细的毛。Ⅳ期：腋窝外侧及中心部腋毛均变密而长，色黑稍粗硬。

声音的发育一般分为未变声、正变声和已变声三度。喉结分为未突出和突出两种。

2. 青春期睾丸结构与功能的变化

睾丸容积在青春期前不足 3ml，仅稍大于婴儿期，发育也很不完全，曲细精管狭细呈条索状，无明显管腔。10 岁左右逐渐出现管腔，但管壁仅有未分化的支持细胞和少量精原细胞。进入青春期后睾丸迅速发育，容积可达 12ml 以上。曲细精管长度和曲折程度增加，管腔增粗，管壁基膜上的精原细胞不断分裂繁殖出现各期生精细胞，最后产生精子。曲细精管上的间质细胞则分泌大量的雄激素（以睾酮为主）和少量的雌激素。因此，睾丸既是男性重要的生殖器官，也是重要的内分泌器官（图 2-8）。

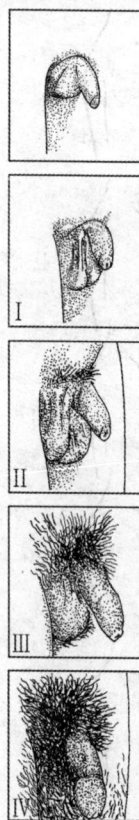

图 2-8　男性外生殖器官发育示意图

（二）女性青春期的性器官发育

1. 女性青春期的发育（第二性征）

女性第二性征是指除生殖器官以外女性所特有的征象，如乳房的发育及阴毛、腋毛的出现等。第二性征发育出现的年龄和顺序有明显的个体差异。

乳房的发育一般最早出现。乳房发育分为 5 期：Ⅰ期：从出生到青春期开始，乳房未开始发育。Ⅱ期（蓓蕾期）：乳房和乳头隆起如小丘状，乳晕直径增大，此为青春期乳房发育的第一个象征。Ⅲ期：乳房和乳晕进一步增大，隆起的圆形轮廓颇似小型的成年乳房。Ⅳ期：乳晕和乳头进一步增大，并在乳房上形成一个继发的丘状突起。Ⅴ期：典型的成年期，具有光滑的圆形轮廓，Ⅳ期中出现的继发丘状突起消失。乳房发育可早至 8 岁，多数在 13 岁以前开始。阴毛出现年龄多数与乳房开始发育时间相近。有些女孩阴毛出现和乳房发育的时间间隔很长，甚至在乳房发育第Ⅳ期才出现阴毛。腋毛通常在乳房发育第Ⅲ、第Ⅳ期时才出现，极少数女孩可早于乳房发育。腋毛一般在阴毛出现的半年至 1 年以后出现（图 2-9、2-10）。

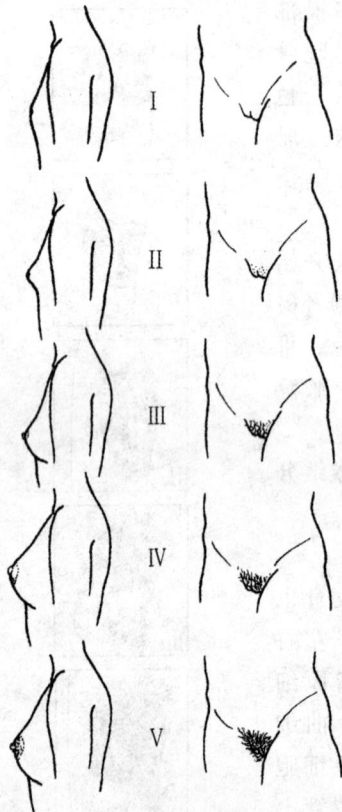

图 2-9　女性乳房与外阴发育示意图

2. 青春期卵巢的发育与功能变化

8 岁以前卵巢极小，表面光滑。8～10 岁发育较快，以后直线上升。月经初潮时，卵巢发育并未成熟，其重量仅为成熟重量的 30%。以后，卵巢继续发育增大，皮质内出现发育程度不同的卵泡，表面也因排卵而逐渐变得凹凸不平。成熟卵巢一方面具有周期性的排卵功能；另一方面在滤泡成熟和黄体生成的过程中不断分泌雌激素、孕激素和少量的雄激素，使其他生殖器官得到迅速发育。因此，卵巢既是女性重要的生殖器官，也是重要的内分泌器官。

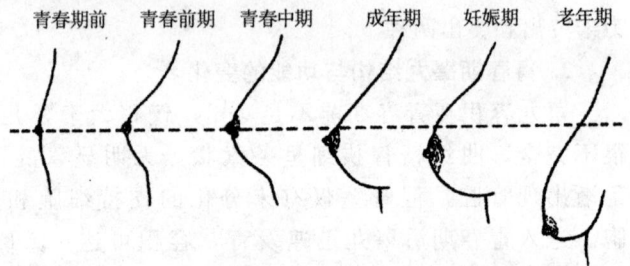

图 2-10　女性乳房一生变化情况

第七节　老年性系统的变化与特点

一、男性更年期及性系统的变化

正常情况下，50～60 岁以后性系统的结构和功能状态随着整体健康状况及社会家庭伦理观念的自我抑制，出现渐进的衰退演变，如睾酮值下降、生殖腺萎缩、性功能减弱、性欲淡漠、勃起功能障碍等。生殖医学中把这种由盛至衰的结构功能变化以及精神神经改变称为男性更年期。与女性相比，所不同的是，男性更年期是一个渐进的漫长的退行演变过程，而且个体的生理、心理差异悬殊，甚至男性更年期综合征症状不明显。大多数男性往往在无意识中步入老年。

（一）男性更年期的睾丸变化

男性睾丸在 20 岁左右即达到人生最大，并持续到 50 岁。50 岁以后，睾丸便缓慢缩小，60 岁后缩小更为明显，70 岁时仅相当于 11～12 岁男孩睾丸的大小。这种缩小是因为睾丸内曲细精管萎缩所致。男性在 50～70 岁时，约有 1/3 曲细精管不能产生精子。

（二）男性更年期的性激素变化

男性 50 岁以后，因睾丸精索动脉硬化，氧供应不足，易出现精索静脉中雄激素有关的酶系统活性下降。在 50～65 岁年龄段，尿中的雄激素仅是青年时期的 1/2，65 岁左右又有所下降。在雄激素下降过程中，垂体促性腺激素也缓慢下降。

（三）男性更年期的性功能变化

兴奋期阴茎勃起减慢，阴囊血管供应及收缩减弱；持续期的阴茎勃起不伴有射精前的尿道腺液和尿道球腺液；性高潮持续时间缩短，射精时的强收缩由正常成年人的 4～6 次减少为 1～2 次；射精后的性反应消退加快，一般几秒钟内阴茎已松软（正常成年人可持续数分钟甚至数小时）。性交次数也减少。据报道，年平均性交次数 35～44 岁为 109 次，45～53 岁为 81 次，65 岁～74 岁为 22 次，74 岁以上极少或没有性交，且 70 岁以上约 30％男性阳痿。

（四）男性更年期综合征的临床表现

性功能与性器官方面的症状是男性更年期综合征的核心症状，症见性欲降低、阴茎勃起硬度减弱甚至不能勃起、性交次数明显减少、射精功能减弱或不射精。循环系统及全身症状可见心悸、呼吸不舒感、眩晕、头颈部不定部位疼痛、耳鸣、便秘、肥胖、易疲劳、四肢冷凉感等。精神神经症状有精神抑郁、记忆力下降、注意力不能集中、睡眠不稳定、自感孤独、恐怖、无主见、不安、兴趣降低，或焦躁、兴奋过度，甚至精神异常等。

二、女性更年期及性系统的变化

更年期是指妇女从性成熟期逐渐进入老年期的过渡时期，包括绝经前期、绝经期和绝经后期。绝经系指月经完全停止 1 年以上。目前，生理性绝经年龄有延后倾向。我国城市妇女的平均绝经年龄为 49.5 岁，农村妇女为 47.5 岁。更年期妇女约 1/3 能通过神经内分泌的自我调节达到新的平衡而无自觉症状。2/3 的妇女则可出现一系列性激素减少所致的症状。

（一）女性更年期的卵巢变化

更年期后，卵巢体积缩小，其重量仅为性成熟期妇女卵巢的 1/2～1/3。卵巢门血管硬化，动脉分支减少。卵巢皮质变薄，原始卵泡几乎耗尽，遗留的少数卵泡对促性腺激素又不敏感，以致卵泡成熟发生障碍，不再排卵。

（二）女性更年期的性激素变化

更年期由于卵巢功能衰退，雌激素分泌逐渐减少。卵巢间质虽能分泌雌激素，但由于卵巢内缺乏芳香化酶，故不能在卵巢内转化为雌激素。因此，绝经后妇女体内仅有低水平的雌激素。其以雌酮为主，主要由来自肾上腺皮质的雄烯二酮经周围组织转化为雌酮的结果。雌酮、雌二醇也可互相转化，转化部位主要在脂肪、肌肉、肝、肾、脑等组织。更年期由于雌激素不足，对下丘脑、垂体不能进行有效的负反馈，致使垂体分泌促性腺激素增加，绝经后2～3年达最高水平，持续10年，至老年期下降。由于雌激素具有肾上腺能耗竭剂的功能，可抑制下丘脑分泌催乳激素抑制因子（PIF），从而使催乳激素浓度升高。绝经后雌激素水平下降，下丘脑分泌PIF增加，致使催乳激素浓度降低。绝经后，GnRH的分泌增加与LH相平行，说明下丘脑、垂体间仍保持良好功能。

（三）女性更年期的性功能变化

绝经期后，女性的性兴趣与性能力并没有衰退。许多处于绝经期和绝经期后的女性，由于不必担心怀孕而性欲更强。老年女性乳头坚起的方式与年轻女性类似，60～70岁年龄组的女性，乳头坚起仍很容易出现。大多数50～60岁的女性，性高潮后，乳头坚起的消失比年轻女性所需的时间长，约1小时左右。老年女性的乳房由于衰老，随着激素水平的下降，腺组织减少，弹性降低，使乳房变得低垂和扁平，在性兴奋时充血会减少。老年女性的阴道润滑能力下降，产生润滑的时间相对延长。在兴奋期，阴道内2/3的非自主扩张也会减弱。老年女性性高潮反应的类型与年轻女性相似，只是持续的时间较短，发生性高潮的次数减少。

（四）女性更年期综合征的临床表现

女性更年期综合征的持续时间长短不定，一般为2～5年，严重者可达十余年。

1. 月经紊乱

绝经前70%的女性出现月经紊乱，多为月经周期不规则，持续时间和月经量不一，可致生育力低下。

2. 精神、神经症状

潮热、出汗为典型症状。面部和颈胸部皮肤阵阵发红，伴有烘热，继之出汗。持续时间短者数秒，长则数分钟。症状轻者每日发作数次，重者十余次或更多。神经过敏，情绪不稳定。更年期妇女往往激动易怒、抑郁多疑，不能自我控制。

3. 泌尿、生殖道的改变

症见外阴皮肤干皱，皮下脂肪变薄；阴道干燥，皱襞变平，弹性减少，致性交疼痛，子宫缩小，盆底松弛；乳房萎缩、下垂；尿道缩短，黏膜变薄，括约肌松弛，常有尿失禁；膀胱因黏膜变薄，易出现反复发作的膀胱炎。

4. 心血管系统的变化

绝经后冠心病发生率增高，胆固醇水平升高，各种脂蛋白增加，高密度脂蛋白与低密度脂蛋白的比率降低，易诱发动脉粥样硬化。

5. 骨质疏松

绝经后骨质吸收速度快于骨质生成，致使骨质丢失而骨质疏松，其发生与雌激素水平下降有关。雌激素可促进甲状腺分泌降钙素，降钙素是一种强有力的骨质吸收抑制物，对骨骼有保护作用。雌激素不足可使骨质吸收增加。甲状旁腺激素（PTH）是刺激骨质吸收的主要激素。绝经后由于甲状旁腺功能亢进，或由于雌激素不足使骨骼对 PTH 的敏感性增强，导致骨质吸收增加。骨质疏松主要是指骨小梁减少，最后可引起骨骼压缩使体格变小，严重者导致骨折，易发生于桡骨远端、股骨颈、椎体等部位。

（吴童）

第三章

性系统的解剖与生理

性系统包括男性性系统和女性性系统。性系统的主要功能为分泌性激素，以维持性特征和性活动，并产生生殖细胞，繁衍后代，延续种族。

第一节　男性性系统的解剖与生理

男性性系统分为外性器官和内性器官。外性器官包括阴茎和阴囊。内性器官包括睾丸、输精管道和附属性腺。睾丸是产生男性生殖细胞（精子）和分泌男性激素的性腺。输精管道包括附睾、输精管、射精管和尿道。由睾丸产生的精子，先贮存在附睾内，当射精时经输精管、射精管，最后经尿道排出体外。附属性腺包括精囊、前列腺和尿道球腺。它们的分泌物与精子共同组成精液，供给精子营养，并有利于精子的活动。

一、男性外性器官

（一）阴茎

1. 阴茎的外部形态

阴茎分阴茎根、阴茎体和阴茎头（龟头）3 部分。阴茎头前端有尿道开口，阴茎头与阴茎体交界处缩窄为颈称冠状沟。阴茎被以皮肤和皮下组织，皮肤在冠状沟处向前延伸，对折形成双层的皮肤皱襞，包围阴茎头外，称阴茎包皮。阴茎头腹侧中线上，包皮与尿道外口相连的皮肤皱襞，称为包皮系带。做包皮环切时应注意勿伤此系带。

幼儿的阴茎包皮较长，包裹整个阴茎头，包皮口较小。随着年龄增长，包皮逐渐向阴茎颈退缩，包皮口逐渐扩大。若包皮盖住尿道外口，但能上翻露出尿道外口和阴茎头时，称为包皮过长。若包皮口过小，使包皮不能上翻露出阴茎头时，即成为包茎。以上情况，均易使包皮腔内积存包皮垢，长期刺激，可引起阴茎头炎，这也是诱发阴茎癌的原因之一。

在自然状态下，阴茎长度约 6.55cm，勃起长度约 13cm。低于 3.7cm 者为小阴茎（图 3-1）。

2. 阴茎的皮肤和筋膜

（1）皮肤　阴茎皮肤薄而柔软，基底层含黑色

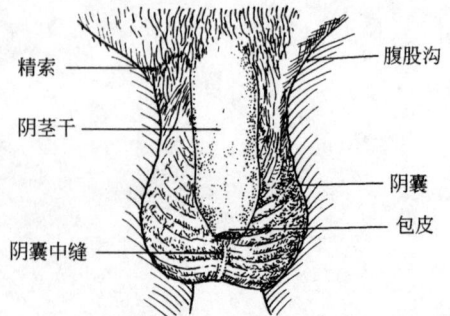

图 3-1　男性外性器官的形态

素细胞，且黑色素粒大而多，呈棕褐色。阴茎体的皮肤有细毛，根部有粗毛，龟头及冠状沟均无毛。真皮乳头较高，真皮内含平滑肌束；皮下组织疏松，活动度大，不含脂肪，但汗腺发达，还有皮脂腺。包皮内面的皮肤较特殊，表皮薄，形似黏膜，呈淡粉色，湿润细薄而柔软，无汗腺也无毛，但皮脂腺发达。阴茎头部的皮肤极薄且与阴茎头牢固附着，在尿道口处，移行于尿道黏膜。龟头及包皮内面的皮脂腺为高度分化的小皮脂腺，均直接开口于皮肤表面，称包皮腺。其分泌物与脱落上皮混合积存包皮腔内，成浅黄色脂肪样有异臭的沉积物，称包皮垢。

（2）筋膜　阴茎三个海绵体外包以共同的结缔组织膜称阴茎筋膜。此筋膜系与阴茎皮肤相连的皮下疏松结缔组织。因此，阴茎皮肤有很大的伸展性和活动性。阴茎真皮和阴茎筋膜均含有丰富的血管和神经。

3. 阴茎海绵体

海绵体构成阴茎的主体，共有 3 个，背侧两个称阴茎海绵体，腹侧一个称尿道海绵体。

阴茎海绵体左、右各一，互相紧密结合。前端变细嵌入阴茎头后面的凹陷内；后端分开，形成左、右阴茎脚，附着于耻骨弓。

尿道海绵体呈细长圆柱形，中央有尿道贯通，位于左、右阴茎海绵体的下方，其前端特殊膨大形成龟头，后端亦稍膨大称尿道球。尿道球的后上方有尿道球腺开口。

海绵体外有致密结缔组织所形成的白膜，阴茎海绵体白膜较厚，尿道海绵体白膜较薄且含少量环行平滑肌，3 个海绵体外被共同的阴茎筋膜包裹。

海绵体为勃起组织，由许多海绵体小梁和腔隙（海绵体窦）构成。小梁呈片状或柱状，彼此交织成网，由胶原纤维、弹性纤维、平滑肌纤维构成，还有血管穿行如毛细血管、螺旋动脉、小静脉等。小梁网间的腔隙即海绵体窦或称海绵体腔，亦即血窦或静脉窦（图 3-2、3-3、3-4）。

图 3-2　阴茎横断面解剖结构

4. 阴茎的血管

（1）动脉系统　阴茎的动脉来源于阴部内动脉，阴部内动脉发出的分支为阴茎背动脉、阴茎背深动脉和尿道球动脉，分别供给阴茎海绵体、阴茎头和尿道海绵体血液。

（2）窦状隙系统　小梁螺旋动脉迂曲走行，其末端通连海绵体窦，管壁厚薄不一，厚的部分内膜增厚形成纵行隆起，突入管腔，与动脉长轴平行，呈螺旋状排列，具有瓣膜作用。内含有平滑肌，平时收缩，管腔闭塞，血液流入量减少，窦腔缩小。勃起时，螺旋动脉开放，使海绵体窦充血而扩张，并压迫小梁中的静脉，使血液回流受阻，以致阴茎因窦腔充血

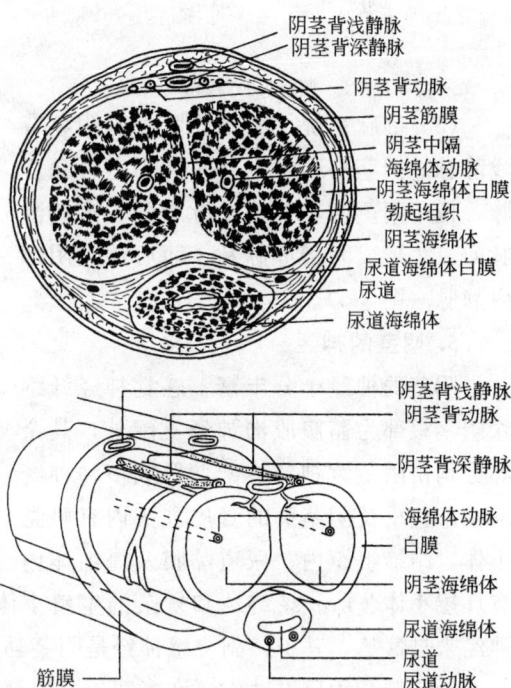

而勃起。性冲动过后，阴部内动脉及螺旋动脉肌层收缩，流入海绵窦腔的血液减少，静脉回流通畅，血液流出增多，阴茎逐渐恢复静止状态。

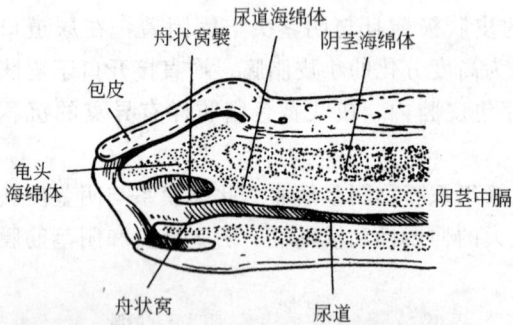

图 3-3 阴茎头的局部解剖结构

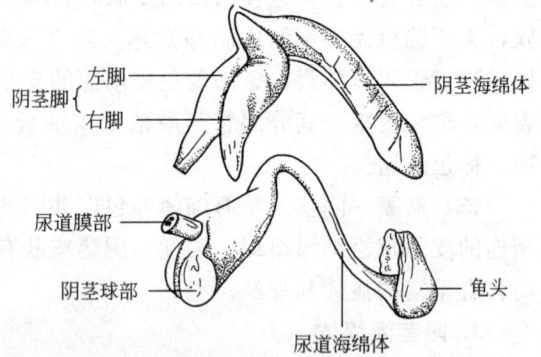

图 3-4 阴茎海绵体

（3）静脉系统 阴茎筋膜外有阴茎背浅静脉，阴茎筋膜内侧有一支阴茎背深静脉，位于两侧阴茎背深动脉之间。这些静脉回流先形成阴部静脉丛，而后注入阴部内静脉（图 3-5）。

5. 阴茎的神经

阴茎的神经十分丰富。感觉神经纤维除阴茎根部为髂腹股沟神经支配外，其余部分均由阴茎背神经支配，形成多种神经末梢。包皮及阴茎头的真皮乳头内有触觉小体，结缔组织内、尿道黏膜及海绵体内

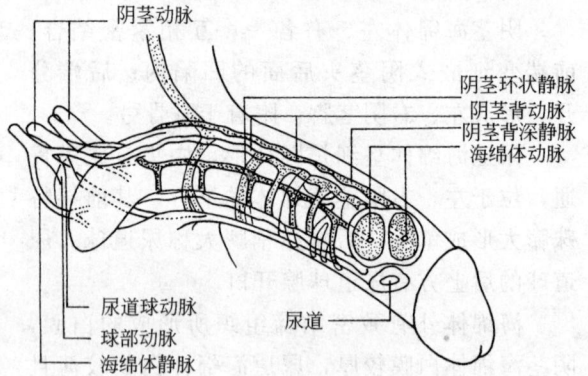

图 3-5 阴茎动静脉

有环层小体、krause 终球和复杂的生殖小体；游离神经末梢可见于上皮内。交感和副交感神经来自盆丛，其中，副交感神经是阴茎勃起的主要神经，故又名勃起神经。

勃起是一种反射动作，许多感受器的刺激都可引起这种反射。副交感神经兴奋时，阴茎血管扩张；交感神经兴奋时，阴茎疲软。勃起反射的基本中枢在脊髓骶段，但神经系统的高级部位对它有明显的控制作用。人类大脑皮质的控制作用尤为明显。人的条件反射性勃起的能力大大超过其他动物。

（二）阴囊

1. 形态、位置与结构

阴囊为皮肤囊袋，位于阴茎的后下方。阴囊的外层为富含色素的皮肤，皮下为阴囊肉膜。肉膜内含有平滑肌，在肉膜深面为三层筋膜，是睾丸下降带下来的腹壁结构。三层筋膜的深面则是睾丸鞘膜的壁层。阴囊的层次与腹前外侧壁各层是连续的，各层次结构关系见表 3-1。

表 3-1　　　　　　　　　　　　　　阴囊与腹前外侧壁的层次关系

层　次	腹前外侧壁	阴　囊
1	皮肤	皮肤
2	浅筋膜	肉膜
3	腹外斜肌腱膜	精索外筋膜
4	腹内斜肌	提睾肌
5	腹横肌	提睾肌
6	腹横筋膜	精索内筋膜
7	腹膜外组织	少量脂肪组织
8	腹膜	睾丸固有鞘膜

阴囊被结缔组织中隔（阴囊隔）分为左、右两部，各容纳一个睾丸，中隔的上部并不完整，液体渗入阴囊常是双侧性的。

阴囊肉膜内的肌肉为平滑肌，深层均由结缔组织组成。阴囊的组织疏松，位置低，心脏和肾衰竭易导致阴囊水肿。这种情况须与阴囊渗液相鉴别，并与疝或睾丸鞘膜积液所致的阴囊内肿物相鉴别。

2. 功能

阴囊容纳睾丸。阴囊肉膜内的平滑肌收缩和舒张还有利于保持阴囊内温度的恒定，有利于精子的生长发育。

二、男性内性器官

（一）睾丸

1. 形态、位置与结构

（1）形态、位置　　睾丸是男性性系统的主要器官，与附睾共居于阴囊内。正常男性睾丸长约 3.5cm，宽约 2.3cm，厚度约 1.7cm。睾丸后外侧与附睾相毗邻，尤其是上端和下端结合更紧密。

睾丸呈扁卵圆形，表面光滑，分内侧、外侧两面，前、后两缘和上、下两端。前缘游离，上端和后缘为附睾贴附。血管、神经和淋巴管经后缘进出睾丸。睾丸性成熟以前发育缓慢，性成熟期生长较快，老年随性机能衰退而萎缩。

（2）结构　　睾丸实质的表面包有 3 层膜，由表及里依次为鞘膜、白膜和血管膜。

鞘膜：鞘膜系腹膜鞘突在胚胎期随睾丸而下降入阴囊，分脏、壁两层，包在睾丸表面的一层是鞘膜脏层，又称睾丸外膜，由间皮和深面的薄层结缔组织共同构成。间皮具有体液通透能力。脏层与壁层间的腔即鞘膜腔，腔内含有适量渗出液，以维持睾丸在鞘膜腔内的滑动性。

白膜：白膜为一层厚而坚韧的致密结缔组织膜，厚 0.5mm，在睾丸后缘，特别厚，并伸入睾丸实质内形成楔状的睾丸纵隔，进出睾丸的血管、淋巴管及神经由此穿行。从睾丸纵隔又发出许多睾丸小隔，伸入睾丸实质呈扇形展开，末端连于睾丸白膜。因之睾丸实质遂被分隔为 100～300 个大小不等的锥形小叶，称睾丸小叶。小叶的底向白膜，尖向睾丸纵隔；相邻的小叶还可互相交通。每个睾丸小叶内含有 2～4 条曲细精管。曲细精管迂曲细长，均以盲端从睾丸小叶底部起始，然后行向小叶尖端，并在该处相互结合成一条短小的精直小管。各小叶的精直小管进入睾丸纵隔后，又重新吻合并交织成睾丸网。最后由睾丸网汇集成8～15条睾丸输出小管，从睾丸后上缘穿出，进入附睾头端。曲细精管间充填的疏松结缔组织称睾丸间质，间质内含有间质细胞。

　　血管膜：白膜内面衬的薄层富含血管的疏松结缔组织称血管膜，血管膜也被覆于睾丸纵隔与睾丸小隔内表面，并直接与睾丸间质相连。

2. 功能

　　睾丸的功能有两个方面：①产生精子；②内分泌作用。

　　曲细精管上皮有两种细胞：①位于深层的精原细胞；②支持细胞。从青春期开始，精原细胞分阶段发育形成精子，然后进入管腔，储于附睾。支持细胞则有支持和营养生精细胞的作用。

　　从睾丸中能提取多种激素，这些激素均为类固醇物质，总称为雄激素。睾酮是其中作用最强的一种雄性激素，它由曲细精管之间的间质细胞分泌。其他的雄激素为睾酮的中间代谢产物。

　　睾酮的生理作用：刺激男性附性器官的发育，并维持其正常活动；激发和维持男性副性征。青春期由睾丸分泌大量雄激素，睾酮使附性器官生长发育特别显著，并出现副性征。雄激素还能维持正常的性欲，促进蛋白质合成，特别是肌肉、骨骼和生殖器官的蛋白质合成，从而减少尿氮排出，呈现正氮平衡，促进生长发育。青春期正是由于睾酮有促进蛋白质合成的作用，男子身体可发生一次比较显著的增长。

　　睾酮分泌的调节：睾酮的分泌受神经—体液因素调节。来自环境的刺激通过中枢神经系统到达下丘脑，下丘脑接受神经系统其他部位传来的信息，经单胺神经元汇集于下丘脑分泌促性腺激素释放激素（GnRH）的神经内分泌细胞，刺激 GnRH 释放。GnRH 经垂体门脉系统运送至腺垂体，引起卵泡刺激素（FSH）和黄体生成素（LH）的释放。LH 刺激睾丸间质细胞使其分泌睾酮。当血中睾酮升高时，又可反馈性抑制（LH）的分泌，通过这种负反馈调节，可使血中睾酮浓度稳定在一定水平。

　　LH 和 FSH 对生精过程都有调节作用。LH 的作用通过睾酮而实现。睾酮和 FSH 可刺激精子的发育成熟。目前研究表明，直接注射睾酮不能反馈性抑制 FSH 分泌，但睾酮可产生另一种能反馈性抑制 FSH 分泌的物质，这种物质称为抑制素，是一种分子量为 18000～20000 的蛋白质。

　　FSH 可激活支持细胞内的芳香化酶，促使睾酮转变成雌二醇。雌二醇对睾丸的活动也有调节作用，它可降低腺垂体对 GnRH 的反应性，并作用于间质细胞，以调节睾酮的分泌。

（二）附睾

1. 形态、位置与结构

（1）形态、位置　附睾为连接睾丸的排精管道，外形细长扁平。上端膨大而钝圆为附睾头，中部扁长叫附睾体，下端尖细称附睾尾，末端急转向上续接于输精管。附睾外也有三层与睾丸相连的被膜，实质则由睾丸输出小管和附睾管构成。睾丸输出小管由睾丸网发出，共

10～15 根，每根皆曲折盘绕成圆锥状，管末端逐步汇合成一条长 4～6cm 且高度卷曲的管道即附睾管。输出小管与附睾管前段共同形成附睾头部，附睾管其余部分构成附睾体和尾。睾丸产生的精子至附睾管储存停留 19～25 天，逐步获得前运动能力与受精能力，达到所谓生理性成熟，继而于射精时被排出。根据附睾的结构和生理生化特征，附睾还可分成更细微的不同区段。

（2）结构　附睾位于睾丸的后外侧，上端与睾丸接触紧密，下端借结缔组织和睾丸相连，输精管位于附睾的后内侧。输出小管构成附睾头的主要部分，管腔面覆有假复层纤毛柱状上皮，上皮由有纤毛的高柱状细胞与无纤毛的低柱状细胞群相间排列而成，上皮呈高矮不等的波浪形。纤毛向附睾管方向摆动，以推动精子转移。低柱状细胞游离而有微绒毛。胞质中有溶酶体，能吸收和吞饮睾网液。上皮周围的薄层平滑肌可做节律性收缩。

附睾管管腔从头向尾逐渐增大，上皮为假复层柱状，由主细胞和基细胞等组成。主细胞的游离面有长而分支的微绒毛，称不动纤毛。细胞及微绒毛的高度向尾部方向依次递减，最后变为低柱状或立方形。附睾管头段为睾网液重吸收的主要部位，体段以下对雄激素水平有较高的依赖性。除吸收功能外，可分泌多种特殊物质，为精子的生理性成熟提供了条件。尾段 pH 低，含氧少，为保持精子处于静息状态的特殊环境，是精子良好的储存库。

附睾上皮周围含环行平滑肌，具有节律性蠕动功能，可推动附睾液前进；尾段管壁环肌外有纵行和斜行肌层，斜行肌层在射精时收缩，平时不收缩。

2. 功能

（1）吸收功能　从睾丸流出的液体称为睾网液。睾网液含不活动的精子及睾丸支持细胞所分泌的浆液。大约 99％的睾网液在附睾头被上皮细胞重吸收。附睾头部上皮细胞游离面的微绒毛、吞噬小泡、溶酶体等是该处吸收和吞噬功能旺盛的表现。

（2）分泌功能　附睾体部以下吸收功能减弱，主要趋向以分泌功能为主。主细胞含有发达的高尔基复合体、粗面内质网、滑面内质网以及运输小泡，表明其具有合成分泌功能。

附睾产生的分泌物主要有甘油磷酸胆碱（GPC）、肉毒碱、唾液酸糖蛋白、酸性糖蛋白和类固醇等。甘油磷酸胆碱既可造成附睾尾管腔的高渗微环境，又可在女性生殖管道内生成乙酰基作为精子的能源。肉毒碱经上皮自由液透入而浓集，不是附睾上皮合成，但管腔含量则高达血液的 500 倍，它与附睾精子的代谢与成熟有关。糖蛋白种类繁多，均由附睾上皮分泌。其中，唾液糖蛋白是一种含有羟基的糖蛋白，在唾液酸转移酶的作用下，可附在附睾精子表面，与表面糖基结合，从而使精子带有负电荷，在运行过程中相互排斥不会发生凝集；还可遮盖精子固有抗原以改变精子的抗原性，免受自身免疫活性细胞识别而产生免疫反应；精子获能前表面含有大量唾液酸，此与附睾液包被有关。附睾液含有大量酸性磷酸酶、磷酸核苷酶、唾液酸转移酶等。

（3）精子储存环境　附睾腔尤其尾段 pH 低，渗透压高，含氧量少，二氧化碳张力高，有利于精子处于静息状态，可延长精子成活时间。精子在此的存活期甚至可达数月。

（4）高激素环境　附睾正常发育和机能的发挥取决于雄激素的水平。附睾体雄激素含量最高，故精子主要在此段完成功能性成熟，待达到附睾尾，精子已完全成熟，仅有低水平雄激素维持精子的基本代谢即可，故附睾尾雄激素含量降低。雄激素主要来自循环血和睾网液的雄激素－ABP复合物。最近研究认为，附睾管主细胞可能也有雄激素分泌功能。

（5）免疫屏障功能　从超微形态方面未发现相邻附睾上皮间有类似血睾屏障的结构，但正常情况下，单倍体细胞的精子抗原从不引起人体的自身免疫反应。据分析，这一免疫屏障现象可能与下述因素有关：第一，精子表面固有抗原被附睾分泌液的唾液酸糖蛋白遮盖。第二，精子表面与附睾上皮细胞微绒毛表面均带有负电荷，由于静电同性相斥，所以附睾上皮的静止纤毛具有排斥精子穿出上皮的屏障性作用；第三，变性死亡的精子残体可被附睾上皮细胞或上皮内的淋巴细胞以及偶见于腔内的巨噬细胞所吞噬消化，起到局部消灭抗原的作用，防止精子抗原外逸与机体免疫系统接触后引起自身免疫反应。

（6）收缩机能　附睾管外含有环行平滑肌层，自头至尾渐增厚。头段、体段的平滑肌纤维较细、较薄，不受神经调控，平时即有节律性收缩，以推动精子向尾段输送。尾段平滑肌较厚，神经供应丰富，平时不收缩，只在交感神经兴奋和射精时强烈收缩，将储存的精子驱入输精管。

（三）精索、输精管

1. 形态、位置与结构

（1）形态、位置　精索为一对柔软的条索，始自腹股沟管腹环，向内下方斜贯腹股沟管，经皮下环终止于睾丸后缘。内容物主要为输精管的精索部，以及进出睾丸的结构，如睾丸动脉、输精管动脉等，多位于精索中央。静脉有输精管静脉和蔓状静脉丛，当血液回流障碍时，这些静脉多曲张，且左侧较右侧多见。其他尚有淋巴管、神经、腹膜鞘突等，最外包有精索被膜。输精管位于精索中其他成分的后内侧，管壁厚，质韧而硬，易于触及。

（2）结构　输精管全长 45～60cm，起自附睾尾部，终止于射精管壶腹。全长可分为睾丸部、精索部和盆部 3 段，精索部易于触知。输精管管腔细小，管壁厚而坚韧，外径（2.85±0.43）mm，自然情况下管腔直径仅 0.2～0.5mm。不同个体有一定差别，且外径随年龄增长而变细。

管壁由黏膜、肌层和外膜组成。黏膜包括上皮和固有膜，共同向腔内突出形成 8～12 条纵行皱襞，一面被覆假复层柱状上皮，主要由高而细的明、暗主细胞和锥形的基底细胞组成。主细胞的高尔基复合体及粗面内质网发达，游离面有长而分支的静纤毛。固有层结缔组织中富含弹性纤维。肌层发达，管壁具有一定硬度，分为内纵行、中环行和外纵行 3 层，环行肌最厚，在接近输精管壶腹处内纵肌消失。外膜为疏松结缔组织，含有丰富的血管、淋巴管和神经，故在做输精管结扎时，应注意避免大块结扎或损及外膜。输精管壶腹由输精管末段膨大而成，内径约 1mm，长 4cm。黏膜皱襞较高，末端变细，在前列腺底与精囊腺排泄管汇合成射精管。

2. 功能

精索筋膜包绕输精管、睾丸动脉、精索外动脉、输精管动脉、蔓状静脉丛、淋巴管和神经。

输精管是将附睾精子运送到前列腺尿道部的通道。上皮具有吸收水分和盐类以及合成和分泌糖蛋白、睾酮、离子等的功能。肌层的平滑肌能做节律性收缩，受 α-肾上腺能神经支配，其收缩频率向尿道方向呈快速激增。正常男性射精时，排出的精子大部分来自附睾，也有一小部分来自输精管远端的储库，精液中的精浆仅 5% 左右来自附睾和输精管。

（四）前列腺

1. 形态、位置与结构

（1）形态、位置　前列腺是附性腺中最大的一个实质性腺体，位于膀胱尾端，紧包尿道的起始部，外形似栗子，尖向下，底朝上，中央有尿道穿过，背面与直肠邻近，故经直肠可触及。中国人前列腺的前后径为 1.46～3.94cm，底的横径为 2.99～5.30cm，由底至尖的垂直径为 1.48～4.58cm，重量为 9.21～31.80g。

（2）结构　前列腺分为中央区、周围区和移行区。前两区占前列腺组织的 95%，移行区占 5%。中央区起源于胚胎时期的中肾管（woff 管），周围区、移行区及尿道周围腺体在解剖和组织学上相延续，它们可能共同来源于胚胎期的尿生殖窦。所有前列腺增生症均发生于移行区，且该区不会出现恶性肿瘤。周围区是前列腺癌的好发部位。

前列腺外表由坚韧的结缔组织与平滑肌构成被膜，内部由 30～50 个腺泡组成实质，腺泡再汇成 15～30 条导管，直接开口于尿道。腺泡间为间质，亦成于结缔组织和平滑肌，外与被膜相连，当平滑肌收缩时，可促进分泌物排出。

腺组织的排列有一定规律，多以尿道为中心排列成内、中、外 3 个环行区。内区位于尿道黏膜周围，称黏膜腺；中区稍靠外称黏膜下腺；外区居外围是前列腺的主要部分，称主腺。前三者腺体小，受雌激素的影响，而后者不仅腺体最大且分泌量也最多，受雄激素的调控。黏膜腺易患结节性增生压迫尿道；前列腺癌则多发生于主腺，此时腺细胞酸性磷酸酶（ACP）活性显著增强。前列腺的腺泡腔较大，腺上皮常形成皱襞伸入腺腔。腺上皮的类型不一，有单层立方、单层柱状和假复层柱状，其变化与雄激素水平所导致的腺分泌功能状况有关。腺泡上皮多由主细胞和基细胞组成，主细胞的核上区有发达的高尔基复合体，游离端有大量分泌颗粒，核下区含有丰富的粗面内质网，这些细胞器均与分泌功能有关。基细胞位于主细胞底部侧面与基膜之间，细胞器少，具有未分化细胞的特征，酸性磷酸酶活性高。此细胞与前列腺上皮的癌变有关，尤以主腺区为最，故检查酸性磷酸酶活性有助于做出前列腺上皮癌变诊断。前列腺腔内常见圆形或卵圆形的前列腺凝固体，直径 0.2～2mm，系由分泌物凝缩而成，可发生钙化，其切面呈同心圆板层状，这一结构常随年龄而增多。

2. 功能

前列腺分泌的液体是精液的主要组成部分。前列腺分泌物较稀薄，无色混浊，呈弱酸性，占射出精液量的 1/10～1/3，含有较高浓度的锌离子、酸性磷酸酶、蛋白水解酶、纤维蛋白酶和精胺等，蛋白质含量很低。蛋白水解酶与纤维蛋白酶有液化精液的作用。检测酸性磷酸酶和柠檬酸是判断前列腺功能、癌变及法医鉴定的敏感手段。射精时，最初射出的部分主要是前列腺和尿道球腺的分泌物。前列腺的分泌虽然受雄激素的调控，但近年发现，催乳素、胰岛素、雌激素、促肾上腺皮质激素、前列腺素也都参与前列腺功能的调节。

（五）精囊腺

1. 形态、位置与结构

（1）形态、位置　精囊腺为一对长椭圆形囊状器官，位于膀胱后下方，上宽下窄，前后稍扁，主要由迂曲的小管构成，表面不平，颇似许多结节聚集而成。其上端游离，较膨大，下端细直为排泄管，后者与输精管末端汇合成射精管。精囊腺长 2.11～6.16cm，若除去周围的结缔组织，可将其拉直，长度可达 10～15cm，直径 3～4mm。精囊腺的大小因人而异，即使同一人，左右二腺也可不同，且与年龄和充盈程度有关。

（2）结构　精囊腺的管壁由黏膜、肌层和外膜构成。黏膜内突成皱襞，皱襞成网；上皮为假复层柱状或单层柱状，游离面无纤毛，有微绒毛，细胞质内含有丰富的分泌颗粒、脂滴和脂褐素，后者在性成熟期出现，含量随年龄增加，且含量愈多表明腺体功能愈活跃。上皮的高度与分泌活动直接受睾酮的维持和调节。肌层由内环外纵两层平滑肌组成。外膜为疏松结缔组织，内含丰富的血管。

2. 功能

精囊腺分泌物为淡黄色黏稠的弱碱性液体。射出的精液中，60%～70%来自精囊腺。其分泌物含有蛋白质、果糖、前列腺素、抗坏血酸、无机磷、尿酸、胆碱、甘油磷酰胆碱、肌醇、多种氨基酸和还原酶等。果糖可营养精子，作为精子运动的能源，含量为 3mg/ml，受雄激素调节。尿酸是精囊腺泌入精液的一种还原物质，浓度很高，对精子有保护功能。人精液内的前列腺素（PG）主要由精囊腺分泌。

没必备分段前列腺素的确切生理意义目前尚不完全了解，但有些是可以肯定的。例如，PG 可以促进尿道平滑肌的收缩，以利于射精；$PGF2\alpha$ 能增强精子运动和穿透宫颈黏液的能力，性交后可引起阴道收缩，在一个短暂时间内，使阴道压力高于子宫，有利于精子进入子宫。甘油磷酰胆碱可在射精后被子宫分泌物的酶分解，以利于精子代谢。还原酶可能有使精液凝固的作用，肌醇虽不能被精子自己利用，但它却有维持正常渗透压的作用，可稳定精子的微环境。胆碱大多以磷酸胆碱形式存在，它在前列腺分泌的酸性磷酶作用下可分解为胆碱和磷酸。磷酸与精胺作用变为磷酸精胺，后者可使精子运动有所加强。检查精胺及胆碱含量已成为法医鉴定精液存在与否的依据。

（六）尿道球腺

1. 形态、位置与结构

（1）形态、位置　尿道球腺又称 cowper 腺，为一对圆形的小腺体，大小如豌豆，质坚硬，位于尿道球的后上方，包埋在尿道膜部外括约肌纤维中，排泄管穿过尿道球部开口于尿道膜部两侧。

（2）结构　尿道球腺是复管泡状腺，分泌部的大小和形状不规则，甚至扩大成囊状，腺泡属黏液性，腺上皮高度变化较大，呈扁平、立方或柱状，细胞内可见到黏液分泌颗粒。

2. 功能

尿道球腺的分泌物透亮而黏稠，有润滑尿道的作用，在性冲动时分泌增多。分泌液中含有半乳糖、半乳糖胺、半乳糖醛酸、唾液酸、甲基戊糖、ATP 酶和 5′-核苷酸酶。尿道球腺和尿道腺的分泌物参与构成最初射出的精液部分（图 3-6、3-7）。

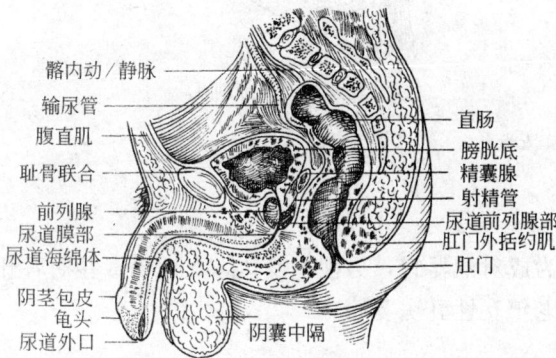

图 3-6　男性性器官矢状断面　　　　　　　图 3-7　男性内性器官模式图

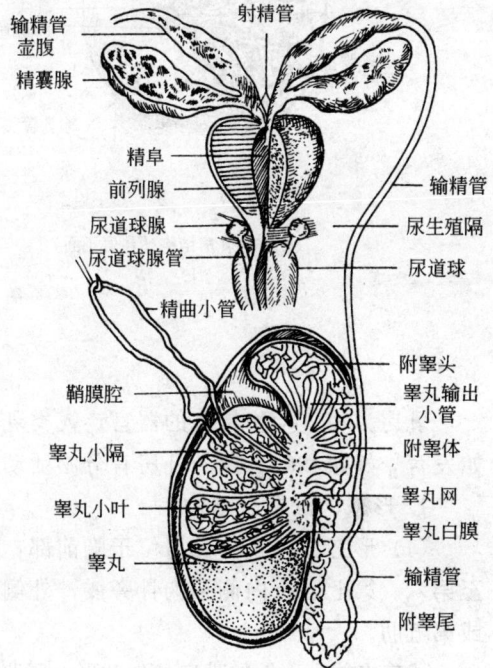

第二节　女性性系统的解剖与生理

女性性系统分为外性器官和内性器官。女性外性器官又称女阴，包括乳房、阴阜、阴蒂、大阴唇、小阴唇、阴道前庭、前庭球和前庭大腺等。女性内性器官包括卵巢、输卵管、子宫和阴道。卵巢为女性生殖腺，是产生卵子和分泌女性激素的器官。输卵管、子宫和阴道为生殖管道。输卵管是输送卵子的管道和卵子受精的部位。子宫是孕育胎儿的器官，并可定期产生和排出月经。阴道为性交、月经排出和胎儿娩出的通道。女性乳房是授乳及性的器官。

一、女性外性器官

女性外性器官是指女性性器官的外露部分（图 3-8）。

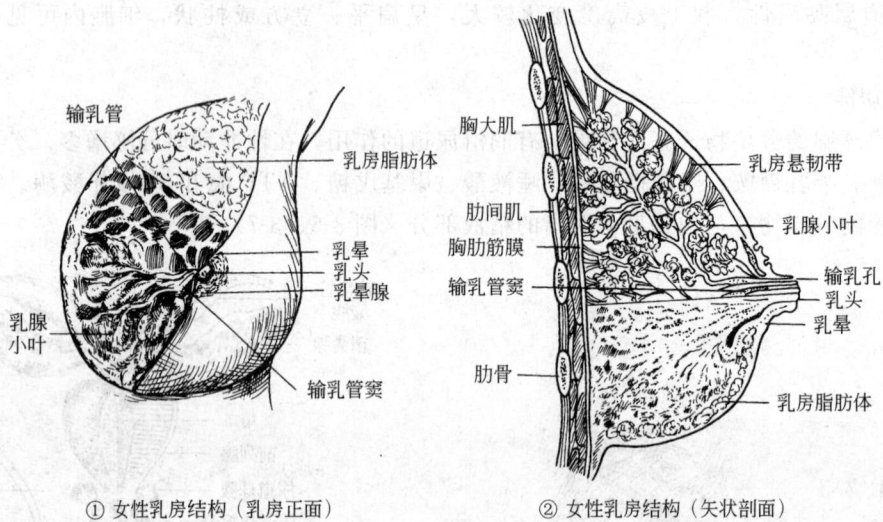

① 女性乳房结构（乳房正面）　　　② 女性乳房结构（矢状剖面）

图 3-8　女性乳房

（一）乳房

乳房为哺乳动物特有的器官。人类乳房为成对的器官，男性不发达，女性于青春期后开始发育，妊娠和哺乳期的乳房有分泌活动，老年女性乳房萎缩。

1. 形态、位置与结构

（1）形态、位置　乳房位于胸前部，在胸大肌和胸筋膜的表面，上起第二、第三肋，下至第六、第七肋，内侧至胸骨旁线，外侧可达腋中线。成年未妊娠女性的乳头平对第四肋间或第五肋。

成年未哺乳女性的乳房呈半球形，紧张而富有弹性。乳房的中央有乳头，其表面有输乳管的开口。乳头周围有一颜色较深的环行区域，称为乳晕。乳头和乳晕的皮肤较薄弱，易于损伤。

（2）结构　乳房由皮肤、乳腺和脂肪组织构成。乳腺被脂肪组织分隔为 15～20 个乳腺叶，以乳头为中心呈放射状排列。每个乳腺叶又分为若干个乳腺小叶。每个乳腺叶有一条排泄管，称为输乳管，由该腺叶中各乳腺小叶的导管汇合而成，开口于乳头。

临床进行乳房浅部脓肿切开手术时，应尽量做放射状切口，以减少乳腺叶和输乳管的损伤。在乳房深部自胸筋膜发出结缔组织束穿过乳腺小叶之间连于皮肤，称乳房悬韧带或枯柏韧带，其对乳腺有支持作用（图 3-8）。乳腺癌侵入此韧带时，结缔组织纤维束缩短，牵引皮肤向内形成凹陷，这是乳腺癌早期常有的征象。

2. 功能

乳腺所分泌的乳汁是婴儿的食物。人和动物的幼年时期，乳腺仅为简单的导管。乳腺的发育分为两个阶段：第一阶段是在青春期内，乳腺的导管系统增长并分支；第二阶段是在妊娠期间，除了导管更加增长外，有一小管的末端形成一些腺泡，成为复杂的管泡膜。在妊娠前期这些腺泡的体积仍很小，且较为坚实，到妊娠后期，腺泡逐渐膨大，达到充分发育的程度，为授乳做好准备。

妊娠期或分娩后1~2天，乳腺开始分泌少量黄色乳汁，称为初乳。通常在分娩后2~3天，乳腺才开始分泌真正的乳汁，分泌量随哺乳期的进展和婴儿的生长而增多。产后6~9个月乳汁分泌量最多，以后逐渐减少。

乳腺的发育和分泌与某些激素有密切的关系，包括雌激素、孕激素和腺垂体分泌的催乳素。垂体功能正常时，雌激素促进乳腺导管的生长，孕激素促进乳腺腺泡的发育，两者共同作用使乳腺发育完全。妊娠期间，卵巢和胎盘所分泌的雌激素和孕激素共同促使乳腺发育，使其具备泌乳条件。在此基础上催乳素使乳腺分泌乳汁。

在授乳期内，维持乳腺分泌的主要因素是婴儿的吸吮动作。吸吮乳头是引起乳腺活动的强而有效的刺激。这是一个反射过程，来自乳头的感觉冲动，传入中枢神经系统，然后兴奋垂体，引起催乳素和催产素的分泌。催乳素使乳汁生成，催产素使乳腺导管平滑肌收缩，排出乳汁。

（二）阴蒂

1. 形态、位置与结构

（1）形态、位置　阴蒂位于两侧小阴唇之间的顶端，由两个阴蒂海绵体构成。

（2）结构　阴蒂分为3部分，前端为阴蒂头，露于表面；后端为阴蒂脚，附于耻骨弓，左、右两脚向前结合为阴蒂体；表面盖以阴蒂包皮。其直径约6~8mm（图3-9）。

2. 功能

阴蒂海绵体为与男性阴茎海绵体相似的组织，有勃起性。阴蒂头富于神经末梢，极为敏感，为性唤起和产生快感的重要器官，是女性生殖系统中无直接生殖功能的器官。

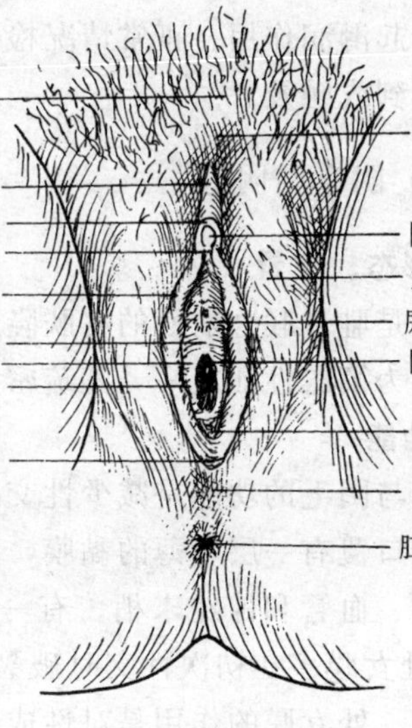

图 3-9　女性外阴

（三）大阴唇

（1）形态、位置　大阴唇为靠近两股内侧的一对隆起的皮肤皱襞，起自阴阜，止于会阴。两侧大阴唇前端为子宫圆韧带的终点，后端在会阴体前相融合，各形成阴唇前、后连合。

（2）结构　大阴唇外侧面与皮肤相同，皮层内有皮脂腺和汗腺，青春期长出阴毛；内侧面皮肤湿润似黏膜。大阴唇有很厚的皮下脂肪层，其内含有丰富的血管、淋巴管和神经。当局部受伤时，出血易形成大阴唇血肿。未婚女性的两侧大阴唇自然合拢，遮盖阴道口与尿道口；经产妇的大阴唇由于分娩影响向两侧分开；绝经后的大阴唇呈萎缩状，阴毛也稀少。

（四）小阴唇

（1）形态、位置　小阴唇是位于大阴唇内侧的一对薄皱襞，表面湿润，色褐，无毛，富于神经末梢，极敏感。

（2）结构　两侧小阴唇的前端相互融合，再分为两叶，包括阴蒂。前叶形成阴蒂包皮，后叶形成阴蒂系带。小阴唇后端与大阴唇后端相会合，在正中线形成一条横皱襞，称为阴唇系带。该系带因分娩影响在经产妇已不明显。

（五）阴道前庭

阴道前庭为两小阴唇之间的菱形区。其前为阴蒂，后为阴唇系带。在此区域内，前方有尿道外口，后方有阴道口，阴道口与阴唇系带之间有一浅窝，称舟状窝，又称阴道前庭窝。经产妇因受分娩影响，此窝不复见。

（六）前庭大腺

前庭大腺又称巴氏腺，位于阴唇后部，亦为球海绵体肌所覆盖，如黄豆大，左、右各一。腺管细长约1～2cm，开口于前庭后方小阴唇与处女膜之间的沟内。性兴奋时分泌黄白色黏液，起滑润作用。正常情况检查时不能触及此腺。若因感染腺管口闭塞，形成脓肿或囊肿则可看到或触及。

（七）阴阜与阴毛

1. 形态、位置

阴阜是耻骨联合前面的皮肤隆起区，皮下脂肪丰富，性成熟以后，皮肤生有阴毛。

阴毛为第二性征之一，其疏密、粗细、色泽可因人或种族而异。

2. 功能

阴阜与阴毛的功能是减少性交时的损伤，具有缓冲的作用。

阴道口覆有一层较薄的黏膜，称为处女膜。处女膜的两面均为鳞状上皮所覆盖，其间含结缔组织、血管和神经末梢。有一孔多在中央，孔的形状、大小及膜的厚薄因人而异（图3-10）。处女膜多在初次性交时破裂，受分娩影响而进一步破损，产后残留数个小隆起状的处女膜痕。处女膜的作用是对性成熟前阴道进行保护。

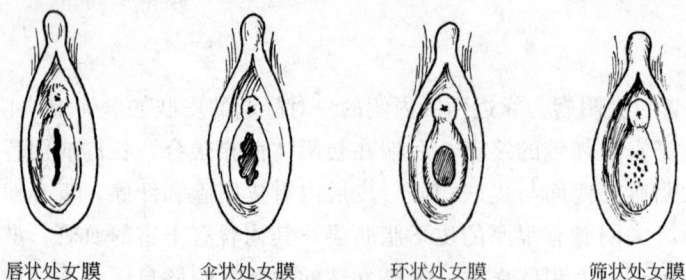

唇状处女膜　　　伞状处女膜　　　环状处女膜　　　筛状处女膜

图3-10　处女膜类型

二、女性内性器官

女性内性器官指女性性器官的内藏部分，包括阴道、子宫、输卵管和卵巢，后两者又称为子宫附件（图3-11、3-12）。

输尿管　子宫体

输卵管

卵巢

子宫底

子宫颈

膀胱体

膀胱尖

尿道内口

耻骨联合

尿道

阴蒂

大阴唇

尿道
外口

小阴唇

处女膜

阴道

阴道穹前部　子宫口

阴道穹后部

直肠

肛门外括约肌

肛门内括约肌

肛门

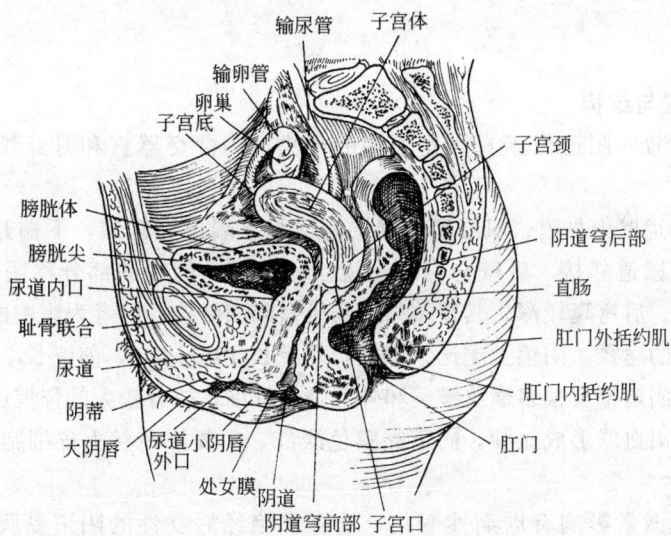

图 3-11　女性内性器官矢状断面

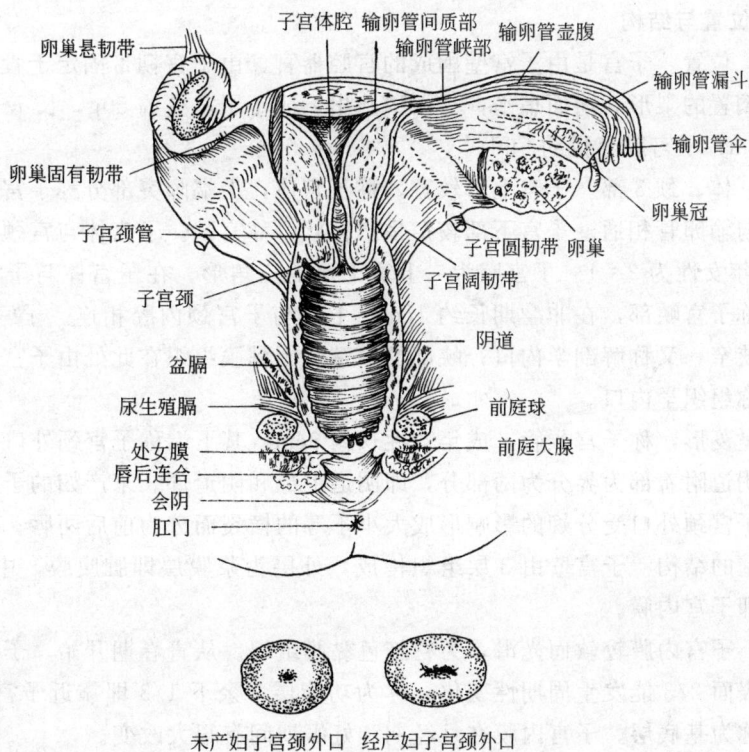

卵巢悬韧带

子宫体腔　输卵管间质部

输卵管峡部

输卵管壶腹

输卵管漏斗

输卵管伞

卵巢冠

卵巢固有韧带

子宫颈管

子宫颈

子宫圆韧带　卵巢

子宫阔韧带

阴道

盆膈

尿生殖膈

处女膜

唇后连合

会阴

肛门

前庭球

前庭大腺

未产妇子宫颈外口　经产妇子宫颈外口

图 3-12　女性内性器官

（一）阴道

1. 形态、位置与结构

（1）形态、位置　阴道位于真骨盆下部的中央，为性交器官和月经排出与胎儿娩出的通道。

（2）结构　阴道壁由黏膜、肌层和纤维层构成。上端包围宫颈，下端开口于阴道前庭后部，前壁与膀胱和尿道邻接，后壁与直肠贴近。环绕宫颈周围的部分称阴道穹隆，分为前、后、左、右4部分。后穹隆较深，其顶端与直肠子宫陷凹贴接，后者为腹腔的最低部分，是某些疾病诊断或手术的途径。阴道上端比下端宽，后壁长10～12cm，前壁长7～9cm。平时阴道前后壁互相贴近。阴道壁有很多横纹皱襞和外覆弹力纤维，故有较大的伸展性；因其富有静脉丛，局部受损伤易出血或形成血肿。阴道黏膜色淡红，由复层鳞状上皮细胞覆盖，无腺体。

2. 功能

阴道黏膜受性激素影响有周期性变化。幼女和绝经后女性的阴道黏膜上皮甚薄，皱襞少，伸展性小，容易创伤而感染。阴道为性感受器，是性交的器官；同时又是产道，分娩时胎儿由此产出。

（二）子宫

1. 形态、位置与结构

（1）形态、位置　子宫是由子宫壁围成的宫腔器官，由子宫韧带固定于骨盆腔中央，成年未孕子宫呈倒置的梨形，前面扁平，后面稍凸出。成年子宫重约50g，长7～8cm，宽4～5cm，厚2～3cm；子宫腔容量约5ml。

子宫分底、体、颈3部。子宫上部较宽，称子宫体，上端隆突部分称子宫底。子宫底两侧为子宫角，与输卵管相通。子宫下部较窄呈圆柱状，称宫颈。子宫体与宫颈的比例，婴儿期为1:2，成年女性为2:1。子宫腔为一上宽下窄的三角形。在子宫体与子宫颈之间形成最狭窄的部分称子宫峡部，在非孕期长约1cm，下端与子宫颈内腔相连。子宫峡部的上端，因在解剖上较狭窄，又称解剖学内口；峡部的下端，因黏膜组织在此处由子宫内膜转变为子宫颈黏膜，又称组织学内口。

宫颈内腔呈菱形，称子宫颈管，成年女性长约3cm。其下端称子宫颈外口，连接阴道顶端。子宫颈以阴道附着部为界分为两部分，即阴道上部和阴道部。未产妇的子宫颈外口呈圆形，经产妇的子宫颈外口受分娩的影响形成大小不等的横裂而分为前后两唇。

（2）子宫壁的结构　子宫壁由3层组织构成，外层为浆膜层即脏腹膜，中间层为肌层，内层为黏膜层即子宫内膜。

子宫内膜　子宫内膜较软而光滑，为粉红色黏膜组织。从青春期开始，子宫内膜受卵巢激素影响，其表面2/3能发生周期性变化，称为功能层；余下1/3即靠近子宫肌层的内膜，无周期变化，称为基底层。子宫内膜在月经期和妊娠期间有很大改变。

子宫肌层　子宫肌层为子宫壁最厚的一层，非孕时约厚0.8cm。肌层由平滑肌束和弹力纤维组成。肌束排列交错，非孕时不易分清，大致分为3层：外层、中层和内层。外层多纵行，内层环行，中层多各方交织。肌层中含血管，子宫收缩时血管被压缩，故能有效地制止产后子宫出血。

子宫浆膜层　子宫浆膜层即覆盖子宫体底部与前后面的腹膜，与肌层紧贴，但在子宫前面子宫峡部与子宫壁结合较疏松，向前返折以覆盖膀胱，形成膀胱子宫陷凹。覆盖此处的腹膜称膀胱子宫返折腹膜，与前腹膜相连续。在子宫后面，腹膜沿子宫壁向下，至子宫颈后方与阴道后穹隆，再折向直肠，形成直肠子宫凹陷，亦称道格拉斯凹陷，并向上与后腹膜相连续。覆盖于子宫前后壁的腹膜向两侧延展，子宫两旁的前后叶会合形成阔韧带。

子宫颈主要由结缔组织构成，亦含有平滑肌纤维、血管和弹性纤维。子宫颈管黏膜上皮细胞呈高柱状，黏膜层有许多腺体，能分泌碱性黏液，形成宫颈管内的黏液栓，能将宫颈管与外界隔开。宫颈阴道部被鳞状上皮覆盖，表面光滑，在宫颈外口柱状上皮与鳞状上皮交界处是宫颈癌的好发部位。宫颈黏膜受性激素的影响也有周期性变化。

（3）**子宫韧带**　子宫有 4 对韧带：圆韧带、阔韧带、主韧带和宫骶韧带，作用是保持子宫的正常位置。

圆韧带　圆韧带起于子宫双角的前面、输卵管近端的下方，然后向前下方伸展达两侧骨盆壁，再穿过腹股沟终于大阴唇前端。圆韧带因呈圆索形而得名，其长 12～14cm，由结缔组织和平滑肌组成。圆韧带的肌纤维与子宫的肌纤维连接，表面被阔韧带前叶的腹膜层覆盖。其作用是使子宫底保持前倾位置。

阔韧带　阔韧带为一对翼形的腹膜皱襞。由子宫两侧开始，到达骨盆壁，将骨盆分为前后两部。前部有膀胱，后部有直肠。阔韧带分为前后两叶，其上缘游离，内 2/3 部包围输卵管（伞端无腹膜遮盖），外 1/3 部由伞端下方向外侧延伸达骨盆壁，这段阔韧带又称为骨盆漏斗韧带或卵巢悬韧带，卵巢动静脉由此穿过。在输卵管以下、卵巢附着处以上的阔韧带称为输卵管系膜，其中有结缔组织和中肾管遗迹。卵巢与阔韧带后叶相接处称卵巢系膜。卵巢内侧与子宫角之间的阔韧带稍厚，称卵巢韧带或卵巢固有韧带。在子宫体两侧的阔韧带中有丰富的血管、神经、淋巴管和大量的疏松结缔组织，这些组织称为子宫旁组织。子宫动静脉和输尿管均从阔韧带基底部穿过。

主韧带　主韧带在阔韧带的下部，横行于宫颈两侧和骨盆侧壁之间，为一对坚韧的平滑肌与结缔组织纤维束，又称宫颈横韧带，为固定宫颈位置的重要组织。

宫骶韧带　宫骶韧带从宫颈后面的上侧方（相当于组织学内口水平）向两侧绕过直肠到达第二、第三骶椎前面的筋膜。宫骶韧带含平滑肌和结缔组织，外有腹膜遮盖，短厚有力，将宫颈向后、向上牵引，间接地保持子宫于前倾位置。

由于这些韧带以及骨盆底肌和筋膜的支托作用，使子宫保持在正常位置，即当直立时，子宫底位于骨盆入口平面稍下，宫颈外口接近坐骨棘水平，子宫体间前倾，宫颈则向后，两者之间形成一钝角，使子宫体呈前屈。因此，正常的子宫位置是前倾前屈的。

2. 功能

从青春期到更年期，子宫内膜受卵巢激素的影响，呈周期性改变，并产生月经。性交时，子宫为精子到达输卵管的通道，同时因性刺激使子宫收缩，又可产生深在的性快感；受孕后，子宫为晚期囊胚着床、发育、成长的场所；分娩时，子宫收缩使胎儿及其附属物娩出。

（三）卵巢

1. 形态、位置与结构

（1）形态、位置　卵巢为一对扁椭圆形的性腺，产生卵子和性激素。青春期前，卵巢表面光滑；青春开始排卵后，表面逐渐凹凸不平；成年女性的卵巢约 4cm×3cm×1cm，重 5～6g，呈灰白色；绝经后卵巢萎缩，变小、变硬。

卵巢位于输卵管的后下方，卵巢系膜连接于阔韧带后叶的部位称卵巢门，因卵巢血管与神经经此出入而得名。卵巢外侧以骨盆漏斗韧带连于骨盆壁，内侧以卵巢固有韧带与子宫连接。

（2）结构　卵巢表面无腹膜，由单层立方上皮覆盖，称表面上皮。其内有一层纤维组织，称卵巢白膜。再往内为卵巢组织，分为皮质和髓质两部。皮质在外层，有数以万计的原始卵泡（又称始基卵泡）和致密结缔组织。髓质在卵巢的中心部分，含有疏松结缔组织和丰富的血管、神经、淋巴管及少量与卵巢悬韧带相连续的平滑肌纤维。平滑肌纤维对卵巢的运动具有作用。髓质内无卵泡。

2. 功能

卵巢有两个方面的功能：①产生卵细胞；②内分泌作用。女性从青春期开始，卵巢中的原始卵泡开始发育。每月有 15～20 个卵泡开始发育，最终只有一个发育成熟，并排出卵巢，形成成熟卵细胞。在卵泡的发育过程中，还可以分泌大量的雌性激素，主要为雌激素和黄体酮（孕酮）。雌激素为最主要的雌性激素，不仅能促进性器官的发育和卵细胞的产生，还能激发和维持女性第二性征，雌激素和黄体酮都可促进子宫内膜的周期变化和月经的发生。

第三节　性　敏　感　区

身体的某些部位具有特殊的敏感性，刺激这些部位可以引起性兴奋，故称为"性敏感区"，简称"性感区"。男性与女性的性感区不同（图 3-13）。

一、男性性敏感区

男性性敏感区主要包括阴茎部，即冠状沟、阴茎系带等。肛门与阴囊之间的皮肤、阴囊及大腿内侧表面的皮肤在轻柔的触摸之下也具有敏感性。口唇、耳廓、颈部、腋下及乳头等在性兴奋时也可以变成性敏感区。男性乳头没有女性乳头敏感。

二、女性性敏感区

女性性敏感区主要包括阴蒂及其周围；小阴唇的内表面和阴道的周缘（阴道内部对触摸并不敏感）；乳房和乳头含有丰富的神经末梢，一般都是性敏感区域。乳房的性敏感性在很大程度上取决于心理因素。约 10% 的女性仅乳房刺激就可以达到性高潮。女性乳房的形状和大小与其性敏感性没有明显关系。口唇、耳廓、颈部、腋下在性兴奋时可以变成性敏感区，而女性这些激发出的性敏感区要比男性敏感。

无论男性还是女性，性敏感区除了由生理性因素决定之外，更多的由心理因素决定，其中文化因素往往起着重要的作用。

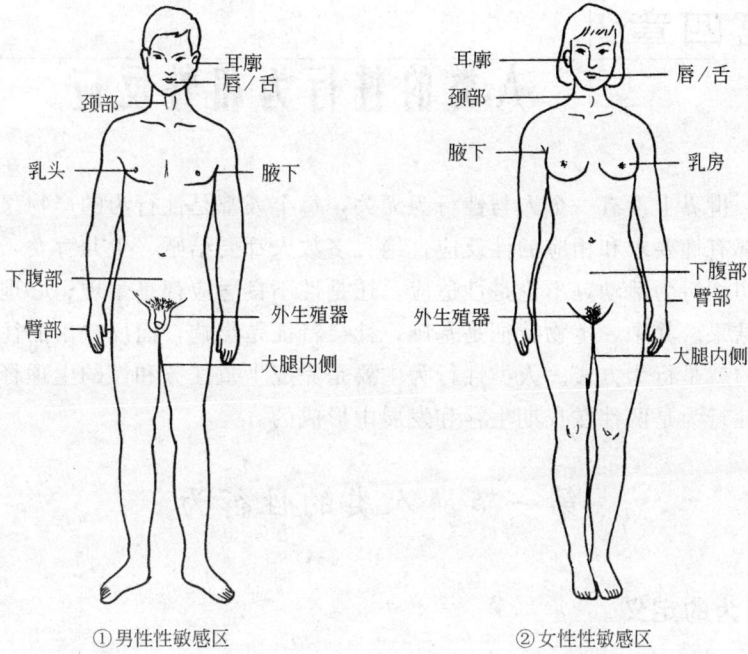

图 3-13 性敏感区

①男性性敏感区（耳廓、唇/舌、颈部、乳头、腋下、下腹部、臀部、外生殖器、大腿内侧）

②女性性敏感区（耳廓、颈部、腋下、唇/舌、乳房、下腹部、臀部、外生殖器、大腿内侧）

（张天奉）

第四章
人类的性行为和性反应

通俗地说，世界上没有一个人与性行为无关，每个人都是性行为的产物。同时，正常情况下，每个人都有性要求和相应的性反应，绝大多数人都要结婚、生儿育女，都要发生性行为。人类的一切性行为活动，不论是性适应，还是性不良适应都是生理、心理、社会这三要素共同作用的结果。其中，生物特征是基础，社会特征是影响，而反映出的往往是性的心理特征，表现出的就是行为方式。人类性行为主要是完成生殖任务和性的生理释放，以及获得性快感。人类性行为是两性在长期生存和发展中形成的。

第一节　人类的性行为

一、性行为的定义

凡受性需求动机驱使，围绕性欲、性吸引而表现的行为都属于性行为。性交仅是性行为的一种表现。

生物学认定的性行为着重于性生理上的应答程序。从生物学的观点出发，一般把能导致精子与卵子结合的一切行为活动归属于性行为。因此，把人类的性行为理解为性成熟后的男女之间的性交活动。这种性交活动伴有性生理反应，如性器官充血，进入到有性生殖行动程序中便算性行为，但仅限于生殖行为。然而，人类的大量性行为已经脱离了生殖目的，而表现出以传达情意与追求愉悦为目的，故大量的性行为须用心理属性加以判别。

心理学认定的性行为要求有性感、性唤起，有一定程度的情感投入，否则，就可能是不被心理认可的被迫发生的性行为。

社会文化学认定的性行为在很大程度上与民族习惯、社会文化背景有关。在不同民族的文化中，表现出来的某些行为不一定就是性行为，如有些民族男女接吻、拥抱就不归入性行为，而只是礼节。

除了这 3 种认定模式外，性行为从行为对象来看，既有以异性作为对象的，也以同性作为对象的；既有以动物作为对象的，也有以器械作为对象的；既有以自身作为对象的，也有以梦幻作为对象的。从性行为的方式来看，除了阴茎与阴道外，还有阴茎与肛门、阴道与物品、阴茎与口腔、阴道与嘴唇、手与性器官，以及口、甚至阴蒂与阴蒂或阴茎与阴茎等等。许多性行为的类型与精子和卵子结合毫无关系，有的甚至与性交行为有很大的差异。可以说，"性行为是一种企图实现性欲望、满足性需要（包括生理需要和心理需要）的行为活动"，这是广义的性行为。

二、性交、性行为和性活动

（一）性交

传统意义上的性交（也叫房事、做爱等）是指男性阴茎插入女性阴道，通过阴茎和阴道的接触产生快感，最终一方或双方达到高潮的过程。在这种层面上，性交的功能就是使精子与卵子相遇并结合，进而使女性受孕从而产生下一代，达到人类不断繁衍的目的。在另一个层面上，更多的是两性之间采取各种对性器官加强刺激的方法和手段，达到性快感的目的。这就是说，广义的性交已经不单纯是以生殖为目的了，在相当多的时候，仅仅是为了追求性快感本身。这样，即使两性生殖器间存在着屏障，如戴避孕套，或口交、肛交等都可以看作性交。人类的这种性交更多时候是为了获得心理及生理上的快感，达到一定程度的性满足，而避免精卵结合。这样，人类的性交就有了狭义与广义的概念。性交是一种性满足的方法，但性满足不仅仅指性交。

对绝大多数成年人来说，性交为性活动和性行为的主体内容。从总的性活动量来看，无论男性还是女性，性交总是居首位的。人类的阴茎与阴道之间的交合更多的是表达爱，是满足各种精神和社会的需要。性交是两个人体之间的一种复杂的相互作用，它的意义远比生殖更为广泛。

性交不是性活动的开始，它还包括之前一系列的爱抚活动，进而使性兴奋基本达到同步。性诱导的方法很多，如视觉、听觉、嗅觉、味觉等。性交前的爱抚是高质量性交的基础。

女性可以通过性交之前的爱抚先行达到性高潮，在性交中再次或多次获得性高潮。

性交频率的个体差异很大，但存在随年龄增长而减少的趋势。假若夫妻不正视这种差异而强求按自己意志行事的话就会引起矛盾，甚至使对方的感情受到伤害。关键是心平气和地协商，本着相互尊重、理解和体贴的原则。性交频率何谓正常、何谓过度尚没有明确的划分方法，只要双方认为合适，就是正常的频率。

1. 女性需要的性交

女性希望男性进行更无约束的性活动，而不是刻板的、一成不变的。她们希望男性变得更敏感些，能了解、体谅、满足女性的性心理和性生理上的需要。目前至少有 75％的男性做不到这一点，他们对女性的一切几乎毫无所知。

女性希望男性花更多的时间在感情交流上，更多地显示爱情的温柔、情嬉和爱抚，而不仅仅是性刺激和性高潮。她们希望男性在性交之后能继续爱抚，性交是性活动的一种方式，但不是惟一的。在性交上有一系列可供选择的方案。女性在性交过程中是否得到满足，很大程度上取决于女性本身的知觉水平和要求。

2. 男性需要的性交

如果男性仅仅把精力集中在取得性高潮和使欲望满足就失去了性乐趣的真谛，即性欣喜。虽然性高潮是必要的，但性乐趣的一个非常重要的方面是走向高潮的过程。在古代的梵文和印度文学中（19 世纪纽约欧奈达部落人），男人能通过持久保持高水平的唤起而较长时间的抑制高潮，从而获得最大乐趣。有的能达到十几次接近最高峰而恰又处在完全的反应线之下的反应峰，以避免射精过快。

（二）性行为

1. 必要的性行为

很久以前，人类就已经懂得性行为是人的一种天性，一种本能，就像对食物的需要一样，故有"食色，性也"的古训。性行为在赋予人类繁衍后代功能的同时，也为人们提供了无法替代的乐趣。它是家庭形成的重要基础，对社会的稳定、人类的文明起着十分重要的作用。

在人类行为中，性行为是人们最为关注、在认识上最难统一和在道德规范方面争论最多的行为之一。社会学家和历史学家认为，在社会发展的不同阶段，人们对性行为的态度和观念，虽可因时代背景和文化的更迭而有所改变，但无论怎样变化，总是徘徊在截然相反的两个极端之中：一端是性禁锢，极力压制人们的性行为；另一端是性放纵，赞成人们享有绝对的性自由。从生殖健康的角度来讲，无论是性禁锢，还是性放纵对人体都是不利的。因此，对性行为应采取怎样的态度，做到既不压抑人的本性，又有利于社会的文明进步，将是生殖健康领域需要深入研究的课题。

2. 性行为的基础

性交是男女共同完成的生理行为，正常性行为的完成有赖于生理、心理等各种机能的良好状态。男性性行为有 4 种功能状态：①神经体液功能状态：与脑的深部结构和整个内分泌系统的机能活动有关，它保证了性欲的强度，并能使调节性机能活动的神经系统保持一定的兴奋性。②心理功能状态：它决定性欲的倾向性，并使阴茎在性交开始之前达到勃起状态。③勃起功能状态：它以脊髓的勃起中枢和阴茎解剖为基础，保证性交的机械性功能形成。④射精功能状态：它包括射精的动作和过程。

对正常女性来说，性行为有 3 种特殊的状态：神经体液状态、心理状态和遗传-细胞分裂状态。这些状态连续不断地影响着性兴奋过程。一般而言，女性的性交周期分为 5 个连续的阶段：①心理阶段：从女性产生性亲昵的要求到决定进行性亲昵的过程。②感觉阶段：表现为对动情区的敏感性增高和产生对动情区进行特殊刺激的要求、感受与互换的过程。③分泌阶段：表现为阴道分泌物的增加，阴道黏膜变得湿润，进入性交等待状态。④性欲高潮阶段：指性兴奋到达巅峰，全身出现最强烈性反应的过程。⑤恢复阶段：表现为兴奋性逐渐衰退，生殖系统恢复到原有状态。

3. 性行为的功能

（1）生殖　性行为最基本的功能是生儿育女，从而达到维持种族繁衍和延续的目的。对许多低等动物而言，这是性行为惟一的功能。人类的性行为一方面保证了人类的生存与发展；另一方面无节制的性行为导致了人口过度增长，特别是那些经济不发达的发展中国家。此外，性交还可能导致性疾病传播，特别是近年来出现的艾滋病（AIDS）在全球范围内的传播与流行，使人类不得不采取措施加以预防。计划生育与性病、艾滋病的防治已成为对性行为之不良结果进行干预的两大领域，借此达到控制人口数量和提高人口素质的目标。

（2）满足性欲　性行为的另一重要功能在于满足性生理和性心理的需要，即本能的需要。正常状态的成人性欲总是保持在一定的水平上。人类的性欲受到性激素的调控，并受个人生理状态及周围环境的影响。性欲是性行为发生的动力和基础。然而，性欲的满足也可以通过不与异性的直接性行为而得以实现。某些人可以通过窥阴、露阴，甚至玩弄生殖器，即自慰，获得一定程度的性欲满足。性欲的满足也可以不通过两性生殖器的直接交合得以实现，如口与生殖器的接触。手淫是一种自我满足的安全性行为，因为它既能满足性欲，避免染上性病（特别是艾滋病），又不危害他人和影响社会。

4. 性行为的社会、心理特征

人类的性行为不同于动物。动物的性行为是性激素在血中含量达到一定水平，或丘脑下部灰结节交媾中枢引发而产生的。动物性行为主要由生理刺激引起，动物都有发情期。人类则不同，即使人类的血中性激素水平超过阈值数倍也不一定出现性行为。人类的性行为主要受社会、心理因素的制约。

人类性行为的第一个社会、心理特征是性行为受社会、心理和意识的支配。如电视、电影中的暴露性镜头，性早熟、早恋现象的出现，都表明社会对性行为有明显的影响。

人类性行为的第二个社会、心理特征是性行为的压抑性。由于工作紧张、生活困难、焦虑、妊娠性畏惧、居室紧张、传统道德约束、节欲养生等心理因素作用导致性行为受到压抑，表现为无性乐趣或只是性应付。

人类性行为的第三个社会、心理特征是心理的专一性。受社会道德和法律的制约，以及性爱的专一性与自私性的影响，性行为与家庭的幸福和美满相统一。

5. 性行为与身心健康

性行为的享乐功能使人产生良好的情绪体验，性快感并不局限于感官的满足，还包括精神的满足。性感受可以左右人们的精神状态，对个人的气质也有很大影响。性生活和谐的人较少发生精神上的疾病，并且性格开朗，对未来充满信心和希望，对各种活动都表现出极大的热情。通常，适度享受性快乐，更有助于睡眠，能使人精神焕发。快乐就是服从、满足本能，长期压抑进行性交的自然需要是同人类寻求快乐的合理愿望相悖的，它只能引导人们背离正常轨迹，走向精神失调和虚幻的歧途，它只能使人们过分拘谨、性情古怪，并产生错位的同情和离奇的想象。

性交不仅对人的精神产生巨大的影响，而且对人体本身的影响也很大。实现性交功能所带来的身体效应难以估量，剥夺性交功能而引起人体本身的不完美更是难以估量。从外表看，婚姻使男女双方的体形更加丰满，最有魅力、最可爱的女性是那些性生活完美的女性，适度的性爱使人容光焕发，肌肤细腻，身材匀称且曲线流畅。女性在婚后会变得更加妩媚动人，这就是性行为的结果。女性乳房的高耸与坚实也依赖于性器官的活动。限制性行为则会使人体减少或失去生机与活力。如果缺乏性爱的抚慰与灌溉，女性就会日益憔悴，甚至未老先衰。有人将愉快的心情、合理的饮食和有规律的性生活视为保持女性青春美的主要方法。

（三）性活动

性活动是指与性有关的一切人类现象，是人类性欲、性爱、性行为、性观念的总称。它不仅包括人类的性交、性爱抚等所有直接的性活动，也包括所有不是直接但却具有性含义的活动，比如拥抱、接吻、性幻想、谈论性方面的话题等，还包括人们对于性的情感、态度、价值观，以及性方面的喜好等心理方面的表现。特别需要指出的是，性活动不仅指男女之间的性行为，也包括同性之间的性行为；不仅指人们普遍认为的"正常"的性现象，也包括被认为"不正常"的性现象，如手淫、兽奸等。人类性活动是性的生物属性和社会属性的反映与综合表现。

性活动受性观念、性规范和社会性行为的约束，并受身体健康状况的影响。人类性活动的内涵与外延在概念上是比较宽泛和不确定的。性观念和性规范主要表现在3个方面：第一种观点认为，生殖是性活动的惟一合法的理由。持有这种观点的人大都有着较深的宗教信仰，他们把性活动看作是自我放纵和罪恶。在他们看来，只有为了繁衍后代而进行的性活动才是正当的。第二种观点认为，性是爱的需要。持这种观点的人将爱与性紧密地联系在一起。他们认为，有爱才能有性，没有爱的性活动是不道德的，是违反性规范的。第三种观点认为，性活动的目的是娱乐，性活动仅仅是人生多种快乐的来源之一。上述3种性规范又可以概括为以生殖目的为主、以人际关系为主和以娱乐为主。

现代科学研究认为，人类的性活动并不限于成熟异性之间的性交活动，还包括性身份的塑造、性角色的培养、性意识的发展、性的社会化、性的生理需要和心理需要相结合，以及性爱与情爱相结合等等。这些可以认为是性活动概念的内涵。著名性学家金赛用类似的方式表达过他对性的观点：惟一不自然的性活动是不能实行的性活动。金赛的观念表达了现代社会性规范的思想精华。进入现代社会之后，性观念变化的一个总的趋势是：认可所有的性活动方式，无论其目标是什么、形式是什么、内容是什么、对象（包括性别）是什么，只要是在生理上能够实行的就没有什么不可以。

三、性行为的分类

（一）按性行为过程分类

1. 目的性性行为

目的性性行为是指性交活动中的行为，即合乎生物学上以"交媾"为目的的性行为。如果双方全身心投入，多会有性高潮出现，随后进入不应期。目的性性行为方式多种多样，如果性交时双方均达到性高潮，便是完全的目的性性行为；若仅一方有性高潮，称为不完全目的性性行为。

2. 过程性性行为

过程性性行为是指性交前的调情行为，亦称"性前戏"、"戏道"。对于提高性生活质量来说，过程性性行为的完整与讲究是必要的。实施目的性性行为的主动一方首先进入过程性性行为，男方或女方有了即时性交的意愿后便实施行为操作，运用性唤起的心理技巧，审时度势地进入目的性性行为。凡是恩爱夫妻，对象的性信息或明或暗都会敏感地领悟。判断过程性性行为的准确率在相当程度上是性生活和谐的重要指标。

3. 边缘性性行为

边缘性性行为是介于性行为与非性行为之间的模棱两可的调戏行为。日常生活中，由于性吸引，受到一定程度的性意识驱动，但又内心明白不会即时指向目的性性行为。如两性相悦时的眉目传情，款款情话，商场或社交场合男女身体接触交往中的"异性效应"均属于边缘性性行为。夫妻性前戏过程中，边缘性性行为是性爱活动的重要条件，或者说是婚后维护爱情的滋补剂。没有大量的边缘性性行为，夫妻性前戏过程中，情爱转化成性爱便缺少性的催化剂。两性交往中，握手时伴有的性抚摩意念、较长对视时内心出现的性感触动都是边缘性性行为的表现。

（二）按性接触部位分类

1. 阴茎—阴道式

阴茎—阴道式，即性交。性交是异性间性表达的一种方式。性交中，男性和女性生殖器通过阴茎插入阴道而交接在一起。性交前，大多进行一段时间的"调情"，即用各种性爱抚行为来强化主观和生理方面的性唤起水平，也有助于创造一种最终导致性交的气氛。调情时间平均为10～15分钟，有的时间会短一些，不到 3 分钟，也有的需要几小时。调情行为最常见的顺序始于双方身体的一般接触，然后是接吻，手和口唇接触女性乳房，相互抚弄对方生殖器，最后是性交。

最常见的性交体位是面对面，男性在女性的上方，或女性在男性的上方。此外，还有后进式阴道插入、站位和坐位（图 4-1、4-2）。

阴茎—阴道交接可以用许多方式完成。有些婚姻及性指导手册描述了十几种人类能够完成性交的体位，以及这些体位和身体协调的不同变化。这种变化程度与其他哺乳动物基本固定地运用后进式插入的性交是有明显差别的。

从生物学角度讲，女性达到性高潮的首要因素是阴蒂刺激，适当的性交体位比采用其他方法对阴蒂有更多的刺激。不同性交体位与受孕机会有关，男上位比女上位或坐位或站位更容易受孕。妊娠后期，通常采用限制插入阴道深度的后进体位或面对面的侧卧体位。

性交是两个个体之间的一种复杂的相互作用，它的意义远比生殖本身更为宽泛。在人类性生活中，性交体位常是为了求得变化而变异的。性交方式变化带来的新奇感有时能使性活动具有新鲜感、活力感和乐趣。性交方式的选择受到对各种性交体位"意义"的认识和态度的影响。例如，在异性关系中持男性支配认识和态度的人倾向于采取男性于女性上方的性交体位。性交体位的选择一般受文化水平的影响，个性角色的差异影响很小。男性气质和女性气质的个体差异并不影响性交体位的选择。

人格特点和社会特征同样对性交体位的变化起着一定的作用。年轻而受过良好教育、外向性格、没有性罪恶感、好冒险以及对性关系没有传统观念者，似乎更愿意寻求和实践各种不同的性交体位。

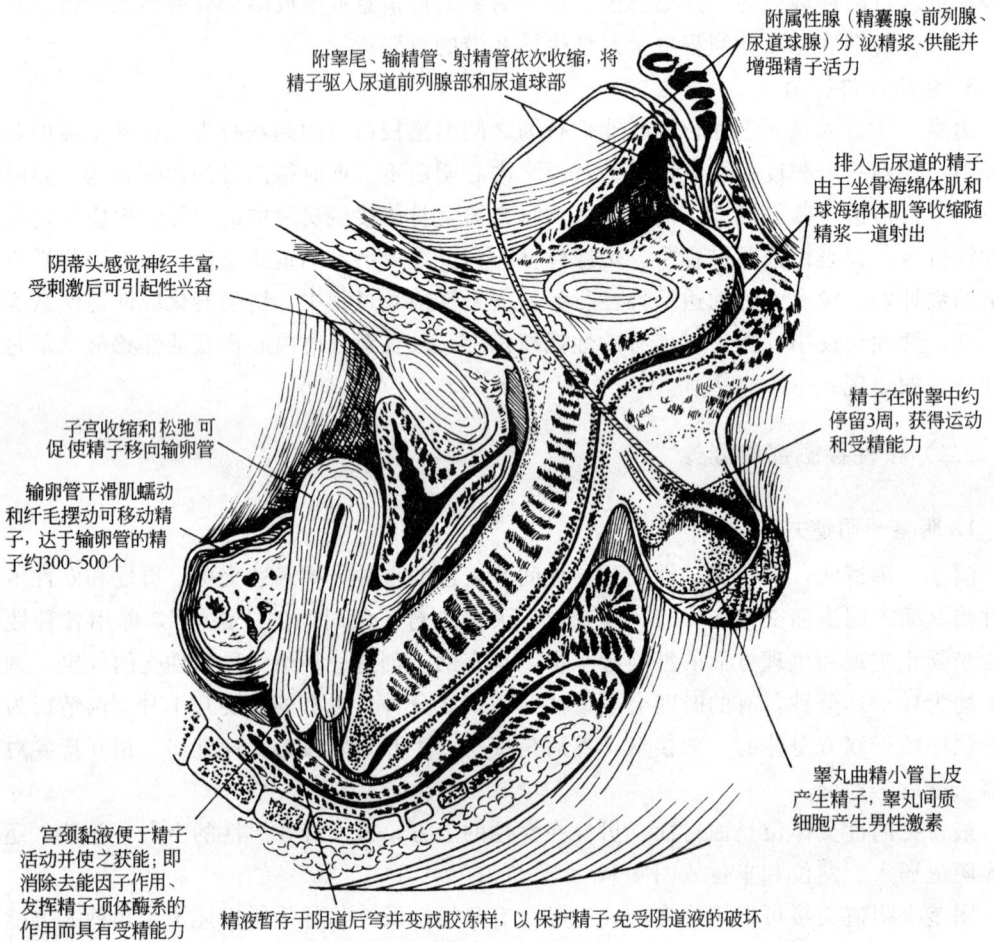

附睾尾、输精管、射精管依次收缩，将
精子驱入尿道前列腺部和尿道球部

附属性腺（精囊腺、前列腺、
尿道球腺）分泌精浆、供能并
增强精子活力

排入后尿道的精子
由于坐骨海绵体肌和
球海绵体肌等收缩随
精浆一道射出

阴蒂头感觉神经丰富，
受刺激后可引起性兴奋

子宫收缩和松弛可
促使精子移向输卵管

输卵管平滑肌蠕动
和纤毛摆动可移动精
子，达于输卵管的精
子约300~500个

精子在附睾中约
停留3周，获得运动
和受精能力

睾丸曲精小管上皮
产生精子，睾丸间质
细胞产生男性激素

宫颈黏液便于精子
活动并使之获能；即
消除去能因子作用、
发挥精子顶体酶系的
作用而具有受精能力

精液暂存于阴道后穹并变成胶冻样，以保护精子免受阴道液的破坏

图 4-1 阴茎－阴道式性交

　　人类的性交已经脱离了其他动物的单纯生殖目的，在绝大多数情况下是为了表达对对方或接受对方的情感。从某种意义上讲，人类性生活的主要目的是"享乐"。由于夫妇双方的性器官大小未必十分吻合、贴切，这就需要采取不同的性交体位来弥补，并寻找最容易达到性高潮的性交体位。性交体位的改变有助于性生活质量的提高，人们在性生活的不断实践中可找到适合自己身体条件和性满足的性交体位，在一次性交中可以采取数种性交体位，以达到更理想的性满足。性交体位有多种，夫妻双方可根据自己不同的身体状态，如患病时、怀孕时等特殊情况而采取合适的体位。常用的性交体位有以下几种（图 4-3、4-4）：

　　（1）男上位性交（西方称传教士位，古代称龙翻）　这是严格的西方宗教宣传所认可的惟一合法性交体位。我们的祖先也把这一体位看作是最合乎"礼"的要求的体位，因为性绝不仅仅是为了交欢，更重要的是为了求嗣。因此，男性先跪下来然后再性交的做法表达了对天的敬意，符合"礼"的要求。在这一体位下，女方仰卧，两腿屈膝、分开，男方俯卧其

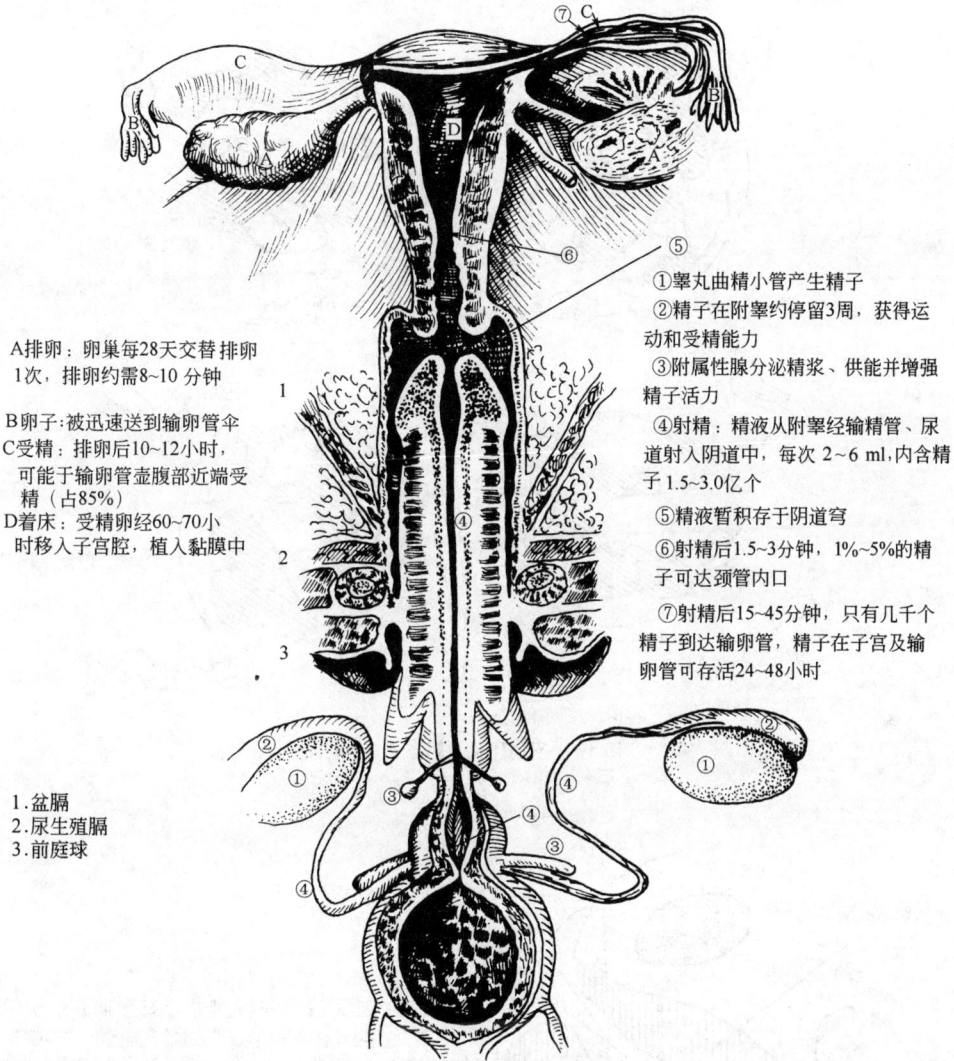

A排卵：卵巢每28天交替排卵1次，排卵约需8~10分钟

B卵子：被迅速送到输卵管伞

C受精：排卵后10~12小时，可能于输卵管壶腹部近端受精（占85%）

D着床：受精卵经60~70小时移入子宫腔，植入黏膜中

①睾丸曲精小管产生精子

②精子在附睾约停留3周，获得运动和受精能力

③附属性腺分泌精浆、供能并增强精子活力

④射精：精液从附睾经输精管、尿道射入阴道中，每次2~6 ml，内含精子1.5~3.0亿个

⑤精液暂积存于阴道穹

⑥射精后1.5~3分钟，1%~5%的精子可达颈管内口

⑦射精后15~45分钟，只有几千个精子到达输卵管，精子在子宫及输卵管可存活24~48小时

1.盆膈
2.尿生殖膈
3.前庭球

图4-2　阴茎—阴道式性交及精子与卵子的结合径路

上，以双膝、双肘负重。将枕头垫在女方臀部下面，可使骨盆进一步翘起，阴道口进一步张大，以减少插入的阻力，增加阴茎对 G 点的冲撞和刺激，以利于双方高潮的到来。阴道的感觉神经密集于外 1/3 段，抽动摩擦集中在这一部位更有利于达到性高潮。古人有"九浅一深"的说法。男性即使阴茎过短，对性感的影响也不大，最主要的是将精液送到后穹隆，以便精子向子宫内游动。

男上位的缺点：女方难以主动活动，阴蒂受直接刺激的机会少。

（2）女上位性交　女上位是性交活动中使用频率仅次于男上位的一种性交姿势。女上位是近 30 年性治疗学家倡导的一种性交体位，为的是调动女性在性活动中的主观能动

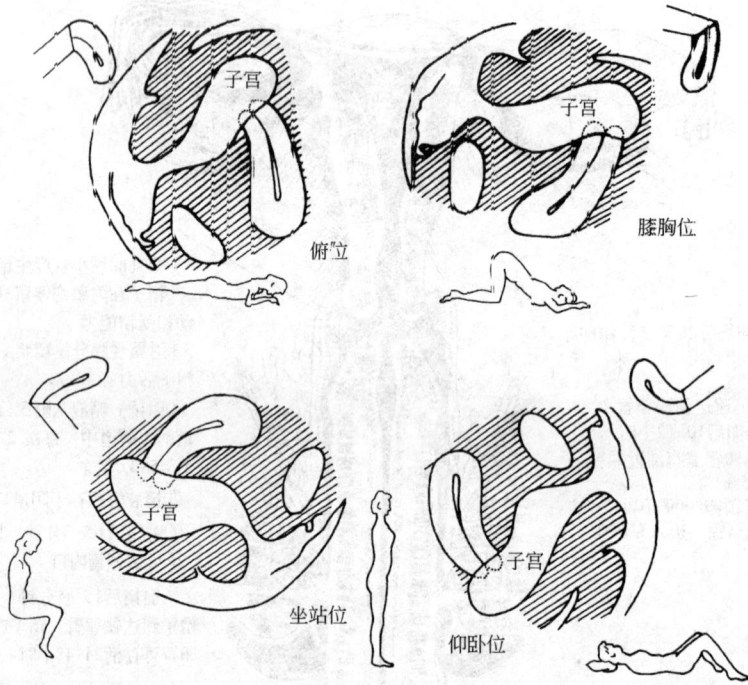

俯"立

膝胸位

子宫

坐站位

子宫

仰卧位

图 4-3 不同体位与阴道子宫的位置

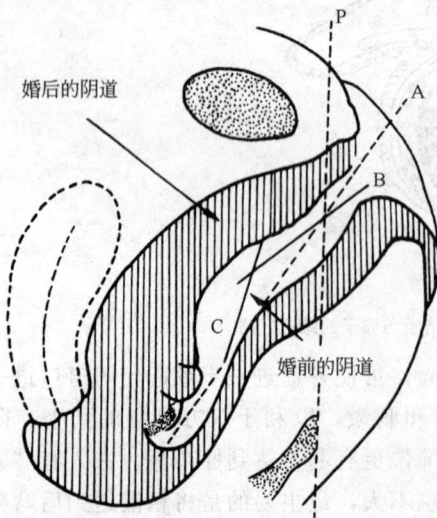

婚后的阴道

婚前的阴道

阴道轴:盆底肌发达的女子,尤其未产妇,其阴道有一"f"或"s"形的 弯曲,阴道总轴线(A)与骨盆轴约 呈直角,与仰卧时的垂直轴(P)约呈30°。阴道下2/5段(B)与垂直轴(P)约呈50°,颈前部2/5段(C)与垂直轴约呈10°。此曲线意 味着盆底具有一定紧张度,可把持阴道,死后此弧度亦不消失。

图 4-4 阴道轴与婚前、婚后的阴道

性,使她们能主动掌握性交的进程。女上位可使子宫下降,阴道口变宽,阴茎也容易与子宫接触,即使是阴茎偏小的男性也能给女方带来强烈刺激。男方仰卧并腿,女方跪坐在男方躯体之上，膝与男性乳头相平，待阴茎勃起后女方前弯 45°，插入很容易。女方可以坐直，也可以俯身男方身上，双方紧密接触。女方坐直时，男性可用双手抚摩女方乳房，也可用手刺激女方阴蒂，这有助于提高女性的兴奋性，促使其高潮到来。男方由于处于被动体位，性兴奋的发展就较为缓慢，这有助于早泄患者掌握射精进程，并有助于勃起困难的男性解除焦虑和不安的情绪，从而容易自然而然地获得勃起。女上位是一个基本的性交姿势，可以演变为不同的方式，女上位时女性可以呈跪式，双腿分别置于男性身体两侧，身体可以直立、后仰或俯卧于男性胸前，双上臂可置于男性双肩之前或两侧腋下，也可在后仰时支撑身体。

女上位的不足之处：对女性外阴部的刺激不够，这对阴蒂刺激敏感而阴道刺激不敏感的女性来说，该体位往往不能获得充分的性满足。要改善这一状况，男性可用手刺激女性阴蒂，也可采用女性后仰的方式，扩大男性耻骨与女性外阴的接触范围，以提高性快感。在使用女上位时应注意女性阴道的润滑程度，未充分润滑时不能急于插入，以免造成阴茎的损伤或双方的疼痛，插入时应缓慢、多次接触，不要一次完全插入。

（3）侧卧位性交　侧卧位性交是一种使用频率较低的性交姿势。侧卧位性交的最大优点是双方均可卧床，男女完全平等，以节省体力消耗。侧卧位性交有几种变换方式：①夫妻面对面侧卧，夫妻双腿可以交叉，性器官得以接触；②女性将双腿略抬起，男性横在臀下呈90°，性器官以最大限度接触，插入较深；③男性腹部与女性背部接触，如同后进式，这样男女身体可以全部接触，男性既可感受女性臀部与腹部的柔软，又可以用手抚摸女性乳房和阴蒂，使女性处于被爱的感觉之中。长时间的插入，较少的抽动，可使双方处在深切的体验插入与包含之中。有的不以射精为目的，经过一段时间之后，阴茎疲软，性交自然终止。女性怀孕期间，侧卧位性交是比较常用的性交姿势之一。

侧卧位性交的缺点：双方无法积极投入到高度兴奋的性交之中，性交时欲使性器官有密切接触，必须采取略带勉强或不够舒适的体位。

（4）后进式性交　后进式性交是人类性交方式中最古老的一种方式，带有原始意味，或者说含有动物性交的成分。

后进式有几种不同的变换形式，女性可以是俯卧式、跪卧式或弯腰站立式。俯卧时女性完全趴在床上。跪卧是女性跪在床上双肘支撑于床。弯腰站立式指双腿站立，而双手或双肘扶在床或椅子、桌子等处，臀部翘起，身体平行或下俯。男性可以完全平行俯卧于女性背上，也可采取跪式，或站立式。

后进式从生理解剖上讲是非常完美的性交方式。它通用于哺乳动物，也适用于人类。首先女性高耸的臀部会对男性造成极为强烈的性吸引，引起明显的性兴奋。女性臀部丰富的脂肪对性交的抽动动作如同海绵一样，形成压力的缓冲垫，使男女双方都能感受到舒适。男性在性行为过程中处于主导地位，可控制抽动动作的幅度和频率，对早泄的男性更为适合。女性在这种体位下可以积极配合男性，尤其跪卧式或站立式更能主动迎合男性的抽送动作，也可以紧缩阴道肌肉。

女性分娩后阴道肌肉收缩力减弱，此时宜采取后进式性交。比较适宜的体位是女性俯卧床上，男性跪骑于女性臀部，抽送时可以俯卧于女性背部或双手支撑，双腿夹住女性双腿，女性双腿并拢。这样，女性的臀部肌肉、双腿内侧肌肉包括阴道口的肌群都可以参与性交，使男性阴茎有强大的紧握感，对男性射精造成强大的刺激力，同时也对女性构成极大的阴道刺激，易于形成阴道型性高潮。可以说，后进式是最容易引起阴道型性高潮的性交体位。

后进式性交时，男性可以用双手刺激女性乳房或对背部进行抚摸，动作幅度较大，性快感强烈。

后进式的不足之处：不能对女性阴蒂进行刺激，对只有阴蒂型性高潮的女性不太适合。

2. 口腔—性器官式

口腔—性器官式，即口交。口交的英文为"fellatio（口交，吮吸阴茎）"，这是一个比较专业的术语，来源于拉丁语的"fellare（意为舔吸）"。对女性进行口交的专业指称是 cunnilingus（以舌或唇刺激女性生殖器的行为），又称舔阴。

中世纪开始，西方将口交视作禁忌，在此之前则没有特别的约束。在古罗马，性行为被看作是征服和控制。如拉丁词 irrumare（用口舔）和 fellare（被口舔）。在这个体系下，一个男人在性生活时由于去舔（被控制）而降低了社会地位。同样的逻辑允许男人接受女人或者比他地位低的男人（比如奴隶或债务人）来舔阴茎，这样就能控制地位低下的人的行动。在希腊，"进行"口交的人是主语，"接受"口交的人是宾语。

口交的动机：①避孕：因为精子进不到阴道就不会怀孕，口交被认为是一种避孕的手段。②享受到性乐趣：将口交作为性交"前戏"。因为生殖器官具有大量神经末梢，十分敏感，舌头、嘴唇也是如此。

口交的方式：①女性对男性。英文中的"吹箫（blowjob）"一词来源于 20 世纪 60 年代，因当时给男性口交可换取可卡因，可卡因的一个叫法就是"吹"。女性对男性的口交是把勃起的阴茎前端（龟头）含在嘴里，同时用手有规律地抚弄阴茎其余的部分；也可以用舌舔弄睾丸和阴茎整体。吮吸可以加大对阴茎的压力。口交可以产生性高潮和射精。②舔阴：指亲吻、吮吸或舔女性的阴户、阴蒂甚至阴道口。③69 式：因其形态如同阿拉伯数字中的 69 而得名。这种性行为是双方能同时对对方施以口对生殖器的刺激。古代八卦图中的黑白鱼形就是 69 式。

口交的健康问题：精液含有水、少量盐、蛋白质和果糖，呈微碱性，略带苦味和咸味。不论男女，体液都对对方没有任何伤害，除非有性传播疾病。精液有营养可补充蛋白质的说法没有科学依据。口交要避免生殖器和口腔有伤口或疼痛，做过牙科手术，以及吃过易碎食品，比如薯条等都会造成生殖器擦伤。牙龈出血不宜进行口交，因为有传播性疾病的可能。

3. 肛门—性器官式

肛门—性器官式，即肛交。肛交是肛门性交的简称，是指男性的阴茎插入性伴侣肛门的行为，使用性具以及其他物品比如手指、舌头等而形成的插入行为不属于肛交范畴。

肛门的插入可获得普通阴茎刺激快感。肛交为了获得"充盈"的快感，这种快感使得双方感觉彼此肉体的紧密结合，并由此获得安全感和奉献的幸福。这种感觉对于无法获得阴道快感的女性尤为重要。肛交在许多文明中是一个禁忌，在一些地区是非法的。

（1）异性间的肛交　一般而言，是男性的阴茎插入女性的肛门。肛交在地中海地区与拉丁美洲某些国家被接受，一则由于其所产生的快感，二则由于这是一种避孕方法，可保护处女膜不受损害（某种程度上肛交的女性仍为处女）。然而，以肛交作为避孕方法并非百分之百有效，因为精子仍有可能从肛门游进阴道口内，令女性怀孕。

肛交行为的发生有其社会和心理多种根源。在文明社会，异性之间进行肛交被认为是性行为的一种方式。鉴于人类直肠构造的特殊性，肛交之前可试用肛门松弛剂以减少不适，方法是在肛门括约肌附近注射肛门松弛剂。

（2）同性间的肛交　肛交与同性恋有关，美国80％的男性同性恋者有肛交行为。但是并非所有男性同性恋者经常进行肛交。一些男性同性恋者尝试一两次肛交后，就不再进行肛交，也有人终生没有过肛交。在有肛交行为的男性同性恋者中，有的只把其保留给认真的关系中。

在男性同性性行为中，肛交的目的是从中获得前列腺快感。这种快感因人而异，部分人可能终生无法体验这种快感。前列腺快感的结果可能是一种称为"预高潮"的高潮，即与射精前两秒的感受类似。

女性同性恋者之间亦有进行肛交者。

（3）肛交带来的风险　不洁净的肛交是传播性病的途径，特别是传播HIV病毒。

肛交带来的健康风险：①阴道可分泌润滑液来辅助性交，肛门和直肠自身无法分泌润滑液。②直肠附近的组织非常敏感，且极易受到损伤。

附：前列腺快感　这是指男性在前列腺受到适度刺激后产生的性快感。这种刺激主要通过阴茎、手指或其他物品通过肛门的刺激来实现。前列腺快感与性取向无关，异性恋男性也可获得前列腺快感。

前列腺快感是男性同性性行为中肛交的主要动力。阴茎在直肠中的运动强度对于前列腺的刺激是适度的。前列腺被刺激后，因为与阴部丰富的交感神经互连，会引发交感神经的兴奋，这种快感与阴茎快感的产生机制类似。前列腺刺激的强度是快感产生的关键因素。过于强烈或过于微弱都无法产生快感。过于强烈的刺激会导致前列腺素的大量释放，使直肠受到伤害而产生剧烈的疼痛。微弱的刺激，如骑自行车等无法引发交感神经的兴奋，从而无法产生性快感。对前列腺进行按摩有助于前列腺病患者排出含有病菌的前列腺液。

4. 手或器具—性器官式

手或器具—性器官式，即自慰（手淫）。自慰是通过非性交刺激而达到性满足的行为。这种刺激可以通过手、振荡器或某种物体，甚至两腿夹挤生殖器等方式完成。

（1）女性自慰的方式

阴道-手指方式　男、女都可用手指深入阴道，以致出现性兴奋，获得性满足。这也是女性手淫最常用方式之一。

阴道-异物方式　这是女性手淫的一种方法，如以萝卜、香蕉、笔杆、发卡、自慰器及振荡器（性用品）等插入阴道，使快感形成。

外阴、乳房-手及物品方式　这是女性自己或男性用手，或用物品揉摩女性的外阴及乳房来获得快感的方式之一。

其他自慰方式：如凭单纯性幻想的占2％，靠增强肌紧张的占5％，采取两腿并拢挤压的占10％，通过乳房刺激的占11％，阴道插入的占20％，其他方法的占11％，约84％的女性采用阴蒂或加阴唇的按摩来自慰。手淫时刺激的速度、力量、部位因人而异。一般来说，开始时轻柔、缓慢，然后逐渐加快、加重。女性手淫采用单指、多指乃至全手开始轻柔地抚摸整个生殖器区域，然后逐步地移向更特定的区域，如阴唇的内侧、外侧、阴道内和阴蒂。阴蒂特别敏感，如果刺激得太快、太粗鲁，只会带来不适。乳房和乳头对触摸十分敏感，可以带来很多乐趣。不同方式的抚摩、捏挤或柔按，如一手抚摩乳房，另一手抚摩生殖器；采用不同的体位，如站、仰卧、俯卧、坐，尽情发挥其想象力；或配合一定的视觉刺激，如观看镜子里的裸体形象，观看伴侣的反应，观看一些直观的性图片或影片；抚摩、揉搓或轻轻地牵拉阴毛也可以产生动情的感受。

（2）男性自慰的方式方法

手握式　以男或女握阴茎进行手淫。活塞式：以五指握住阴茎，重复做活塞运动。按压式：阴茎最敏感的部位是龟头及其冠状沟部分，以手指尖按压、揉擦这些部位为按压式。混合式：混合前述几种方法进行自慰，或者依序进行。广泛式：这种方式不仅刺激阴茎部位，并同时刺激其他部位。例如，以右手摩擦阴茎从事活塞运动，同时以左手摩擦拉动乳头，使其受刺激。

伏压式　身体伏卧床上，把阴茎压在床上或枕头上，腰部上下起伏做性交姿势。

帮助式　这是使用辅助器进行的自慰方式。例如，借助温水喷撒，使用圆型卫生纸轴、瓜果类、瓶口类、橡胶环、胶质模型、负压器、振荡器等辅助刺激阴茎部位。不管使用哪种方法，只要不产生痛感或受伤，对健康都不会有影响。

（3）有害的手淫方式

尿道膀胱异物　使用笔杆、稻草秸、笔芯、发夹、塑料丝、铁丝等物插入尿道，以企求获得快感。这种方式会在无意或无法控制的情况下造成泌尿系异物。异物引起尿道或膀胱颈梗阻时可造成排尿困难或尿潴留；异物停留在膀胱内刺激黏膜可继发膀胱感染，呈现尿频、尿急、尿痛和血尿；停留时期较长可成为结石的核心，最后形成泌尿系结石症。

阴道异物　将钢笔、筷子、果核、豆类，甚至灯泡等塞入阴道，如果物件较大可能无法自行取出。时间较久可流出腐臭分泌液，有时会伴有阴道出血或疼痛。

错误的刺激方式　把阴茎向下或向后压迫，夹在两腿之间，凭这种挤压而获得一定的快感，既不摩擦，也不追求射精高潮。长期采取这种方式会造成对射精反射的抑制，导致正常生活中无法射精，从而造成男性不育症。这是错误的性反应对正常性反应造成抑制的结果。

性窒息　系变态手淫方式之一。自行刺激时往往造成大脑缺氧，使其在半窒息状态中获得性高潮，以此增强性快感程度，其使用不当便有窒息致死的危险。

（4）**性用品**　目前，许多家庭在夫妻一方不能过性生活而另一方又存在生理需要的情况下，采用自慰工具是属于自律和自我保护行为。这在一定程度上有利于家庭的稳定和社会的安定。

手淫是一种性自慰的手段。手淫过度则有害于身体健康，或导致心理障碍。借助性用品满足性需求也是一种自慰行为。近年来，性用品已逐渐成为人类性爱、性和谐与快感获得的重要组成部分。在中国内地，性用品主要使用和潜在对象有 4 类：①2000 多万残疾人；②长期执行单调任务的士兵、海员；③单身人士；④性功能障碍者。目前，我国至少有 10％的人患有各种不同程度的性功能障碍，有 50％的女性性生活中无性高潮。性不和谐夫妇、残疾人、独身主义者的性要求满足成为性用品走俏的原因。

附手淫：手淫是指通过任何非性交刺激而达到性满足的行为。手淫的概念分狭义和广义两种。狭义的手淫仅指用手进行刺激而达到性高潮；广义的手淫泛指采用各种手段刺激生殖器官或其他性敏感部位而达到性快感的行为。按照牛津英语字典的解释，"手淫"是由拉丁词根"手"和"亵渎"二字合成而来的。对于手淫经历了从表示坚决反对到完全同意的过程。有的甚至认为手淫是减少性紧张的惟一自然和安全的方式。手淫始终是性科学领域最引人注目的话题。

手淫既非病态，也非道德败坏，而是性机能发育成熟的表现。

按照正常生理周期，以手淫方式排解性紧张是不会损害身体的，手淫现已被视为正常的人类性活动。男性手淫在十几岁到 20 岁左右最多，随着年龄增长手淫次数有所下降；女性则相反，随着年龄增长手淫次数有所上升，在 40 岁左右达到巅峰，这反映了男女生理上的差异。女性到达性巅峰的时间比男性晚，女性变老时较少有机会性生活。

从生物进化角度看，许多灵长类动物存在手淫，甚至一些低级的哺乳类动物如豪猪、猫、狗、象、马、牛和海豚等也存在手淫。例如，大猩猩即使具有性接受能力的雌性大猩猩就在身边，雄性大猩猩仍然以手淫自得其乐。手淫在雄性动物中多见，雌性动物中较为少见。从种系发生的证据来看，手淫属自然行为，它是生物本能的一个重要组成部分。对人类来说，没有任何性行为像手淫这样是一种自发形成的习惯。

对手淫的批判始自西方的"圣经旧约"时代。受古代性观念的影响，性行为的目的就是为了繁衍后代，所以当时的宗教把与生育无关的非生殖目的的手淫、性交中断和同性恋都视为罪恶。公元 5 世纪的基督教思想家、教皇圣·奥古斯丁宣称："性生活是罪恶的起源，性欲是传播罪行的通道"，认为性行为的动作是"令人厌恶的"、"肮脏而堕落的"、"不洁的、羞耻的"，且违反生育目的的手淫更是"罪莫大焉"。到了 18～19 世纪，旧礼教让位于医学科学，对手淫的批判出现了新的变化，一些学者和庸医开始宣传手淫和梦遗对人体健康的危害。1976 年有些宗教会议认为，"手淫构成了重大的道德混乱……手淫是一个天生的和严重的失常的行动。"金赛的《人类男性性行为》和《人类女性性行为》两本共 800 多页的调查报告极大地影响了人们的性观念，被誉为现代性学的第一座里程碑。他认为，没有任何特殊的性行为是错误的，性行为本身应受到尊重。调查显示，92％的男性和 62％的女性有过手淫。马斯特斯和约翰逊的实验室研究证实，手淫与性交引起的基本的生理反应并没有区别，对身体没有特殊的额外影响。

中国古代提倡"御而不泄"、"还精补脑"、"采补术"等说教，都强调精液是宝贵的，笃信精液是"天地之精气"、"精华"、"一滴精，十滴血"，害怕精液流失而伤了"元气"；认为手淫和遗精可以使人精力耗尽，等于坐以待毙。

绝大多数医学工作者认为，手淫无论对身体抑或对精神皆是无害的。它是正常性行为之外的主要性乐趣的来源和性宣泄的途径。从现代医学和心理学观点来看，手淫是人类的一种正常的生理活动，是为了缓解因性紧张的积累而引起的不安和躁动的一种自慰方式，是一种自身的、合理的性宣泄手段。手淫会使许多青少年出现一系列症状，如失眠、乏力、记忆力减退等，主要是种种错误宣传对其造成的巨大精神压力的后果，是对手淫的自责、悔恨、内疚和恐惧造成的，使其背负着"道德败坏"和"危害健康"两个沉重包袱。一方面是手淫带来性快感与新鲜感的诱惑，另一方面是自己给自己带上无法解脱的精神枷锁，造成心理上的极度不平衡，从而形成恶性循环。这种不良后果并非手淫本身造成的，而是对手淫的畏惧和内疚的心理反应。

（三）按性伴侣分类

1. 异性间性行为

异性性行为是指两个或者两个以上的不同性别者之间的性活动，特别是一个男性与一个女性之间。

在美国和许多其他地方，婚姻以外的异性性行为受到法律的限制。在美国，婚姻法鼓励人们只在婚内进行性行为（和生育）。法律禁止成人实行性虐待、与不足法定自愿年龄者发生性行为，禁止在公众场合进行性行为和以金钱为目的的性行为（娼妓）。

2. 同性间性行为

（1）男性间的性行为　男性间的性行为方式包括接吻、抚摸、手刺激、口交和肛交，其与异性性行为的区别仅仅在于无阴道交。男性间的性行为偶尔采用人造阴茎和振荡器，极为罕见的有拳对肛门交。国内男性间性行为方式的调查显示，其性行为以抚摸为最常见，接吻占第二位，相互手淫比较常见，口交较少，肛交更少。男性间的性刺激中，生殖器摩擦、口刺激阴茎、相互用口刺激阴部的行为以 69 式较为普遍。此外，也有施虐和受虐以达到性满足的行为方式。

（2）女性间的性行为　女性之间最常用的方式是以相互自慰来达到高潮。女性间的性行为方式与异性之间的性行为方式极为相似。在初期，大多数女性间的性行为为接吻和一般的身体接触。广泛认同的性行为方式，主要有手和口唇对乳房和生殖器，包括阴蒂、阴唇和阴阜等高度性敏感区的刺激。女性间的性行为极少采用阴茎状物或阴茎模型进行阴道或肛门插入，将生殖器官紧紧地贴在一起进行摩擦的方式也相当少见。女性间的性行为常交替进行手—生殖器刺激、舔阴和乳房刺激。

3. 与动物的性行为

对动物眷恋并与动物交媾叫做恋兽症或兽交症。与动物交媾多发生在农村或牧区，交媾对象大多是各种家养动物。交媾最多的动物是猪，其次是马、牛、羊、驴、狗、猴等。男性多选择母猪、母山羊；女性多选择狗作为性交对象。与动物之间的性行为是由于正常的性宣泄受到阻碍而造成的。此时动物成为唤起性兴奋的主要对象。偶尔也因性伴侣不方便如患病或分居而与动物试着交媾，或在酒醉后有这类行为。有这种性行为的人绝大部分并非性变态。兽奸并非恋兽症的惟一性行为，男性恋兽症者常以对动物有明显施虐色彩的非性交性行为而获得性满足；女性恋兽症者多从与动物摩擦或令其舔外生殖器而获得性满足。

第二节 人类的性反应

一、人类性反应周期

从性唤起到性欲高潮，从性欲高潮到回复至初始的生理状态，生殖器官与身体的其他方面都要经过一系列的周期变化，这就是性反应周期。人类性的反应分为4个阶段：兴奋期、平台期、高潮期和消退期。男女性反应有相似的、明确的规律性，也有各自的特点。男性的性反应模式只有一种（图4-5）。

图4-6中为3种不同的女性性反应模式。这几种模式是最常见的模式的简化，仅仅是女性性反应无穷无尽变化过程的代表。在评价女性性反应时，反应的强度和持续时间都是应该考虑的因素。图中A表示女性完整的性反应周期，但在性高潮后没有不应期，如果继续给予有效性刺激可以获得不止一次的性高潮。图中B表示女性未能获得性高潮，性紧张水平仅仅波动于平台水平，由于未能达到高潮释放，其消退期变缓，持续时间较久。图中C表示女性性反应来得迅猛，很快达到性高潮又很快消退。不过女性这时往往还有继续的性要求。性反应周期的4个阶段是连贯的、不可分割的、完整的动态过程（图4-6、4-7）。

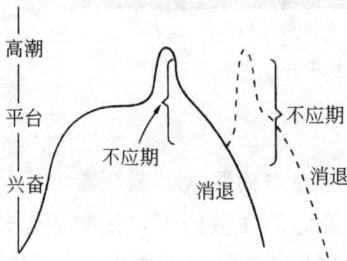

图 4-5 男性性反应周期

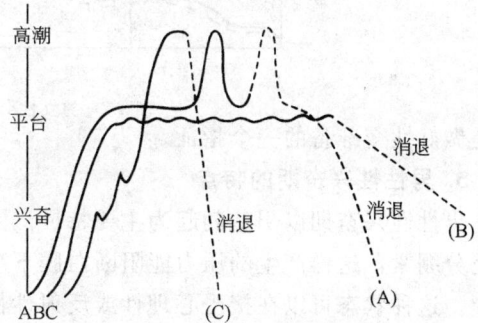

图 4-6 女性性反应周期

（一）兴奋期

1. 概念

兴奋期指性欲发动、身体进入性紧张阶段。对于男女两性来说，无论是来自肉体的或精神的性刺激都能引起性兴奋。唤起性兴奋所需要的时间长短不定，它受心理状况、情绪、体力和刺激的有效程度等诸多因素的影响，兴奋期越长则消退期也越长。

2. 基本生理过程

兴奋期是性唤起的开始，血管充血是兴奋期的基本生理过程。在男性，性唤起的明显反应为阴茎勃起。勃起是由于阴茎海绵体和尿道海绵体充盈血液所致。勃起常在刺激后几秒钟内迅速发生，某些因素包括年龄、饮酒及体质等可以导致其发生速度的改变。在兴奋期女性最明显的反应是阴道润滑。阴道润滑是由于阴道周围组织血管充血，液体通过具有半渗透性的阴道壁上皮而渗入阴道造成的。一般在性刺激后10～30秒阴道开始润滑。阴道润滑的出

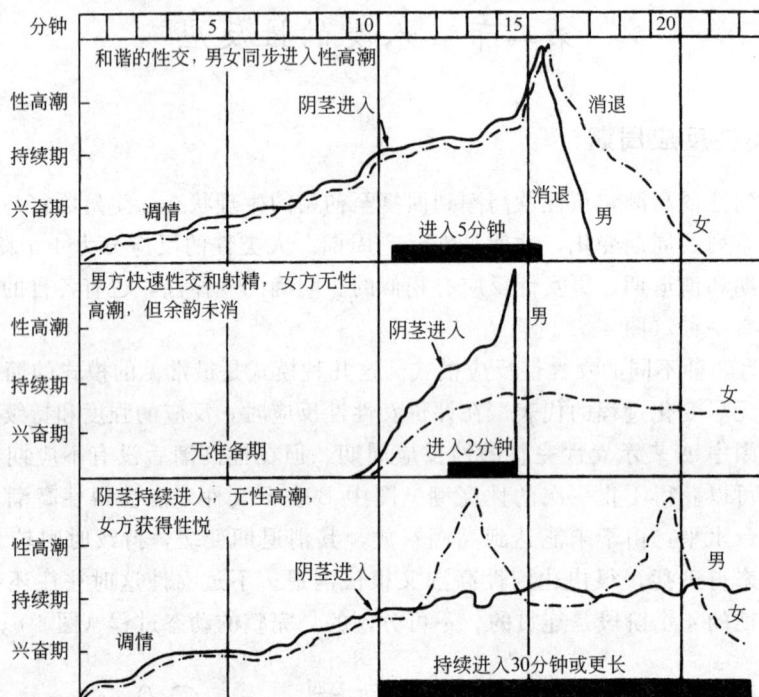

图 4-7 男女性交时性反应周期的配合

现是做好性交准备的一个指征。

3. 男性性兴奋期的特点

男性性兴奋期以阴茎勃起为主要特征。阴茎海绵体因充血而胀大，围绕着海绵体的白膜被充分绷紧，这样产生的压力能阻断白膜下静脉和窦回静脉的血液回流，使阴茎保持勃起的坚硬。这种状态可以在接受心理性或反射性性刺激 10 秒钟左右发生，如果不能及时向性反应的下一阶段发展，则会暂时消退，遇刺激后又可以重复出现。在性兴奋时，阴囊也发生形态改变。由于提睾肌收缩，使精索回缩，睾丸向腹腔方向提升，皱缩的阴囊因绷紧，皮肤变得光滑。阴囊的这种变化仅能维持数分钟，在性反应的以后阶段中又重复出现。有一部分男性在兴奋期可发生乳头勃起，大多数男性没有这种反应（图 4-8）。

4. 女性性兴奋期的特点

女性性兴奋期是指从女性性欲被唤起，身体开始呈现性紧张的阶段。在这一阶段，爱抚引起的乳头勃起和胀大，阴道血管充血扩张有分泌物渗出，阴唇充血肿胀且向两侧分开，阴蒂勃起而增大，阴道内 2/3 扩张，子宫向上提升；心跳加快，血压有所上升，全身肌肉普遍紧张等。女性与男性相比，性唤起较慢，兴奋需要的时间较长（图 4-9）。

（二）平台期

1. 概念

平台期指的是兴奋期后和高潮期前的一段短促的性紧张平稳发展阶段，持续大约 1 分钟到几分钟。早泄男性的平台期极短。平台期实际上是性交抽动时期。女性若平台期很短意味着性高潮一定很强烈。

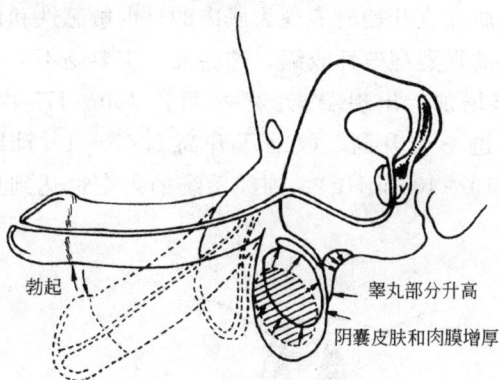

图 4-8　男性性兴奋期的生理变化

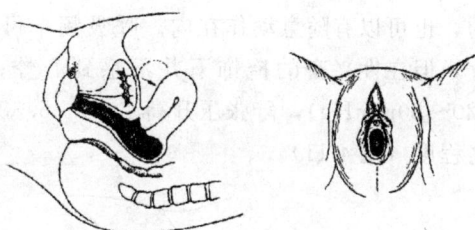

图 4-9　女性性兴奋期的生理变化

2. 基本生理过程

平台期较兴奋期没有明显的生理变化，是生理反应在兴奋基础上的持续和进一步加剧。

3. 男性性平台期的特点

平台期预示着性高潮的生理紧张、肌肉紧张和神经紧张均达到更高的强度。此时呼吸加深加快，生殖器官血液充盈更加明显，阴茎坚硬。欣快感在男女两性之间都很强烈。男性性平台期的性兴奋和性紧张强度是兴奋后期的持续增强。因阴茎海绵体的进一步充血，阴茎变得非常坚硬，周径增大，阴茎头颜色加深，变为紫红色，睾丸体积也可由于充血而增大。睾丸向腹腔方向充分提升并发生特有的睾丸旋转。在平台期尿道口有尿道球腺的黏液流出，个别情况下能在其中找到精子。了解这一生理过程，对于科学地掌握避孕方法是有益的。外周性反应则有全身性肌肉强直、血压进一步上升、心动过速和呼吸加急等。在平台期，阴茎由可以随意识控制的缓慢抽送逐渐发展到难以自主控制的快而猛烈的抽送，此时伴随着强烈的舒畅感。如果配合和谐，男女双方的身体运动特别是骨盆的运动会调节得非常得当，双方会同时进入性高潮。要做到这一点双方的情感交流是非常重要的(图 4-10)。

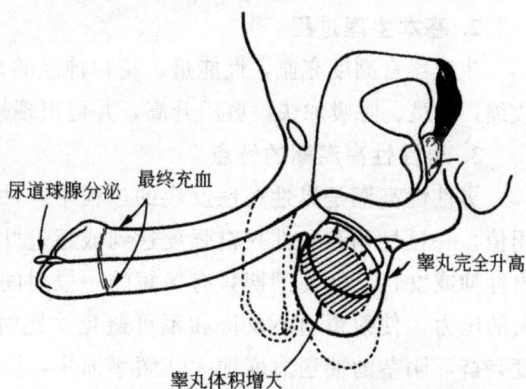

图 4-10　男性性平台期的生理变化

4. 女性性平台期的特点

女性在性平台期最显著的变化是高潮平台的形成。这是指阴道壁的外 1/3 在平台期因充血肿胀而明显增厚，阴道管变得狭小，于是对阴茎的紧握力量明显增强。另一个变化是阴蒂升高，实质上阴蒂是向耻骨联合退缩。其他变化包括乳房进一步肿胀和子宫体积增大。最后小阴唇颜色改变，在经产妇，小阴唇颜色由深红变为深紫红色；在未产妇，由粉红变为鲜红。这种改变表示已经接近性高潮，如果继续适当刺激且其他状态良好，女性在阴唇颜色改变后很快将有性高潮到来。

　　肌强直是性反应中性紧张度增强到一定程度后出现的另一重要的性生理反应形式，作为一般规律，临床上明显的肌强直局限于平台期。肌强直开始时表现为肌肉的过度敏感性和伸展性，然后出现有规律的反复收缩及所涉及肌群的强烈痉挛性收缩，这些反应主要是不随意的，也可以有随意动作在内。呼吸频率可进一步增加，出现喘急；心率可达 100～175 次/分，但在性兴奋的掩饰下并不感到心悸；血压进一步升高，收缩压升高 2.67～10.7kPa（20～80mmHg），舒张压升高 1.33～5.33kPa（10～40mmHg）。神经系统的兴奋也达到更高程度（图 4-11）。

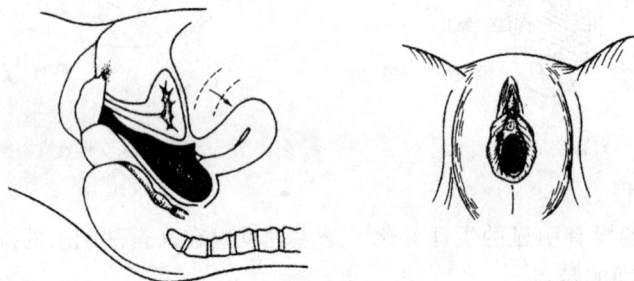

图 4-11　女性性平台期的生理变化

（三）高潮期

1. 概念

高潮期系性反应的顶峰，是性紧张过程中最短暂的瞬间，一般只持续数秒钟。性高潮把先前形成的高度肌紧张通过不随意肌肉痉挛加以释放，并带来波浪式快感。

2. 基本生理过程

生殖器官高度充血，性能量、精神神经的兴奋性处于阈值状态，骨骼肌、括约肌有节律的收缩，心跳、呼吸加快，血压升高，并可出现短暂的意识改变和知觉丧失等一系列整体变化。

3. 男性性高潮期的特点

男性性高潮是男性在性反应的过程中，性兴奋强度最高的时期。人体具有一个性高潮的阈值；一旦性刺激和性兴奋强度达到或超过此阈值，便由神经反射引发性高潮的出现。无论男性抑或女性，性高潮期只有极短的一段时间。在男性随着性高潮的出现，体验到有一种强大的压力，使射精迫不及待和不可避免。此时距精液射出还需要1～3秒钟的时间。由于高度兴奋，阴茎的抽送力度加大、频率加快，阴茎头更为胀大，有一种力图把身体力量集中于阴茎向阴道深部顶入的意向，紧接着射精开始。

　　射精是精液在强大的压力下从尿道口喷射而出的生理过程，射程可达半米或更远。随着年龄的增长，其射程越来越近，有时甚至从尿道流出，这是因为与射精有关的肌肉收缩力减弱的结果，并非病态。马斯特斯和约翰逊把射精过程分为两个阶段，在第一阶段，睾丸内输出管、附睾、输精管、输精管壶腹、精囊腺、前列腺一起产生平滑肌收缩，使精液汇集于尿道的前列腺部，同时尿道球腺也分泌液体加入精液，此期内括约肌关闭，阻断精液逆行到膀胱的通路。在第二阶段，由尿道中充盈的精液产生冲动经骶神经传到脊髓射精中枢，然后有节律的冲动从脊髓送到骨骼肌，致使球海绵体肌、坐骨海绵体肌、尿道括约肌共同有节律地收缩产生压力，迫使精液从阴茎部尿道口喷射而出。开始 2~3 次的收缩，时间间隔为 0.8 秒，以后节律放慢。收缩次数前后约有 4~10 次或更多。这种收缩次数的差别正好反映了性高潮的强度。男性性高潮的强度决定于疲劳的程度、性心理状态、性刺激强度以及两次性交的间隔时间（图 4-12）。

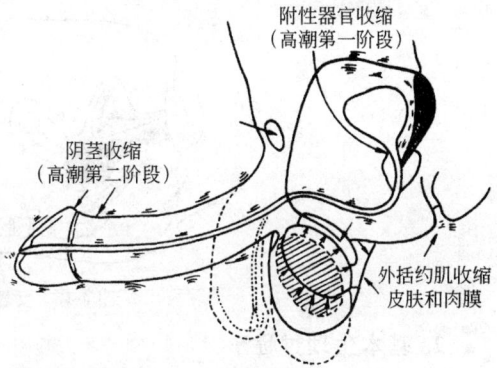

图 4-12 男性性高潮期的生理变化

4. 女性性高潮期的特点

此期女性身心紧张的状态达到顶峰。此期的特点是，乳房明显增大并出现红晕，阴道和骨盆肌肉有节律的收缩。肌肉出现不自主的抽动，包括阴道会有 6 次左右间隔 0.8 秒的收缩，肛门括约肌也同时收缩，并表现出不同的强度。同时，全身的反应强烈，表现为全身的肌肉紧张收缩、呼吸急促、心跳加快、血压升高更加明显、出汗等生理变化。部分女性可以出现瞬间眩晕，从而出现非常短暂的意识丧失。性高潮伴有特殊的性快感，有些人可以有声带肌肉的痉挛表现为类似呻吟的声音，俗称叫床。有些女性达不到性高潮会产生厌烦和失眠，但追求每次都达到性高潮也是不现实的。

女性性高潮的产生是女性生殖器官的反射。感觉传入冲动来自大脑性欢乐感觉，以及阴蒂、乳头、身体各处外周感受器，经相应传入通路使各级性中枢兴奋，然后扩散到呼吸中枢、循环中枢、下丘脑、脑干，再经 $T_{12} \sim L_2$ 段和 $S_1 \sim S_4$ 段传出，引起坐骨海绵体肌、球海绵体肌、会阴横肌的节律性收缩。性高潮不出现，多为心理性抑制各级性中枢所致。

女性性高潮的心理表现即内心体验或感受是不同的，且差异较大。女性性高潮分为 3 类，即阴蒂型性高潮、阴道型性高潮和阴蒂阴道混合型性高潮。

阴蒂型性高潮单纯通过手淫就可以达到，在性交过程中直接或间接刺激阴蒂也可以获得。阴蒂型性高潮感觉更为热烈、短暂、刺激。

阴道型性高潮主要是通过阴茎对阴道的插入和抽动，造成对阴道内某些敏感部位以及子宫的刺激而出现的性高潮。阴道型性高潮也称为完全性高潮，与男性的性高潮形式相似，性高潮过后有疲劳感和满足感，似乎不再需要进一步的性行为，性高潮的变化曲线如同陡峭的山峰大起大落。

阴蒂阴道混合型性高潮兼有以上两种高潮形式，而不是明显地以哪一种为主。（图 4-13）。

（四）消退期

1. 概念

消退期是指性紧张状态逐渐松弛和消散的阶段。在这个阶段，性器官和全身的变化开始恢复，直至完全恢复到正常无性唤起状态，通常伴随着一种松弛和欣快感。

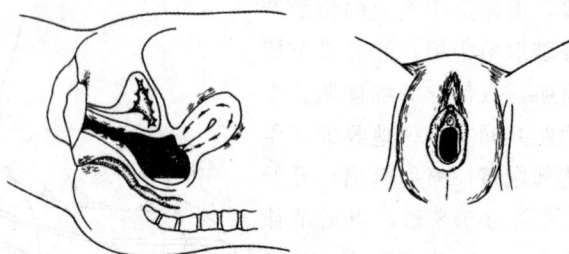

图 4-13 女性性高潮期的生理变化

2. 基本生理过程

消退期的生理过程主要表现为身体的肌紧张得到逐步松弛，性能量得到充分释放，血管充血得到逐渐消散。它约需 5～10 分钟。若女性未能达到性高潮，有时可能需要数小时、半天甚至更久才能完全消退。从解剖和生理角度看，消退期的生理变化恰恰是兴奋期的反向过程。

3. 男性性消退期的特点

男性随着射精的结束，性能量释放完毕，无论生殖器官还是整个身体，肌张力急剧下降，阴茎的勃起很快消失。阴茎的充血肿胀随着血液状态恢复正常而消退，睾丸体积随之缩小。

男性消退期的一个最显著的特点是经历过性高潮之后，存在一个对进一步的性刺激不作反应的时期，即不应期。不应期的长短因人、因时而异，但与年龄关系最为密切。在青年时期不应期可以短至数分钟，在老年期可长达数小时以上。如在数小时内重复性交，不应期顺次延长。从功能意义上讲，不应期是男性为了积蓄性能量，使精子数量得以补充，以适应新的性紧张而必需的间隔。因为男性在整个性反应过程中的体力消耗要比女性强得多，况且还有大量精子排出。正是因为存在"不应期"，才可以避免过度性交而造成身体的损害和精子的缺乏。有严重早泄的男性常常表现有不应期的过度延长（图 4-14）。

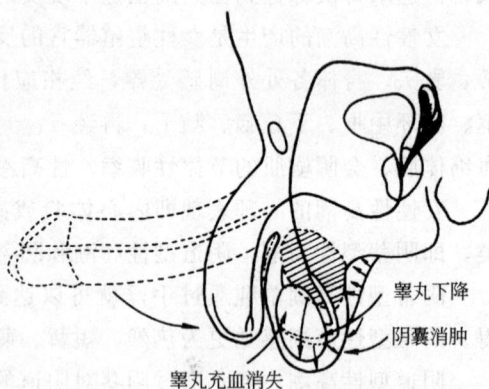

睾丸下降
阴囊消肿
睾丸充血消失

图 4-14 男性性消退期的生理变化

4. 女性性消退期的特点

女性在消退期多要求继续爱抚、温存，以便达到充分放松和身心的最大满足。如果缺乏事后爱抚，女性盆腔瘀血的消退较慢。男性在高潮后受其生理特点的影响往往倒头便睡，不懂得或不理会女性对继续温存的企求，这种突然中断性反应过程的做法会给女方带来惆怅和不安。与男性相比，女性多数有重复达到性高潮的性潜力。女性在性紧张尚未低于平台期水平而又继续受到新的性刺激时，可以获得多次性高潮。女性在消退期的第一个生理变化是乳房肿胀的减轻，由于乳晕很快恢复到未受刺激时的正常状态，乳头重新"出现"勃起，这可以作为女性发生过性高潮证据的一个体征。性红晕的消退也很快。阴蒂在高潮后 10 秒钟左右恢复原来的位置，但仍比平时要大些。阴道与子宫也都陆续恢复到原来的大小或位置。呼吸、血压、脉搏均恢复到正常。

马晓年在《现代性医学》中把女性性反应周期分为性反应中的阴蒂反应、性反应中的阴道反应、性反应中的子宫反应、女性外生殖器的反应和女性生殖器以外的反应，把男性性反应周期分为性反应中的阴茎反应、阴囊和睾丸的反应、男性性高潮（射精）、男性生殖器以外的反应，并进行了详细论述（图 4-15、4-16、4-17）。

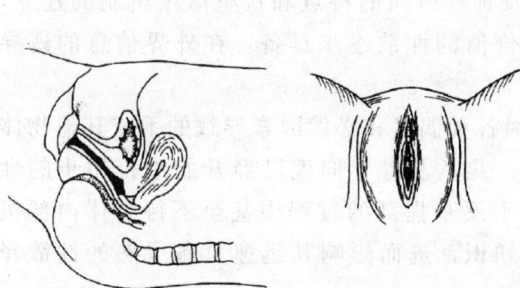

图 4-15　女性性消退期的生理变化　　　　　图 4-16　女性性反应周期中的乳房变化

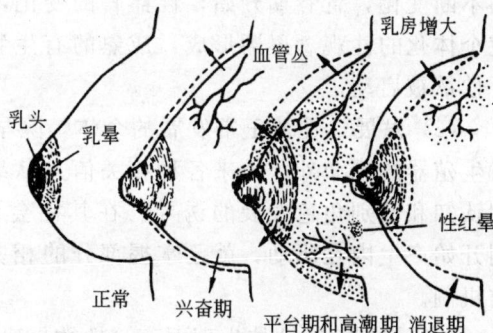

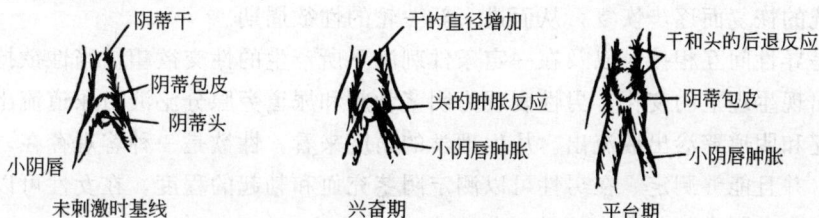

图 4-17　女性性反应周期中的阴蒂变化

二、人类性反应的机理

（一）性欲的机理

1. 性欲的生理基础

性欲亦称性动机或性驱力，有了性动机才有性反应。性动机是导致个体发生特定性行为的内在原因的总和。性动机取决于几个方面：①性激素水平；②内源节律；③外部的性刺激；④文化环境的影响；⑤性经验；⑥性行为条件具备的程度；⑦中枢神经系统自发产生的兴奋程度。性动机反映了一个人的性态度和性实践，在一定基础上性知识是性动机的基础。

《现代汉语词典》中对性欲的解释是："性欲是对性行为的要求。"性欲是人类最为复杂的生理本能之一，发生机制尚不明确，可从性欲的启动、发展和控制 3 个角度进行动态的分析。

（1）性欲启动机制　它起源于个体对从未体验过的性领域的探求欲望，进而在生理结构和功能的基础上逐步得到强化。1岁左右的幼儿已存在手淫行为，并可通过此行为获得性快感。这种行为本身的发生源于幼儿对自己身体的自我意识和探索。由于此阶段的认知水平很难存在明确的性欲对象和性幻想等心理因素的参与，而仅仅表现为对感官刺激和快感的追求，从而表现为性欲的原始萌芽模式。从这一角度来说，性欲的起始因素仅仅是自身感官快感的追求。随着各种相关性知识和体验的积累，随着自身内部激素水平的不断变化，青春期开始，性器官的变化，以及神经分布的特点和快感激励机制的建立，使个体化的性观念逐渐形成，成熟的有生物学价值的性欲逐步具备，在外界信息的诱导下性欲被启动。

（2）发展　性欲正常发展的个体，除早年因各种偶然和必然因素导致的手或其他物体对生殖器的刺激外，外来各种相关信息从婴儿、儿童及青春期就已经开始进行初步的性别认知和性别角色发展的诱导，在其社会化水平逐步提高的过程中甚至不待身体内部机制开始产生内在驱动，就已掌握部分的相关性知识，进而影响其迅速具备成熟的性欲释放机制。

（3）控制　就个体生理而言，性欲是建立在生殖系统、神经系统、内分泌系统和循环系统等生理功能正常的基础之上的，身体内在的功能状态发生变化时性欲会发生相应的变化。个体性欲过度释放后，机体会产生一定的自我保护机制来使性欲强度降低，并随着内分泌和神经等系统的恢复而逐步恢复，从而进入新一轮的性欲周期。

性欲是异性间互相接触以及在一定条件刺激下所产生的性交欲望。当性欲持续到一定程度时，则出现生理上的变化，男性表现为阴茎勃起和尿道旁腺分泌液由尿道流出，女性表现为阴蒂勃起和阴道壁渗出液流出。从生理学的角度来看，性欲是一种客观存在，有相应的生物学标志，并且能够测定。在男性可以测定阴茎充血和勃起的程度，在女性可以测定阴道内壁的充血程度和阴道壁分泌物的量。

2. 性欲的其他因素

从心理学的角度看，性欲是从不同年龄阶段的心理反应和感受程度来判定的。小孩身上存在着因玩弄性器官而带来的非性色彩的欣快感，老年人身上存在着因依恋而带来的情感享受。性欲是一个复杂的心理过程。对于个体来说，长期形成的性生活的时间、地点、方式、频率等性观念均相对稳定，性欲过度释放后个体会通过对生理变化的体察和自身性观念的影响自我抑制。性欲长期未得到释放者则通过生理与心理两方面紧张度的积累，促使个体寻找机遇进行释放。个体性欲的控制通常是生理功能和心理调控综合作用的结果。从社会学角度看，性欲是按社会约定俗成的标准来判断的。性欲的社会现象反映在个体上，时间和地域对性观念的形成具有很大影响，在不同时代和地区性观念各不相同。个体生活在社会之中，通行的观念主要通过各种途径影响个体心理从而形成对性欲的控制，也就是性欲的社会化过程；从另一个角度讲，社会观念必须通过个体性观念来影响个体性欲变化。由于个体接受和反应的不同，同一时间和地区会存在各种性观念并存的情况，即使在最严格和观念统一的情况下，也存在非主流性观念的影响。

性欲是一个系统的存在整体。它是人类在神经体液支配下，在有意识或无意识的性活动中能获得心身快感的一种欲望，是爱与欲的结合，灵与肉的统一。

（二）阴茎勃起的生理机制

1. 阴茎勃起的生理状态与分期

（1）生理状态 正常男性性反应的特点是全身性的整体反应，包括远离原始性接触部位的感觉输入和对这些感觉的知觉。中枢神经系统对性功能的控制包括两类：皮质中枢和皮质下中枢。皮质中枢产生和加工能促进或抑制勃起反应的心理刺激，这种刺激可以引起心理性勃起。皮质下中枢负责产生基本的性本能反应，以及对导致性兴奋的感觉传入的器官作出反应，这种由来自皮质下中枢（脊髓）的刺激引起的勃起称为反射性勃起。

男性性反应的第一步阴茎勃起由两个因素单独或共同引起。①心理刺激：指动情幻想及与五官无关的动情刺激，它们通过胸腰部勃起中枢的调节而起作用。②肉体性刺激：人的基本感觉有 5 种，即视觉、听觉、味觉、嗅觉和触觉。最能激发性欲的是触觉，如生殖器本身（接受外部触觉刺激）或直肠和膀胱（接受内部刺激）的刺激，通过阴部神经和骶髓勃起中枢的调节而起作用。其他感官与性刺激也有密切关系，但它们通常不引起反射性活动。

边缘系统是阴茎勃起主要的高级调节中枢（包括脑干上部的海马、扣带和海马旁脑回，及由下丘脑、杏仁核、基底神经节等组成的若干皮质下神经核团）。边缘系统的功能与基本的生理驱动力、情绪和感觉与视觉功能的整合有关。边缘系统接受以触、视、听、嗅等形式传入的外部性刺激，位于下丘脑视前区的勃起中枢通过植物神经系统向阴茎传出神经冲动。传出神经通路经由中线前脑束到达黑质，通过脑桥腹外侧后再经脊髓侧索下行至脊髓中胸腔和骶部的交感神经元和副交感神经元。

骶髓部控制勃起的副交感中枢损伤后，男性仍能发生勃起具有明显的心理性倾向，这种勃起是视、听、嗅或想象这些刺激形式传入冲动导致皮质感觉之后引起的。

阴茎勃起的充血过程涉及神经、血循环、内分泌、解剖结构（如窦状腺系统）等协调的相互作用，受到心理、社会、人际等非生物学因素的影响。

阴茎充分勃起的确定：阴茎体积显著增加并达到足够硬度；男性站立时阴茎上挺的勃起角达到或超过 90°；牵拉阴茎龟头时阴茎海绵体不能再被牵长。足够硬度系指以两手挤捏阴茎海绵体时其不能被捏扁变形，虽然龟头在两指挤捏时仍能变形，但两指间会感到有一定压力。

（2）阴茎勃起的分期 阴茎的勃起是一个连续过程，根据阴茎勃起的形态和生理现象，阴茎勃起分为 6 个阶段。

松弛期 阴茎体积相对恒定，海绵体内压保持不变，血流速率稳定，动脉和静脉血流量最小，阴茎血气分析值与静脉血相同。

潜伏期（充盈） 阴部内动脉血流量在收缩期和舒张期都增加。阴茎体积开始轻度增加，阴茎长度增长而周长尚未改变，海绵体内压尚保持不变。

肿胀期 阴茎海绵体内压迅速增高，阴茎体积迅速增大，直至达到最大体积，动脉血流率降低一半左右。阴茎继续加长，周径扩张，并伴有脉搏搏动。这一时期的持续时间长短取决于年龄大小，并受性刺激的强度和接受程度的影响。

充分勃起期 阴茎最大体积维持不变，阴茎海绵体内压能升高到收缩压或略低于收缩压的水平。阴部内动脉血流量远远低于充盈期，但仍高于松弛期。尽管大部分静脉管腔受压，静脉血流比疲软状态时仍有轻度增高。血气分析值与动脉血相似。

坚硬勃起期（骨骼肌期）　阴茎最大体积维持不变，作为坐骨海绵体肌收缩的结果，阴茎海绵体内压远高于收缩压，导致阴茎勃起达到坚硬程度。这一阶段几乎没有血流通过海绵体动脉，由于持续时间短也不会造成缺血或组织损伤的发生。在有意延长的兴奋期中，勃起可以部分地消失，随后又很快获得，反反复复，维持很长一段时间，既不完全松弛，也不总是保持在坚硬勃起期。

消退期　消退期比肿胀期来得缓慢。在射精或停止性刺激之后，交感性紧张性排放立即恢复，导致围绕血窦间隙和小动脉的平滑肌收缩。阴茎硬度迅速消失，体积减小（快相），然后排血速度逐渐缓慢（慢相）。动脉血流有效地减少到松弛期水平，从海绵体血窦排出的血量增加并重新开放静脉通道，阴茎恢复其松弛期的长度和周长。最初的消退快相可能与阴茎海绵体内的超常压力有关，说明静脉排放能力很强，慢相可能与海绵体平滑肌收缩有关。人与大多数动物不同，没有阴茎收缩肌，但在遇寒或发生精神涣散时也可能出现类似的平滑肌收缩所致的阴茎变小过程。

2. 阴茎勃起的种类

（1）反射性勃起　反射性勃起是由直接刺激阴茎或其周围组织引起的阴茎勃起。这种反应可以由于脊髓骶段、脊神经根、盆神经、会阴神经及海绵体神经的损伤而消失，这说明反射性勃起是通过神经反射完成的。其反射弧的输入神经为阴茎背神经和会阴神经，输出神经为骶部的副交感神经。在正常男性，这种勃起也可由性幻想等刺激引起，说明中枢神经对骶神经反射有调节作用。脊髓损伤的患者也可以出现反射性勃起，但频度可能会受到影响，且与损伤的高度有关。一般以脊髓胸段为界，以上部分损伤对反射性勃起影响不大，以下部分损伤则影响较大，甚至导致反射性勃起完全丧失。

（2）心因性勃起　心因性勃起是指主要发源于大脑所接收到或大脑内所产生的刺激，包括听觉、视觉、嗅觉及幻觉等所引起的阴茎勃起。这些信号是由脊神经传递给阴茎神经，从而引起阴茎的勃起。这种勃起在年轻人中多见，一般随着年龄的增长而减少，而且心因性勃起与反射性勃起是相互协同的，心因性勃起可以加强反射性勃起。

（3）夜间勃起　夜间勃起是指睡眠时的阴茎勃起，又称为夜间性阴茎勃起或夜间性阴茎肿胀（NPT）。可发生在自婴儿期至老年的所有健康男性身上，此现象主要在快速动眼睡眠期发生，该睡眠期是与做梦相关的一段睡眠。勃起功能正常的男性平均每晚有 3 次以上的 NPT，总共时间大约 100 分钟。NPT 的有无是鉴别勃起功能障碍的诊断手段之一。目前，夜间勃起的机理尚不清楚，一般认为是因为中枢神经系统传递信息至骶部副交感神经丛而引起的。

3. 阴茎勃起的改变

一般来说，阴茎勃起功能随着年龄的增长而衰减。随着睾酮和其他性激素产生量的减少，性器官有实质性改变可导致需要更强的刺激来达到勃起。同时，情欲高潮的强烈性、持续的时间和频率都有减弱的趋势，且勃起不太挺直。除此之外，两次勃起相隔的时间也会延长。健康的男性到 80 多岁一周内还会有一到两次的勃起。NPT 的长短与次数随年龄增长而减少，减少的原因是动脉供血不足、缺氧引起。整体来说，随年龄增长，许多疾病的感染率以及药物的使用也同时增加，由老化带来的勃起功能变化很难与由疾病或药物所引起的变化进行区分。

4. 阴茎勃起的调控

（1）性激素与阴茎勃起

男性性腺轴系统　生殖活动与神经分泌激素的调控息息相关。下丘脑从不同神经中枢接受各项信息，加工为神经内分泌信号，释放促性腺激素释放激素（GnRH），以刺激腺垂体远侧部（前叶）嗜碱性细胞释放两种糖蛋白激素（卵泡刺激素 FSH 和间质细胞刺激素 ICSH）。这两种促性腺激素刺激性腺，使睾丸合成并分泌相应的性腺激素（雄激素），促使男性生殖器官发育并维持精子生成。雄激素也可以负反馈方式作用于下丘脑，抑制 GnRH 的合成、释放和降解，并可以负反馈作用于垂体远侧部细胞，降低其对 GnRH 的反应，进而相应降低促性腺激素的合成和分泌。与此有关，睾丸支持细胞分泌的抑制素也能特异地抑制垂体分泌促卵泡激素。上述环路构成了复杂的生殖调节系统，保证了男性个体得以在一个比较稳定的激素环境中维持正常的生殖生理功能。这个调节体系在男性称为"下丘脑—垂体—睾丸—附性器官"生殖轴系。

雄激素与性功能　雄激素在男性成熟过程中是必需的，睾酮可以负反馈调节促性腺激素的分泌，并促进肌肉发达。去氢睾酮可调节男性性成熟的其他方面，包括阴毛、汗毛的生长，粉刺，第二性征发育，精子生成等。雄激素可作用于下丘脑，下丘脑是控制阴茎勃起的重要部位。激素可以调节突触传递，包括神经递质的合成、储存、释放、摄取以及受体的敏感性等。在成年人，雄激素缺乏可以造成性欲低下，射精功能障碍，夜间阴茎勃起的频度、程度及持续时间减退。但因雄激素水平下降而出现的性功能减退，对视觉性刺激诱导勃起没有影响，说明雄激素可以提高勃起能力，但并不是阴茎勃起所必需的。

70 岁以后，睾酮的水平进行性下降，除睾丸本身所引起外，还由于下丘脑—垂体性腺轴功能减退。

（2）神经调节

周围神经通路与调节　阴茎受自主神经（交感和副交感神经）与躯体神经（感觉和运动神经）的支配。从脊髓及周围神经节来的神经元—交感及副交感神经纤维合并成海绵体神经进入阴茎海绵体和尿道海绵体，在勃起和软化过程中影响神经血管的活动。躯体神经主要司阴茎的感觉及球海绵体肌和坐骨海绵体肌的收缩。

自主神经通路：控制勃起的交感神经中枢位于 $T_{12} \sim L_2$ 的中间外侧核，副交感神经中枢位于 $S_2 \sim S_4$ 节段的中间外侧核。副交感神经节前纤维进入盆丛，发出神经束与来自腹下神经丛的交感神经纤维合并形成海绵体神经支配阴茎。海绵体神经沿精囊和前列腺后外侧走行，然后瓣膜部尿道穿过尿生殖膈，在尿道前列腺尖部位居于 5 点钟和 7 点钟位置，在膜部尿道位于 3 点钟和 9 点钟位置，在球部尿道位于 1 点钟和 11 点钟位置，最后在尿道球的远端进入阴茎。在前列腺和尿道手术时，应避免损伤这些神经，以防医源性勃起障碍的发生。

刺激动物盆丛及海绵体神经可诱发勃起，刺激腹下神经或交感神经干可引起软化，骶副交感神经主勃起，胸腰交感通路主软化。

躯体神经通路：①感觉通路：感觉通路起始于阴茎皮肤、阴茎头、尿道及阴茎海绵体内的感受器，发出神经纤维融合形成阴茎神经束，加入其他神经纤维成为阴部内神经，而后经骶$_{2\sim4}$神经的背根上升到脊髓。感受器激活后，通过阴茎背神经、阴部神经、脊髓、脊髓丘脑束，将痛、温、触觉信息传送至下丘脑和皮层进行感知。②运动通路：骶$_{2\sim4}$节段前角的Onuf核是阴茎躯体运动神经中枢，神经纤维由骶神经走行至阴部神经，支配球海绵体肌和坐骨海绵体肌，坐骨海绵体肌收缩压迫已经充血的阴茎海绵体，使海绵体内压升高达数百毫米汞柱，形成坚硬勃起。性高潮时，球海绵体肌节律性收缩，促使精液排入尿道，引起射精。

中枢神经通路与调节 ①脊髓通路：手淫刺激正常男性及骶段以上损伤病人的外生殖器可使阴茎勃起，但骶髓损伤者则无反应。几种动物的轴突研究表明，脊髓勃起中枢位于骶髓的中间外侧柱，发出突起到 V 和 VⅡ板层区及背侧联合。②脊髓上通路：视前叶内侧区（MPOA）是性冲动和勃起的重要综合中枢。刺激 MPOA 可诱发勃起，损坏该区域则交媾能力降低。MPOA 传出通路进入内侧前脑束和中脑被盖区，这些区域的病理改变如帕金森病、中风等常合并勃起障碍。MPOA 中有多种神经递质，如多巴胺、去甲肾上腺素和 5-羟色胺。多巴胺能和肾上腺素能受体可促进性冲动，5-羟色胺能受体可抑制性冲动。

（3）血液循环的直接参与 当海绵体神经受到刺激时，窦状隙组织主动松弛，窦状隙扩大，小梁变薄，小动脉主动扩张，海绵体血管阻力降低，动脉血流增多。由于窦状隙扩大将位于其壁及白膜间的小静脉压迫和白膜的牵拉导致静脉压迫使静脉回流受阻，海绵体动—静脉短路闭合，入窦血量增多，出窦血量减少。加之白膜对海绵体膨胀的限制，使阴茎增粗、变硬而勃起。阴茎疲软时，窦腔充血消失，腔径变小，小梁增厚。

勃起分为 3 个阶段：①血管阶段：通过相应的大脑皮质和脊髓反射，在副交感中枢神经支配下，阴茎动脉内腔扩张，功能性静脉收缩关闭，勃起体增粗。②筋膜阶段：由于勃起体增粗受 Buck 束的压迫阻断筋膜下深部静脉（如背深静脉）。③白膜阶段：通过白膜的剪切机理使穿过白膜的静脉（主要为导静脉）闭合。勃起发生于阴茎管腔系统。首先，动脉扩张以允许更多的血流进入海绵体。同时，海绵体平滑肌细胞松弛以容纳更多的血流使海绵体膨大；膨大的海绵体又引起静脉的被动阻断，阻止血液流出阴茎。最后血液储存于阴茎中，使海绵体压力增加，阴茎变硬。

（4）神经递质对海绵体平滑肌与小血管平滑肌的调节作用

引起平滑肌收缩的因素 阴茎内平滑肌的紧张性主要是由交感神经释放的神经递质去甲肾上腺素起作用，其他一些局部因素如内皮素也起着重要的作用。

神经收缩因素：肾上腺素能 α 受体阻断剂阻断交感神经系统的作用可以加强阴茎对电刺激副交感神经引起的勃起反应。α_1 受体刺激可以导致平滑肌收缩，α_2 受体刺激则可引起交感和副交感神经末梢释放神经递质。临床上，受体拮抗剂可以引起阴茎勃起，注射 α 受体兴奋剂可治疗阴茎异常勃起。在一定条件下，刺激 β_2 受体可以松弛海绵体平滑肌，海绵体内注射 β 肾上腺素能受体兴奋剂 saltutamol 只能产生轻度的阴茎胀大，注射 β 受体阻断剂 propranolol（普萘洛尔，即心得安）没有作用。其他因素如神经肽 Y（NPY）、血管活性肠肽（VIP）、血管紧张素、内皮素及前列腺素等可能也与海绵体平滑肌及小血管平滑肌的调节有关。交感神经系统通常使平滑肌收缩和阴茎肿大消退，在一定条件下也可使平滑肌舒张，使阴茎勃起。

引起收缩的局部因素：内皮素-1（ET-1）是可在多数血管和海绵体组织内存在的一种短肽，它可由内皮细胞与平滑肌细胞产生。它可以使海绵体动脉和静脉内的平滑肌收缩，其收缩具有缓慢而持续时间长的特点。在海绵体组织内存在两种内皮素受体，称为 ET_A 和 ET_B。其中 ET_A 为主，但其合成和释放的调控机制仍不清楚。一些前列腺素由阴茎的血管内皮细胞和海绵体的血管内皮细胞合成，它们包括 $PGF_2\alpha$、PGE_2、PGI_2 和血栓素 A_2（TXA_2）。PGF_2 是一种血管扩张剂，$PGF_2\alpha$、TXA_2 是血管收缩剂，PGI_2 因不同的环境可使平滑肌收缩也可使平滑肌舒张。小梁间隙内皮细胞可以产生血管紧张素 II，具有强烈收缩血管的作用，其作用的生理机制尚不清楚。

引起平滑肌舒张的因素　引起平滑肌舒张最重要的因素是 NO，其他因素还有乙酰胆碱（Ach）、VIP、降钙素基因相关蛋白、前列腺素、组胺和三磷腺苷等。Ach 是副交感神经的神经递质，可引起阴茎平滑肌的松弛。副交感神经还释放其他一些神经递质，包括 NO、VIP 和 cGMP 等。NO 是由 L-精氨酸在 NO 合成酶的作用下合成的。阴茎内 NO 合成的主要部位是副交感神经末梢和内皮细胞。这两处的合成酶是不同的，副交感神经内的称 nNOS，内皮细胞内的称 eNOS，且内皮细胞内的 eNOS 可能是膜结合性的。副交感神经兴奋至少对 NO 的产生有两种作用：①直接引起神经末梢 NO 的释放；②通过 Ach 作用于内皮细胞内的 eNOS 引起 NO 的释放。内皮细胞内的 NO 释放呈张力性。氧分压也是调控 NO 释放的因素，阴茎松弛期低的氧分压与 NOS 活性降低有关。其他的一些物质如 5-HT、ATP 及 P 物质也可以刺激内皮细胞释放 NO，其生理机制尚不清楚。

平滑肌张力的调控　阴茎勃起的机制是多方面的。

勃起的肌原性因素：细胞外的刺激可以对平滑肌细胞产生多方面的影响，来自于神经系统或内皮细胞的刺激作用于平滑肌细胞，引起细胞内"第二信使"的浓度改变，进而引起胞浆内钙离子浓度的改变。浓度升高可使平滑肌细胞收缩增强，降低可引起舒张。一般来说，细胞外的钙离子浓度要比细胞内高得多，当跨细胞膜的钙通道开放时，细胞外的钙离子就会大量涌入细胞内，引起胞浆内钙离子浓度的升高。体内存在许多类型的钙离子通道，平滑肌细胞膜上主要为 L-型钙离子通道，其开放程度取决于很多因素，包括平滑肌细胞的膜电位与通道的磷酸化与否等。钙离子也可以由肌浆网内释放入胞浆，从而升高胞浆内钙离子的浓度，引起平滑肌收缩。

调节因素的受体：存在于细胞膜上能与调节因素特异结合的蛋白质称为受体。影响阴茎勃起的诸因素中许多是通过与受体结合起作用的，不论是神经递质还是其他因素，通过膜受体发挥作用的原理是一致的，如去甲肾上腺素对海绵体平滑肌细胞的作用。去甲肾上腺素首先与细胞膜表面的 α_1 受体结合，激活磷脂酶 C（PLC），PLC 是一种位于膜内侧的膜结合蛋白，它激活后可以催化二磷酸肌醇磷脂（PIP_2）转化为三磷酸肌醇（IP_3）和 DAG。IP_3 和 DAG 是细胞内的第二信使，IP_3 可以使肌浆网内的钙离子释放入胞浆，DAG 可以激活蛋白激酶 C（PKC）。PKC 可以通过使 L-型钙离子通道磷酸化而使其开放，钙离子通道的开放，导致钙离子内流（胞浆内钙离子增加），PKC 还可关闭钾通道以及增加肌纤维对细胞内钙离子的敏感性。这 3 种作用都可以导致胞浆内钙离子浓度的升高，进而引起平滑肌细胞收缩。

环核苷酸作为第二信使：NO 是脂溶性的，它可以直接通过胞膜进入平滑肌细胞内。其半衰期为 5 秒钟，能激活鸟苷酸环化酶，使 GTP 转化为 cGMP。cGMP 就是 NO 有活性的第二信使，它可以激活蛋白酶 G（PKG）。PKG 可以使钙通道关闭和钾通道开放，这两种作用均可引起平滑肌舒张。鸟苷酸环化酶位于细胞内，腺苷酸环化酶是一种膜蛋白，它可能与 PGE$_1$ 和 VIP 的作用有关。PGE$_1$ 和 VIP 分别与其膜受体结合，其膜受体可通过 G 蛋白与腺苷酸环化酶偶连，激活腺苷酸环化酶，腺苷酸环化酶催化 ATP 转化成 cAMP，cGMP 作为第二信使激活蛋白酶 A，其作用类似 PKG。环核苷酸 cAMP 和 cGMP 是细胞内两个平行的系统，它们之间有交互作用，如 cAMP 除激活 PKA 外还可激活 PKG。cAMP 和 cGMP 的失活主要是磷酸二酯酶的作用。磷酸二酯酶可以使 cAMP 和 cGMP 磷酸化而失去活性，具有调控 cAMP 和 cGMP 活性的作用。

钾离子通道的作用：影响钾离子通道开放的重要因素是膜电位，膜电位取决于膜内外相对的离子浓度差。钾离子通道的开放可以使细胞内阴性离子增加，减少钙离子的内流。钾离子通道有多种类型，最主要的是 maxi-K 通道和 KATP 通道。maxi-K 通道的活性受 PGE$_1$ 和 NO 前体的影响。PGE$_1$ 和 NO 前体可以使 maxi-K 通道开放，使细胞膜电位超极化，引起钙离子通道的关闭。与 KATP 通道的作用相似，它也受许多第二信使的调节，其中包括 PKG。钾离子通道的重要作用是控制膜电位，影响平滑肌细胞的张力。

平滑肌是一个功能性的整体，细胞之间的协同是如何完成的，目前尚不十分清楚。多数观点认为，细胞之间存在着一种叫"缝隙连接"的结构，它可以使细胞内的化学物质自由地由一个细胞流到另一个细胞。这些化学介质包括 IP$_3$、cAMP 和 cGMP，以及细胞内离子如 K$^+$ 和 Ca^{2+}。缝隙连接由许多称为连接小体的蛋白构成，它跨越细胞外间隙，在相邻两细胞胞浆之间形成通道，为胞浆之间的物质交流提供了基础，保证了海绵体平滑肌对某一刺激的协同反应。在人类连接小体最为重要，每个缝隙连接由 6 个连接小体构成。

（三）射精的机理

1. 射精的生理基础

射精的正常进行包括两个基本过程，即精液的产生与精液的推动。

（1）精液的产生　精液由睾丸及其附性腺分泌物所组成，每次正常男子可射出精液 1～12ml，平均 2～6ml。其中，精子所占容积不足 0.1%，前列腺液占 13%～32%，精囊液占 45%～80%。精囊液富含果糖，其正常浓度范围较宽，平均为 40～60mg/100ml。

由于精囊与前列腺的分泌活动依赖于雄激素，因此只有在青春期后才会发生射精。每次正常男子的射精量与精液中精浆所占的比例和射精前的节欲时间有关，通常节欲 3 天达最大量。

（2）精液的推动过程　推动精液排出的基本过程是储精腔道收缩，同时近端尿道关闭以防逆行射精，远端尿道开放使精液沿精道经尿道排出。从机理上可将射精分为 3 相。Ⅰ相：除尿道球腺和前列腺的少量分泌外，其主要活动是附睾和输精管收缩，同时精囊收缩，推动大部分精液排入后尿道，此称为泄精。绝大部分精子在此相中排出。Ⅱ相：后尿道收缩，在迅速排出前列腺液的同时，膀胱颈紧闭，以防精子逆流入膀胱。Ⅲ相：球海绵体节律性收缩，同时尿道外括约肌收缩，防止精液逆流入前列腺尿道。

2. 射精的神经调节

（1）Ⅰ相、Ⅱ相射精的神经调节　射精各相接受中枢神经系统的反射调节，Ⅰ相、Ⅱ相中精囊、膀胱颈等的收缩活动可能受同一中枢所发放冲动的调控。目前，该中枢的确切部位尚不清楚，但凡脊髓损伤，尤其是上段胸髓及荃髓完全性损伤者极少可射精。在 188 例此患者中，能射精者仅 7 例，表明该中枢位于此平面以上。该中枢所接受的冲动部分来自阴茎头，通过阴茎背感觉神经、阴部神经、骶神经根和脊髓传入；部分冲动来自大脑皮层；大脑皮质的兴奋一部分通过阴茎头的感觉冲动而激活。由于个体不同以及心理因素的影响，大脑皮层完全兴奋时，即发放冲动至脑干和上段脊髓前外侧素，约在 $T_9 \sim L_2$ 节段间穿出后加入交感神经链，及配合Ⅰ相、Ⅱ相中的射精活动。电刺激骶前神经，尿道镜检可见膀胱颈收缩与射精管泄精，切断此神经可见膀胱颈立即松弛。

作用于男性生殖系的神经前纤维穿过交感神经节和主—髂动脉分叉表面的交感神经丛以及盆神经丛，以短的肾上腺素能纤维与附睾、输精管和精囊平滑肌细胞上的 α-受体发生触突联系，支配这些器官的活动，故作用于射精活动的交感神经绝大多数为有髓神经纤维。

膀胱颈的神经支配较精囊更为复杂，这些神经纤维大多数作用于 α-受体，引起膀胱颈与前列腺收缩，但有少部分神经纤维可能止于神经节后触突，参与调节副交感末梢神经，使膀胱颈开放。

（2）Ⅲ相射精的神经调节　Ⅲ相射精的神经调节机制较前两相简单得多，正常人及圆锥平面以上脊髓损伤者，刺激阴茎头很容易诱发球海绵体肌反射性收缩。

性高潮的体验通常是伴随会阴部肌内收缩和射精中枢冲动释放所致的一种自我感受，少数脊髓完全性损伤者，对"性高潮"的体验可能仅仅是射精中枢紧张状态的急速减退。

（史宏）

第五章 人类的性功能障碍

第一节 男性性功能障碍

男性性功能障碍分为勃起功能障碍和射精功能障碍两类。

一、勃起功能障碍

勃起功能障碍（erectile dysfunction，ED）是指阴茎持续（至少 6 个月）不能达到和维持足够的勃起硬度以获得性生活。本病早先在西方被称之为"性无能"（impotence），我国称之为"阳痿"或"阳萎"。

（一）流行病学

由于历史的原因，人们对 ED 的相关研究起步较晚，只是近 20 年才有了较大的发展。ED 暴露性差，且不威胁生命，加之涉及个人隐私，并受文化、宗教、道德传统等社会因素的影响，许多患者不能主动就诊。由于 ED 的概念不统一，对象和方法、诊断和评价标准不统一，以及选择不同的人群，采用不同的流行病学调查方式，故结果不一样，结论无可比性。

ED 患病率与年龄相关：30 岁以下的患病率<1%。以后随着年龄的增长，患病率呈逐渐增高趋势。40 岁为 1.9%，50 岁为 6.7%，60 岁为 18.4%，70 岁为 27%，80 岁为 75%。1987～1989 年马塞诸塞男性老龄化研究（MMAS）对马塞诸塞州波士顿地区的 1290 名40～70 岁的男性进行了调查，他们将 ED 分为轻、中、重度（完全）3 级。结果，40～70 岁男性的 ED 患病率是 52.0%±1.3%。轻、中、重度（完全）ED 的患病率分别是 17.2%、25.2%和 9.6%。目前，对 ED 在不同种族、地区和经济文化背景人群中分布的情况尚知之甚少。

（二）病因与分类

ED 的病因十分复杂，特点也不同，根据病因可分为以下几类：

1. 心因性勃起功能障碍

夫妻关系不协调、性刺激不适当或不充分、不良的性经历、性刺激和性兴奋反应的抑制或分散性心理因素都可能破坏正常的性活动反应，导致性功能障碍。

（1）夫妻感情不协调 夫妻之间不和睦、不交流、不忠贞，甚至相互厌恶会导致性生活不正常。有 47% 的男性和其 68% 的配偶都认为造成性障碍的原因是感情不和。长期在无爱的条件下性交，正常性反应过程不能完成，可导致勃起功能障碍。

（2）性刺激不适当或不充分 男性在性交过程中得不到适当和充分的性刺激，便产生不了足够的性兴奋而使阴茎勃起，进而导致勃起功能障碍。

（3）不良的性经历 宗教信仰、父母的性观念、阅读与性有关的书籍和窥见性事件均可构成各种各样的性经历。早期性体验具有重要的作用，儿童在成长过程中所受到的家庭对性的态度以及人与人之间的关系，特别是家庭关系的干扰会对以后的性活动带来不利影响。对手淫史的负疚感、早期性行为受到嘲弄后的羞辱感，以及创伤性性经历，使一些人难以自拔。性障碍也在一些有特殊经历的个体中产生。曾体验过勃起失败的男性由于心理创伤，即使在温馨的气氛中也不会主动勃起。

（4）抑制因素的影响 在工作、社会、家庭的压力下，许多人会出现生理、情感的症状和 ED。对压力的易感性和个体差异决定其症状的轻重。焦虑和抑郁是心因性性功能障碍的主要因素，疾病、怀孕、对射精恐惧、厌恶配偶、幼年所受教育形成的性罪恶感是常见的抑郁原因，均可导致 ED；焦虑和抑郁同时存在更易发生勃起失败。

（5）器质性勃起功能障碍的心理反应 因外伤、疾病、药物、衰老出现器质性勃起功能障碍可引起继发性心理异常，导致 ED。

2. 内分泌性勃起功能障碍

不同年龄组勃起功能障碍病人血清性激素异常的内分泌性 ED 的发生率为 16.1%。

（1）性腺功能减退症 男子性腺（睾丸）分泌的睾酮是阴茎正常生理性勃起的一个重要因素，任何导致血睾酮水平降低的疾患几乎不可避免地使勃起功能受损。睾丸功能受下丘脑—垂体性腺轴的调节。下丘脑脉冲性释放促性腺激素（GnRH），刺激垂体前叶脉冲性释放促黄体释放激素（LH）和卵泡刺激素（FSH）。LH 刺激睾丸的间质细胞分泌睾酮。睾酮可反馈作用于下丘脑和垂体而抑制 LH 释放，故该轴系的任何异常都可引起睾丸功能障碍并导致勃起功能障碍。

性腺功能减退症分为原发性性腺功能减退症和继发性性腺功能减退症两类。

原发性性腺功能减退的病变部位在睾丸，血清睾酮降低，伴有血清 LH 或（和）FSH 升高，又称高促性腺激素性性腺功能减退症。这类患者大多有严重的不可逆转的睾丸功能损害。先天性因素有克氏综合征、Noonan、双侧无睾症；后天性因素有腺体中毒、腺体损伤、全身性疾病等。

继发性性腺功能减退的病变部位在下丘脑或垂体，血清睾酮降低，LH 和 FSH 也降低，又称为低促性腺激素性性腺功能减退症。先天性因素有选择性 GnRH 缺乏症、选择性 LH 缺乏症、先天性低促性腺激素综合征；后天性因素有损伤（创伤、梗死性疾病、肿瘤、手术、放疗等）、外源性或内源性激素（雄激素、雌激素、糖皮质激素、生长素、甲状腺素）过多、高催乳素血症（特发性、药物性、肿瘤）等。

（2）甲状腺疾患 甲状腺素异常可以改变下丘脑—垂体—性腺轴，引起勃起功能障碍。甲状腺功能亢进患者体内雌二醇分泌量增加及其代谢产物的清除减少，使血清雌二醇水平升高和睾酮对 HCG 的应答减弱。甲亢患者性欲减退可能与甲状腺素的高代谢作用和循环中雌二醇升高而抑制间质细胞功能有关。此外，甲状腺功能减退者也可发生性功能障碍。这类患者血清睾酮水平降低，睾酮代谢为苯胆烷醇酮。由于促甲状腺素释放激素（TRH）反馈调节，或对内源性 TRH 的反应增强，血催乳素增高的原发性甲状腺功能减退者也可发生勃起功能障碍。

（3）其他内分泌疾患　肢端肥大症患者的血清生长素水平升高，50％性欲和性能力减退的患者，其血 LH 降低，LH 对 GnRH 的反应减弱，提示下丘脑—垂体功能不全。肢端肥大症血清催乳素升高可部分地解释为其性腺功能障碍。库欣综合征的血清皮质醇水平升高，从而抑制 LH 分泌，并使血清睾酮水平下降，造成继发性睾丸功能衰竭。

（4）雄激素合成减少或作用不全　几种罕见的遗传疾病由于酶的缺乏使睾酮合成减少，以致出生时生殖器畸形或男性化不足。5-α 还原酶异常或缺乏雄激素受体可造成雄激素耐受。雄激素耐受综合征的临床表现可从仅仅不育到假两性畸形。雄激素活性障碍者可表现为完全或不完全的睾丸功能丧失，从而引起勃起功能障碍。

3. 神经性勃起功能障碍

大脑、脊髓、海绵体神经、阴部神经以及神经末梢、小动脉及海绵体上的感受器病变均可引起 ED，由于损伤的部位不同，其病理、生理学机制也不同。

（1）脊髓和中枢神经系统疾病　脊髓方面的疾病如脊柱裂、椎间盘突出、脊髓空洞症、肿瘤、脊髓痨、多发性硬化等可影响传入与传出神经通路，导致勃起功能障碍。大脑方面的疾病如脑血管意外、帕金森、肿瘤、癫痫、早老性痴呆等可引起下丘脑中枢功能紊乱，或脊髓中枢过度抑制而引起勃起功能障碍。

（2）脊髓外伤　脊髓损伤的程度与部位不同引起 ED 的程度不同。上段脊髓完全损伤，95％有勃起能力（反射性勃起）；下段脊髓完全损伤仅 25％能保留勃起功能（心理性勃起）；若为不完全损伤，两组 90％以上的患者保存有勃起能力。胸腰段交感神经通路可能传送心理性勃起的冲动，由于只有 25％的下段脊髓完全损伤患者通过交感神经通路获得勃起，显示骶段副交感神经元是最重要的勃起中枢。

（3）神经病变　骨盆骨折、直肠、膀胱、前列腺手术可损伤海绵体神经或阴部神经，破坏神经通路导致勃起功能障碍。周围神经病变如糖尿病、慢性酒精中毒、维生素缺乏等也可以引起的神经病变，影响海绵体神经末梢，致神经递质缺乏。躯体感觉神经损害造成的感觉障碍性勃起功能障碍可有正常的夜间勃起，且开始时对性刺激反应正常，但不能维持坚硬勃起。副交感神经通路损害则引起所有类型的勃起功能障碍。

4. 血管性勃起功能障碍

（1）动脉性勃起功能障碍　最常见的动脉病变是动脉粥样硬化。动脉粥样硬化是 40 岁以上继发性 ED 的主要病因之一。粥样硬化的危险因素包括高胆固醇血症、高血压及糖尿病。高胆固醇血症及吸烟可直接影响内皮细胞和海绵体平滑肌功能。心脏病患者患完全性 ED 的几率为 39％，显著高于总男性人群 9.6％的发病率。高血压中有 15％的人患有完全性 ED。此外，继发于骨盆骨折的阴茎动脉损伤也可致 ED，或是神经性 ED 为主，或是动脉性 ED 为主。许多外科手术可使阴茎动脉血供减少，最常见的是主动脉髂动脉手术。动脉瘤及其手术可使粥样斑块和血栓进入盆腔血管而导致 ED。肾移植常可使慢性肾衰竭患者勃起功能改善，但如果反复或利用双侧髂内动脉进行肾移植也可致 ED 发生。前列腺癌或膀胱癌放疗可诱患脉管炎，后者可损伤海绵体神经。阴茎异常勃起可导致海绵体缺血和继发性纤维化。

（2）静脉性勃起功能障碍 静脉闭合是阴茎勃起的基本过程，其功能正常发挥需要充足的动脉血流入海绵体，需要海绵体平滑肌正常舒张和白膜功能正常。如果任何一个功能异常，静脉闭合机制将失效，大量的血液将从未关闭的静脉漏出阴茎外，从而导致静脉性ED。先天性静脉异常可导致原发性静脉性 ED，患者有导致血液漏出阴茎的异常静脉通道。在多数情况下，静脉性 ED 原发于平滑肌或白膜异常。糖尿病、高胆固醇血症、动脉疾病或缺血可致平滑肌功能异常。心理性因素可使交感神经处于亢进状态，导致海绵体部分收缩而表现为静脉漏。这种心理性 ED 也与静脉因素有关。组织板样纤维化与静脉漏有关，如 Peyronie 病白膜弹性相对下降可导致静脉闭合机制障碍。除少数确有异常静脉者外，静脉手术不可能恢复静脉闭合障碍患者的勃起功能。

5. 医源性勃起功能障碍

（1）手术创伤性勃起功能障碍 外科手术可损伤勃起所必需的神经和血管，导致 ED。大脑和脊髓手术可使正常勃起所依赖的传入和传出神经通路发生障碍，骶髓和脊柱手术可引起 ED。用于治疗阴茎硬结症的斑块切除和皮片修复术，术后 ED 的发生率达 $12\%\sim100\%$。用于治疗阴茎持续勃起的阴茎尿道海绵体转流术，可形成暂时的漏而使勃起消退，如果这种海绵体间漏持续存在可造成 ED。阴茎假体植入术作为一种补救措施，能够使 ED 病人成功地进行性交，一旦手术失败必须取出假体时，原有的勃起功能障碍会更加严重。用于治疗阴茎癌、尿道癌及男子变性手术的阴茎全切术，可使勃起失去可能，部分切除术可保留正常性功能。睾丸、甲状腺、肾上腺手术有可能降低内分泌腺体的功能，或破坏下丘脑－垂体－性腺轴系，导致 ED。用于治疗后尿道狭窄手术，无论是直接吻合、套入法，还是皮片移植都可能在膜部尿道损伤血管神经束，引起 ED。经尿道窥视下内切开术，可能因手术损伤和反复瘢痕化形成异常静脉通道，最终发生静脉性 ED。用于治疗截瘫病人排尿困难的尿道外括约肌切断术，ED 的发生率为 49%。用于治疗前列腺增生症的手术因式不同而异，经会阴前列腺摘除术后 ED 的发生率为 29%，耻骨上前列腺摘除术后 ED 的发生率为 16%，经尿道前列腺切除（TURP）术后 ED 的发生率为 4.5%，耻骨后前列腺摘除术 ED 的发生率为 15.6%。用于治疗前列腺癌的传统根治性前列腺切除术后 ED 的发生率达到 100%。用于治疗膀胱癌的膀胱前列腺全切除术，采用传统手术方法几乎所有病人均发生 ED，采用现代手术方法 80% 的病人可避免这一并发症。双侧腹膜后淋巴结清扫术使 $70\%\sim100\%$ 的病人射精困难，其主要原因是切除了节后交感神经纤维，而改良的单侧手术可使 $50\%\sim80\%$ 的病人射精功能得到保护。用于治疗直肠、乙状结肠癌的手术，特别是经腹会阴联合径路，术后大部分病人性功能特别是勃起功能丧失，这可能是手术损伤了位于直肠前外侧的盆神经丛所致，最新的手术改进使 $60\%\sim90\%$ 的病人免受 ED 之苦。

（2）药物性勃起功能障碍 药物引起的 ED 占 25%。

神经精神方面的药物 如具有镇静作用的药物巴比妥类，可通过抑制性欲、性唤起，继而影响勃起功能。

抗抑郁剂 如三环类、单胺氧化酶抑制剂、锂剂可干扰勃起和射精的自主神经冲动的传导。

治疗高血压药物 所有的抗高血压药都可并发 ED，尤其是中枢作用的交感神经阻滞剂，可通过抑制中枢神经系统，提高催乳素水平，降低性欲。

交感神经抑制剂 常伴发 ED 和射精障碍，如甲基多巴、可乐定、利血平等作用于中枢，可抑制性冲动，使勃起机制失调；作用于外周交感神经的胍乙啶可同时引起射精障碍和ED。

应用 β 阻滞剂 有 10%～15%的性功能受损，所有的 β 阻滞剂都能引起血睾酮水平降低，其中心得安的作用最强。β 阻滞剂还具有抗雄激素作用。此外，BPH 病人长期服用雌激素也能拮抗雄激素。

利尿剂 如噻嗪类能明显影响勃起能力，应用利尿剂组比对照组性功能障碍的发生率高2～6 倍。

抗雄激素活性药物 如西咪替丁、醋酸环酮、螺旋内酯等能导致性功能低下，影响勃起。地高辛能降低血睾酮水平而使雌激素水平升高，这种作用与类似于甾体类固醇的化学结构有关。

引起高催乳素血症的药物 如酚噻嗪类、阿片制剂、内啡肽类可通过中枢作用而影响勃起。

其他药物 如抗胆碱药物阿托品、普鲁苯辛，抗组胺类药物苯海拉明、扑尔敏等也可影响勃起。酒精、大麻、海洛因小剂量可引起性兴奋，剂量大或长期应用则抑制性欲，造成勃起功能障碍。慢性酒精中毒引起酒精性多神经病变（包括阴茎神经），并可导致肝功能损害、雌激素升高和睾酮水平降低。

（3）放疗及其他医源性勃起功能障碍 用于治疗前列腺、膀胱或直肠恶性肿瘤等盆腔脏器根治性放疗可致 ED，如治疗前列腺癌时外照射放疗致 ED 的发生率为 50%，放疗可引起脉管炎而致海绵体神经缺血。

6. 其他原因勃起功能障碍

（1）年龄 45 岁后，血浆游离睾酮水平逐渐下降。由于垂体分泌 LH 下降及催乳素增加，血总睾酮水平也下降，内分泌性 ED 增加。老年人海绵体神经支配功能下降，所有神经递质与含 NO 神经纤维数量减少，NOS 活性下降，而且神经张力的平衡也可能被破坏，交感神经张力高于副交感神经张力；因结构的改变，海绵体小梁糖代谢终末产物和胶原成分增加，平滑肌减少，海绵体顺应性与平滑肌的舒张功能受损，从而导致静脉闭合机制障碍，海绵体白膜弹性硬蛋白减少使其进一步恶化，致神经和血管性 ED 增加。老年人因较长时间缺乏性欲与性冲动，可增加其在性活动时的焦虑，导致恶性循环，最终使勃起功能完全丧失，使心理性 ED 增加。随着年龄的增长，阴茎的敏感性降低，达到勃起的时间延长，勃起更依赖于躯体刺激，且心理刺激反应减弱，勃起硬度降低，性高潮与射精改变，性快感的强度减弱，射精力量与精液量减少，性活动的次数减少。

（2）糖尿病 约 50%的糖尿病患者在糖尿病的发展过程中形成 ED。糖尿病性 ED 的病理生理学过程与多种因素有关。糖尿病神经病变最初影响支配海绵体的小的无髓神经纤维，在疾病晚期，大的有髓纤维也被累及，导致外周神经"手套和长筒袜子"样典型神经病变。在细胞水平，可看到海绵体神经形态改变。许多神经递质减少，如血管活性肠肽、乙酰胆碱、去甲肾上腺素和 NOS。糖尿病使大动脉发生粥样硬化和小动脉发生微血管病变。小动脉发生微血管病变的特征是血管基底膜增厚，导致动脉血管性 ED。糖尿病使海绵体平滑肌的收缩性增强，舒张性减弱。

（3）慢性肾衰竭　慢性肾衰竭并进行透析治疗患者的 ED 发生率为 50％～80％。对肾衰竭并发症（如高血压）的治疗也可致 ED 的发生。如果在海绵体发生不可逆的病变前进行肾移植，常能改善患者勃起功能至患病前水平。

（4）海绵体勃起组织异常　海绵体勃起障碍可能存在 3 种病因：①实质性改变。海绵体实质的基本组成成分是平滑肌细胞和胞外胶原基质。其血供丰富，神经纤维稀疏，这些成分中任何一种异常都可导致海绵体功能失常，如胞外基质胶原相对过多，或胶原含量增加，或勃起组织僵直均可导致器质性 ED。②神经源性变化。ED 患者海绵体组织的 Schwann 细胞和神经轴突变性或消失。③海绵体平滑肌张力的改变。正常勃起要求海绵体平滑肌的收缩和松弛达到精确的平衡，有些勃起功能障碍的病因是平滑肌收缩性增加和（或）松弛效应下降。ED 患者的离体海绵体组织，其神经源性和内皮介导的松弛效应显著受损。NO 参与了非肾上腺素非胆碱能神经介导的人海绵体平滑肌的松弛过程，该途径受损可能导致某些 ED 的发生。另外，某些 ED 患者的海绵体平滑肌存在收缩性增强。无论病因机制如何，当海绵体组织张力过高时，即使海绵体最大限度地松弛，也不足以获得正常勃起所需的血流量，这时静脉闭合机制将发生不适当的功能性改变，并导致勃起功能障碍。

（三）诊断

1. 病史

（1）现病史（勃起功能障碍病史）　现病史中需注意 3 个问题：①勃起功能障碍外有无合并其他性功能障碍，如早泄、性欲减退、射精异常、无性高潮等。临床上往往两种性功能障碍同时存在，如主诉有早泄，又有勃起不坚和不能维持勃起。②勃起功能障碍程度如何，是不能勃起还是勃起不坚，或勃起维持时间太短难以获得正常的性生活。依据勃起功能国际问卷（IIEF-5）可初步评估其勃起功能障碍的程度。轻度指既往 3～6 个月间性生活中仅有几次发生勃起功能障碍，IIEF-5 评分在 12～21。中度指既往 3～6 个月间性生活中有一半时间发生勃起功能障碍，IIEF-5 评分在 8～11。重度指多数性生活时不能勃起或维持勃起，IIEF-5 评分为 5～7，也称为完全性勃起功能障碍。③是心因性还是器质性勃起功能障碍。心因性勃起功能障碍的病史特点为勃起功能障碍发病比较突然，往往在特定的情景与场合下发生，而在另外的场合或情景下却能正常勃起（如手淫等），有明显的夫妻关系、情绪和社会等精神心理诱发因素，患者仍保持有良好的晨间和夜间勃起。器质性勃起功能障碍的病史特点是勃起功能障碍在不知不觉中发生，且逐渐加重，或在手术、外伤或服用某种药物后发生，在任何情景和场合均不能达到正常勃起和维持足够时间，患者无晨间和夜间勃起，或虽有但明显减弱，患者的性欲和夫妻关系正常，亦无明确的社会等精神心理致病因素。

（2）既往史　既往史中需注意两个问题：①既往患病史：系统回顾精神和心理、神经系统、心血管系统、消化系统、内分泌和泌尿生殖系统病史等对发生勃起功能障碍的高危因素，如勃起功能障碍伴有糖尿病的患者可能同时还有心血管系统及神经系统问题，也许还伴有精神心理障碍。②既往治疗史：详细询问用药情况，是否有过外伤和手术，损伤的程度和损伤时间。

（3）生活史　是否有吸烟、饮酒、吸毒史，并注意吸烟、饮酒、吸毒的量和持续时间。

（4）社交、婚姻与性生活史　患者的社会状况、工作紧张与疲劳程度、人际关系、经济收入、婚姻状况、夫妻关系、对性的认识与受教育程度，有无忧虑、恐惧、罪恶感及焦虑、沮丧等，有无性传播疾病史等。

2. 体格检查

体格检查的目的在于发现与勃起功能障碍有关的神经系统、内分泌系统、心血管系统和生殖器官的缺陷和异常。

（1）一般情况　包括体型、毛发、皮下脂肪分布、肌肉力量、第二性征及有无男乳女化等。这对提示有无皮质醇症、甲状腺疾病、高泌乳素症、睾丸肿瘤和肾上腺肿瘤具有参考意义。

（2）外生殖器　包括阴茎大小、外形及包皮有无异常。触摸阴茎海绵体，若有纤维斑块，提示有阴茎海绵体硬结症。包茎、包皮龟头炎、包皮粘连或包皮系带过短均可影响正常勃起功能。睾丸大小、质地，有无鞘膜积液、附睾囊肿和精索静脉曲张等也可影响正常勃起功能。正常睾丸约 $15\sim25ml$（用睾丸计测量）。巨大鞘膜积液和疝气会影响正常性交。肛门指检查前列腺大小、质地、有无结节和触痛，肛门括约肌张力等，对 50 岁以上的勃起功能障碍患者肛门指检尤为重要。

（3）心血管　测定血压和四肢脉搏。股动脉、腘动脉搏动消失或减弱提示可能有腹主动脉、髂动脉栓塞或狭窄。阴茎血供情况，除有专门检查手段外，查体时可用手指轻柔地按压和放松阴茎体部，观察阴茎龟头的血液充盈和回流情况。

（4）神经系统　着重注意下腰、下肢、会阴与阴茎的痛觉、触觉与温差感觉，阴茎与脚趾的振动觉，球海绵体反射（当刺激阴茎龟头时，插入肛门内手指应感到肛门括约肌收缩）等神经系统变化情况。

3. 实验室检查

（1）一般检查　包括血常规、尿常规、空腹血糖、高密度脂蛋白、低密度脂蛋白和肝肾功能检查，这对糖尿病、血脂代谢异常和慢性肝肾疾病的诊断十分必要。

（2）激素检查　①睾酮：男性体内睾酮水平有 24 小时节律变化，一般晨间最高，下午可下降 30%，测定睾酮以两次为宜（因再次测定时可能有 40% 在正常范围内）。60 岁以上睾酮水平在 12nmol/L 者约占 40%，小于 10.4nmol/L 者占 20%。只有 2%～20% 的勃起功能障碍患者伴有睾酮水平降低。目前，睾酮水平与勃起功能的关系仍不明确，因为小孩和各种原因的去势者，在视觉刺激下仍可引起勃起。②泌乳素：性欲与勃起功能同时下降者，尤其是年轻人应怀疑高泌乳素症。高泌乳素症常由垂体瘤所致，服用雌激素、西咪替丁、克罗粉、甲基多巴、酚噻嗪等也可引起泌乳素升高。ED 患者中有泌乳素升高者约占 1%～16%，但真正发现有垂体腺瘤者仅占 0.3%。当泌乳素 ≥20ng/ml 时应怀疑有泌乳素瘤。

③甲状腺素：甲状腺功能异常可引起 ED。对怀疑甲状腺功能亢进或低下者均应做甲状腺素水平测定。甲状腺功能低下不但可伴有垂体功能低下，也可有高泌乳素血症。当有明显性欲减退和有关体征时，需做相应激素测定。

4. 特殊检查

有 15％勃起功能障碍患者对非创伤性治疗无效，为进一步了解勃起功能障碍，确切的发病原因或机制，有选择地做下列特殊检查：

（1）夜间阴茎涨大试验（NPT）　夜间阴茎涨大试验的方法：①邮票试验：患者睡觉前将邮票缠绕在阴茎上并粘好，第二天起床时观察邮票是否断裂。若夜间阴茎涨大则邮票断裂。②纸带或 Snap-Gauge 试验：将含有 3 种不同拉力带的测试环于睡前固定在阴茎上，第二天早晨观察拉力带是否因阴茎涨大而断裂，以此判断夜间有无阴茎勃起。该方法简便，可重复，但精确性差。③硬度测试仪：入睡前将两个测试环分别置于阴茎前端和根部，同步记录阴茎粗细和硬度，次日经电子计算机打印实测结果。该方法是目前国际上公认的惟一既可测定阴茎夜间膨胀度又能反映阴茎硬度的无创检查。

正常的夜间勃起参数：每夜勃起频率 3～6 次，每次勃起时间持续 10～15 分钟，硬度超过 70％，膨胀大于 2～3cm。

（2）阴茎肱动脉血压指数（PBI）　采用袖珍多普勒超声监听仪分别测出两侧阴茎海绵体内动脉血压。PBI＝阴茎动脉血压÷肱动脉血压。若 PBI＞0.75，表明阴茎动脉血流正常；若 PBI＜0.6，提示阴茎动脉血流异常。

（3）阴茎海绵体注射血管活性药物试验（ICI）　不同药物的作用机制不同，但最终均导致阴茎海绵体动脉和海绵窦平滑肌松弛。血流阻力减低，可使海绵体动脉灌注增加，海绵窦膨大，压迫回流静脉，使海绵体静脉回流降低，导致勃起。

（4）双功能彩色多普勒超声检查（CDU）　高频探头显示阴茎海绵体、尿道海绵体和白膜，提供实时图像，观察阴茎有无病理性改变，如阴茎纤维斑块和血管钙化等。正常阴茎海绵体回声应均匀一致，海绵体或白膜有回声致密或钙化区提示海绵窦疾病、纤维化或痛性纤维结节病。同时，可获得高分辨率的阴茎血管图像，测定血管的内径，记录疲软状态下阴茎动脉的管径与任何血管壁的钙化。4.5MHz 脉冲测距探头进行血流分析，测定血流率，结合阴茎海绵体内注射血管活性物质（如 PGE1），观察注射前后阴茎血流情况，这对了解阴茎动脉血供和静脉闭合机制均有帮助。

双功能彩色多普勒超声检查的局限性：目前没有统一的超声检查标准，其推广应用受到影响。

评价阴茎内血管功能的常用参数：常用参数有动脉收缩期最大血流流率（PSV）、舒张末期血流流率（EDV）和阻力指数（RI）。

PSV 是评价阴茎动脉血供功能的主要指标，如 Lue、Mueller 和 Quan 等。PSV＞25cm/s 视为阴茎动脉血供正常；Gilbert 等人提出的正常值标准是 PSV＞28cm/s；Beson 和 Bassiouny 等将临界值定为 35cm/s，认为低于此值时存在海绵体动脉异常。

EDV 是评估阴茎背静脉闭合功能的重要指标，其临床正常值研究的结果较为一致。Quan 等认为，正常状态下 EDV 应＜5cm/s，＞5cm/s 时，提示阴茎背静脉阻断机能不全。

Bassiouny 的研究结果是，正常状态下 EDV<4.5cm/s，超过此值提示阴茎背静脉闭合机制异常。

RI 指（PSV-EDV）/PSV 的比值。正常人 RI 的平均值为 0.99，单纯动脉功能不全的 RI 平均值为 0.96，较正常略低，但无统计学意义。静脉功能不全的 RI 平均值为 0.71，明显低于正常。动静脉异常同时存在时，RI 平均值更低，为 0.63。当 RI 明显降低（<0.8）时，应考虑静脉漏的存在。采用双功能彩色多普勒超声仪对正常人和血管性 ED 患者进行研究发现，注药后，血管正常者阴茎海绵体血管内径增大 80% 以上，最大血流率≥29cm/s，阻力指数≥0.93。动脉性 ED 患者的阴茎海绵体动脉内径扩张比正常小，最大血流率低，阻力指数正常。静脉性 ED 患者注药后，阴茎海绵体动脉内径增大，最大血流率正常，阻力指数明显低于正常。

（5）阴茎海绵体压力测定（CM）　CM 是诊断静脉性 ED 的有效方法。

方法：阴茎皮肤消毒局麻，于阴茎冠状沟两侧以 19 号蝶形针穿刺两侧阴茎海绵体，固定于阴茎皮肤后，通过一侧穿刺针注射血管活性药物后连接阴茎海绵体压力传感器，另一侧穿刺针连接水泵；传感器定标后，按计算机 CM 测定程序自动测定。

阴茎海绵体压力测定的诊断指标有诱导勃起的灌注流率（IF）、维持勃起的灌注流率（MF）、IF/IM 及压力跌差（PLC）等。早期以 IF 进行诊断，目前多采用 MF 与 PLC 作为诊断指标。MF 与静脉漏的程度直接相关。正常状态下，平滑肌完全松弛时，维持完全勃起的灌注流率在每分钟 10ml 以下，通常低于每分钟 5ml。正常状态下，停止灌注后 30 秒钟内，海绵体内压力从 20kPa（150mmHg）降至 6kPa（45mmHg）以下。若灌注时海绵体内压力不能达到平均收缩压、MF 超过每分钟 10ml 或停止灌注后海绵体内压力很快下降均提示静脉闭合不全。MF 超过每分钟 40ml 应考虑显著静脉闭合不全。Payau 等认为，如 IF>120ml/min，MF>50ml/min，可诊断为静脉漏。技术因素对海绵体测压检查结果有显著的影响。如检查环境干扰会引起患者紧张而对其勃起反应产生负面影响，因为在海绵体平滑肌不能完全松弛时，无法实现静脉闭合机制。

（6）阴茎海绵体造影　通过阴茎海绵体造影可进一步明确静脉漏的部位。

方法：患者仰卧位，阴茎根部扎弹力带，中部外侧消毒后，注入血管活性药物罂粟碱或前列腺素 E_1，3～5 分钟后去除弹力带，用 9 号针头从海绵体外侧穿刺阴茎海绵体，以每分钟 80～100ml 快速注入 30% 泛影葡胺 40～100ml，通过监视器观察阴茎海绵体的形态、海绵体血管回流率以及阴部、骨盆内血管显示的范围，并于注射造影剂后 30 秒、60 秒、90 秒、120 秒和 900 秒时分别摄片。静脉漏的 X 线表现为阴茎背深静脉和前列腺周静脉丛显影或背浅静脉显影、阴部内外静脉系统显影、阴茎浅静脉显影、尿道海绵体显影，少数患者表现为会阴丛显影。目前，由于外科手术治疗静脉漏的远期疗效不佳，海绵体造影检查也较少进行。

（7）选择性阴茎动脉造影　阴茎动脉造影是评价阴茎血供异常的定位和定性的主要方法。下列情况术前可进行阴茎动脉造影：①骨盆骨折后出现勃起功能障碍；②原发性勃起功能障碍疑有阴部动脉血管畸形；③主动脉或髂动脉有狭窄；④阻塞病变以及经 NPT、双功能彩色多普勒超声检查等证实有阴茎供血不全；⑤经药物治疗无效拟行血管重建术者。

方法：在血管造影检查台上进行操作，经一侧股动脉逆行穿刺插入导丝，再插入动脉导管，在荧光屏监视下先将导管插入对侧髂内动脉，同时在阴茎海绵体内注射血管活性药物PGE110μg，令病人倾斜30°，阴茎偏向非造影侧，注射造影剂，连续快速摄片。然后将导管退至穿刺侧髂动脉，再进入穿刺侧髂内动脉，同法注射造影剂摄片。若造影满意，可清晰观察到阴部动脉、阴茎背动脉、阴茎海绵体动脉及其分支。患有髂血管广泛硬化者则造影困难或失败。本检查并发症为穿刺点血肿、动脉内膜剥脱和造影剂过敏等。由于动脉造影为有创性检查，在临床应用时应严格掌握其适应证和禁忌证，对患有严重高血压、糖尿病、心肌梗死、脉管炎者禁止使用。

（8）勃起功能障碍的神经检测　躯体神经系统包括传入感受器和传出神经元两部分，作用分别是将触觉刺激信号传入到中枢神经系统和在骶髓水平与副交感的传出通路相连从而形成勃起反射。由自主神经系统组成的传出通路引发阴茎勃起并维持勃起，躯体神经系统是感受刺激信号、传入信号及增加阴茎坚硬度所必需的。

自主神经检测　对于自主神经病变没有直接的检测方法，只能通过涉及自主神经病变的器官、系统的功能状况和神经分布及它们与自主神经的关系间接了解其（包括交感神经和副交感神经）功能状况。

心律控制试验：主要针对副交感神经，是检测静息状态、深呼吸及站立时的心律变化。正常参数是在静息状态下，平均RR（心电图中）变化率在41～60岁为<1.88，40岁以下的成人<2.52；在3次完整的呼吸周期中，最慢的吸气心律和最快的呼气心律平均差异的最大值在年轻组和年老组分别高于15次/分钟和9次/分钟；心律慢时的最长RR间期与心律快时最短RR间期之比应>1.11。

心血管的反射性检测试验（CVR）：通过心律和血压对各种刺激的反应进行评价。这些刺激包括深呼吸、直立或倾斜身体、承受等容的握力、冷压力（一只手进入冰水60秒钟）。心律和血压的变化可分别反映副交感神经和交感神经的功能，如缺少变化则提示自主神经病变，但应除外混杂因素如心动过速、尼古丁和咖啡因、药物（特别是抗高血压药）、血容量过高或过低等的影响。

交感神经的皮肤反应（SSR）：受试者仰卧于静室，接受各种单独的刺激（光、电、声、冷压力），通过神经冲动记录仪记录皮肤电位。影响因素：如人体耐受性、刺激及记录的方法、皮肤的水分和汗腺的密度、室温和体温以及传入性躯体感受器的神经病变都可能造成电位幅度和潜伏期不同。3次试验均缺少SSR或者SSR幅度在同侧和对侧肢体差异>50%时认为是异常的。

海绵体肌电图（cc-EMG）：海绵体小梁平滑肌是交感神经和副交感神经分布的靶器官。对于其活动的记录（测量海绵体小梁平滑肌电位）是评价调控血管舒缩的自主神经整体功能的最直接方法。阴茎松弛时，电信号的静息状态被同步电位所阻断。这种同步电位是由交感神经活动引发的，具有高幅度和长的持续时间（可以达到15秒）。勃起时，电位的频率增加，幅度减小，最终导致电位完全消失。副交感神经活动掩盖了交感神经活动，表现为一种电位活动的静息以及平滑肌的完全舒张。在阴茎失去勃起的过程中，电位又可重新出现。对自主神经病变患者，阴茎松弛时，可以测到非同步的高频的、低幅度和非正常表现的电位，这些电位代表了平滑肌细胞簇的自发的和非同步的去极化。对于这类患者，无法看到一个比较稳定的介于收缩和舒张之间的中间状态。

温度域值检测（TTT）：温度的敏感性依赖于传入纤维和中枢过程的完整性。传入通路的组成是一些小神经纤维（热觉传导通过无髓鞘的 C 纤维，冷觉传导通过 A-δ 纤维）。通过 TTT 可以间接地了解自主神经纤维的功能状况。可能的混杂因素有皮肤温度、周围环境温度、皮肤与刺激物的接触、受试者的配合程度、疲劳与反应的偏差等。克服混杂因素的方法：①分级法：通过一个个短时的温度变化，要求受试者指出是否感受到这种变化。之后依据受试者的回答增大或减小温度变化。②选择法：受试者在指导下指出两种短刺激中哪一种是感受到的，通过不同温度变化时的真刺激和假刺激来进行，也就是受试者是否能分辨真、假刺激。③限制法：将温度逐渐变化直至受试者指出已感受到温度的变化，此后再将温度逐渐变化回到原来的状态。温度域值试验在评价神经性勃起功能障碍的价值已经确定。TTT 的最大优点是在男性和女性身体的各部位都可使用。

尿路肛门反射（UAR）：尿路肛门反射提供了一个测量自主神经和躯体神经反射弧结合关系的方法。它包括从膀胱颈来的传入自主神经纤维和球海绵体、坐骨海绵体，以及肛门外括约肌的躯体传出神经。电流刺激由膀胱颈内导管引发，肛门外括约肌针电极可记录到反应。这个试验的缺点是有侵入性（有创性）。由于自主神经和躯体神经是联合作用于反射弧的，因此仅以 UAR 作为诊断自主神经病变的试验并不理想。相比而言，异常的 UAR 与正常的球海绵体反射相结合则能更好地提示自主神经病变。

躯体神经系统检查　①阴茎生物阈值测量：目的是检测对于不同振幅的振动产生的知觉的敏感阈值。阴茎头的躯体神经系统检查可重复性较好，但它与阴茎背神经的神经生理检测没有相关性，因为阴茎头仅有游离神经末梢而几乎没有振动感受器。②骶神经刺激反应-球海绵体反射潜伏期（BCR）：这个检查是将两个环形刺激电极套在阴茎上，一个置于冠状沟处，另一个置于距冠状沟 3cm 阴茎处，由直流刺激器产生方波脉冲，记录反应。一般 BCR 潜伏期高于平均值（30～40 秒）3 个标准差则为异常，提示有神经病变。③阴部神经传导速度：在阴茎长度正常时，测量两个 BCR 潜伏期。一个从阴茎头开始，另一个从阴茎根部开始。用两个电极之间的距离除以根部和阴茎头潜伏期之差。平均传导速度是每秒 23.5m，正常范围是每秒21.4～29.1m。④躯体感觉神经诱发电位：检查对阴茎背神经的电刺激。它可以记录从骶髓到大脑皮质的激发电位的叠加波形。对于周围神经的刺激反应为极低幅的电位。对于常规检测来说这一检查没有实际意义，但它可以对神经检查有微小异常的患者的阴茎传入感受障碍的存在、定位及性质作出客观的评价。

由于缺乏对现存的绝大多数神经病变的有效的治疗措施，ED 的神经检测试验一般只适用于有研究协议或者对病人有明确益处时。

（9）海绵体活检　ED 患者阴茎海绵体组织中疏松结构消失，大量胶原纤维增生。阴茎海绵体活检可以直接评价海绵体功能，用于某些勃起功能障碍的病因诊断。

海绵体活检的方法：常采用穿刺法。具体操作：局麻下用 Trucut 针从龟头进入，活检针与阴茎同方向通过白膜至海绵体。一只手牵拉阴茎保持平直，另一只手控制板机使活检针从前向后弹出。然后取出穿刺针，将活检组织放入 Bouin 液，通过固定、包埋、切片、染色

（可用苏木精伊红染色）等，最后将切片进行显微镜和计算机分析。重点分析平滑肌密度，如发现海绵体平滑肌密度降低则可诊断为勃起功能障碍。

海绵体活检以不损害海绵体结构为前提，且取出组织能具有代表性，可反映海绵体整体结构。对一些拟采用外科手术治疗静脉关闭不全的 ED 患者，术前行海绵体活检有助于判定预后。由于海绵体活检为有创性，易造成血肿、感染、瘢痕等并发症，所以临床应用应慎重。

（四）治疗

1. 现代医学治疗

（1）心理治疗　　适用于心因性勃起功能障碍和器质性勃起功能障碍。心理治疗的手段主要有 3 种：

松弛训练　　松弛训练可以帮助消除紧张焦虑，是一种行之有效的情绪自我调节的手段。

具体做法：选择一个安静、温暖、无人打扰的地方，舒适地坐下或躺下。如果用坐姿，选一张有扶手的椅子，双手搭在上面，两腿略分开，头部自然地下垂。如果取卧姿，要仰卧，双手平放身旁。当身体舒适后，闭眼，缓慢地深呼吸。吸气时，先使腹部扩张，然后胸部，直至双肺充满空气。保持 3 秒钟，然后慢慢呼出，直至全部呼出为止。一直保持这种呼吸节奏，使呼吸逐渐自然，逐渐习惯。之后，开始运动肌肉。在吸气时尽力弯下脚趾及压下双脚，保持充气状态和用力状态 10 秒钟，然后随同呼气而放松。吸气，尽力压下脚跟及翘起双脚，保持 10 秒钟，然后呼气、放松。同样地，随着呼吸，依以下肌肉顺序拉紧及放松：小腿肌肉（用力使脚跟离地）、大腿肌肉（用力伸直双腿）、臀部肌肉（用力将大腿往后压）、腹部肌肉（用力收缩腹肌）、双臂肌肉（用力屈双臂）、颈部肌肉（耸肩、头用力向后靠）、面部肌肉（咬牙、皱眉、用力闭眼）、全部肌肉等。在整个训练过程中，要一直保持有节奏的深呼吸，并用心体会每一次放松时的舒适感觉。松弛训练总共约 30 分钟。心中默想张开眼睛后会十分松弛和清醒，然后数一、二、三，睁眼。此种训练每天在方便而又不觉得太疲劳时做 1～2 次，持之以恒。可以只选择几组自认为重要的肌肉，以缩短每次训练的时间，这样不会影响效果。在顺序上，必须从脚部往上。

性区感觉训练　　这是一种帮助了解自身性感觉的训练，为单独训练，近于自慰行为，但又不是自慰，目的是引导性伴侣认识男方的身体，以达到性交和谐的境界。

具体做法：选择一个安静、温暖、不受人干扰的地方，身体全裸，使身心松弛。如果需要，可先做松弛训练。然后，随意观看并用不同力度抚摸自己的身体，集中注意身体感觉，认识自己性器官的各部分（可借助一面小镜子）以及周围的敏感程度。轻抚阴囊，然后沿阴茎直上至系带。再沿阴茎而下至阴囊，重复多次。双手握住阴茎，拉下包皮，直至龟头完全外露及感到适意的张力。双手可同时抚摸外露的龟头，拿握和抚摸力度的大小随自己的感觉而定。继续拿握阴茎，将包皮推上，至完全包尽龟头。然后，再将包皮拉下，至感到适意的张力。如此反复多次。拉与推的力度及速度可随意变化。逐渐做一些性幻想，要想象得明确生动，以期引起性兴奋。如想象有困难，可同时阅览带有色情的图片等以作辅助，也可使用震荡器具以增加快感。练习次数不限。每次练习要保持身体各部位的舒适，直至能熟练地掌握引起性兴奋的方法，并能在性交时随时应用为止。做这些练习时，要注意手部清洁，以免感染。抚摸、拿握的力度以不损伤器官组织为限。

性感集中训练 性感集中训练是性治疗的核心，适用所有性功能障碍者，包括男性和女性的性欲减退或缺乏、性厌恶与性乐趣缺乏、生殖器反应缺失（阳痿、阴道干燥）、性高潮障碍、性交疼痛，以及男性的早泄、射精延迟，女性的阴道痉挛等。由于勃起功能障碍者很容易产生焦虑，或因性交失败而产生对性交的畏惧心理，故性感集中训练时，病人应暂时停止性交，在十分放松的情绪状态下，由医生指导进行，使大脑皮层有一个休息调整的机会。训练过程中，在增进男女双方相互情感交流和理解的基础上，根据训练的进展，再决定恢复性交的时机。

具体做法：①房间温暖舒适，光线柔和稍暗（以能看清对方的反应为宜），可伴以轻松、愉快的音乐。双方应热情、放松，创造一种相互理解和温情的气氛，不要谈论与治疗无关的话题。训练时双方最好均裸体。若不习惯全裸，在开始时可少裸或半裸，待适应后再全裸。体位以双方能看到对方全身、主动抚摸的一方又操作方便为宜。训练时间可长可短，一般每天半小时，双方轮流操作。②由抚摸而触发肉体舒服愉快的感受。双方寻找对方最喜欢的抚摸部位，了解如何通过抚摸传达温柔、爱慕之情。此时加强交流，特别是非语言的交流，力求通过抚摸激发性感，逐渐过渡到激发性欲。此阶段的治疗要避免触及性敏感区，如女性的乳头、大小阴唇、阴蒂、大腿内侧、口唇；男性的阴茎、乳头、大腿内侧等。③1周后进入触摸性敏感区阶段。当激起性兴奋时，立即停止刺激，改为抚摸其他部位。如此1周左右，进入下一阶段。④女上位性交。女方刺激男方生殖器，待阴茎达到一定程度的勃起时，用手引导插入阴道，但静止不动。双方集中注意，体验感受。阴茎回软时，女方可稍事活动，使阴茎重新勃起，如此反复多次，使阴茎勃起至满意的程度。⑤在此基础上，进行上下活动。先女后男，先慢后快，并不断加大活动的幅度，最后发展到完全的性交，使男女双方均达到性满足的效果。

勃起功能障碍的辅助治疗 ①环境辅助：即选择安静、舒适的环境，避免外界的干扰，以利于性的活动；变换环境能增加性生活的情趣，有利于发挥性的功能。②器具辅助：即振荡器或各种刺激性器官的人造器具。使用这些器具时，要注意清洁卫生。选择振荡器要注意大小、形状和震荡的频率和力度。③视听媒介辅助：健康的性知识书籍、图片及视听媒介可以提高性知识，提高性欲和性唤起，增强性生活的情趣。④食物辅助：注意饮食卫生，合理营养，使身体保持健康和充满活力对性活动是有益的。

（2）药物治疗

口服药物 根据作用部位分为两大类：中枢性和周围性。

作用于中枢神经系统的药物：①α肾上腺素受体阻滞剂：育亨宾（yohimbine）是双向肾上腺素受体阻滞剂，它能选择性阻断神经节突触前 α_2 肾上腺素受体，使血管平滑肌扩张，增加外周副交感神经张力，降低交感神经张力，因扩张阴茎动脉，增加海绵窦血液量而使阴茎勃起。此外，通过阻断中枢 α_2 肾上腺素受体，使去甲肾上腺素分泌增加，脑去甲肾上腺素能核中细胞兴奋，血浆中游离 3-甲基-4 羟-苯乙二醇增加，兴奋刺激勃起，从而增加性欲。常用剂量为 15～30mg/d，分 3 次口服，持续 4～8 周。其副作用较小，偶有心悸、尿频、消化不良、噩梦、一过性高血压、轻微头痛、头晕、颜面潮红、震颤及激动等。酚妥拉明：α_1肾上腺素受体阻滞剂，具有同时抑制肾上腺素和去甲肾上腺素的作用，可使交感神经张力降低，使动脉和平滑肌扩张，从而使海绵窦血流增加，白膜平滑肌受压，阻断静脉回流使阴茎勃起。其口服治疗效果不如阴茎海绵体内注射。②多巴胺药物：阿扑吗啡为D_2受体兴奋剂，作用于大脑活动中枢的多巴胺激动剂，通过脑单胺途径而诱发勃起。45%~60%的患者能成功性交。常见的副作用：恶心、呕吐、出汗、嗜睡和眩晕。溴隐停是一种口服的多巴胺能活性药物，用于治疗高催乳素血症伴性功能异常。对维持性血透患者伴ED亦有效，治疗的条件是血清睾酮应在正常范围。不良反应有恶心、呕吐和低血压，常需停药，限制其应用。

作用于外周的药物：西地那非（sildenafil，viagra）：西地那非为高度选择性磷酸二酯酶V型（PDE_5）抑制剂。作用机制是通过抑制PDE_5的水解活性使勃起组织细胞中cGMP增加，而不影响cAMP，从而增加性刺激引起的NO/cGMP的瀑布作用，引起阴茎海绵体平滑肌和阴茎小动脉平滑肌松弛，血液流入海绵窦，产生勃起。心因性ED一般在性交前1小时应用50mg，根据临床反应调整剂量。器质性ED宜用100mg。口服后1小时内血浓度达到最高峰。本品不能与含硝酸盐及其他扩张血管药物同时服用，有心肌梗死、心绞痛、凝血障碍、活动性溃疡及视网膜炎的患者慎用。

海绵体内注射血管活性药物（ICI） 这是20世纪80年代发展起来的有效的诊断、治疗手段（详细见前特殊检查内容）。主要不良反应有阴茎持续勃起和海绵体纤维化。单独应用罂粟碱持续勃起的发生率为5.3%，与酚妥拉明同用为2.4%，再加用PGE_1为1.4%。罂粟碱单用或与酚妥拉明合用阴茎海绵体纤维化的发生率约5.4%，PGE_1则很少发生。注射部位疼痛和一过性低血压亦会发生。镰状细胞贫血、严重精神病以及严重全身性疾病不宜应用（图5-1）。

局部外用药物 通过阴茎皮肤或尿道黏膜途径进行治疗，以及口服药物治疗是当前最主要的无创治疗。

经阴茎皮肤途径：经阴茎皮肤用药必须具备下列条件：脂溶性，易穿透皮肤；不被皮下血管吸收而带至全身；需穿透Buck筋膜和白膜，或从皮下静脉逆流至阴茎海绵体。

应用于阴茎皮肤的ED外用药物：①硝酸甘油贴片或乳剂：用于后全身症状明显而勃起并不改善。由于疗效不佳，机制尚不完全清楚，有些药物全身反应重或经女方阴道吸收后引起不良反应。②氨茶碱：氨茶碱在穿透皮肤后，释放非特异性的磷酸二酯酶抑制剂—茶碱，使cAMP和cGMP浓度增加，细胞内钙水平下降，导致平滑肌松弛。③二硝酸异山梨醇酯：二硝酸异山梨醇酯提供的NO使cGMP增加。④米诺地尔和PGE1乳剂：米诺地尔和PGE1经皮肤外用效果不明显。

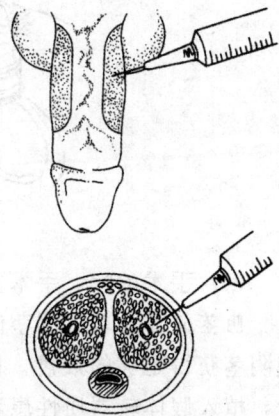

图5-1 阴茎海绵体内
注射技术示意图

经尿道黏膜途径给药：药物经过尿道上皮进入尿道海绵体静脉，由于它们与阴茎海绵体静脉相通，药物经尿道逆流至海绵体平滑肌而发挥治疗作用。目前已准予临床应用的是前列地尔。

内分泌治疗 雄激素替代治疗一般经肌肉和皮肤途径给药。庚酸睾酮需每 3 周重复注射，不足之处是血清睾酮于注射后立即升高，而随时间缓慢下降，这将导致在 3 周内情绪、性欲、勃起能力的明显变化，反复注射亦使病人感到不适。睾酮皮肤贴片有效，主要缺点是皮肤刺激。睾酮替代治疗的不良反应有水肿、红细胞比容增高、头痛、焦虑、痤疮、肝损害，以及发生肝癌和前列腺癌的可能。50 岁以上患者接受治疗时，必须定期监护前列腺大小和 PSA 水平。促性腺激素适用于继发性性腺功能低下，它能使睾丸增大，刺激精子生成，稳步提高性欲和性功能。睾酮替代治疗对血睾酮正常或正常低水平者，无改善勃起功能的作用。

（3）**物理治疗** 理疗仪有两种基本类型。

缩窄环 在勃起后套到阴茎根部，压迫静脉，阻止回流，维持勃起。这仅适用于能勃起但维持困难的患者，不能诱导勃起。

协同勃起仪器 原理是负压加外夹，其外形似阴茎套，由软硅酮做成，在性交前罩住阴茎。与其连接的是一条细管，当套好后，将空气吸出，使硅套内成负压，从而使阴茎勃起。硅套内外均涂抹润滑剂以便于性交。硅套顶端比较薄，以提高敏感性。20 世纪 80 年代末期和 90 年代初期，这种装置得到推广应用。存在的问题：阴道不适、阴茎刺激和敏感性降低等（图 5-2）。

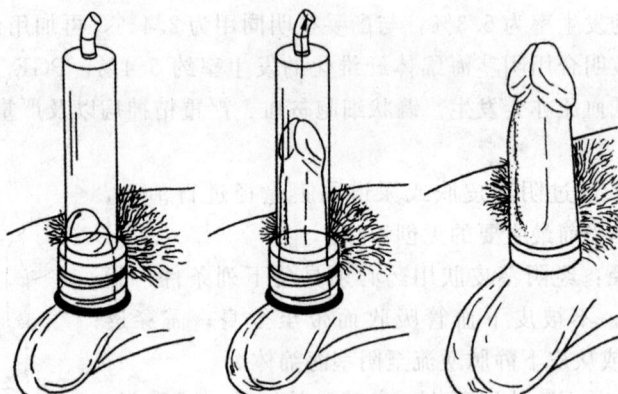

图 5-2 真空装置引起阴茎勃起示意图

（4）**手术治疗** 手术主要包括阴茎假体的植入和纠正血管畸形。

阴茎假体植入 阴茎假体植入是指取一定生物相溶性材料经手术方法植入阴茎组织内，使阴茎获得足够的硬度。阴茎假体植入是治疗 ED 最终而有效的方法。对于心因性 ED 患者，植入假体较器质性患者并发症发生率高，满意率低（图 5-3）。

假体种类：常用的有半硬性海绵状硅胶假体、可屈性硅橡胶假体和充胀假体三大类。早期曾植入软骨来改变阴茎的硬度，但由于软骨易于被吸收而失败。1952 年 Goodwin 和 Scott 植入丙烯酸阴茎支撑物，1966 年 Beheri 植入聚乙烯和硅做成的柱形假体。1973 年，Scott 报道了包含两个阴茎柱体、一个阴囊泵和一个储水囊的可充胀式假体，柱体植入海绵体内

（一边一个），泵放置在阴囊，储水囊在膀胱前间隙，3个部分由细管连接，液体从储水囊经细管流到柱体引起勃起，而返回则变软。随后，Small报道了简单的半硬式或可屈性假体。此后，一系列半硬性和可充胀式假体问世。可屈性假体是将银丝放入硅胶假体中，既要考虑有足够的硬度，又要有一定的柔韧性，这样在外观上能够接受。可充胀式假体主要包括3个部分：阴茎柱体、泵和储水囊；可分为3种：单件式、双件式和三件式。单件式假体3个部分均植入海绵体内，通过挤压泵，液体自储水囊流至柱体，引起勃起，阀放液使阴茎变软。其价格相对便宜，但经常硬度不够，而且有时泵失灵。双件式的储水囊和泵连接在一起植入阴囊，手术操作简单，尤适用于曾做过盆腔手术致储水囊植入困难的患者，缺点是储水囊体积有限，致阴茎硬度不够。三件式如"AMS700Ultrex"和"AMS700CX"含一层可扩张的涤纶布网，能随阴茎的膨胀而扩张。

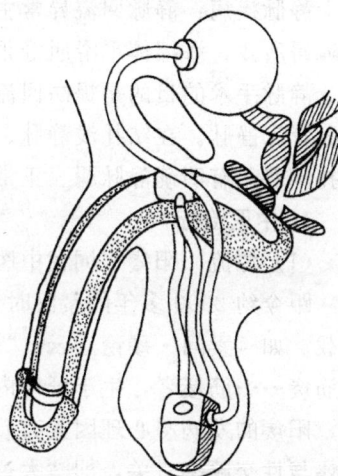

图5-3　充盈式阴茎假体示意图

　　手术操作：术前采取预防感染的措施，术野备皮，常规进行中段尿培养，麻醉后静脉应用广谱抗生素。采用阴茎阴囊切口时，可插尿管以帮助鉴别尿道。手术路径有3种：冠状沟下径路、阴茎阴囊径路和耻骨下径路。①冠状沟下径路：仅适用于半硬性假体，两切口位于侧面，各长约2cm，在血管神经束的侧面解剖至海绵体，在距远端2cm处，切开海绵体。扩张器向近端扩张至比植入柱体（9、11或13mm）的直径宽1mm，扩张时注意海绵体的自然弯曲，以防撕破白膜。测量阴茎的长度后，植入假体，关闭切口。②阴茎阴囊径路：切口位于阴囊，然后向阴茎解剖，辨别出两侧阴茎海绵体，纵行切开，扩张器向近端及远端扩张。由于切口位于海绵体的弯曲部，扩张较冠状沟下切口更为容易。贮水囊的放置可通过单独的腹股沟切口，或将切口延长至外环，向后切开横筋膜，进入膀胱前间隙，手指扩张至能容纳贮水囊。③耻骨下径路：与阴茎阴囊径路相似，但此路径阴茎海绵体暴露好，尤适用于海绵体广泛纤维化的患者，当扩张困难时，可切除纤维化组织。有时为安置柱体，可能要切除所有的瘢痕组织。此切口对于安置贮水囊也较为方便。

　　并发症：最常见的手术问题是海绵体扩张困难、疼痛、感染和糜烂。

　　勃起功能障碍的血管手术　血管重建适用于有明确动脉或静脉异常者。

　　动脉疾病：1973年，Michal等首先描述了血管重建手术。其采用腹壁下动脉直接与海绵体吻合，成功率约为35%，随访1年，无1名患者能够正常勃起。Michal采用第二种术式，即将腹壁下动脉与阴茎背动脉吻合，有56%的患者恢复了勃起。血管成形或移植等手术修复，短、中期有效率约为60%。远端血管病变可通过设计的血管重建手术进行治疗。血管重建早期仅用于动脉内流不足，现也用于静脉异常或动、静脉均异常患者。

　　阴茎血管重建手术的方法：腹壁下动脉与海绵体吻合、腹壁下动脉与背动脉端侧吻合、腹壁下动脉与中心动脉或背动脉吻合、腹壁下动脉和背深静脉吻合、腹壁下动脉与背深静脉吻合加近端静脉结扎、腹壁下动脉与隐静脉加背深静脉吻合等。

静脉疾病：静脉回流异常主要由于勃起时海绵体平滑肌舒张不全使得白膜下静脉被动挤压障碍所致，海绵体平滑肌舒张障碍是由于其神经控制异常或纤维化引起。

静脉手术的目的是提高回流阻力。手术需解剖出所有可见的表浅或弯曲的静脉，切除一部分背深静脉。在结扎浅静脉、背深静脉、脚静脉后，随访 29 个月，有效率为 60％。静脉结扎术对于有明确静脉漏、正常动脉内流的患者有一定价值。

2. 中医治疗

（1）源流　阳痿一词在中医典籍中也称为"阳痿"，其意义相同。

距今约 2000 多年的秦汉时代，人们对阳痿一病就有所认识。《黄帝内经》有关于阳痿的记载。如《素问·痿论》云："思想无穷，所愿不得，意淫于外，入房太甚，宗筋弛纵，发为筋痿……筋痿者，生于肝使内也。"这里的"筋痿"即为阳痿，因阴茎为宗筋之汇。其认为，阳痿的发病与心理因素有着极为密切的关系，即所谓"思想无穷，所愿不得"。并认为，阳痿与性交频率有关，即"太过"，且因损伤肝脏而致。《灵枢·经筋》中有"热则筋弛纵不收，阴痿不用"，提出"热证"（即出现身热的诸病）可导致阳痿。

隋唐时期，巢元方提出阳痿与肾有关。《诸病源候论·虚劳阴痿候》中指出："肾开窍于阴，若伤于肾，肾虚不能荣于阴器，故萎弱也。"唐代王焘在其《外台秘要·卷十七》中说："五劳七伤阴痿，十年阳不起，皆由少小房多损阳。"认为过度劳累、过早过多的性生活会导致阳痿。

明清时期，对阳痿的认识又深了一步，张景岳提出了阳痿这一病名。《景岳全书》提出："凡男子阳痿不起，多由命门火衰，精气虚冷；或以七情劳倦损伤生阳之气多致此证。亦有因湿热炽盛，以致宗筋弛纵而为痿弱者。"这里提出了阳痿与命门火衰有着密切的关系，并提出性交时突受惊恐可致阳痿。"凡惊恐不释者，亦致阳痿……阳旺之时，忽有惊恐，则阳道立痿"。这里的"阳旺"是指阴茎勃起、性交过程，更仔细地描绘了心因性阳痿的致病过程。清代的林珮琴则提出，阳痿有先天性因素。他在《类证治裁》中提出，"先天精弱者，可致阳痿。"

（2）病因病机　本证每与心、脾、肝、肾四经失调有关，如情志不遂，所欲不得，大恐暴怒，或房事不节，不洁交合，外感湿热毒邪，或先天精弱，或年高体弱，或金刃所伤等，皆可致阳痿。

情志内伤

怒气伤肝：男子郁怒或暴怒、情志不畅而致肝气郁结，肝木不能条达，宗筋失肝气之养而不用，故致阳痿。如《灵枢·经筋》云："足厥阴三筋……上循阴股，结于阴器。其病……阴器不用……伤于内则不起。"《素问·痿论》曰："筋痿者，生于肝使内也。"

思虑伤脾：所欲不遂，朝思暮想，思虑太过，伤及心脾，使心脾郁结，宗筋乏濡而不用，导致阳痿。《类证治裁·阳痿》云："伤思虑者，心脾郁结，阳事不举。"

惊恐伤肾：行房之际，突发意外，卒受惊恐；或心胆素虚，初次性交不成，尔后恐于同床，屡屡不能勃起；或夫妻性交不和谐；男子恐于女方反感指责，或害怕于精力不足，不能使女方尽意。恐则伤肾，伤肾则气下，惊则气乱，惊恐内伤，肾气逆乱，宗筋前窍不振而致阳痿。

邪气内阻

湿热下注：多因嗜食辛辣，或交媾不洁，湿热蕴结或湿热之邪外乘；或形体肥胖，素有痰湿，湿积化热；或热病后湿热未清等。此湿热之邪下注宗筋，一者灼伤宗筋使宗筋不用，再者湿邪阻络，使阳气不达而宗筋不振，上两者共致阳痿。

痰湿内阻：多因饮食失节，恣食肥甘厚味，以致脾失健运，聚湿成痰；或肝郁乘脾，脾失健运而痰湿内生；或年高体衰，元阳不足，水气不化，聚湿抑脾，痰湿之邪并未化热，而阻遏经络，阳气不达宗筋而致阳痿。如《杂病源流犀烛·前后阴湖浪候》云："阴湿伤阳，阳气不能伸，亦致阴痿不起。"

瘀血阻络：或因跌仆损伤（会阴、盆腔损伤或手术者亦在此范围），或七情内伤，六淫外感，或元阳不足，房劳过度等均可导致瘀滞，瘀阻于宗筋，阳气不达而致阳痿。

寒邪凝滞：素体阳虚，阴寒内盛；或居处寒冷潮湿；或坐卧湿地，或寒冷作业，寒滞肝脉，遏阻真阳而致阳痿或阳缩之证，且寒湿二者往往并中。《慎斋医书·阳痿》云："阳痿多属于寒。"

脏腑虚损

阳虚火衰：年高体衰，元阳不足；或禀赋不充，素体阳虚；或肾精亏耗，阴损及阳；或久病、大病失于调摄，肾阳不足；或过用汗、吐、下法，或过用苦寒伤阳之品，致使肾阳不足或命门火衰而致阳痿。如《济生方·虚损》云："五劳七伤真阳衰惫……阳事不举。"

阴精亏虚：先天不足，素体阴虚，精气虚冷而致阳痿。

心脾两虚：思虑损伤心脾，使阴血亏虚；久劳或大病、久病伤心脾；脾气虚水谷不腐，精微失源；心气虚血失所运，宗筋失养；脾虚湿阻，阳气不达，宗筋不振，故阳痿。如《临证指南》云："阳明虚则宗筋纵。"《景岳全书·杂证谟·阳痿》云："凡因思虑惊恐，以致脾肾亏损而阳道痿者，必须培养心脾……归脾汤之类主之。""若以忧思太过抑损心脾，则病及阳明冲脉，而水谷气血之海必有所亏，气血亏而阳道斯不振矣。"

（3）辨证论治

肝脾郁结

【症状】阴茎不能勃起，多因厌烦性事、躁怒、思虑而致，抑郁寡欢或急躁易怒，胸胁胀满，或胃脘胀痛，善太息，食少纳差，舌淡红，苔薄，脉弦。

【病机分析】肝主筋，其脉绕阴器，阴器乃宗筋之汇。肝气郁结，则气不运于宗筋，故宗筋失用，引起阳痿；肝气郁结，气机不畅，故胸胁胀满，抑郁寡欢；肝郁化火，则急躁易怒；太息则肝气得疏，气机得畅故善太息；思伤脾或肝郁乘脾，脾失健运故胃脘胀痛，食少纳差；舌质淡红、苔薄、脉弦乃肝脾郁结之象。

【治则】疏肝理脾，通络振痿。

【方药】方用柴胡疏肝散加减（《古方八阵》）。

方药组成：柴胡20g，枳壳15g，香附15g，青皮15g，郁金15g，川芎20g，甘草10g，芍药15g，茯苓15g，白术30g。水煎服。

【方解】方中柴胡、枳壳、香附、青皮、郁金疏肝行气解郁；川芎、甘草、芍药活血化瘀，故甘草取梢，芍药取赤芍；茯苓、白术健脾理脾。诸药合用，共奏疏肝理脾、通络振痿之功。

惊恐伤肾

【症状】阴茎不能勃起，因惊恐而致，胆怯多疑，精神苦闷；每逢性交时焦虑慌恐，心有余悸；心悸失眠，多梦惊惕，舌质淡青，苔薄，脉弦细。

【病机分析】惊恐伤肾，惊则气乱，恐则气下，阳气不振故阳事不用，而致阳痿；恐伤肾水，水不涵木，胆木失统则决断失司，故胆怯多疑，精神苦闷；肾伤则心失所济，故神不守舍，焦虑慌恐，心有余悸，心悸失眠，多梦惊惕；舌质淡青、苔薄、脉弦细乃惊恐伤肾之象。

【治则】宁神补肾，升清振痿。

【方药】方用宣志汤加减。

方药组成：熟地 30g，巴戟天 15g，淫羊藿 20g，人参 15g，远志 15g，龙骨 20g，牡蛎 20g，柴胡 15g，升麻 15g，蜈蚣 3 条。水煎服。

【方解】方中熟地、巴戟天、淫羊藿补肾；人参、白术、当归、山药、茯苓健脾益气养血；枣仁、远志、龙骨、牡蛎宁心安神；柴胡、升麻升清阳，疏因恐而下之肾气和逆乱之肝气；蜈蚣入肝，通络助气运行。诸药合用，共奏宁神补肾、升清振痿之功。

湿热下注

【症状】阴茎不能勃起，或勃而不坚，或坚而不久不泄而痿，伴有小便灼热淋痛，或滴白混浊，阴囊潮湿，会阴坠胀，腰痛，少腹不适，睾丸引痛；血精或射精疼痛；大便滞涩不爽，小便频急，尿有余沥；肢体困倦，心烦口苦；舌质红，苔黄腻，脉滑数。

【病机分析】肝胆湿热，下注宗筋，一者灼伤宗筋，再者湿阻脉络，阳气不达宗筋，故宗筋不用而痿，或阳气少达宗筋，宗筋勃而不坚或坚而不久；湿热下注，灼伤下窍，故小便灼热淋痛，滴白混浊，大便滞涩不爽；湿阻下窍，故小便频急，尿有余沥；湿热灼伤精窍故血精或射精疼痛；湿热下注于阴囊，故阴囊潮湿；热伤血络，瘀血阻络，不通则痛，故腰痛，少腹不适，睾丸引痛，会阴坠胀；胆火泛上，故心烦口苦；湿困脾阳，故肢体困倦；舌质红、苔黄腻、脉滑数乃湿热下注之象。

【治则】泻肝利胆，清热化湿振痿。

【方药】方用龙胆泻肝汤加减（《兰室秘藏》）。

方药组成：龙胆草 20g，山栀子 15g，车前子 15g，黄芩 15g，柴胡 15g，生地 15g，泽泻 15g，木通 10g，甘草 10g，当归 40g，黄柏 50g，丹参 15g。水煎服。

【方解】方中龙胆草、黄芩、山栀子清肝泻火；柴胡疏肝达郁；木通、车前子、泽泻、黄柏清利湿热；当归、生地养阴凉血；丹参活血养血，与清热泻火药配伍，泻中有补，使泻火之药不致苦燥伤阴；泻中有通，既利湿又活血，以达清热化湿振痿之功。

痰湿内阻

【症状】阴茎不能勃起或勃起不坚，伴性欲低下，头目眩晕，痰多泛恶，口中滑腻，四肢沉重，或年逾四旬，形体肥胖；舌质淡，苔白腻，脉沉滑或弦滑。

【病机分析】痰湿内阻，阳气不达或少达宗筋，故阴茎不能勃起或勃起不坚，性欲低下；痰湿阻遏上升之清阳故头目眩晕；痰湿中阻，故痰多泛恶，口中滑腻；湿困脾阳，脾气不达四肢肌肉，故四肢沉重，形体肥胖，舌质淡、苔白腻、脉沉滑或弦滑乃痰湿内阻之象。

【治则】理气化痰，通络除湿振痿。

【方药】方用导痰汤加减（《校注妇人良方》）。

方药组成：胆南星 20g，枳实 15g，陈皮 15g，半夏 15g，茯苓 15g，甘草 15g，白术 20g，柴胡 15g，山楂 30g。水煎服。

【方解】方中胆南星、半夏燥湿化痰；枳实、陈皮、柴胡理气；茯苓、白术、甘草、山楂健脾除湿。诸药合用，共奏理气化痰、通络除湿振痿之功。

瘀血阻络

【症状】阴茎不能勃起多因外伤而致，伴有少腹、睾丸局部刺痛或有肿块；舌质紫暗或有瘀斑瘀点，脉沉弦或沉涩。

【病机分析】跌仆及金刃损伤，或气滞、痰阻、寒凝日久不愈，而致瘀血阻络，阳气不通，宗筋失达而痿；不通则痛，故少腹、睾丸等处局部刺痛而非引痛；瘀血停积则有肿块；舌质紫暗或有瘀斑瘀点、脉沉弦或沉涩乃瘀血阻络之象。

【治则】活血化瘀，通络兴痿。

【方药】方用血府逐瘀汤加减（《医林改错》）。

方药组成：桃仁 20g，当归 15g，红花 15g，生地 15g，牛膝 15g，枳壳 10g，赤芍 10g，川芎 10g，桔梗 10g，柴胡 10g，甘草 10g，蜈蚣 3 条，地龙 10g，元胡 10g。水煎服。

【方解】方中桃仁、红花、赤芍、川芎、蜈蚣、地龙活血通络；枳壳、柴胡行气以助活血；元胡止痛；甘草调和诸药，和中健脾；牛膝既活血又引药下行；桔梗开肺气以利水湿，助活血；当归补血，使诸药活血而不伤正；生地凉血滋阴，助当归养血。诸药合用，共奏活血化瘀、通络兴痿之功。

寒滞肝脉

【症状】阴茎不能勃起或勃起不坚，伴阴茎、阴囊疼痛，或少腹冷痛，得热则减，遇寒则增，阴囊湿冷；舌质淡，苔白，脉沉弦或沉迟。

【病机分析】寒滞肝脉，阳气受阻不达或少达宗筋，故阴茎不能勃起或勃起不坚；寒邪凝滞，不通则痛，故少腹、阴囊疼痛；遇冷则凝滞尤甚，遇热则阳气得助，故得热则减，遇寒则增；阳气不达，水湿不布，湿邪下犯而阴囊湿冷；舌质淡、苔白、脉沉弦或沉迟乃寒滞肝脉之象。

【治则】温经散寒，补阳兴痿。

【方药】方用暖肝煎加减（《新方八阵》）。

方药组成：小茴香 20g，肉桂 20g，当归 30g，枸杞子 15g，茯苓 15g，沉香 15g，乌药 15g，生姜 15g，地龙 15g，仙茅 30g，淫羊藿 30g。水煎服。

【方解】方中小茴香、肉桂、生姜温肝散寒，通阳达于宗筋；沉香、乌药行肝气以止痛；茯苓健脾；当归、枸杞子补血养肝以和营；地龙活血通络；仙茅、淫羊藿补肾阳以助肝阳。诸药合用，共奏温经散寒、补阳兴痿之功。

阳虚火衰

【症状】阴茎不能勃起或勃起不坚，伴性欲淡漠，证见面色㿠白、精神萎靡、头晕耳鸣、腰膝酸软、畏寒肢凉、滑精、早泄、舌质淡、体胖、苔薄白、脉沉细无力。

【病机分析】恣情纵欲，斫伤太过，或大病久病，损伤元阳，肾阳亏虚，命门火衰，故阴茎不能勃起或勃起不坚，无性欲；阳损及阴，肾精亏虚，髓海不足故精神萎靡，头晕耳鸣；阳虚生寒，故面色㿠白，畏寒肢凉；腰为肾之府，肾虚则其府失充，故腰膝酸软；肾气虚弱，精关不固，故滑精、早泄；舌质淡、体胖、苔薄白、脉沉无力乃阳虚火衰之象。

【治则】补肾，壮阳，兴痿。

【方药】方用赞育丹加减。

方药组成：仙茅20g，淫羊藿20g，巴戟天20g，肉苁蓉15g，炒韭子15g，蛇床子15g，肉桂20g，枸杞子15g，当归20g，炒杜仲15g，白术15g，熟地20g，山萸肉20g。诸药共为细末，炼蜜为丸。每丸重9g，朱砂为衣。或水煎服。

【方解】方中熟地、枸杞子、山萸肉补肾精；当归补血；白术健脾；肉苁蓉、巴戟天、仙茅、淫羊藿、炒韭子、蛇床子、肉桂、炒杜仲补肾阳；阴阳共补，使肾阳得助，痿筋兴焉。

阴精亏虚

【症状】阴茎从未勃起，形似女态，阴茎短小，或无睾丸，或无胡须，无阴毛或阴毛呈女态等，其他症状可如常人；舌质红，无苔或少苔，脉细，或者舌脉如常。

【病机分析】此证乃先天禀赋不足、肾精亏虚、阴阳俱弱而致。

【治则】滋阴补肾，填精兴痿。

【方药】方用六味地黄丸（《小儿药证直诀》）加减。

方药组成：熟地40g，山药20g，山萸肉20g，泽泻15g，牡丹皮15g，茯苓15g，鹿茸10g，蛤蚧15g，首乌15g。上药共为细末，炼蜜为丸，口服。

【方解】方中以六味地黄丸之六味滋补肾阳；以鹿茸、蛤蚧、首乌填精补髓以助肾阳。诸药合用，共奏滋阴补肾、填精兴痿之功。临床中，虽然本法合乎中医理论，但少有见效。

心脾两虚

【症状】阴茎不能勃起或勃起不坚，劳累后加重，证见面色无华、食欲不振、少气懒言、周身倦怠、腹胀便溏、心惊少寐、抑郁消沉、劳累后加重；舌质淡，苔白腻，脉细无力。

【病机分析】心脾两虚，阳气受损，故阴茎不能勃起或勃起不坚；心气虚，精血失运故面色无华；脾气虚则少气懒言；脾主四肢肌肉，虚则精微不达，故周身倦怠；脾虚健运失司，故食欲不振，腹胀便溏；心气虚则抑郁消沉，心气血亏虚则心惊少寐，劳则伤气，故劳累后加重。

【治则】养心，健脾，兴痿。

【方药】方用归脾汤（《校注妇人良方》）加减。

方药组成：人参15g，黄芪20g，白术20g，当归20g，茯苓15g，远志15g，酸枣仁15g，木香10g，元肉10g，炙甘草10g，大枣15g，生姜10g。水煎服。

【方解】方中人参、黄芪、白术补气健脾；当归补血养心；木香行气以调脾；茯苓利湿以调脾；远志、酸枣仁养心健脾安神；炙甘草、大枣、生姜健中补脾。诸药合用，共奏养心、健脾、兴痿之功。

（4）其他疗法

　　针灸疗法　①取穴：次骨、曲骨、阴廉、大敦。方法：针刺次骨、阴廉穴以局部出现酸胀、重感为度。针刺曲骨穴以出现电击感自尿道根部放射为止。大敦穴用艾条灸 5 分钟，火力要足，用雀啄法。2～3 天针刺 1 次，10 次为 1 个疗程。②取穴：双侧三阴交。③取穴：一组肾俞、三阴交、八髎、阴谷、足三里。二组复溜、关元、然谷、中极、曲骨，或每次取 4～6 个穴位，交替用。方法：先将艾绒搓成团，然后再把生姜切成 2 分硬币一样大的薄片，定好穴位后，针刺，用平补平泻手法，得气后留针；先把切好的生姜片套在针柄上端固定后将艾团放在上面点燃，直到艾绒燃完为止。用手法时，每次针感直达阴茎效果最好，每天针 1 次，10 天为 1 个疗程。治疗期间禁止性交，注意防止灼伤皮肤。④取穴：关元、神阙、中极、肾俞、腰阳关、命门。方法：取姜片置于穴位上，取艾柱置于姜片上，点燃至烬。每次选用 3～5 个穴位，每个穴位每次灸 3～5 壮。每日 2 次，7～10 次为 1 个疗程，或病愈为止。⑤取穴：气海、关元、三阴交。方法：每次用艾条灸 10 分钟。每天 2 次，5～7 天为 1 个疗程，或病愈为止。

　　按摩疗法　取穴：涌泉穴。方法：用手按摩双侧脚心（即涌泉穴），每日起床和睡前各按摩 1 次，左右各 100 次。同时配合健身锻炼法。

　　熏洗法　药物：菟丝子、蛇床子、韭菜子、棉花子、仙茅、仙灵脾、巴戟天、阳起石、补骨脂、大茴香、小茴香各 10g。方法：水煎诸药，熏洗会阴及阴茎、阴囊，每日 2 次。

　　贴敷法　药物：急性子 15g，阿片 3g，蟾酥 3g，麝香 0.5g，葱白适量。方法：先将前 3 味药研为细末，加入麝香再研极细末，滴水和成丸药 1 粒，用葱白捣烂包裹，外用湿纸再包一层，放炭火中煨 3～5 分钟，取出换纸，再包再煨，如此反复 7 次，去纸和葱，将药制成丸，如绿豆大备用。睡前取药丸 3 粒，用白酒化开涂于神阙、曲骨穴和阴茎头，每晚 1 次。

　　穴位注射法　取穴：关元穴。方法：取鹿茸注射液 2ml，关元穴常规消毒，按穴位注射操作，进针 1.5 寸深为宜。每天 1 次，每次 2ml，10 次为 1 个疗程。

　　上述疗法经临床验证，疗效不肯定。

二、射精障碍

　　射精障碍分为 5 种，早泄、射精迟延、不射精症、逆行射精和射精痛。

（一）早泄

　　早泄是射精障碍中最常见的疾病，发病率占成人男性的 35％～50％，占射精障碍患者的 90％。

　　早泄的定义尚有争议，主要有以下几种：

　　（1）1970 年，Masters&Johanson 定义为：性交时射精持续时间维持到能使配偶满足的频度，低于 50％为早泄。

　　（2）1974 年，Kaplan 在世界卫生组织（WHO）定义为：由于男性缺乏随意调节射精的能力，以致不如所愿地到达性高潮为早泄。

　　（3）1984 年，DSM-Ⅲ-R 定义为：不如所愿地阴茎插入阴道即射精，或在最小的性刺激下即射精为早泄。

(4) 1995 年，Ertekin 定义为：性交时射精持续时间足以调节到能使配偶满足程度的频度低于 50％为早泄。

(5) 1997 年，Devide 在美国泌尿科学会（AUA）提议，男女双方中，某一方对射精潜伏期不幸福或企图延长射精潜伏期，均可认为早泄。

近来早泄的定义趋于 1997 年 Devide 在美国泌尿科学会（AUA）所提议的。

1. 早泄的分类

(1) 1943 年 Shapiro 将早泄分为两型，即 A 型：老年人，早泄伴有勃起功能障碍。B 型：年轻人，性欲和勃起功能正常而有早泄。

(2) 1969 年 Cooper 将早泄分为 3 型。I 型：青春期后发生的原发性早泄，不伴有勃起功能障碍，但与心理性不安感有关。II 型：勃起功能障碍与心理性不安有关，为突然发生的早泄。III 型：心理性不安感不明显，伴有性欲减退和勃起功能障碍而逐渐发生的早泄。

(3) 1989 年 Godpodinoff 将早泄分为两型，即原发性早泄和继发性早泄。原发性早泄是指自首次性生活开始即有早泄。继发性早泄是指过去曾有过正常射精功能的男子，以后逐渐出现早泄。

2. 早泄的发病原因

(1) 心理因素　由于自罪感、不安感，丧失对性交的自信心等。

(2) 器质性因素　由于阴茎感觉过敏或感觉神经兴奋性增高，射精中枢对阴茎感觉的分辨功能失调引起。

(3) 其他因素　包皮炎、龟头炎、前列腺炎、精囊炎、尿道炎等炎症性疾病，交感神经节损伤（骨盆骨折、腹部动脉瘤手术、腹膜后淋巴结根治术），红细胞增多症，毒品戒断综合征，末梢神经症，多发性神经炎，慢性酒精中毒，糖尿病，动脉硬化等心血管疾病。

3. 早泄的临床检查

(1) 一般检查　①询问病史；②经过面谈和性生活的调查；③进行泌尿科常规检查和必要的实验室检查以判定有无包皮炎、龟头炎、前列腺炎、精囊炎、尿道炎等其他诱发原因。

(2) 特殊检查　特殊检查方法包括精神心理分析法、阴茎震动感感觉度测定法、阴茎背神经躯体性感觉诱发电位测定法和球海绵体反射潜伏期测定法等。

精神心理学分析法　该法包括身体化、强迫症、敌对心、抑郁、不安、恐怖不安、对人疑心、偏激症、精神症 9 个精神心理方面的证候群，90 个问询项目，各项目代表一个精神心理症状。

阴茎震动感感觉度测定法　阴茎震动感感觉度测定法可以评价阴茎背神经向心性传导功能和脑神经中枢的兴奋性。这种检查方法操作简单，价格低廉，是一种非创伤性检查手段，使用方便。

方法：应用阴茎震动感感觉度测定器，依次测定阴茎体部两侧、阴茎头、阴囊，记录其测得的震动感阈值：

阴茎背神经躯体性感觉诱发电位测定法　该方法是用电刺激阴茎背神经末梢，并在头皮记录脑电波变化，以评价阴茎背神经向心性传导功能和脑神经中枢的兴奋性。

方法：通常使用电生理分析仪检查。被检查者取仰卧位，将刺激电极阴极放置在阴茎近端，阳极放置在阴茎远端，接地极放置在耻骨联合上部。利用脑电波记录针形电极，并将活性电极放置在国际脑电波记录位点 10～20 的中间点（Cz）后方 2cm 处，基准记录电极则放置在距离鼻根点到喉头点的 30％处的 Fz 位点，刺激时间为 0.05 秒，频度为 3 次/秒。刺激强度从零逐渐增加，直到被检查者不感觉到疼痛为止。此时记录脑电波波型，分析躯体性感觉诱发电位潜伏期和振幅。

球海绵体反射潜伏期测定法（BCRSEP） 该法是用电刺激阴茎表皮，并在球海绵体肌利用肌电图做记录，以评价躯体神经反射弧。

方法：被检查者取膀胱截石位，在阴茎近端放置刺激电极的阴极，阳极放置在阴茎远端，利用集中电极针，插入左、右球海绵体肌内，测定肌电图变化。这项检查有助于神经性勃起功能障碍的分析。

4. 早泄的治疗

（1）现代医学治疗 早泄的治疗在分析其发病原因的基础上，选择适当的治疗方法。

性感集中训练法：此法是以逐步增加对阴茎感觉的分辨能力为前提的治疗手段，适用于因自罪感、不安感、丧失性生活的自信心等精神心理性原因引起的早泄。方法是通过拥抱、抚摸、按摩等触觉刺激的手段体验和享受性的快感，克服对性行为的恐惧心理，建立和恢复性的自然反应。具体操作可分为非生殖器性感集中训练和生殖器性感集中训练两个阶段（详见勃起功能障碍一章）。

早泄的其他性行为疗法：①动停法：性交过程中，在出现性高潮倾向时即停止抽动，待阴茎回软后再进行抽动而再度勃起，但不射精。如此反复进行，以训练控制射精的能力。②挤压法：性交过程中（也可单人手淫时训练），男方出现性高潮倾向时即行退出，女方用双手的拇指、食指、中指紧紧压迫阴茎冠状沟部位。待高潮倾向消退后，再度进入阴道。如此反复数次，训练控制射精的能力。③注意分散法：性交时，边想与性交无关的事；或边看电视，或给男方身体疼痛刺激，以分散注意力，避免过早射精。

口服药物治疗 早泄患者临睡前服氯米帕明 50mg，共 8 周，有效率为 58％；3 个月后，有效率为 52％。其对重度早泄无效。其他抗抑郁制剂、α-肾上腺素受体阻断剂和 5-羟色胺再吸收抑制剂等也可以治疗早泄。各种药物治疗的有效率约 50％，副作用较多。

阴茎海绵体药物注射疗法 在阴茎海绵体内注射血管扩张剂可以治疗早泄，射精后阴茎勃起可以维持一定的时间，对提高配偶的性生活满足度有所帮助。此法对勃起功能正常的年轻人有诱发持续性阴茎勃起的危险性，应慎用。

阴茎假体植入术 在阴茎勃起功能障碍伴有早泄的患者中，施行阴茎假体植入术者有 50％的早泄好转，射精后也可以维持阴茎勃起。

阴茎背神经切断术 在阴茎背部冠状沟皮肤上做横切口 1～2cm，剥离筋膜暴露放射状分布的阴茎背神经，除中心部神经以外，逐个切去 3～5cm 长度，缝合切口。此法在一些国家试用，其治疗效果在一定程度上被认定，但其安全性和有效性仍有待于研究。

局部表皮涂药 将局部麻醉药于性交前涂于阴茎头，通过局部麻醉作用来延缓射精潜伏期。但是这些制剂缺乏正规的临床试验。

（2）中医内治　"早泄"见于《辨证录·种嗣门》。有的医家形象地称早泄为鸡精，如叶天士在《秘本种子金丹》中说："男子玉茎包皮柔嫩，少一挨，痒不可当，故每次交合，阴精已泄，阴精未流，名曰鸡精。"

早泄的病因病机：精之藏泄，虽制于肾，但与心、肝关系密切。肾为封藏之本，禀赋素弱，肾气不足，或恐惧伤肾，或手淫成性，斫伤肾精，致肾气不足，封藏失职而早泄。或心有欲念，相火妄动，肾失封藏而早泄。或情志不遂，郁怒伤肝，肝郁化火，或肝经湿热，扰动精室而早泄。或心脾亏虚，摄纳无力，导致肾之封藏失固而早泄。

辨证论治：按照八纲辨证、脏腑辨证、病因辨证等方法，本病可分为相火亢盛、肾气不固、心脾亏虚、肝经湿热和肝气郁结5个证型。

相火亢盛型

【症状】早泄，性欲亢进；腰膝酸软，五心烦热，眩晕头痛，目赤耳鸣，面部烘热；舌质红，无苔或苔黄，脉弦数或细数。

【病机分析】相火为肝肾龙雷之火。因欲念妄动，君火不宁，久则相火摄权；或因肾阴亏损，相火失于濡养而妄动；相火妄动，扰动精关，固摄无能故早泄；相火妄动，则性欲亢进；腰膝酸软，五心烦热由肾之阴虚火旺所致；眩晕头痛、目赤耳鸣、面部烘热是肝火上炎、清窍受扰之征；舌质红、无苔或苔黄、脉弦数或细数均为肝肾龙雷之火亢盛之象。

【治则】滋阴降火。

【方药】方用知柏地黄丸（《症因脉治》）加龙骨、牡蛎。

方药组成：熟地黄40g，山茱萸20g，山药20g，知母15g，黄柏15g，丹皮15g，茯苓15g，龙骨15g，牡蛎15g。水煎服。

【方解】方中熟地黄、山茱萸、山药滋补肝肾之阴；知母、黄柏、丹皮清泻相火；茯苓、泽泻寓补药之中，利小便以降肾浊，使补而不腻；加龙骨、牡蛎潜阳固精。本方系滋阴降火、潜阳固精的方剂，故对肾阴亏损、相火妄动所致的早泄最为合适。

肾气不固型

【症状】早泄，性欲减退。腰膝酸软，面色晦暗，小便频数，甚则不禁；舌质淡，苔薄白，脉细弱。

【病机分析】肾为封藏之本，又与膀胱相表里。若肾气虚，命门火衰，不但失去封藏固摄之权，而且膀胱气化不足，约束无能，故早泄，性欲减退，小便频数。腰为肾之府，肾藏精，主骨生髓，肾之精气不足，府失充养，则腰膝酸软。面色晦暗、舌质淡、苔薄白、脉细弱均为肾气不足、命门火衰之象。

【治则】益肾固精。

【方药】方用金匮肾气丸（《金匮要略》）加沙菀蒺藜、龙骨、牡蛎。

方药组成：熟地黄40g，山茱萸20g，山药20g，附子15g，肉桂15g，沙菀蒺藜15g，龙骨15g，牡蛎15g。水煎服。

【方解】方中熟地黄滋肾益精为君药；山茱萸、山药滋补肝肾为臣药；附子、肉桂温补肾阳，意在微微生火，即生肾气也；沙菀蒺藜、龙骨、牡蛎补肾固精。诸药合用，共奏益肾固精之功。

心脾亏虚型

【症状】早泄，气短乏力，面色无华；心悸怔忡，腹胀便溏，少寐多梦，食少纳呆，头昏健忘；舌质淡，脉细。

【病机分析】劳倦思虑过度，或病后失养，或饮食不节，或用药不当等损伤心脾，气虚下陷，摄精无力，故早泄。心藏神，若心脾两伤，血之化源不足，则血不养心，神不守舍，故心悸怔忡，少寐多梦。脾能益气，又主四肢。脾虚不能益气，亦不能充养四肢，故气短乏力。脾主运化水谷精微及运化水湿，脾虚失运，则湿浊内停，阻遏气机，致升降失常，腹胀便溏。面色无华、头昏健忘为气血不能上奉于头面所致，舌质淡、脉细为心脾两虚、气血不足之象。

【治则】补益心脾，固涩精气。

【方药】方用归脾汤（《校注妇人良方》）加减。

方药组成：人参 15g，黄芪 20g，白术 20g，当归 20g，茯苓 15g，远志 15g，酸枣仁 15g，木香 10g，龙眼肉 10g，炙甘草 10g，大枣 15g，生姜 10g。水煎服。

【方解】方中人参、黄芪、白术、炙甘草补心益气；龙眼肉、酸枣仁、远志、茯苓、当归养心安神；木香理气醒脾，使诸药补而不腻，增强补益心脾之力；生姜、大枣调和营卫，补益心脾。本方有补益心脾、固涩精气之功，是治疗心脾亏虚所致早泄的有效方剂。

肝经湿热型

【症状】早泄，阴茎易举，口苦纳呆，胸闷胁痛，阴囊热痒，溲黄便干；舌苔黄腻，脉弦滑而数。

【病机分析】素嗜肥甘炙煿辛辣，湿热内生；或脾虚失运，聚湿生痰，郁久化热；或外感湿热之邪，郁而不解使湿热之邪蕴结肝经。若湿热蕴结肝经，引发相火，扰动精室，封藏失固，则阴茎易举，早泄。湿热下流阴器，故阴囊热痒。湿热蕴结，肝气失疏，胆气上泛，故胸闷胁痛，口苦。溲黄便干、舌苔黄腻、脉弦滑而数均是湿热内蕴之象。

【治则】清泄湿热。

【方药】方用龙胆泻肝汤（《兰室秘藏》）。

方药组成：龙胆草 20g，山栀子 15g，车前子 15g，黄芩 15g，柴胡 15g，生地 15g，泽泻 15g，木通 10g，甘草 10g，当归 40g，黄柏 50g，丹参 15g。水煎服。

【方解】方中龙胆草大苦大寒，清泻肝经湿热为君药；栀子、黄芩苦寒助龙胆草泻火为臣药；君臣之药甚为苦寒，易败胃伤阴，又肝经湿热有碍藏血之能，故用当归、生地滋阴养血以防弊端；用泽泻、木通、车前子清热利湿；湿热蕴结肝经，肝失疏泄，故用柴胡疏调肝气；甘草调和诸药。全方具有清泄肝胆湿热之效。

肝气郁结型

【症状】早泄，精神抑郁，胁肋、少腹胀痛，胸闷，善太息，或口中干苦，少寐多梦；舌苔薄白，脉弦。

【病机分析】肝主疏泄，喜条达而恶抑郁。如情志不遂，郁怒伤肝，气机郁结，肝失疏泄，则约束无能，精关失固故发生早泄。心主神明，肝失疏泄，气血不利，心神受阻故精神抑郁。肝脉过少腹，布胁肋，肝气郁结，气血不畅故胁肋、少腹胀痛。肝气郁结，肺失宣降故胸闷，善太息。肝胆相合，肝气郁久化火，肝火上炎内扰，故口中干苦，少寐多梦。脉弦亦是肝郁之象。

【治则】 疏肝理气。

【方药】 方用柴胡疏肝散（《古方八阵》）。

方药组成：柴胡20g，枳壳15g，香附15g，陈皮15g，郁金15g，川芎20g，甘草10g，白芍15g，茯苓15g，白术30g。水煎服。

【方解】 方中柴胡、陈皮、枳壳、香附、郁金疏肝行气；白芍柔肝敛阴，和血止痛，以助上药疏肝之力；川芎活血行气；炙甘草、茯苓、白术补中益气，全方共奏疏肝理气、活血止痛之功，用于肝气郁结、疏泄失常、约束无能所致之早泄。

（3）其他治法

针灸疗法 ①取穴：心俞、肾俞、然谷。针刺用泻法。②取穴：气海、命门、阴谷、肾俞、京门。针刺用补法或艾灸。③取穴：心俞、脾俞、三阴交、阳陵泉、少海。针刺用补法或艾灸。④取穴：肝俞、行间、丰隆。针刺用泻法。⑤取穴：肝俞、期门、太冲、肾俞。针刺用泻法。

推拿疗法

1）清法：清法是运用刚中有柔的手法在所取穴位上进行操作，取背俞、任脉、足厥阴穴。心俞、肾俞、关元、中封一般用轻揉类手法，以清心降火，滋阴涩精。

2）补肾气法：明·周于藩认为，缓摩为补，轻推、顺推皆为补。肾为阴阳之原，五脏六腑精气之所藏，故肾亏则阴阳失调，精关失固而发生早泄。治疗时可在命门、肾俞、志室用一指禅推法或擦法，再用摩法、揉法、按法施于腹部的关元、气海，从而培补元气以壮命门之火，达到治疗早泄的目的。

3）补心脾法：治疗时常用一指禅推法、摩法、揉法，在腹部做顺时针方向治疗，重点在中脘、天枢、气海、关元穴。再用按法、擦法在背部膀胱经治疗，重点在胃俞、脾俞、心俞、小肠俞，可调节胃、脾、心和小肠功能，达到健脾和胃、补中益气、安神的目的。

4）取督脉、足厥阴、足少阳经的至阳、太冲、阳陵泉穴。用泻法，一般无副作用，用摆动、摩、挤压类手法治疗。手法的力量要稍重，频率由慢而逐渐加快。

5）散法：一般以摆动与摩移类手法为主，手法要求轻快柔和。一指禅按揉章门、期门，每穴30分钟，以酸胀为度。斜擦两胁，手法宜轻揉，以微有热感为度。用和法，在腹部的上脘、中脘及背部的肝俞、胃俞、脾俞等穴进行治疗。

（二）射精迟延与不射精症

射精迟延病人保持正常的性欲和勃起功能，但是由于射精困难而造成性交时间过度延长，以致难于达到性高潮，甚至没有性高潮。射精迟延是比较少见的射精障碍，约占射精障碍患者的4%。

不射精症分为原发性不射精症和继发性不射精症，原发性不射精症是指从未有过射精，继发性不射精症是指过去曾有过正常的射精功能，后来逐渐出现不射精现象。射精迟延分为原发性射精迟延和继发性射精迟延。原发性射精延迟是指从未有过正常射精，继发性射精延迟是指曾有过正常的射精功能，后来逐渐出现射精迟延现象。

1. 射精迟延与不射精症的病因

射精迟延的原因有心理因素和器质性因素。

（1）心理因素 其主要是由于自罪感和不安感，以及过去不正当的性意识或性行为，缺乏对性生活的自信感或具有恐惧感。

（2）器质性因素

精液生成障碍 精液由睾丸生成的精子和附性腺分泌的分泌物组成，其中精子所占比重不足 0.1%，前列腺液占 13%～32%，精囊液占 45%～80%。精囊液以富含果糖为特征，其含量平均为 40～60mg/dl。精液的生成不仅依赖于内生殖器官的解剖生理功能完整，也受雄激素的影响，故先天性或后天内生殖器官解剖学异常或影响雄激素生成等可造成射精障碍。如先天性精囊缺乏、双侧精囊炎、精囊切除、Kallmann 综合征、Klinefelter 综合征、双侧隐睾、双侧睾丸扭转或切除、脑垂体肿瘤切除、先天性无睾症等均可引起射精障碍。

精液排出障碍 生殖器官解剖学异常：①输精管先天性缺损：男性不育症患者中，一侧或双侧输精管缺损者占 1%左右。输精管缺损多为先天性异常，也常伴有一侧肾功能发育不全。这种畸形常与未被发现的囊性纤维症并存。②精管闭锁：典型精管闭锁患者，精液量过少（<1.0ml）。输精管不完全闭锁者，可出现精液量过少或弱精症。这种病变也可继发于先天性囊性前列腺或后天性前列腺炎以及前列腺尿道机械性损伤。直肠超声波检查、精管造影术可有助于诊断。③尿道异常：先天性或后天性尿道异常均可引起射精障碍。如严重的尿道下裂、尿道上裂、膀胱外翻可引起射精管畸形或逆行射精，或两者伴发。Y-U 尿道成形术、经尿窥镜前列腺或膀胱肿瘤切除术可造成逆行射精或尿道损伤及狭窄，并引起射精障碍或射精痛。

神经系统异常：①外科手术损伤神经：睾丸肿瘤广泛腹膜后淋巴结切除术或恶性肿瘤直肠切除术或主-髂动脉手术均可损伤下腹腔神经，造成射精障碍。近年来，由于手术方法的改进，腹膜后淋巴结切除术的患者 80%可保存性功能。②脊髓损伤：脊髓损伤虽然损伤部位不同，但 80%～97%的患者失去勃起功能和射精能力。不完全性脊髓损伤的患者中，保持性功能者约占 50%。③糖尿病及其他神经系统疾病：糖尿病性神经病变，包括体神经、末梢神经和植物神经病变。在糖尿病患者中，勃起障碍的发生率为 50%，泄精或射精障碍的发生率为 32%。逆行射精的发生频度也很高。帕金森病、多发性硬化症等全身性神经病变也可引起射精障碍，并经常伴发勃起障碍。

2. 射精迟延与不射精症的检查

射精迟延与不射精症患者除了通过精神心理学了解其障碍外，还要了解其病史和服用药物史，并通过阴茎震动感感觉度测定、阴茎背神经躯体性感觉诱发电位测定、球海绵体反射潜伏期测定法（见早泄）了解神经系统的功能变化，以助于确定具体治疗方法。

3. 射精迟延与不射精症的治疗

（1）现代医学治疗 ①对心理因素导致的患者进行心理治疗。②对脊髓疾患或脊柱损伤、交感神经节损伤、糖尿病、饮酒或服用镇静安定药物等器质性因素导致的患者进行对因治疗。对由于严重射精迟延导致不孕者，可用震动刺激诱导射精获取精子，用于人工授精。③对于不射精症者用电刺激诱导射精。施术方法：术前服用适量抗生素，限制水分摄入量，碱化尿液，禁烟酒，禁咖啡、浓茶等含咖啡因的饮料。患者取侧卧位，直肠指诊确认直肠黏膜无损伤。选择适当的直肠探子涂润滑剂，将电刺激诱导射精器插入直肠到前列腺与精囊临近处。电刺激强度为0～30V，0～750mA；逐渐增加刺激强度，密切观察精液射出。每次平均刺激强度为 15.6V，315mA。通常开始 15 回的刺激强度为 5～15V，后期 15 回的刺激强度为 5～20V。术中注意观察直肠温度变化，如高于 40℃ 应停止手术。电刺激诱导射精期间由于植物神经反射失调可诱导高血压，故要观察血压变化，如血压高于 190/120mmHg 应立即停止，必要时检查前 15～20 分钟血压情况，可舌下口服心痛定 10～60mg，以防血压突然升高。术后进行直肠指诊，确认直肠黏膜无损伤。所取精液立即送做人工授精或放入液氮瓶中超低温保存。

（2）中医治疗 对于不射精古籍记载较少。《诸病源候论·卷三·虚劳无子候》首次将"不射精"称之为"精不射出"，谓："丈夫无子者……精不射出，但聚于阴头，亦无子。"《秘本种子金丹》中称"流而不射"，即仅有尿道分泌物而无精液射出，或精液流出而无射精动作。

不射精的病因病机：①气滞血瘀，脉络阻滞，精道不畅。足厥阴肝经之脉，绕阴器，肝主疏泄，精液之疏泄亦为肝所主，肝郁气滞则影响精液的疏泄。精液的疏泄与气血亦有关系，气行则血行，气滞则血瘀，气机阻滞不畅，脉络必涩而不通，气血流行则精道通，气血郁瘀则精道阻塞不畅。②肾阳虚衰无力射精，或肾精亏耗，精液内枯不能射精。肾为先天之本，藏真阴而寓元阳，为水火之脏，肾所藏之精足则肾气盛，肾气盛则肾的功能正常，肾气衰则肾的功能失常，表现为无力射精。若过度手淫或房劳过甚，可使肾精亏虚，精液内枯，故无精液射出。③湿热下注，阻塞精窍。此类患者平素多喜食肥甘厚味炙煿之品，日久湿热蕴积于下焦，不仅影响气化功能，且使精液受其煎熬，日积月累阻滞精室、精道而使精液不能射出。

辨证论治：本病按脏腑辨证、病因辨证可分肝气郁结、瘀血停聚、肾阳虚衰、肾阴不足和湿热下注型。

肝气郁结型

【症状】性交时阴茎长时间勃起而不射精，久之由勃起转为举而不坚；胸胁胀满疼痛，烦躁易怒，时欲叹息，纳呆嗳气，少腹坠胀；舌质红，苔薄白，脉弦。

【病机分析】精液之疏泄亦为肝所主，肝郁气滞必然影响精液的疏泄功能，故肝气郁结则不能射精；胸胁胀满疼痛、烦躁易怒、少腹坠胀诸证皆为肝气郁结所致。

【治则】疏肝解郁，开启精关。

【方药】方用逍遥散（《太平惠民和剂局方》）加减。

方药组成：当归、白芍、柴胡、薄荷、茯苓、白术、甘草各 15g。水煎服。

【方解】方中当归、白芍养血柔肝；柴胡疏肝解郁；薄荷增强疏散条达之功；茯苓、白术、甘草培补脾土；与芍药相配意在调和气血。本方组成符合《内经》"木郁达之"之旨。临床运用时多在此方基础上加路路通，以增强疗效。

瘀血停聚型

【症状】性交时阴茎勃起坚挺，久不得泄，阴茎带有刺痛感；舌质紫暗，舌苔薄白，脉细涩。

【病机分析】阴部外伤，损伤脉络，离经之血停滞于内，形成瘀血阻脉，精窍不通；亦有因气滞而血滞者，血滞于精道致使精道不利；血滞于肝经，则肝经循行之处两胁、少腹、睾丸和阴茎疼痛。舌质紫暗、脉细涩乃气滞血瘀之象。

【治则】活血化瘀，通达精窍。

【方药】方用通窍活血汤（《医林改错》）加减。

方药组成：赤芍、川芎、桃仁、红花、姜、大枣、麝香、老葱、牛膝、路路通、山甲珠各 15g。水煎服。

【方解】方中赤芍、川芎、桃仁、红花均为活血化瘀之品；麝香开通诸窍，活血通络；姜、大枣调和营卫；老葱通阳入络，为诸药之使。本方用于血瘀不射精，则当重用牛膝、路路通、山甲珠等药品。

肾阳虚衰型

【症状】性欲低下，阴茎勃起不坚，无力排出精液，滑精；腰膝酸软，头晕耳鸣，倦怠乏力，面色㿠白，小便频频而清，甚则不禁；舌质淡或舌体胖嫩，或舌边有齿痕，苔薄白，脉沉弱无力。

【病机分析】本证乃因肾阳素虚，或劳损过度，久病失养，肾气亏耗。肾为"作强之官"。肾气旺盛则作强有力，肾气不振则作强无力，故阴茎勃起不坚，无力排精。腰为肾之府，肾阳虚则腰膝酸软，倦怠乏力。肾与膀胱相表里，肾阳不振，膀胱气化失司，故小便频频而清，甚则不禁。

【方药】方用右归饮（《新方八阵》）加减。

方药组成：熟地 40g，山药 20g，山萸肉 20g，枸杞子、肉桂、附子、炙甘草、杜仲、牛膝各 15g，蜈蚣 3 条。水煎服。

【方解】方中熟地、山药、山萸肉、枸杞子培补肾阴；肉桂、附子温养肾阳；炙甘草补中益气；杜仲强壮益精，以培肾之元阳；加蜈蚣因其"走窜之力最速，内而脏腑，外而经络，凡气血凝聚之处皆能开之"，故能疏通络道，以助射精之功；加牛膝入肾，引药下行，直达病所。诸药配合，共奏温肾通关之功。

肾阴不足型

【症状】阴茎易勃起，性交时不能射精；多见形体消瘦，神疲乏力，或见五心烦热。颧红盗汗，头晕、耳鸣、目眩，夜寐不宁，或多梦；舌质红，脉弦细而数。

【病机分析】恣情纵欲必致伤肾。肾阴虚则相火妄动，相火妄动则阴茎易举，但因肾精亏耗，精室空虚，而无精液射出；肾虚亏损，真阴暗耗，则精气营血俱不足，不能充养肌肉，则形体消瘦，神疲乏力；精气不能上承，故见头晕、耳鸣、目眩；心火不能下交于肾，肾水不能上济于心，心肾不交，水亏火旺，则夜寐不宁，或多梦；颧红盗汗、舌质红、脉细弦而数乃阴虚内热、精血不足之象。

【治则】滋阴降火，填精通关。

【方药】方用知柏地黄汤（《症因脉治》）加减。

方药组成：熟地 40g，泽泻、山萸肉、丹皮、山药、茯苓、知母、黄柏各 15g，全虫、蜈蚣各 3 条。水煎服。

【方解】方中有熟地之滋补肾水，又有泽泻之宣泄肾浊以济之；有山萸肉之温涩肝经，又有丹皮之清泻肝火以佐之；有山药之收摄脾经，又有茯苓之淡渗脾湿以和之；知母、黄柏用于肾经相火有余；加蜈蚣、全虫通达经络，疏通精道。

湿热下注型

【症状】阴茎勃起坚硬不易疲软，性交时不能射精；头晕身重，口苦烦躁。会阴部坠胀，梦遗频繁，少腹急满，小便短赤或黄；舌苔黄腻，脉象滑数。

【病机分析】湿热下注，阻滞厥阴脉络则会阴部坠胀，不能射精；湿热蕴于下焦则少腹急满；湿热下注扰动精室则梦遗；湿热上蒸故口苦、心烦、头晕；湿热交蒸于肌肤则身重；湿热下注小肠，移入膀胱则小便短赤或黄。舌苔黄腻、脉滑数均为内有湿热之象。

【治则】清热，化湿，通关。

【方药】方用龙胆泻肝汤（《兰室秘藏》）加减。

方药组成：龙胆草、黄芩、栀子、车前子、泽泻、生地、当归、柴胡、甘草、石菖蒲、苡仁各 15g。水煎服。

【方解】方中龙胆草大苦大寒，泻肝胆实火，除下焦湿热；黄芩、栀子泻火下行；车前子、泽泻清利湿热；生地、当归滋养肝血，因火盛必动阴液，生地、当归合用可使邪去而正不伤；柴胡条达肝气；甘草和中解毒，调和诸药；加石菖蒲通窍化浊，通利精道；苡仁健脾利湿，以起清热化湿通关的功效。

针灸疗法　①取穴：三阴交、阴陵泉、太冲、肝俞、中极、阳陵泉。手法：毫针刺，用泻法。②取穴：期门、支沟、阳陵泉、内关、太冲。手法：毫针刺，用泻法。③取穴：中极、志室、地机、三阴交。手法：毫针刺，用泻法。④取穴：关元、志室、大赫、足三里、太溪穴。手法：毫针刺，用补法，或针灸并用。⑤取穴：关元、肾俞、太溪、足三里、三阴交。手法：毫针刺，用补法。⑥耳针疗法：取精宫、内分泌、肾、外生殖器、睾丸等穴。用法：每次取其中 2～4 穴，留针 20～30 分钟，或埋针 3～5 天。⑦皮肤针疗法：叩刺腰骶部及下肢内侧，每次 15 分钟，每日或隔日 1 次。

（三）逆行射精

逆行射精是指在性生活时随着性高潮而射精，但精液未射出尿道口外，却逆射入膀胱。

1. 逆行射精的原因

糖尿病、膀胱尿道炎症、膀胱颈部肌肉功能异常、局部神经支配失调、膀胱或前列腺手术损伤神经等均可造成逆行射精，特别是经尿道前列腺切除术造成的逆行射精可高达 89％。逆行射精是男性不育症的原因之一。

2. 逆行射精的诊断

逆行射精的诊断主要依靠人工诱导射精后取尿液检查精子进行。

3. 逆行射精的治疗

口服交感神经兴奋药物，如伪麻黄碱 60mg，4 次/天，共服两周，有效率为 40％。严重者需要手术重建膀胱颈部。

（四）射精痛

射精痛是指在性交达到性高潮而射精时发生性器官部位疼痛，是一种较常见的性功能障碍。

1. 射精痛的原因

精囊炎、前列腺炎、附睾炎、前列腺或精囊结石症、尿道肿瘤、尿道狭窄、严重包茎、阴茎结石症等均可导致射精痛。

2. 射精痛的治疗

追查原因，对因治疗。

第二节 女性性功能障碍

由于女性的解剖及生理特点，女性即使在没有性要求的情况下也能被动完成性交过程。因此，女性的性功能障碍往往被人们所忽视。目前，对女性性功能障碍的研究还较为浅显。女性性功能障碍包括性欲低下、性唤起障碍和性高潮障碍等。

一、性欲低下

性欲低下的定义目前尚有争议，过去的标准具有半定量的性质：一是性活动的频率低，如每月不足两次，或虽然超过这一标准，但是在配偶的压力下不得已而为之。二是缺乏对性活动的主观愿望，包括性梦和性幻想；缺乏性活动的意识，当性剥夺时也不会有挫折感。DSM-Ⅲ的标准是如果性行为的频率在半年里为每月两次或更少，提示性欲抑制。1987 年这一标准被修改，以医生的临床判断为依据。

目前，学术界推荐的定义是：性幻想和对性活动的欲望持续或反复地不足或完全缺乏。不足和缺乏的判断是由临床医生做出的，医生既要考虑患者的年龄、个人的生活方式及宗教信仰等诸多因素，还要考虑患者的行为、情感和认知的影响。

（一）流行病学

一项对英国牛津总人口中 35～49 岁妇女的调查发现，有 17％的人主诉性欲低下。丹麦对 40 岁妇女的一项调查研究发现，有 42％的人主诉性欲低下。美国对 100 对夫妇的调查显示，有 35％的妇女对性无兴趣；综合大西洋西岸性功能障碍门诊中有 40％～60％的夫妇中，女方有性欲低下。因性欲低下的概念尚有争议，这些发病率只是患者的自我感觉报告，与真正的发病率有差距。对于性欲低下的判断，不同医生之间的诊断缺乏一致性，其真实的发病率难以统计。

（二）病因

1. 器质性原因

（1）生殖器官的器质性疾病

先天畸形　如无阴道、无孔处女膜、处女膜肥厚以及其他有关的先天畸形。

外阴、阴道、宫颈、盆腔等各种急、慢性炎症　如大阴唇溃疡、前庭大腺囊肿、萎缩性阴道炎、盆腔炎等。

阴蒂疾病　如肥大、粘连、包皮过长等。

手术后的影响　如子宫全切术等。

其他妇科疾病　如子宫脱垂等。

（2）慢性疾病的影响　慢性疾病可以从多方面对性欲及性反应产生较大的影响。其干扰程度取决于疾病的类型和开始发病的年龄。如心血管疾病造成的阴道血循环障碍（严重的动脉硬化、血栓性梗死）；呼吸系统、消化系统和泌尿系统等疾病都会影响一般健康状况，并进而影响性欲和性功能。

（3）内分泌疾病　甲状腺功能亢进、甲状腺功能低下、肾上腺皮质功能亢进、肾上腺皮质功能低下、胰岛功能异常如糖尿病等、垂体或下丘脑功能减退等。

（4）神经系统疾病　脑损伤、中风、脊髓损伤、脊髓肿瘤、截瘫、多发性硬化和盆腔神经受损等。

（5）性传播疾病　生殖器疱疹、梅毒、性病性淋巴肉芽肿、淋病、艾滋病等。

2. 心理因素

（1）境遇性致病因素

刺激不充分　女性的性唤起与男性有差异，通常女性达到性唤起要比男性困难得多，女性在性唤起之后达到性高潮的反应也比男性慢得多，主要依赖于广泛的、缓慢的、温柔的触摸刺激和令人感到安全的、温情的环境。女性的性感区泛化，刺激不充分会影响性活动。

交流贫乏　因每个人所喜欢的刺激区域、刺激方式、刺激强度有明显的个体差异，由于文化背景及其他心理因素的影响，女性往往羞于表达。对此，男性应主动了解对方的性感受。

性放任障碍　由于种种心理因素的影响，女性在性活动中往往不能充分地、尽情地去体验性感受，性活动时常常压抑自己，从而影响了性的体验和感受。

（2）内心深层次的原因　女性在性发育过程中，由于受到多种因素的影响，如"恋父情结"、"阴茎羡慕"、性发育初期受到不良的性刺激等，其性观念在性压抑中形成，潜意识的影响使成年之后对性的态度扭曲。

（三）诊断

1. 病史

（1）一般资料　较为重要的是了解患者的受教育程度、宗教信仰和社会文化背景等。

（2）现病史　现存在的性问题与配偶的性问题，程度与持续时间。夫妻之间的性关系、情感状况等。

（3）既往史 以往的性经历，有无手淫史，有无同性恋史，有无乱伦史，是否接受过性治疗；有无精神病及其治疗史，有无高血压、糖尿病、神经病、外伤及手术等重大疾病及治疗史。

（4）个人史 有无烟酒嗜好，有无吸毒史等。

2. 调查问卷

（1）相互关系问卷 ①婚姻关系的满意程度（承诺、幸福、紧张、交流）。②性关系的满意程度（在性生活中获得乐趣、性欲望的频率、就性需求和感受进行的交流）。③支配地位。④情绪表达的容易程度（自我和伴侣）。⑤性表达的容易程度（自我和伴侣）。⑥爱抚频率。⑦性交频率。

问卷各小项采用5级划分法，从轻到重各设1～5分，即大多数时间非常满意1分；大多数时间相当满意2分；可耐受，并非不满意3分；大多数时间不满意4分；大多数时间非常不幸福5分。

（2）满意—不满意问卷 评价焦虑和性反应水平，需要病人对以下5种性情境带来的感受打分。①在性伴侣面前裸体。②在床上拥抱。③抚摸性伴侣的身体和性器官。④接受性伴侣抚摸你的身体和性器官。⑤性交。问卷打分分两种，一种是自我报告的不愉快的消极反应（畏惧、生气、讨厌）；另一种是自我报告的积极感受（喜欢、向往、兴奋）。两套相加的得分即分别是愉悦和不愉悦的总分。

（3）性反应和婚姻关系问卷 ①性享乐。②性兴趣。③性高潮。④勃起（丈夫）。⑤射精。⑥阴道润滑。⑦性厌恶。⑧总体婚姻关系。⑨总体性关系。问卷各小项采用5级划分法，从轻到重各设1～5分，即1分表示没问题，5分表示最糟。

（4）女性对性体验的自我评价 是指女性自己对自己的性反应和体验打分，5级分制，1分为最好，5分为最差。评价内容：①性高潮频率。②阴道润滑。③性交时生殖器不适感。④愉悦的性感受。⑤性满意程度。⑥性欲望。

（四）现代医学的治疗

1. 性行为治疗

（1）性感集中训练法 此法是以逐步增加对女性性感区感觉的分辨能力为前提的治疗手段，是针对因自罪感、不安感、丧失性生活的自信心等精神心理性原因引起的性欲低下进行的治疗。该方法通过拥抱、抚摸、按摩等触觉刺激的手段，使女性体验和享受性的快感，克服对性行为的恐惧心理，建立和恢复性的自然反应。具体方法：由非生殖器性感集中训练到生殖器性感集中训练，目的是享受触觉带来的性快感（见阴茎勃起功能障碍的治疗）。

（2）使用动情图像资料 通过观看动情图像资料，以增强互感性，使患者在动情图像资料的影响下提高性兴奋能力。动情图像资料不等于淫秽图像资料。淫秽图像资料往往夸大或扭曲性行为，有强制性和威逼性内容。其可给患者造成性恐慌和超生理的性期待。

（3）手淫训练 训练患者自我爱抚，找到自己的性兴奋点，摸索自己的性兴奋爱抚途径。手淫训练不仅能使患者自己开发性感受途径，形成性反射习惯，而且可以指导性伴侣实施正确的爱抚与性交。

2. 药物疗法

(1) 睾酮 10mg，每天 1 次，舌下含服。如果大量服用可导致男性化。

(2) 口服曲唑酮，每日 75～100mg（每片 25mg），共 3 个月。曲唑酮具有多种潜在的促进性行为的药理作用，有 60％的女性服药后性欲增强，其中 1/3 的女性主诉抑郁消失。

二、性唤起障碍

女性性唤起障碍是指女性对性刺激缺乏反应。性唤起是指男女两性分别为准备性活动而发生的生理、认知和情感的变化。女性的性唤起要经历一个广泛和复杂的生理变化过程，如盆腔充血、阴道润滑、外生殖器肿胀、阴道管外 1/3 段变窄、阴道管内 2/3 段变长变宽、乳房肿胀、乳头勃起等。男性的性唤起最明显的生理变化是阴茎勃起和睾丸的升高。因此，女性的性唤起障碍与男性的勃起功能障碍具有相似的病理过程，在性功能障碍中，相当于男性的"阳痿"。

（一）流行病学

由于本病主要依靠患者自己的主观叙述，其定义存在明显的主观性，所以真正的发病率很难掌握。1972 年 Bancroft 报告，在女性性功能障碍患者中，62％的患者被诊断为完全性无性反应。国外一些社区调查表明，在总人口中，有 11％～48％的女性存在性唤起障碍，其中，原发性者占 14％。我国有 25％的女性存在性唤起障碍。

（二）病因

对女性性唤起障碍的病因研究很少，特别是实验室和鉴别诊断方法的研究尚十分落后。女性性唤起障碍的病因分为器质性和心理两方面。

1. 器质性因素

女性性唤起的生理反应依赖于血管和神经系统的完整性，任何影响血管和神经系统完整性的疾病都会导致女性性唤起障碍的发生。如盆腔血管疾患可以导致阴道润滑减少；糖尿病、多发性硬化等外周神经损伤可导致性唤起障碍；激素水平的改变，特别是雌激素水平的下降会使阴道干燥更为严重，可导致性交疼痛而致性唤起障碍等等。

2. 心理因素

女性性唤起是一种内脏反应，是由自主神经系统控制下生殖器血管系统的扩张充血所引起的。人的情绪可以影响植物神经，使植物神经的功能出现紊乱。心理因素通过植物神经影响性唤起，导致性唤起障碍。影响女性性唤起障碍的心理因素有疑虑、内疚、畏惧、憎恨、焦虑、羞怯、紧张、讨厌、悲痛、激惹和冲突等。

（三）诊断

我国著名女性学家马晓年教授等于 1993 年提出女性性唤起障碍的诊断标准：

(1) 缺乏阴道润滑和肿胀　女性在性活动的激发过程中，乃至性活动完成之时，持续地或反复地、部分地或完全地不能获得或维持性兴奋的阴道润滑和肿胀反应。

（2）缺乏性兴奋和性快感 女性在性接触特别是在性交过程中，不论是否发生正常的性反应，但仍持续地或反复地缺乏性兴奋和性快感的主观感受和感觉。有些女性即使出现了性高潮反应，也诉说缺乏性快感和性满足。

凡符合上述两条标准之一均可确诊，但应排除严重抑郁症等精神病人的性抑郁表现。

（四）现代医学的治疗

（1）去除病因 进行全身相关疾病的检查，发现相关疾病后，针对原发疾病进行治疗。

（2）心理治疗 ①性感集中训练：详见性欲低下的治疗。②性器官刺激：详见性欲低下的治疗。

三、性高潮障碍

女性性高潮障碍是指女性虽然有性要求，且性欲正常或较强，性活动时也受到足够强度和时间的有效刺激，并出现正常的兴奋期，但性高潮却延迟或缺乏，仅能获得低水平的性快感，很少或很难达到性满足。患者能享受性交之前的爱抚，对性行为有兴趣，多能在或多或少的程度上迅速或迟缓地对性刺激做出适当的反应。如经历快感感受，阴道可能十分润滑，生殖器也能充分地肿胀，并且喜欢阴茎插入的感觉，其性欲感觉和性反应血管充血过程均未受到抑制。

女性性高潮障碍属于一种独立的综合征，与性欲低下和性唤起障碍不同。女性性高潮障碍与男性的射精障碍具有相似的病理过程，在性功能障碍中，相当于男性的"不射精"。

（一）流行病学

女性性高潮障碍是依靠患者自己的主观叙述而判定的，其真正的发病率很难掌握。对其研究亦未对女性性高潮障碍、性欲低下及性唤起障碍给予区分，其发病率往往包含在性欲低下和性唤起障碍中。1972 年 Bancroft 报告，在 62％的完全性无性反应的患者中包含女性性高潮障碍。

（二）病因

女性性高潮障碍分为原发性性高潮障碍和继发性性高潮障碍。原发性性高潮障碍是指从未在知觉的状态下，以任何手段体验过性高潮。继发性性高潮障碍是指过去曾经有过性高潮经历，但目前已不能达到性高潮。女性性高潮障碍的病因分为器质性的和心理两方面。

1. 器质性因素

器质性因素较为少见，可能与检测手段和研究缺乏有关。

（1）神经系统疾病 包括神经系统或阴蒂及阴道上皮神经末梢有缺陷，又称生殖器麻痹；或生殖器－脊髓反射中枢兴奋性降低，对外界的刺激缺乏反应或反应不全等。

（2）全身疾病 如消耗性疾病、维生素缺乏、过度疲劳等。

（3）内分泌疾病　如糖尿病可引起女性性高潮障碍。甲状腺功能低下或亢进，可造成血液内睾酮水平降低。雄激素有增强性欲的作用，能增强女性阴蒂的血管分布和敏感性，但雄激素对精神性性感缺乏无明显效果。

（4）药物的影响　精神治疗药物可引起女性性高潮障碍，如单胺氧化酶抑制剂（MAO-IS）等。

2. 心理因素

心理因素可以影响植物神经，导致女性性高潮障碍，如疑虑、内疚、畏惧、憎恨、焦虑、羞怯、紧张、讨厌、悲痛、激惹、冲突等。

（三）诊断

女性性高潮障碍由女性自己主观判断。女性对性高潮所持的观点有所不同，有的喜欢每次都有高潮，有的则满足于与丈夫沟通情感，不一定要求高潮。不同的女性对性快感的感受与评价是不一致的，因此，女性性高潮障碍的判断标准往往缺乏客观性。临床诊断依靠临床医生的经验和观察。

（四）现代医学的治疗

（1）性行为治疗　①手淫训练；②性感集中训练法；③振荡器治疗；④消除恐惧。

（2）药物疗法　发现病因，对因治疗。有学者提倡应用睾酮治疗。女性应用睾酮存在副作用，如果大量使用可以导致男性化。

（五）性欲低下、性唤起障碍、性高潮障碍的中医诊治

（1）概述　性欲低下、性唤起障碍、性高潮障碍的中医研究较少，也无此病名。中医学的"阴冷"与此有关。

阴冷是指自觉前阴寒冷为主症的疾病。除前阴寒冷外常伴有少腹寒冷、性欲淡漠。阴冷之症男女皆有。女子阴冷而腹内亦觉冷，多影响生育。阴冷又名阴寒。"阴寒"见于《金匮要略》、《脉经》和《杂病源流犀烛》等。"阴冷"见于《诸病源候论》、《备急千金要方》、《妇人良方大全》、《医学纲目》和《张氏医通》等。在《金匮要略》和《脉经》中仅提出阴寒病名与蛇床子散。《杂病源流犀烛》丰富了治法，如加减内固丸（巴戟、肉苁蓉、山药、山茱萸、菟丝子、破故纸、石斛、胡芦巴、小茴香、附子）和十补丸（附子、胡芦巴、木香、巴戟肉、肉桂、川楝子、元胡、荜澄茄、茴香、补骨脂）。《诸病源候论》指出，阴冷病因一是虚劳阴阳俱虚，一是外感风寒。《备急千金要方》增加了生椒用布帛裹丸囊的外治法。《医学纲目》进一步丰富了治疗内容，如固真汤、补肝汤、清震汤等。《张氏医通》提出，阴冷有因肝经湿热而致者，方用龙胆泻肝汤、柴胡胜湿汤，但其理难明，未被后世医家采用。

（2）病因病机　阴冷的主要病因是肾阳虚衰和外感寒邪。肾主二阴，督脉隶属于肾，起

于少腹，位于骨中央。若先天禀赋素弱，肾气不足，或早婚、房事不节，或手淫过度，斫伤肾精，使肾阳虚衰或阴阳俱虚。肾阳不足，则寒自内生，气血不能相荣故使阴冷。肾阳不足，卫气失固，更易感受寒邪。或坐卧当风，或冒雨涉水，或久坐寒湿之地，冷乘于阴部则阴冷。尤其房事不久乘风取凉、冷水洗浴、过食生冷均可致病。

（3）辨证论治　本病在临床上可分为肾阳虚证和寒犯前阴证。

肾阳虚证

【症状】性欲淡漠，阴冷不育，前阴寒冷，畏寒喜热；腰膝酸软，精神萎靡，小便清长，夜尿量多。舌质淡体胖，苔白，脉沉细弱。

【病机分析】肾主骨，开窍于二阴，肾阳虚弱，寒自内生，不能温养腰膝、骨骼及二阴，故前阴寒冷，腰膝酸软；不能温煦肌肤故畏寒喜热；阳气不足，心神无力振奋，故精神萎靡不振；气血运行无力，不能上荣于面，故面色㿠白；肾主生殖，肾阳不足，命门火衰，故性欲淡漠，阴冷不育；肾气虚寒，膀胱气化无力，故小便清长；舌淡苔白、脉沉细弱乃肾阳不足之象。

【治则】补肾壮阳，温暖下焦。

【方药】方用石英温肾汤加减。

方药组成：紫石英、熟地、山药、女贞子、菟丝子、仙灵脾、巴戟肉、附子、肉桂、当归、艾叶各15g。水煎服。

【方解】方中紫石英性甘温，温肾养肝，并能通奇脉强心力，为治肾虚阴冷之主药；熟地、山药、女贞子滋阴补肾，使阴生阳长；菟丝子既能补阳又能补阴，温而不燥，补而不滞，为平补肝肾之良药，且有益精之功；仙灵脾、巴戟肉补肾壮阳，祛风除湿；附子、肉桂温肾散寒，助阳行水；当归养血；艾叶温经散寒。诸药合用，具有补肾壮阳、温经散寒之效。

寒犯前阴证

【症状】前阴寒冷，甚或阴缩；形寒肢冷，面色㿠白，踡卧；口淡不渴，痰涎清稀，小便清长，大便稀溏；舌质淡，苔白而润滑，脉迟或紧。

【病机分析】阳气不足，卫外之气不固，寒伤前阴，故致阴冷阴缩；阴寒邪盛，阳气不能外达以温煦形体，以致形寒肢冷，踡卧，面色㿠白；阴寒内盛津液不伤，故口淡不渴；阳虚不能温化水液，以致痰涎清稀，小便清长；脾阳根于肾阳，肾阳不足，脾阳不振，或寒邪伤脾，运化失司而见大便稀溏；阳虚不化，寒湿内生则舌淡苔白而润滑；阳气虚弱，气血运行无力，故脉迟；寒主收引，受寒则脉道收缩，而见紧脉。

【治则】补肾壮阳，温经散寒。

【方药】方用五积散（《太平惠民和剂局方》）加附子。

方药组成：麻黄、白芷、葱、干姜、苍术、厚朴、陈皮、甘草、半夏、茯苓、陈皮、甘草、桔梗、枳壳、白芍、川芎、当归、干姜、肉桂、附子、淫羊藿、巴戟天、川椒各15g。水煎服。

【方解】本方是大复方，能消寒、食、气、血、痰五积，故名五积散。方中麻黄、白芷、葱、干姜发散解表，以除外感寒邪；用平胃散（苍术、厚朴、陈皮、甘草）健胃消食，以治内伤生冷；配二陈汤（半夏、茯苓、陈皮、甘草）以祛痰湿；并配桔梗、枳壳升降气机，利膈除满；用四物汤去熟地，养血活血，以防寒凝血滞；用干姜、肉桂、附子温阳化气，以祛寒积。该方表里兼治，能祛内外寒气。若再配以温肾壮阳药淫羊藿、巴戟天、川椒之类则其效更著。

（4）其他疗法

针灸疗法　取穴同肾阳虚证，另加肝经两穴，即曲泉与大敦，每日灸 2～3 次，每次 5～10 分钟。

体针　取关元、气海、次髎、下髎、府舍、归来、肾俞、三阴交、复溜、命门等穴。每次取 3～5 个穴位，隔日 1 次，10 次为 1 个疗程。手法均用补法，以温肾壮阳，补气养血。

耳针疗法　取肾、膀胱、皮质下、内分泌、外生殖器、神门、尿道等耳针穴位。每次取 3～5 个穴位，隔日 1 次，10 次为 1 个疗程。

灸法　在针刺穴部位，每次选 1～2 个穴位，每穴灸 10 分钟左右。

推拿疗法

1）脐旁横摩法：用手掌或食指、中指、无名指指腹附着于脐旁，有规律地横向抚摩，每分钟 120 次。

2）下腹横摩法：用手掌或食指指腹附着于气海、石门、关元穴，有节律地横向抚摩，每分钟 120 次。

3）揉命门法：用手掌大鱼际、掌根部或手指指腹吸定于命门穴，做轻柔和缓的回旋揉动，每分钟 120～160 次。

（毕焕洲）

第六章

性心理障碍

第一节　性心理障碍概述

一、概念

性心理障碍（psychosexual disorder）又称性变态（sexual deviation），或性欲倒错（paraphia）。性心理障碍是指以异常行为作为性满足主要方式的一组性行为障碍的总称。患有性心理障碍的人用异常行为部分或全部取代正常性生活。其除具有性心理障碍外，常有其他心理方面的障碍。性心理正常的人，生物学性别和社会学性别是同一的，性欲成熟后，选择异性伴侣，在适宜的性刺激下，通过阴茎阴道性交，满足性欲，性欲的强弱也是适度的。性心理障碍者则不然，他们或有识别自己性身份的异常，或性欲的唤起、性对象及满足性欲的方式有别于常人，构成形形色色的性变态。对于性心理障碍的种种表现，尚无统一的分类。

二、判断标准与分类

1. 判断标准

对性心理和性行为正确与否的判断目前使用相对的标准，以生物学属性和社会学特征为基础，结合变态心理的一般规律和性变态的特殊性进行评价，具体内容包括：以现实的社会性道德规范为准则；以生物学特点为准则；以对他人或社会的影响为准则；以对本人的影响为准则。

对有心理障碍时的性功能障碍，由境遇造成的暂时的性生活替代行为、继发于某些精神病和神经系统疾病的性变态行为统称为继发性性变态，不应诊断为性心理障碍。

2. 分类

根据世界卫生组织（WHO）颁布的《国际疾病分类》（ICD-10），性心理障碍包括性身份障碍、性偏好障碍与性取向有关的心理与行为障碍。

（1）性取向障碍　如同性恋、恋物症、恋尸症、恋童症。

（2）性偏好障碍　如异装症、露阴症、窥阴症、摩擦阴症、施虐症、受虐症。

（3）性身份障碍　如易性症。

（4）其他　如口淫症、恋污秽症、恋尿症、恋粪症、恋灌肠症、乱伦、电话淫语症、淫书淫画症。

三、病因与发病机理

性心理障碍的病因与发病机理目前尚不确定，可能的相关因素有以下几方面：

1. 遗传因素

性心理障碍的发生与一定的人格缺陷有关，但各型间缺乏特定的和一致的人格，如露阴症多见于具有抑制性特征的内向性性格的人。同性恋的发生具有遗传因素；家族性易性癖的发生也与遗传因素有一定关系。

2. 躯体因素

性心理障碍的发生、发展与人类性腺活动阶段有关，一般在青春期开始明显，随年龄增长至更年期，性心理障碍的行为趋向缓和。胎儿期雄激素的存在会使出生后的性行为类型为男性，出生前雄激素的缺乏有可能发生同性恋行为。Hirschfield 认为，性腺内分泌不平衡是同性恋的原因。

3. 环境因素

家庭的影响对性心理障碍的发生起着重要作用，儿童期是性心理发育的重要阶段，家庭及周围环境的影响往往招致严重的后果，同时也与社会经济地位及文化程度有一定联系。

4. 病理、心理本质

变态的性活动是其幼年性经历的再现和延续。因此，在成人表现出强烈的幼年儿童式性活动就是性心理障碍的病理、心理本质。怕羞、胆怯、拘谨、缺少排解心理困境和应变能力的个性、创伤性心理诱因等都是发病的条件。

有代表性的心理学解释：

（1）心理动力学理论　该理论把性心理障碍看作是在正常发育过程中，异性恋发展遭到失败的结果。一般多为男性，源自儿童早期的恋母情结，且在无意识中持续发挥作用，导致解决两性问题发生困难。为获得心理安宁，在心理防御机制的作用下，使性心理退行到儿童早期幼稚的发展阶段。因异性恋的发展受挫，无法实现性的生殖功能成熟的发展方式，故性冲动被固着于不成熟的状态，从而产生性心理障碍。

（2）行为主义学派理论　该理论认为，性心理障碍是后天习得的行为模式。

（3）整合理论模式　该理论主张对不同理论进行部分的整合后解释性心理障碍，认为对性的认知、信念、对性问题的态度和行为方式，在性心理障碍的发生发展中均有不可忽视的重要作用。

四、临床表现

性心理障碍的主要临床表现为同性恋、露阴症、窥阴症、易性症、恋物症、异装症、施虐症与受虐症等。

1. 同性恋

同性恋（homosexuality）指在能找到异性对象的情况下以同性作为性爱对象，对异性表示拒绝或冷淡。同性恋男女均可发生。一部分同性恋者随着年龄的增长可逐渐转向异性恋。

2. 露阴症

露阴症（exhibitionism）是指在陌生女性面前出其不意地露出生殖器，以获得性满足。该症可伴有（或不伴）有手淫，但无进一步性活动的要求。此症患者均为男性。

3. 窥阴症

窥阴症（voyeurism）是指在暗中窥视异性裸体或性活动，以获得性满足。该症常伴有当场手淫，或事后回忆窥视景象时手淫。窥阴症常于 15 岁前开始，成年后确诊。其均为男性。

4. 易性症

易性症（transsexualism）是指心理上对自身性别的认定与解剖生理上的性别特征相反，持续存在改变本身生理性别特征以达到转换性别的强烈愿望，其性爱倾向为纯粹同性恋。

5. 恋物症

恋物症（fetishism）是指以获取异性贴身衣物而非异性本身而获得性满足，有时采取偷窃手段取得这些东西。该症几乎仅见于男性。

6. 异装症

异装症（transvestism）是指具有正常异性恋的男性反复出现穿着女性装饰的强烈愿望，通过穿着女性装饰而引起性兴奋或性满足。

7. 施虐症与受虐症

施虐症（sadism）是指对异性给予精神和肉体上的折磨以获得性满足。受虐症（masochism）是以承受这种折磨为满足。有时这两种情况可在同一人身上出现。

8. 其他性心理障碍

其他性心理障碍如恋兽症、恋尸症、恋童症、摩擦阴症和自虐症等。

五、性心理障碍的治疗

性心理障碍一旦形成，不易彻底纠正，更年期以后有可能渐趋缓解。

目前，对于性心理障碍尚缺乏根本性防治措施，大多以精神治疗为主，常用的方法有领悟、疏导等心理治疗、厌恶治疗。有人同时采用厌恶疗法与内隐致敏法治疗，并鼓励其正常的异性恋行为。在患者主动配合下，行为治疗可改变患者的变态性行为。药物治疗仅起到对症治疗或辅助精神治疗的作用。电抽搐与精神外科治疗收效甚微。

第二节　性　焦　虑

一、概念

性焦虑是对性行为产生焦急、忧虑和不安的情绪状态，同时还伴有心慌、出汗等植物神经症状，以及肌肉紧张和运动性不安。性焦虑在性交时（甚至只要想到性交）会出现身不由己的紧张和焦虑，有时只要与异性接吻、拥抱或被抚摸也会触发焦虑。此时出现的心跳加快、出汗等现象与性行为本身产生的生理反应不同，因其带有明显的不快与无奈。

二、病因与发病机理

性焦虑的产生多与性知识的缺乏有关。儿童时期过分严厉的禁欲主义教育、婚前对性交知识一无所知、新婚时担心处女膜是否完整、错误地受传统影响认为处女膜是女子贞洁的标志，以及害怕意外妊娠都是引起性焦虑的重要原因。一些情景性因素也能导致性焦虑，如性活动不合法，或者性交场所不安全、不隐蔽等。性焦虑也可以是其他性功能障碍或性心理障碍的一部分。初次性交不成功而阳痿、早泄的男性，或者性交疼痛、阴道痉挛的女性面临再次性交时都可能出现性焦虑。大多数情况下，性焦虑患者具有正常的性兴奋和性高潮反应，并且也有性的欲望。只是由于莫名其妙的焦虑反应使其不能满意地完成正常的性交，或者是为了避免焦虑而减少性交活动。

三、性焦虑的防治

防止性焦虑必要的性知识教育非常重要。对于症状严重、已导致性生活不和谐的患者，可使用马斯特斯等创立的双人直接快速疗法。这种疗法的特点是夫妇双方同时接受治疗，首先让其学习与性有关的一些解剖生理学知识和性心理学知识，然后帮助他们在性接触时学会通过语言或行为交流彼此的感觉，最后安排不同等级的"性作业"，逐步达到减轻或消除性焦虑。此外，更重要的是让患者从内心感到性生活是一种乐趣，而不是一种操作负担；性生活是一种自然功能，每个人都可以自然地进行而不必有太多的焦虑。

第三节　同　性　恋

一、概念

同性恋是指在行动或幻想中，有喜欢与同性个体发生性关系的癖好，通常以同性个体作为性恋和性欲满足的对象，对异性反感或厌恶，但满意自己的生物学性别。因缺乏与异性接触机会或由于环境因素影响而暂时转向同性恋的多为假性同性恋。

同性恋属于性取向障碍，中国古代有"断袖"、"男风"、"安陵"、"龙阳"等说法。同性恋者以抚弄阴部、乳房刺激、身体接触、口淫、相互手淫为常见方式，肛门交媾（鸡奸）较少见。在同性恋伙伴关系中常可改变扮演角色，如有时是主动者，而有时又扮演被动承受者，但是有些同性恋者可形成固定配对关系，有的人总是主动者，另一方则总是被动者。一般来说，女性主动型、男性被动型往往是顽固的，甚至终生较难改变的同性恋者。相反，男性主动型、女性被动型则较易于摆脱同性恋关系或以后与异性结婚。男性同性恋通常不持续很长时间（少数例外），由于年龄不断增长，社会舆论压力增加，长期维持性伙伴关系困难日增。特别是到了中年时期取得相近年龄性伙伴更加困难，因此，他们此时多产生孤独、焦虑、抑郁和神经衰弱的症状。女性同性恋者多与同性恋对象形成较持久的性关系，但在生活的某些时候可以从事异性恋生活，甚至取得部分性满足，有的还与异性结婚。

二、流行病学

同性恋是一种常见的现象。格林在 1980 年的一篇综述中提到，在荷兰，范·罗姆（1906 年）发现男大学生中有 2％是完全的同性恋者，4％是双性者。在德国，赫希菲尔德（1920 年）调查了 3500 位男性，发现 2％是完全的同性恋者，3％的男人是双性者。1965 年有人在英国调查了 1900 名 15～19 岁的未婚男女，发现 5％的男性和 2％的女性自称有过同性性行为。

绝大多数男女同性恋者都不找医生。在美国中，男性同性恋者受到的歧视比女性同性恋者要多且严重，他们体验着较多的苦恼和冲突，求治者也较多。我国的临床情况大致相同。目前，同性恋者的具体数字尚不清楚。

三、病因与发病机理

同性恋的形成原因迄今仍然不清楚，意见也很分歧。社会心理学认为，同性恋性倾向的发生发展与生活事件、父母类型或个人心理特征相关。不愉快的异性恋经历或者缺少吸引异性的能力有时被认为是导致一个人成为或选择成为同性恋的原因。同性恋者比其他人的吸引力差是人们普遍的想法。另外，一个广泛存在的理论是同性恋的产生与一个人的家庭背景的模式相关。心理分析学理论暗示，儿时的经历和与父母的关系均是同性恋产生的原因。

生物学理论认为，出生前和成年期的激素水平差异是同性恋发生的原因，绝对的同性恋有生物学的易患性。但是从总体来看，性倾向的原因仍有待于探索，很有可能是多途径发展造成的，它受到各种各样的心理社会学因素和生物学因素的综合影响。

同性恋的形成与遗传、激素失调、体格特征和社会文化的影响都有一定关系。就同性恋形成的心理特征而言，主要有以下 3 个方面：一是早期形成的对性欲的敌视，其后发展为对性欲特别是对异性恋的否定。二是自尊心和自信心很低，未成熟的感觉根深蒂固。三是对同性恋性满足的强迫性不断增强。

同性恋者在其早期的生活环境中，较其他人受到更多的反性欲行为的影响。他们的父母不鼓励与异性成员间任何私下的、直接的个人联系，使孩子意识到非性爱的接近可能引起性爱的亲密。因而，对接触异性有厌恶感，以致完全避免这种接触。在异性成员面前感到不适，甚至焦虑。这些孩子的父母对他们与同性的交往则无异议，甚至赞许。父母对自己异性的敌意和怀疑态度也会阻止子女接近异性而使之转向同性。具有反性欲心理的少男少女，由于心理和身体条件的影响，在其后的成长中如果屡遭挫折，特别是在异性恋中经常遭到拒绝和挫败的人，最终导致自尊心和自信心缺乏。他们往往认为自己是毫无价值的人，沮丧及未成熟的情感和观念笼罩心头。真性同性恋者自认为同性恋行为难以纠正，对异性有异常的忧虑，对异性恋关系有不可抗拒的恐惧。种种原因使同性恋者强迫自己继续从事同性恋活动。

四、临床分型

同性恋大致分为以下 5 型：

(1) 封闭配对型 这种类型的人愿意过一对一的配偶生活，愿意与对方有经常性的密切接触，不允许对方与第三者有密切来往，嫉妒心很强。

（2）开放配对型　这种类型的人认为，恒定的性伴侣是可取的，有益处的，且同意对方另有所欢。

（3）实用型　这种类型的人性活动水平很高，关系不稳定，一个人经常与不止一个人甚至许多人有性行为，对自己的性行为没有羞耻悔疚心理，几乎不觉得有什么性问题。

（4）功能障碍型　这种类型的人经常发生各种性问题，对自己的同性性行为常有悔疚心理，情绪问题较多。

（5）性欲低下型　这种类型的人对性的兴趣不强烈，性活动少，性伴侣少，且性问题较多。

同性恋的双方有一方是真正的变态，即男性被动型与女性主动型者。他们在心理方面常有较多异性特征（有的在体质上常也有异性特征），这种被称为素质性同性恋者，可能有体质上或内分泌变异的基础。这种人由于身心方面有极大变态，极难矫正。另一方即男性主动型与女性被动型，这种类型的人身心方面相对来说比较健康，他们参与同性恋活动只是出于暂时的感情联系或由于性欲较强之故。

五、诊断与鉴别诊断

我国重新定义的精神病标准（CCMD－2K）不再将同性恋列为病态。同性恋的诊断取决于它的描述性定义和诊断标准。

1. 诊断

诊断的要点在于意识的察觉和体验，即同性使其产生性呼唤、性激发、性欲或性兴奋，同性性行为导致性欲的满足，使性紧张通过释放得到快感和松弛，甚至达到性高潮。

在性行为上可以是不活跃、不主动的，但仍然清楚地意识和体验到同性对其性兴奋的激发作用。

关键在于性兴奋是原发的，而非继发于其他动机。以性行为为手段达到其他非性的目标，不是同性恋的特征。

同性性行为和性取向与异性性行为和性取向并非总是互相排斥，二者往往在强度、频率、持续久暂等方面有不同的组合。同性恋者是更为有效的性伴侣，因为他们是从自己身上了解到对方的性敏感部位的。

2. 鉴别诊断

鉴别诊断首先要明确同性性行为是否继发于其他某种精神障碍，如精神分裂症、情感性障碍等；性取向障碍是否与人格障碍、神经症性障碍等同时存在。

（1）与异装症相鉴别　异装症有别于恋物性异装症，后者穿戴异性的衣服和装饰主要是为了激起性兴奋和获得性快感，表明患者是异性取向的。异性服饰本身对于同性恋者并不能带来性兴奋和性快感，它们只是同性恋者吸引同性的一种手段或信号。

（2）与异性症相鉴别　异性症是指对自己的性别十分不满，甚至厌恶自己的生殖器官和第二性征，力图用激素或外科手术改变自己的性别。同性恋者对自己的性别并无不满和厌恶，也不想改变自己的性别。性别转换症是一种性身份障碍，患者认为自己的性别（解剖特点）与他（或她）的性心理不符合。

六、治疗与预后

同性恋患者求治是缘于精神上的苦恼。常见的苦恼是外源性的，它来自于父母、配偶、朋友、同事、邻居和法庭等。这种压力是强大的，使患者十分痛苦，甚至感到内疚。必要时，医生可以向有关方面进行解释说明。

治疗并不一定要改变其性取向。接受自己的同性性取向，宽容它，在行为上采取适当的社会约束，有时会起到一定的治疗作用。

家庭和社会对同性恋的否定性道德评价可以在童年内在化，成为患者价值体系的一个组成部分。这种内疚感是深在的，不容易改变的。治疗者在心理治疗初期在这一点上应与病人取得共识。

同性性行为被人觉察或被指责会使同性恋者感到羞耻和内疚。心理治疗者对患者的性行为应持中立态度（既不表扬，也不指责），对患者内心的痛苦和处境应理解和同情。

对于想成为异性恋者的同性恋者，大约1/3以上经过治疗可以达到被异性引起性反应和性兴奋的程度，甚至有令人满意的异性性生活。

治疗的方法：精神分析，分析性小组（集体）治疗，行为矫正技术包括条件化、脱敏、再条件化、厌恶技术等。不同的方法疗效大致相同。

决定疗效和预后的关键因素：有无改变性取向的强烈动机；患者人格或自我整合的水平、自我力量（对挫折和冲动的承受能力）的强度。有异性激起的性兴奋经验，是预后良好的一个指征。反之，则治疗困难。一般来说，年纪轻比年纪大的治疗效果要好一些，但年龄并非最重要的因素。

改变引起性兴奋的"客体"（objects）是治疗最困难的部分。即使是所谓自我失谐的同性恋，"客体"引起的直接反应仍然总是伴有性的快感。性兴奋和性高潮是行为极有力的强化者。

治疗的一个重要内容是帮助患者接受自己（同性恋是自我的一部分），不带羞耻和内疚的心理去看待自己。

治疗中应注意的问题：①明确认识：只要不对别人造成伤害，自己又不认为应该接受治疗就不是病态。②同性恋患者往往并发一种或多种心理疾病，对这些心理疾病应进行治疗。③运用规范的心理分析疗法治疗。其成功率在25%～35%，用抑制同性恋倾向的电击疗法或呕吐疗法成功率为50%。④将治疗对象看作一个完整的活生生的与周围环境有相互作用的人是取得主动合作的条件，也是提高治疗效果的原则。

第四节　　性偏好障碍

一、概念

性活动是人类本能活动之一。孔夫子曰："食、色，性也。"性欲激动时，有一种类似饥饿时需要进食那样的冲动和紧张感，通过宣泄这种冲动，解除紧张感，才能恢复平静，心身才能得到满足。人类的性活动还要遵循所在社会的行为规范。

一个正常发育的成年人性活动的对象是异性成年人，年龄的差异应在社会文化所许可的范围内。解除性紧张、获得最高性快感的方式是两性生殖器性交。其他性活动如观看、抚摸异性身体，和异性拥抱、接吻等都从属于两性生殖器性交，视为性交的部分或预备性活动。正常性活动是男女两个成年人之间的亲昵活动，而且最终与生育相关联。

如果性爱和性活动不以异性成年人为对象，而是同性人或年龄极不相称的儿童或老年人，或是异性身体的一部分如头发、脚，甚至是无生命的东西如异性的鞋袜、内衣等，如果解除性紧张获得性快感的方式不是通过两性生殖器性交，而是停留在某个部分或预备动作上，如窥看、接触异性身体，窥看女性阴部，或在公共场所在女性面前暴露自己的外生殖器等，或在和异性发生性行为的同时必须附带某些条件，例如，对性配偶一方施加痛苦的虐待或必须接受对方施加的痛苦虐待才能达到性高潮，这些都被认为是异常的性活动，统称为性变态。

性偏好障碍（或称为性变态）有许多表现，国际疾病分类（ICD-9，1978）中共列出 9 个亚型，包括同性恋、性别转换症、阳痿、恋物癖、异性装扮症、露阴癖、窥阴癖、施虐与受虐症和恋童症。这几种亚型被公认为性偏好障碍，是临床上较为常见的。

二、发病原因

一些两性生殖器性交以外的性活动，如接吻、观看和抚摸异性身体或阴部，甚至口生殖器相交等并不都是病态的，只有当这些活动具有固定性和排他性时才属于病态。换言之，多次主动地迷恋这些活动而对正常的两性生殖器性交不感兴趣或不将其当作满足性欲的主要方式，才是病态的。对所爱的人的身体某部分如头发、脚，或所用物品如乳罩、内衣、鞋袜等迷恋也并非都是病态的。只有性欲固结在这些对象上或所爱的"恋物"和它所属的人脱离，而"恋物"本身成为性爱的主要或惟一对象时才属于病态。

某些性变态行为，例如露阴癖可以在患有神经系统器质性疾病如癫痫、痴呆或智力发育不全的患者身上出现。有的变态行为，例如对性对象的施虐行为可能是精神病如精神分裂症的一个症状。绝大多数性变态患者没有躯体器质性疾病或相应的遗传倾向，而且除了这一变态行为外，身体发育和精神生活的其他方面都是正常的，且有着良好的人际关系。在男女关系方面，其表现甚至比一般人还要"严肃"和"保守"。

弗洛伊德的幼儿性欲和性心理发展学说可以解释多数性变态的发病原因。

弗洛伊德把青春期以后成年人通过两性生殖器性交得到的性快感叫做终极快感（end pleasure），把青春期以前各个阶段幼儿性兴奋得到的快感叫做前期快感（fore pleasure）。在正常情况下，随着生长发育，前期快感最后都隶属于终极快感。在青春期以前幼儿性发育过程中任一阶段如果形成固结，都会阻碍前期快感向终极快感迈进，使性活动在某一预备动作上滞留不前，从而形成性变态。有些性变态患者自幼年起即有"变态"性行为（实际上是较明显的幼儿性行为），直到成年而不变就是这个原因。有些人的幼年期性发育中的固结虽然未影响整个性心理的发展，并已经有了正常成年人的性生活，但当现实生活中遇到较强的挫折或性欲的压抑时，性心理又退行到早年的固结状态，表现出幼年式性心理和性行为。这就是成年人突然出现变态性活动的最常见原因。

三、临床类型

（一）露阴症

1. 露阴症的概念

露阴症是指在不适当的环境下在异性面前暴露自己的生殖器，引起异性紧张性情绪反应，从而获得性快感的一种性偏离现象。这是一种比较常见的性变态行为，以男性患者居多，女性极少见，男女之比为 14∶1。

2. 露阴症的病因

露阴症的形成原因至今尚无定论。许多变态性心理和性行为产生的原因常与生活中，尤其是与早期的性心理事件有关。有露阴症的人往往有通过露阴方式获得性快感和满足的经历。若反复实施，就会强化为变态的性行为。有的是由于性格上的缺陷，缺乏正常的性宣泄和性满足渠道，或婚姻失败导致性压抑或受刺激；还可见于智力低下者或精神病患者。

3. 露阴症的临床表现

露阴症者露阴的方式不尽相同。有的露阴症者利用清晨或黄昏，在街头巷尾或公园等人不太多的场合实施露阴行为；有的则选择在比较拥挤的公共场合，比如在公交车上暴露私处；也有的站在窗口、阳台、门洞之处向过往的行人实施露阴行为。他们中的多数仅仅以露阴让异性害怕就满足了，也有一些还试图将生殖器接触对方身体或用语言刺激对方，来获得性快感。这些人一般不会对对方有暴力行为，大多是露阴后就迅速离开现场。其暴露身体的程度也不一致，男性大多仅暴露生殖器，女性则以显露乳房居多，也有极少数暴露全身的。

4. 露阴症的诊断

露阴症的诊断标准：①具有反复或持续地向陌生人（通常是异性）暴露自己生殖器的倾向，几乎总是伴有性唤起及手淫。②没有与"暴露对象"性交的意愿或要求。③此倾向至少已存在 6 个月。

5. 露阴症的治疗

露阴症患者的意识大都是清楚的，因此他们在事后往往很懊恼，特别是被人当作"流氓"抓起来后更是羞愧难当，后悔不已。但面对露阴冲动时又难以自制，常常是冲动战胜理智，出现反复行为。对露阴症患者的治疗以心理治疗效果为佳。其他常用的有效治疗方法有：

（1）厌恶疗法 即诱使患者在想象露阴行为的同时给以恶性刺激，如用电流或橡皮圈等刺激手腕、皮肤乃至生殖器官，或肌肉注射催吐药使其呕吐，破坏患者病理条件反射，以强化抑制，直到消退已建立的条件反射。

（2）领悟疗法 引导患者回忆幼年的有关生活经历，寻找露阴症产生的根源，然后由浅入深地分析露阴行为的危害性及产生的机理，使患者认识到此行为是儿童时期性游戏行为的再现。如幼年时与异性或同性小伙伴互摸外生殖器取乐、裸体或在成人面前炫耀生殖器、看异性成人裸浴或大小便等性取乐行为。这些性经历虽已忘记，但并未消失，还留存在潜意识中。成年后遇到重大精神创伤或性压抑，或由于个性拘谨，无力排解宣泄这些烦恼，便不自觉地用幼年的方式来解除和宣泄成年的烦恼，这是露阴症性变态行为产生的主要原因之一。要使患者认识到，成熟的性行为是以两性的生殖器性交来满足性心理的，以异性人为对象、或不以两性生殖器性交方式来获得最高性心理满足的行为都是变态的。进行科学的性教育和努力培养健全的性格也是预防和治疗露阴症的方法之一。

（二）窥阴症

1. 窥阴症的概念

窥阴症是和露阴症表现相对应的性变态。其主要表现是窥看他人的性活动、异性裸体或异性外阴部，从而获得性兴奋和性满足。窥阴症是一种反复出现或持续存在的窥视他人性活动或亲昵行为如脱衣作为自己性兴奋的偏爱方式。

其患病率不明。窥阴症主要见于男性，病人可兼有露阴或恋物行为。年龄以 20～40 岁居多。和其他性变态一样，患者对正常的两性性行为表现冷淡。

Petri 对露阴症按行为的严重程度分类：简单的露出阴茎；露出阴茎同时手淫；除露阴和手淫外，还与被侵犯的女性说话、喊叫、吹口哨等；除露阴外，直接接触女性身体。这种程度上的差异可能与患者的个性有关。露阴症主要见于男性。

露阴症的病理本质是儿童式的性行为，它的发病是幼稚性行为的延续或在遇到挫折时的再现。幼年性冲动是其内心驱动力。

2. 窥阴症的病因

本病病因尚未完全阐明。心理分析学认为，窥阴症患者往往与女性在一起时感到怕羞、笨拙，所以才窥视，或正常的性行为遇到障碍，从而导致这种行为。行为派认为，这是在偶然窥视得到性兴奋所产生的条件性强化。窥阴症的病理心理本质与发病原理和露阴症是一样的，是幼稚性行为表现的两个方面，即幼年时期男女小伙伴性游戏中看或被看的愿望和行动在成年人身上的延续和再现。1877 年，法国医生 Laseque EC 首次报道了这个病，并命名为露阴癖。其主要表现是在陌生女性面前暴露阴茎以获得性兴奋和性快感。女性看到后，不论表现恐惧、害羞或愤怒，患者都可获得性满足。少数女性表现为好奇或稍停步在远处眺望时，患者更感到兴奋，可达到射精和性高潮。但大多数露阴症患者的行为到此为止，不再对女性进行进一步的干扰。

3. 窥阴症的临床表现

患者想方设法地偷看女性如厕、洗澡与性生活，甚至在公共厕所携带反光镜，或在屋梁上、阳台窗户边偷看。患者通过窥视女性在浴室脱衣服或赤裸时的情景，获得性快感，但无任何性行为强加于对方。有的当场手淫或事后通过回忆想象和手淫达到性的满足。

4. 窥阴症的诊断

窥阴症诊断标准：①反复窥视异性下身、裸体，或他人性活动，伴有性兴奋或手淫。②没有暴露自己的意向。③没有同受窥视者发生性关系的愿望。观看淫秽音像制品，并获得性的满足不属于本症。

5. 窥阴症的治疗

通过对窥阴症患者的心理治疗得知，其内心深处认为女性们愿意看到其阴茎，并愿意接受这种行为。采用心理分析与集体治疗、厌恶疗法等，但均无肯定结论。对本症的预后所知甚少，有在劳动教养后未再犯者，也有一再复发直至老年者。

（三）恋物症

1. 恋物症的概念

恋物症是一种性取向障碍，是直接从异性体表接触的物品中获得性兴奋的一种性变态。它较露阴症少见，有时和窥阴症同时出现在同一患者身上。恋物症患者的性欲对象不是整个的异性人而是异性身体的一部分，常见的有脚、毛发等，还有异性所使用的无生命的物件，如鞋、袜、内衣、月经带，甚至用过的月经纸。喜爱所爱的人身体某部分或珍爱她用过的东西作为爱的象征和纪念不一定都是病态，只有当这些"恋物"和所爱的人脱离，它们本身成为迷恋对象并可唤起强烈性兴奋而且成为解欲的对象时才构成病态。有人虽结了婚，但对正常夫妻性生活兴趣不大，或必须同时使用这些"恋物"，才能获得性快感。恋物症多见于男性。

2. 恋物症的病因

恋物症病因未明，Gopla发现，在几例患者中都存在着一定程度的社交障碍，特别是与异性交往障碍。对异性的仰慕无法通过社交来增进关系，退而求其次是一种原因。在青春期初期，无意中通过异性贴身用品获得性快感，以后又经过反复行为强化，形成不良性习惯也是一种原因。心理分析学认为，最常见的"恋物"是异性的脚和长发，这些都是阴茎的象征。因为恋物癖的根源在于早年的"阉割焦虑"。患者珍藏它和喜爱它都是向自己证明他的阴茎未被割去。如果站在幼儿的立场上，可以理解这种解释，但无法验证。

3. 恋物症的临床表现

恋物症者通常无法以一个实际存在的完整的异性人为性爱中心，而是对异性穿着、佩带的物品，甚至一些与性无关的物品有性兴趣。恋物症者因所恋物品引起性联想，性兴奋，借助手淫等达到高潮。物恋对象可以是任何东西，常见的是女性的乳罩、内裤、长裤袜、高跟鞋、雨衣、手绢等，有的对已用过的避孕套感兴趣。

有的男性恋物症患者可偷盗匿藏几十件、上百件女性用过的衣物。恋物症患者对物品的迷恋程度有强有弱。典型的恋物症需要视觉和触觉刺激。有时，仅视觉刺激如色情画或照片中黑色性感的连裤袜、高跟鞋或其他时髦物品等，即可引起其内心对崇拜者的一阵愉快的反应。在端详这些物体时会怦然心跳，引起阵阵骚动。

4. 恋物症的诊断标准

中国精神疾病分类方案（CCMD-2R）提出的恋物症诊断标准：

（1）符合性变态的诊断标准。

（2）至少在半年的时间内，反复出现使用某种非生命性物件，以满足强烈的性欲和性兴奋联想，所恋物件是性刺激的重要来源，或获得性满足的基本条件。

（3）曾经付诸行动。

（四）恋童症

1. 恋童症的概念

恋童症是指一个成年人的性要求和性反应部分或全部有意识地指向通常是 13 岁以下的儿童。目前越来越多的恋童症者把兴趣放在与少男少女发生的性活动上，此亦称为青春恋。恋童症主要见于男性，分为同性恋童症和异性恋童症两类。

恋童症的性行为方式：同性恋童症者通常采用口交和肛交（鸡奸）；异性恋童症者通常采用口交、肛交和阴道交媾，采用较多的是阴道交媾。这两类恋童症者在性交时都会在儿童身上造成外伤和咬痕，有时甚至因为恐惧和羞辱而杀害儿童。

2. 恋童症的病因

（1）心理因素　爱恋儿童，留恋童年时代。对儿童表示关注是人的一种普遍行为，但当这种行为超过一定限度，作为一种观念在头脑中固化下来并控制人的行为的时候，便成了恋童症患者。

（2）社会因素　因为在工作、生活中人际关系处理不好或受到挫折，便觉得与成年人打交道要费尽心机，因而感到疲劳、紧张、可怕，而与儿童交往则轻松愉快。时间一长便对成人间的人际关系感到厌倦，而把兴趣转到了儿童身上。

（3）家庭因素　家庭不和睦、夫妻感情不和，使之对成年人间的性生活失去兴趣，而把对象转向儿童。

（4）性格缺陷　由于性格胆怯、懦弱，缺乏应付危机的能力，故当遇到意外的精神打击时，如妻子有了外遇而不能勇敢地面对现实，便希望退回到童年，于是把心思转到小女孩身上，在心目中把小女孩幻化成两种形象：一是恋人，一是母亲。

（5）其他原因　因为智力发育迟缓、慢性酒精中毒、残废、年老或其他脑病等，接触正常成年女性的机会很少，故将满足性欲的对象转向儿童。

3. 恋童症的分类

恋童症分为固定型、回归型和攻击型 3 种类型：

（1）固定型　对成年男女不感兴趣，只愿与儿童交往，并且只有在与儿童交往时才觉得舒心。其猎取的对象一般都是很熟悉的，如邻居、朋友乃至亲戚的孩子。首先是与这些孩子玩耍，带她们看电影，逛公园，买东西给她们吃，获得孩子的信赖，与孩子建立起友谊，进而发生性方面的接触。

（2）回归型　表面上看与常人无异，能与他人建立良好的人际关系，有过正常的异性恋史，甚至已结婚成家。但是当家庭、学习、工作等方面出现压力或遇到重大精神刺激后，便恢复了不成熟的性表达方式。这类患者猎取的对象都是不熟悉的儿童，其行为带有冲动性，同时还伴有酗酒现象。

（3）攻击型　攻击对象主要是儿童，由于各种原因其内心存在一种攻击心理，想借助于折磨儿童发泄出来。这种人往往用各种残忍和险恶的手段玩弄男孩的某些器官，强迫男童满足其各种下流要求。这类患者与施虐狂很相似，其追求的不是正常的性感，而是通过不正常的性行为来发泄畸形的感情。

有些恋童症者仅仅对玩弄儿童感兴趣。其中一些人热衷于拍摄儿童色情照片和录像，以及进行非商业性的色情活动，并与有共同兴趣的人私下交换录像带。

4. 恋童症的诊断与鉴别诊断

（1）诊断　恋童症对成熟的异性不感兴趣，只以儿童作为性欲满足对象，且并不一定都追求性交行为。其表现为时常不和儿童发生真正的性交，但猥亵行为很明显。

（2）鉴别诊断　与猥亵、强奸幼女犯、性早熟、早恋的鉴别：强奸或猥亵幼女犯多是因为找不到性对象，或者见有可乘之机，才在无知的幼童身上发泄性欲。其目的主要是追求性行为。有些是因为儿童年龄太小，性器官发育不成熟，缺乏性能力才对其进行猥亵的，这类人不属于性变态者。性早熟和早恋是指双方均未成年或一方刚刚成年而与年龄相近的少年恋爱。恋童症以中年男性多见。

5. 恋童症的治疗

治疗方法：①厌恶疗法：当患者接触儿童或儿童模型时便给予能造成其身心痛苦的刺激，如电疗刺激、橡皮圈刺激、肌肉注射催吐药使其呕吐等，破坏患者病理条件反射，经过多次反复强化，使其改变恋童症的行为模式。②药物治疗：给患者使用抗雄激素，限制男女恋童症者的性欲。

（五）异装症

1. 异装症的概念

异性服装症或称异装症，是恋物症的一种特殊形式，是通过穿戴异性服饰而得到性欲满足。异装症患者喜欢从头到脚的穿着打扮与异性一样。有时这是同性恋者恋物症的一种形式，但也有异装症者穿着异性服装并不是为了给自己性刺激，只是暂时地体验异性的感受。大多数异装症者为男性。中国自古以来有女扮男装或男扮女装者，这与中国文化有关，绝不可与性变态等同。异装症患者很少见。

2. 异装症的病因

正常的性发育受到阻碍，又加上条件性的学习。性染色体或性激素无异常，仅极少数见有颞叶脑电异常。

3. 异装症的临床表现

一般从青春期开始，最初只穿异性的一两件衣服，以后逐渐增多，直至全身内外均是异性服饰。着异装一般不在公共场合，常是在自己的房间有一套至多套异性服装，有时公开穿着最时髦的服装，戴假发，或烫发，或使用化妆品。每天穿着异装的时间不定，但往往开始时是间发，后来愈加频繁，有的穿着入睡。有的着异装同时手淫，以获得性满足。

4. 异装症的诊断

穿戴异性服饰主要是为了获得性兴奋，当这种行为受抑制时可引起明显的不安情绪。患者并不要求改变自身性别的解剖生理特征。诊断标准：①穿着异性服装以体验异性角色，满足自己的性兴奋。②不期望永久变为异性。③至少持续 6 个月。

5. 异装症的治疗

①采用心理分析疗法；②采用厌恶疗法。治疗根据不同情况进行，异性恋异装症通过反

复精神治疗可增强其克制能力。大多数异装症可持续多年，随中年后性欲减退症状减轻。

（六）挨擦症

1. 挨擦症的概念

挨擦症是一种较常见的性变态，绝大多数为男性。其主要表现是在人多拥挤的场所主要是公共汽车、地铁、商场、影院等，用阴茎隔衣挨擦妇女的臀部、腿部等处，以获得性快感。有时取出阴茎直接挨擦，以达到性高潮并射精。这些人往往在性能力和在社交能力上都不太强，常感自卑。选择这种方式可使其感到兴奋，也有安全感。这类患者往往服装整齐，彬彬有礼。行为暴露后，大多能主动承认，但行动上并不改正。有的从幼年性游戏的挨擦行为开始，一直延续到成年。约有一半的患者成年后甚至到中年才初次发病。该类患者大都有精神刺激或性压抑的经历。

2. 挨擦症的病因

挨擦症发生的原因目前还不是很清楚。一般认为，导致挨擦症的原因有以下几方面：

（1）家庭因素　在少儿时代生活在性封闭的家庭环境里，有性压抑的经历。一男性患者，从小生活在仅有母亲的单亲家庭里，受母亲的严格管教。因长辈婚姻不幸，使其性情孤僻，不与同龄女孩接触，对性生活明显反感。成年后一般情况下良好，智力健全，但仍回避与相识异性接触，有明显的害羞反应。后通过在公共汽车上与陌生异性拥挤而产生性兴奋和性快感，成为挨擦症者。

（2）偶然因素　大多数是在儿童或青少年时期性心理发育受阻的基础上，性快感体验与异性身体偶然的接触，并以条件反射机制固定下来而形成的。成年后仍用儿童式的性行为来获得性快感与性满足，最终发展成挨擦症者。

3. 挨擦症的临床表现

（1）具有计划性和目标选择性　挨擦前对自己的衣着和面部进行修饰；挨擦时选择的对象多为年轻并相貌姣好者，而且是不认识的异性；场地多为拥挤而且不容易抓获的地方，如商场、电影院、公共汽车等。

（2）当挨擦对象有明显反应时，通常会中止有关行为，并且装出一副若无其事的样子。如果对方默然避开或默许，常常又会继续有关行为。

（3）进行挨擦的部位多为生殖器区，也有以手或肘及其他部位作为主要挨擦部位的，受害者被挨擦的部位多为手臂、乳房、臀部、会阴部和腿部等。大多数情况下是隔衣进行接触摩擦。

（4）在行为中多有性高潮出现，即射精。

（5）大多反复发作，很难从过失中吸取教训，往往是冲动战胜理智。

4. 挨擦症的诊断

挨擦症诊断标准：在拥挤场合或乘对方不备，伺机以身体某一部分（常为阴茎）摩擦和触摸女性身体的某一部分，以达到性兴奋的目的。①反复地通过靠拢陌生人（通常是异性），紧密接触和摩擦自己的生殖器。②没有与所摩擦对象有性交的要求；没有暴露自己生殖器的愿望。③这种行为至少持续6个月。

挨擦症与流氓行为的区别：①挨擦症患者在工作、学习及其他行为方面通常都表现良好，无任何劣迹，而流氓一般都有其他劣迹。②挨擦症患者选择的地点是拥挤的公共场所，选择的对象是不相识的异性，并尽量避免让对方知道，而流氓选择的地点多为私下或隐蔽的场所，对象多为认识的异性，很少选择完全陌生的人，也不怕对方知道。③挨擦症患者仅在触摸挤擦的过程中就可获得性满足，甚至出现性高潮，流氓在这一过程中一般不可能出现性高潮，往往有进一步的攻击行为。

5. 挨擦症的治疗

对挨擦症的治疗主要采用心理疗法，常见的方法有：

（1）领悟疗法 引导患者仔细回忆自己的成长过程，特别是儿童期有关性方面的经历，从中找出导致挨擦症行为产生的根源，并分析这种行为是儿童式的行为，是用儿童期的方式来宣泄成年的性欲，使患者对自己的病证有一个正确的认识，然后努力克服。

（2）支持疗法 即通过心理咨询，施治者与求治者建立良好的医患关系，在精神上给予求治者关心和支持，使求治者树立治愈挨擦症的信心，以积极、主动的态度面对现实，配合治疗。同时，双方一起讨论挨擦症行为的本质和特点，以及治疗的方法。这是一种一般性治疗方法，是一种较好的辅助疗法，在治疗、恢复、巩固阶段都可使用。

（3）认知疗法 通过回忆幼年经历，帮助其寻找引起挨擦症行为的根源，并进行分析解释。

（4）其他疗法 如精神分析疗法、系统脱敏疗法、厌恶疗法、结婚疗法和药物治疗等等。

（七）施虐症与受虐症

1. 施虐症与受虐症的概念

虐待症者通过责骂、侮辱、恐吓等方式造成对方精神上的痛苦、恐惧、害怕、屈辱和求饶，以此获得性满足与性快感。其所使用的暴力有造成轻微疼痛或无损伤的调戏动作，也有极为残暴甚至导致死亡的伤害行为。例如，鞭抽、牙咬、手拧、脚踢、针扎、火烙、刀割等等。习惯于以残暴手段来满足性快感的虐待狂者往往不易控制自己的冲动，因而极易造成对方严重受伤。在某些情况下，严重的虐待狂冲动会导致强奸、凶杀等暴力犯罪。

受虐症者所受痛苦有不造成伤害的、非暴力的凌辱或恐吓，也有残酷的殴打、拳击、刀伤等等。大多数受虐症者能控制受虐待时的情境，在自己严重受伤之前结束被凌辱和伤害的行为。也有交替扮演两种角色的人，既凌辱、伤害他人，又接受他人的凌辱和伤害。

2. 施虐症与受虐症的病因

有施虐狂与受虐狂倾向是原始时代求爱过程的一部分，到了后世此种倾向变成一些回光返照的表现（即返祖现象），一个衰弱与萎缩的人想用疼痛振奋精神，以达到刺激性欲的目的。这只是一种假说，没有充分的事实根据。对虐待症和受虐症的形成原因目前有多种不同解释。虐待症的形成与以下因素有关：

（1）童年时的生活经历 由于家庭教育环境中的某些因素，使儿童从小形成对性关系的错误认知定势。如有的施虐症患者幼时无意窥见父母的性生活，进入青春期后，从小说、影视节目中看到一些男女边厮打边做爱的描写，更唤起了童年的记忆，这种认知与态度定势最终发展为虐待狂。

有的受虐症患者在受虐过程中表现出自责，认为自己对不起异性，产生内疚和罪恶感，从而甘愿接受异性的凌辱以表示在痛苦中对异性的服从和自罚，并与性冲动结合起来，形成受虐狂倾向。如有的因子宫摘除，担心被异性拒绝或抛弃，希望通过接受异性的凌辱与伤害来表示自己接受对方的爱。

（2）对权威的反抗和对挫折的自我防卫　有的人在个人生活经历中受到过他人的欺凌打击，尤其是遭受过异性的拒绝、侮辱，因而便形成强烈的报复与反抗心理，借在异性身上施虐而显示自己的力量与征服，从中获得快感。

（3）对过度自卑感的补偿　有些人对自己个人能力、心理素质、社会地位等方面的缺陷感到不安，深感自卑，因而通过对异性实施伤害，以发泄被压抑的性本能和心理紧张，在控制和伤害异性的过程中来显现自己的优越感。

3. 施虐症与受虐症的诊断

施虐症与受虐症的诊断标准：以向性爱对象施加虐待或接受对方虐待作为性兴奋的主要手段。其手段为捆绑、引起疼痛和侮辱等，甚至可造成伤残或死亡。提供这种行为者为性施虐症，以接受虐待行为而达到性兴奋者为受虐症。

（1）一种性活动偏爱，可为接受者（受虐狂），或提供者（施虐狂），或两者都有，并至少有下列 1 项：①疼痛；②污辱；③捆绑。

（2）施虐-受虐行为是极为重要的刺激来源，或为满足性欲所必需。

（3）至少持续 6 个月。

4. 施虐症与受虐症的治疗与预防

（1）治疗　①支持性谈话疗法：对患者采取解释和教育，使其明确认识自己的心理异常或变态，下定决心克服和矫正自己的异常观念和行为。②厌恶疗法：让施虐症患者和受虐症患者观看有关性虐待的电影或录像，当他们产生性兴奋和快感时即给予厌恶刺激，逐步减弱与性虐待相联系的变态性兴奋，直至最后消除。

（2）预防　①加强法制教育：由于虐待狂和受虐狂的变态行为常造成伤害，所以常常触犯社会道德和法律，某些施虐狂可发展成为施虐杀人狂。了解自己行为的法律后果有助于暂时抑制与虐待相联系的性冲动。②重视童年时期的教育和家庭环境的影响：成年家庭成员在幼儿面前言行举止要检点，防止孩子自幼形成错误的性观念和性倒错。进入青春期后，家长应以适当方式告诉孩子，怎样与异性健康地交往，怎样建立正常的异性友谊和感情；并推荐合适的性知识读物，帮助其了解正常的性生理功能、心理需要及为社会认可的性需要满足途径。③对于虐待狂，必要时将其与经常虐待的异性对象隔离开；不允许其他人满足受虐症患者的虐待要求。

（八）恋尸症

1. 恋尸症的概念

恋尸症是从尸体获取性满足的一种性变态。狭义恋尸症仅指男性。男性恋尸症习惯上称奸尸癖或奸尸狂。该患者具有与尸体进行性行为的强烈欲望。有时这种欲望通过与尸体性交的想象来满足；有时通过与尸体进行性接触来满足。有些恋尸症患者以保留尸体的某些器官为乐趣，这些器官通常是女性的乳房或生殖器。由于有些恋尸症患者采取将人杀死的方法来获得奸尸的机会，所以这种行为给社会带来极大的威胁。

2. 恋尸症的病因

恋尸症形成的原因不明。多数研究者认为，在这种人身上有一种支配其性交对象的强烈欲望，这种欲望的满足在其性满足中占据十分重要的地位。因为尸体绝对不会反抗其命令，因此其宁愿选择尸体作为性交对象。对于活人假扮的尸体，恋尸症患者则要求其一动不动，如果对方的身体动了，他会感到自己的命令受到了违抗，便会丧失性交的欲望和能力。这种人在社会生活中可能是一个屡受挫折的失败者。由于他们无法控制活人的世界，所以便转向了死人的世界。在死人面前，他们俨然是个强大的主宰者，尸体都对他俯首听命，都不会拒绝其要求或嘲笑其无能。在这种行为中恋尸症患者处于支配的地位，而且不必担心失败与挫折。恋尸症者多伴有明显的精神病，或嗅觉障碍。

恋尸症分为不杀人恋尸症、杀人恋尸症、假恋尸症、幻想型恋尸症和迷恋型恋尸症几种。

不杀人恋尸症：是最为常见的恋尸症行为。特征是不杀人，而是利用各种机会与已经死去的人发生两性关系。某些可以提供接触尸体机会的特殊职业如太平间、停尸房和殡仪馆等处的工作对其具有极大的吸引力。有的恋尸症者曾3年内先后7次挖坟掘墓，进行奸尸活动，受害尸体距死亡时间长者达35天，有的尸体已腐败。在奸尸过程中可以获得性满足感。

杀人恋尸症：是最危险的恋尸症行为。其将被害人杀死的主要目的就是奸尸，被害人有女性，也有男性，其中以女性居多。

假恋尸症：并不真正地奸尸，而是与活人发生两性关系，但是对象必须装成死人。有的假恋尸症先让性伴洗冷水澡使身体冰凉，然后往身上涂一层白色爽身粉，好像无血色的死人，在性交过程中性伴直挺挺地躺着，一动也不能动，这样才能使他达到快感高潮。倘若性伴躯体动了，就会破坏他的雅兴，而大为恼火。

幻想型恋尸症　不真正地奸尸，甚至根本不进行真实的性行为，只是在自己的想象中完成奸尸行为。其常幻想自己获得了一具女性尸体，然后便与之发生两性关系。其把所有细节都想象得淋漓尽致，并且在想象中获得性快感或性满足。

迷恋型恋尸症　有奸尸行为，但是更迷恋尸体的某些器官，如把乳房和生殖器割下来，并保存起来，在观看或触摸这些器官的过程中获得性快感或性满足。有的还会随身携带这些器官。

（九）乱伦

1. 乱伦的概念

乱伦一般是指在一定家庭成员之间的为习俗所不容的性关系。受禁成员可因不同的社会而有所差异，但总的来说，乱伦为一切社会所禁止。现代社会的乱伦范围主要特指对象为子、女、父、母等的近亲乱伦。在所有乱伦行为中，父女之间的性关系所占比例最大，其次是兄妹之间的性关系。

2. 乱伦的病因

乱伦行为的出现都有一定的主观和客观因素。

（1）主观因素　乱伦者多有一些心理异常或变态的倾向，或者有某种精神疾患，而且多染有吸毒和酗酒等恶习。乱伦的父亲大多猥亵无能，性格孤僻，缺乏安全感和责任感，心情抑郁。乱伦者的内心世界往往充满了自我想象和自我崇拜，具有以自我为中心的生活观。这种人不把孩子视为独立的人格，而视为自己可以随意占有的"财产"。在认识上往往具有一定程度的认识错乱，甚至认为自己的行为根本不属于乱伦。当其对孩子进行威胁时，往往也采用孩子式的威胁方法。一个平时行为正常的父亲有可能在酗酒或吸毒后因自制能力降低而要求与女儿发生性关系。大多数乱伦者的性机能发育正常，而且有着正常的性欲望。乱伦者一般不属于犯罪型人格，是由于外界多种因素的影响使其陷入性罪错的泥坑。

（2）客观因素　乱伦者往往生活于不正常或不幸福的家庭关系之中。许多乱伦者都有着共同的家庭生活历史。其童年生活往往是不幸福的，自己往往也是乱伦行为的受害者，其家庭环境中充满了堕落的因素。乱伦行为在家庭成员之间的相互影响是十分明显的，而且这种行为模式往往会世代相传。早期家庭生活中的影响是构成其以后堕入乱伦行为的重要因素之一。家庭经济和教育状况与乱伦行为之间有一定的关系。经济状况不佳且受教育程度较低者更容易发生乱伦行为。乱伦者缺乏道德观念和对性冲动的控制能力，虽然已经成人，却不具备成年人对行为的识别与控制能力。

（3）夫妻关系　夫妻关系的不平等或不融洽是产生乱伦行为的重要诱因，在这种婚姻关系中，夫妻既不是平等的性生活伙伴，也不是亲密的生活伴侣。一方总在一定程度上统治着另一方，如妻子占支配地位或丈夫居支配地位，而另一方往往对这种婚姻关系表现出某种不满或厌倦。

3. 乱伦的临床表现

在许多父女乱伦中，父亲在家庭生活中往往扮演一个比较次要的角色，处于受压抑的一方。其很可能承担着为家庭提供经济收入的职责，但却不能成为家庭中感情和精神上的支柱。从心理模式来看，这种男子似乎把配偶看成了母亲，而不是妻子，自己往往更像在妻子家寄宿的孩子，而不是一个强有力的性伴侣。这种人在生理或心理上缺乏男性特征，其配偶无论在社会生活、家庭生活还是夫妻性生活上都表现得更为积极主动。这种人的妻子往往不满足这种不平等的婚姻关系，常常另觅新欢以满足其生理和心理的需要，为此，丈夫则逐渐把情感转移到女儿身上，以寻求补偿。若母亲离家出走，女儿承担起主妇角色，父女关系加强，他们之间便可能产生某种形式的性关系。一旦这种性关系建立之后，父亲的情感就会完全集中在女儿身上，非常害怕女儿会因为别的男人而抛弃自己。有的会把子女看作自我生命的扩展，把对子女的性虐待视为对自己的一种惩罚；有的会把子女看成妻子生命的扩展，把对妻子的怨恨迁怒到子女身上。在丈夫占绝对统治地位的家庭，妻子在经济和精神上过分依赖自己的丈夫，或在关系复杂的家庭，如继父与女儿之间，如妻子有性功能障碍等其他原因，丈夫会将性对象转向女儿，母亲只得默许。

父女之间的乱伦关系一般可持续1～6年。乱伦关系起始年龄各异。大多数乱伦行为是从十岁以下开始的。如果在一个乱伦者的家庭中有多个女儿，父亲往往寻求与所有的女儿建立性关系。有的依年龄顺序而相继与她们建立性关系，有的则同时与多个女儿保持性关系。

乱伦行为还发生在男孩与父亲之间，男孩与母亲或其他女性亲属之间。当姐弟年龄差距较大时，也会出现乱伦行为。母子乱伦比较少见。

乱伦行为方式：分为身体接触型和非身体接触型两种。大多数乱伦行为属于接触型，具体行为包括亲吻、爱抚、触摸生殖器官和发生性关系等。非身体接触型的乱伦行为包括露阴、窥阴、色情语言和让孩子旁观各种"性游戏"等。大多数侵害者是中年人或老年人，他们更多地采用爱抚的手段来达到性满足。开始只是一般的身体接触，以后逐渐集中于性器官，直至达到发生性关系。年轻的侵害者常选用暴力对待受害者，有的乱伦行为已演变为虐待狂式的行为。

乱伦受害者的征象：包括身体、行为和语言方面的表现。身体征象包括阴部的血肿、撕裂、发炎、触痛或擦伤，处女膜破裂，排尿困难，怀孕，感染性病，以及经常做噩梦等。行为征象包括离家出走，酗酒或吸毒，举止轻挑或行为放荡，喜欢单独活动或拒绝交友，在家中的多个孩子中享受特殊优待等。语言征象指受害者在无意中流露出对家庭或某个家长的特别怨恨或惧怕。

4. 乱伦的预防

一般情况，被父亲奸污的女儿不愿意主动报案。一方面，她们害怕家庭破裂，自己被赶出家门，害怕受到更为残酷的折磨，为此可以长期"忍辱负重"。另一方面，她们对这种行为的性质和后果并不明确。乱伦与强奸不同，往往都有一个缓慢渐进的发展过程，所以受害者往往被迷惑，她们分辨不清父亲对自己的行为是否正当，是否属于爱的范畴，有时甚至会千方百计为父亲的行为辩解和开脱。许多乱伦行为之间常表现出相当的爱恋、理解、幸福和心理平衡。乱伦是一种在温情和爱恋掩盖之下的暴力侵害行为。在乱伦的父亲与多个女儿保持性关系的情况下，大女儿主动报案的可能性增大。她会为自己的遭遇而憎恨父亲，而且希望妹妹们免遭同样的不幸。

父女乱伦行为形成的主要原因：有的妻子发现丈夫与女儿有性关系时，往往会首先责备女儿，她害怕失去丈夫。尤其是既往有不幸婚姻史的妻子，不仅不保护自己的女儿，有时还会为了自身利益而牺牲自己的女儿。如果夫妻关系本来就名存实亡，妻子会在震怒之后与丈夫离异。如果夫妻关系并没到破裂边缘，为了维护家庭的声誉和完整，妻子可能不会报案，而是完全站到女儿一边谴责并威胁丈夫，寻求妥协的解决办法。

对于乱伦行为社会应采取更为积极的干预态度，以使孩子们所受到的伤害降到最低。社会应加强对受害儿童的保护，并针对受害者的年龄、家庭关系、对父母的依赖程度、情感与能力的发育水平等进行治疗。

（十）自恋症

1. 自恋症的概念

自恋症也称自恋癖、影恋或纳喀索斯症，是指个体热恋自己的身体，对自己有强烈性欲要求的状态。这是一种以自己为性爱对象的性偏离。文学作品中关于自恋症的描写，最著名的是古希腊神话中纳喀索斯的故事。纳喀索斯是河神和仙女的儿子，美貌出众。女神厄科向他求爱，遭到拒绝后幻化为回声女神。诸神因此对纳喀索斯不满而对他进行惩罚，使他爱恋自己在水中的倒影，最后憔悴而死，成为水仙花神。纳喀索斯症后来成为自恋症的专有名称。

2. 自恋症的病因

自恋症很罕见，西方国家近年来有自恋症人格特点的人有增多趋势。产生自恋症的因素可能有以下几方面：

（1）家庭环境　单亲家庭在自恋癖形成中有着重要的作用。单亲家长对独生子女的宠爱和亲近其中含有的性内容常使孩子产生自恋潜意识。父母因感情不和而离异，父亲或母亲对对方的怀恨和不满常在孩子面前表现出来，使孩子觉得他人都不可爱，不宜接触，从而促使自恋症的形成。

（2）教养方式不当　父母经常有意识或无意识地当着孩子的面或他人的面称赞、宠爱自己的孩子。特别是我国独生子女家庭是社会的主体，父母对孩子娇宠有加，使孩子从小就自视甚高，这常成为自恋症产生的基础。

（3）心理因素　父母对子女，尤其是父亲对女儿、母亲对儿子过分亲昵、宠爱，使有些儿童产生把自己与异性尊亲认做一体的心理而出现自恋症的倾向。

（4）缺少同龄伙伴　独生子女在家中缺少异性和同性伙伴，如果家长不鼓励孩子去结交朋友，不为孩子结交朋友提供条件，甚至还加以阻碍，就会促使自恋症的形成。

（5）创伤性经历　有的成年人在与性伙伴的交往中出现这样或那样难以解决的问题，或在精神或肉体上受到重大的打击等，均可使其丧失异性恋或同性恋的兴趣，转而成为自恋症者。

3. 自恋症的临床表现

自恋症患者男女均可见，临床表现为：

（1）性欲对象是自我，通常表现为影恋，即对当时、当地的自我有强烈的性欲求，把自己或自己的镜像当作性行为对象。

（2）对异性一般没有性兴趣，对同性有一定的性兴趣，但必须是类似自己的那一类成员。其性行为多为手淫、性梦、性幻觉等自慰性性活动，有时涉及同性恋或异性恋性活动，但并不爱恋对方，而是把性活动想象成另一个自我在与自己发生性关系。

（3）有着极强的自我爱恋的潜意识。对他人的爱恋只是附带的，在情感上表现出一贯性的冷漠，不关心周围的事物及他人。通常拒绝婚外性关系或可能损及其名誉和身体的性关系，在社会生活中表现出爱情专一，不会涉及桃色事件。

（4）有明显的个人主义和利己主义倾向。通常是自我夸大、自我赞美、自我表现，常幻想自己容貌绝伦、才华横溢、能力超群等。在情感和内心世界中常孤芳自赏。在人际交往中，表现出损人利己，以自我为中心，处事极端化。当受了批评、遇到挫折或失败后，常表现出震怒、自卑、羞惭，有过激和抑郁反应。一般没有明显客观原因的独身主义者、不涉及同性恋的极端女权主义者或男权主义者、或多或少有一些自恋症倾向的人可能是自恋症者。

4. 自恋症的诊断

目前尚无完全一致的标准，一般认为有以下特征：

（1）对批评的反应是愤怒、羞愧或感到耻辱（尽管不一定当时表现出来）。

（2）喜欢指使他人，要他人为自己服务。

（3）过分自高自大，对自己的才能夸大其词，希望受到特别关注。

（4）渴望持久的关注与赞美。

（5）有很强的嫉妒心。

（6）认为自己应享有他人没有的特权。

（7）对成功、权力、美丽、荣誉或者理想、爱情有不切实际的幻想。

（8）缺乏同情心。

只要出现其中的五项，即可诊断为自恋症。

5. 自恋症的鉴别诊断

自恋症与同性恋、性厌恶、禁欲者的鉴别：①自恋症患者与同性恋患者的性对象都是同性，但前者的性对象是患者本人，后者的性对象是其他同性成员。不少同性恋患者兼有自恋症，如某些同性恋患者仅喜欢与自己长得相像的同性成员，自恋症患者并没有对同性性伙伴的爱恋，性活动是自私的，多为洁身自爱型人格。②性厌恶是对性活动反感，也没有对自己的无限赞美和性欲望。③禁欲者对他人有性欲，是通过自我克制而加以回避，自恋症对别人没有性欲。

6. 自恋症的预防

自恋症一旦形成一般难以纠正，原因在于诊断确立时自恋症的情况已经相当严重了，有关的观念和人格已基本固化，且带有强烈的自我保护性而拒绝治疗。

对自恋症应以预防为主，对儿童适度的爱护和合理的教养是一项很重要的措施。儿童和青少年出现自恋症行为，只要及时发现，查找原因，进行适当的教育，鼓励儿童多参加集体活动，多与伙伴往来一般是可以消除的。对于带有明显精神抑郁症状的自恋症患者采用精神疗法大都能取得较好的效果。以亲切温和的态度对待患者，帮助其认识个人人格方面的缺陷，并树立纠正的信心对治疗十分有益，而且治疗越早，疗效。

（十一）恋兽症

1. 恋兽症的概念

恋兽症是专以动物为性对象获取性感满足的一种性变态。人与兽的性交称兽奸。但兽奸或与动物性交并非仅见于恋兽症者，在无法取得正常性生活的人群中也时有发生。兽奸并非恋兽症的惟一性行为，男性恋兽症者常以对动物有明显施虐色彩的非性交性行为获得性满足；女性恋兽症者则多从与动物摩擦或令其舔外生殖器而获得性满足。当今西方某些老年人的动物宠爱症与恋兽症有密切关系，这种人对某种动物有不正常的喜爱。

2. 恋兽症的表现

兽奸多发生在乡村牧场，与人的意识能力及环境因素有关。用于兽奸的动物有母猪、母马、母牛、驴、羊、狗等。男性多选择母猪、母山羊，女性多选择狗作为对象。

（十二）性幻症

1. 性幻症的概念

性幻症又称性白日梦或性爱白日梦，是把性幻觉作为性兴奋或性欲满足的主要手段，并成为习惯的一种性变态。患者在日常工作、生活中经常出现无法摆脱的性幻觉，有时幻影可成为患者倾心的性恋对象。所谓"相思病"大部分可归于此种性变态。

2. 性幻症的临床表现

男女自青春期开始即出现性幻觉，18 岁以后至结婚前这一时期内，约半数的人性幻觉在心理上时常萦回不去。一些温文尔雅而想象力特别丰富的青年男女，一方面限于环境，不能结婚，一方面又不愿意染上手淫的癖习，便往往在性幻觉上用功夫。这种性幻觉的产生是一种常态，也是性冲动活跃的一种无可避免的结果。不过如果过分发展，则会以常态开始，以病态告终。想象力丰富且有艺术天才的青年，患性幻觉的可能性更大。结婚后性幻觉便停止或大为减少。

性爱白日梦的主要方式为"连环故事"。"连环故事"是一篇想象的类似小说的东西，情节因人而异。一个人对自己的连环故事总是特别的爱护，往往认为是神圣的精神资产的一部分，绝不会轻易公开，甚至对交情极深的朋友，也难得泄漏。连环故事男女都有，但在青少年女子中特别多。故事的开端总是书本里看到的或本人遇到的一种偶然的事，以遇到的为多，从此逐渐推演，终于扯成一篇永久必须"且听下回分解"的故事，故事中的主角99%是患者本人。有的白日梦富有戏剧与言情小说的意味，男女主角经历许多悲欢离合，然后到达一个性爱紧要的关头。紧要关头也许只是一个接吻，也许是其他更细腻的方式，甚至是性交，但均可引起性欲满足。做梦的人不一定寻求手淫的快感，梦的本身即可引起性高潮。年轻女子最常做的爱情梦想就是幻想自己被其恋人所抛弃。

就枕以后，入睡以前，对于编排连环故事的人是最神圣的一段时间。但有人白天也为梦境所缠绕，以致妨碍日常的工作。白日梦做得太多，甚至到了成人的年龄还不能摆脱，则是一种不健全的状态。性幻症者将梦境替代实境，整天处于失魂落魄的状态之中，对实际生活渐渐失去适应能力。

（十三）梦恋症

1. 梦恋症的概念

梦恋症是把性梦的梦境与现实的实境相混同的状态，把梦境人物当作性恋对象或把自己当成梦境中性关系的真实受害者。梦恋症大致相当于我国民间传说中的狐魅症、鬼魅症。

2. 梦恋症的临床表现

青春期的男女，性梦是正常现象。在性梦中体验性活动，男子遗精，女子梦交，有的可进入性高潮。男子在初次性梦发生以前的几个月，大多在睡眠中先有阴茎勃起。在婚前求爱的时期性梦特别多，大抵日有所思的拥抱、接吻一类的行为，晚上便有性爱的梦境，结婚以后，这种梦便不做了。守身如玉或禁欲的青壮年人也常做性梦。有的性梦发生在性交后的睡眠中。性梦以视觉性质的为多，触觉性质的次之。情景中的对象往往是一个素不相识的女子，或曾经见过一面的女子，很少是平时恋爱的对象。尽管睡眠前竭力揣摩，以求与意中人在梦中一晤，也是枉然。梦中的对象在最初的几次梦境里，总是一个很丑陋、奇形怪状的人物，到了后来的梦境里，才遇到比较美丽的对象。但无论丑美的程度如何，梦境里的对象和实际所爱慕的女子绝不是一个人。无论性梦中的对象怎样不相干，但她的一颦一笑，或一些想象的接触已足以引起性高潮。遗精常是性梦的结果。大体说来，梦境越是生动，色情的成分越是浓厚，则生理上所引起的兴奋越大，醒后感到的心平气和越显著。有时单有性梦而无遗精，有时遗精发生在梦醒之后，或在半醒半睡之时。

青春期女子的性梦很零散，极难体验到真切的性交和性高潮。梦中的性刺激较清醒时发生更觉疲劳，不可能获得满足。但有时它也可使人焕然一新。在性梦中，女人特别愿意延长那种情景直至清醒，并试图在清醒后去追忆梦中印象。只有经历过性交的女子才会有真正的、发展完全的性梦，这样的性梦才会获得性高潮及其后的舒适感。

性梦是男女性欲能量发泄的一种途径。在男子，梦遗是一种相当具体而有规律的现象。觉醒后，大多在意识上也不留什么显著的痕迹，极少与现实实境混同起来。若性梦和梦遗过频、或有意识沉溺于性梦活动，则会对身心健康有影响。在女子，性梦甚至梦交也有其积极的一面。有些女子，特别是神经不健全的女子，夜间的梦境比较容易在白天的实境里发生一种回响，甚至把梦境当做实境。有时，其情绪会使别的女子受到感染，做同样的性梦，如被某个人或动物奸污。这种现象有时可引起法律问题。这种女子可以把睡眠状态当做服了蒙汗药后的麻醉状态，把梦境中的性关系当做强奸。

四、治疗方法

对于各种变态的性心理和性行为，目前还没有有效的药物。

对于性偏好障碍患者，虽然有的承认其行为是违反社会道德准则和法律的，但由于其可以从中获得快感，且不能清楚地意识到自己的行为是病态，故多不主动求治。对于严重侵犯他人的性变态行为如施虐或色情谋杀，一旦发现，则应采取法律手段。对于侵犯他人不严重但为社会所不容的性变态行为，如露阴症、挨擦症、窥阴症及较严重的异装症等，患者在被发现，且受到社会的非议和法律制裁的情况下，不得不主动求治。

（1）行为矫正法　即用厌恶技巧破除变态性行为的"条件反射"，并培养正常的性行为。具体方法：用图片、实物（如女人内衣、鞋袜等）或在实际对象前，让患者想象他所迷恋的对象或情境，激起其变态的性兴奋，同时用一定强度的电流刺激手腕部皮肤使之疼痛，或肌肉注射催吐剂使之产生呕吐反应，也可以要求病人在遇到可做出变态性行为的情境时，想象自己被人捉住当众殴打、羞辱的场面。由于恶性刺激对已形成的条件反射有消退作用，这样反复几次，旧的条件联系消除，病态性行为便随之消失。

在进行这种治疗时，医生需要求其家人和有关人员的配合，对病人持谅解态度。对已婚患者还要尽可能使其和配偶建立正常的性行为。

（2）心理疗法　适用于有求治愿望并和医生合作的患者。患者认识到其行为是儿童时期性游戏的持续或再现后，会大梦初醒，羞耻心立即恢复，并为其以往的行为感到幼稚可笑，最后自愿放弃变态的性行为。一般医患之间 10 次左右的交谈（每次 1 小时）便会产生效果。

五、性偏好障碍与法律

一个人的性活动除了手淫外，不论是正常的抑或变态的都需要有客观对象。在现代文明社会里，正常成年人的性活动是异性双方自愿的。大多数性变态患者都使其性对象受到污辱、侵犯或伤害。恋物症和异装症病人为了得到其"恋物"也常有盗窃行为。对于触犯法律的当事人应进行精神鉴定，以确定其有无责任能力。

我国《刑法》第十五条规定："精神病人在不能辨认或者不能控制自己行为的时候造成危害结果的，不负刑事责任……"性变态虽被认为是一种精神障碍，但患者在做出危害行为之时意识是清醒的，并没有完全丧失辨认能力和控制能力，他们是具有行为能力的人，如施虐症和奸尸症者。

露阴症、窥阴症和挨擦症等患者在事情发生后都能认识变态性行为的危害性，承认其行为是人们憎恶的，是社会所不能容忍的，其控制能力虽然减弱但没有丧失。从法律角度讲，他们是具有部分行为能力的人，根据其所造成的伤害程度，在实行应有的处罚后，应督促其接受治疗。

第五节　性别身份障碍

一、概念

性别身份障碍又称易性症，它是指从心理上否定自己的性别，认为自己的性别与外生殖器的性别相反，要求变换生理的性别特征。此又称变换性别症或性别转换症，是一种心理上的变态，属于性别身份识别障碍。此种变态行为男女都可见，以男性较多，男女比例约为3∶1。

二、病因

易性症产生的原因目前还不十分清楚，一般认为与患者幼年时期的生活经历有关。如有的父母生了个男孩，却偏偏想有女孩，于是违背客观事实，按照自己的意愿去打扮、教育孩子，使孩子的性心理被扭曲而导致易性症。

三、临床表现

易性症的行为表现：对自己生理上的性别不满意，不舒服，有改变性别的强烈愿望，希望转换成另外一种性别。这种人往往着异性装束，言谈举止如同异性一样，希望做转变性别的手术。男性于青春期前后在心理上认定自己是女性，经常穿着女式服装，蓄女式发型，抹口红，画眉毛，逼尖嗓音说话，模仿女性的姿态，使用化学剂脱须，垫起胸部乳房，参加女性社会活动，喜爱烹调缝纫，性欲较低，仅有1/3的患者结婚，婚后又有半数离婚。要求手术改变乳腺与外生殖器的形状，在医生不能满足要求时，常有自行切除外生殖器，或服用女性激素的情况发生。抑郁自杀者也常见。

女性患者同样从外表打扮到内部感情、习惯爱好均模仿男性，要求医生做乳房和子宫切除，少数甚至要求做安装塑料阴茎的矫形手术。

四、诊断与鉴别诊断

1. 易性症的诊断标准

对自身性别的认定与解剖生理上的性别特征呈逆反心理，持续存在厌恶和改变自身性别的解剖生理特征以达到转换性别的强烈愿望，并要求变换为异性的解剖生理特征（如使用手术或异性激素），其性爱倾向为纯粹同性恋。已排除其他精神疾病所致的类似表现，无生殖器解剖生理畸变与内分泌异常。

（1）期望成为异性并被别人接受，常希望通过外科手术或激素治疗而使自己的躯体尽可能与自己所偏爱的性别一致。

（2）转换性别的认同至少已持续两年。

（3）不是其他精神障碍（如精神分裂症）的症状，或与染色体异常有关的症状。

2. 易性症的鉴别诊断

（1）与同性恋相鉴别　同性恋在性伙伴的关系中是从自己的生殖器上得到快乐，没有切除外生殖器的要求，易性症与性伙伴的关系，一般是追求心理上的满足或心身合一。

（2）与易装症相鉴别　易性症虽然也像易装症一样有穿异性服装、异性打扮的偏好，但完全是出于心理上的需要，觉得自己就是个女性，在穿着异性服装时并不引起性兴奋，异装症在穿着异性服装时伴有性兴奋，可以得到性满足。

五、治疗

易性症的治疗以心理治疗为主，根据具体情况，也可行变性手术。

（1）支持性心理治疗　心理医生与患者建立良好的医患关系，引导患者将内心的痛苦倾吐出来，并给予患者理解、关心和支持。因为易性症是一种性别身份识别障碍，医生要用自己的知识帮助患者认知自己的真正"身份"，帮助患者渡过心理上的危机。

（2）认知疗法　让患者确认自身问题，接受现实；宣泄、调整情绪；改变认知，接纳自我，消除自卑感。

（3）疏导疗法　帮助患者分析易性症产生的原因及其危害，提高患者对性别的认识，接受现实，使患者从痛苦中解放出来。交给患者一些治疗方法，使其树立矫正易性症行为的勇气和信心。

（4）变性手术　对于变性手术各国都不提倡。如果过分渲染无异于向患者暗示从变性手术找出路，这会对患者的症状起固化作用，无助于问题的解决。另外，受术者的社会性别能否真正适应，还有待进一步追踪观察。治疗良策是及早预防。要告诫为人父母者，千万别把对孩子的异性打扮当儿戏。当发现孩子有易性症倾向时，须及时找心理医生进行心理治疗。引导这种人与异性结婚，有利于变态心理的纠正。

（李志刚　耿昊）

第七章

性器官畸形与性发育异常

第一节　性器官的先天畸形

一、男性性器官的先天畸形

（一）阴茎发育异常

1. 包茎

包茎指包皮口狭小，使包皮不能翻转显露阴茎头。包茎分先天性和后天性两种。先天性包茎可见于每一个正常新生儿和婴幼儿。小儿出生时包皮与阴茎头之间粘连，数月后粘连逐渐吸收，包皮与阴茎头分离。至3～4岁时由于阴茎和阴茎头生长，阴茎勃起，包皮自行向上退缩，外翻包皮可显露阴茎头。包皮过长是小儿的正常现象，并非病理性。小儿3岁时，有90%的包茎自愈。17岁以后，仅不足1%有包茎。有些小儿的包皮口非常细小，使包皮不能退缩，妨碍阴茎头甚至整个阴茎的发育。其尿道外口亦常细小，有时包皮口小若针孔，以致发生排尿困难。有包茎的小儿，由于分泌物积留于包皮下，经常刺激黏膜，可造成阴茎头包皮炎。

后天性包茎多继发于阴茎头包皮炎和包皮、阴茎头的损伤。包皮口有瘢痕性挛缩形成，失去皮肤的弹性和扩张能力，包皮不能向上退缩，并常伴有尿道口狭窄。这种包茎不会自愈。

（1）临床表现　包皮口狭小者排尿困难，尿线细，包皮膨起。长期排尿困难可引起脱肛等并发症。尿积留于包皮囊内经常刺激包皮和阴茎头，使其产生分泌物及表皮脱落，形成过多的包皮垢。严重者可引起包皮和阴茎头溃疡或结石形成。积聚的包皮垢呈乳白色豆腐渣样，从细小的包皮口排出。有的包皮垢如黄豆大小，堆积于阴茎头的冠状沟处，隔着包皮略呈白色的小肿块，常被误认为肿瘤。包皮垢积留于包皮下，可诱发阴茎头包皮炎。急性发炎时，阴茎头及包皮的黏膜潮湿红肿，可产生脓性分泌物。小儿疼痛不安、包皮水肿，有时可有急性尿潴留。阴茎头包皮炎反复发作，可使小儿变得兴奋与神经质，由于阴茎痛痒，排尿困难，往往养成用手挤压阴茎的习惯，可能造成手淫。

（2）治疗　婴幼儿期的先天性包茎可将包皮反复试着上翻，以便扩大包皮口。手法要轻柔，不可过分急于把包皮退缩上去。当阴茎头露出后，清洁包皮垢，涂抗生素药膏或液状石蜡使其润滑，然后将包皮复原，否则会造成嵌顿包茎。大部分小儿经此种方法治疗，随年龄增长均可治愈，只有少数需做包皮环切术。

后天性包茎患者由于包皮口呈纤维狭窄环，需做包皮环切术。

（3）包皮环切术的适应证 包皮口有纤维性狭窄环；反复发作阴茎头包皮炎；5 岁以后包皮口狭窄，包皮不能退缩而显露阴茎头。对于阴茎头包皮炎患儿，在急性期应用抗生素控制炎症，局部每日用温水或 4% 硼酸水浸泡数次。待炎症消退后，先试行手法分离包皮，局部清洁治疗，无效时考虑做包皮环切术。炎症难以控制时，应做包皮背侧切开以利引流。

2. 先天性阴茎缺如

先天性阴茎缺如是由于胚胎发育期间，生殖结节及形成外阴的泌尿生殖窦发育异常所致。大约 200 万男孩中有 1 例，至 1972 年仅有 37 例报告。

（1）临床表现 通常有正常阴囊，睾丸正常或未下降。尿道开口于直肠、会阴或阴囊前方等处。若阴囊及其内容物正常，须与会阴尿道下裂和隐匿阴茎相鉴别。常伴有其他严重的先天性畸形而于出生后数小时死亡。阴茎或尿道海绵体完全缺如，尿道位于会阴部或肛门内，易因尿路感染而死亡。尿道完全缺如而膀胱没有出口，更无生存的可能。

（2）治疗 若存活可进行阴茎再造手术；若按女性抚养，可行成形手术，包括睾丸切除术和尿道及阴道成形术。

3. 小阴茎

小阴茎是指外观正常的阴茎体长度小于正常阴茎长度平均值 2.5 个标准差以上的阴茎。国外成人阴茎自然状态平均值为 13.3±1.6cm，我国正常成人的阴茎长度平均为 6.55cm，低于 3.7cm 者为小阴茎。

（1）病因 促性腺激素分泌不足的性腺机能减退：①脑组织结构异常：无脑畸形患儿无下丘脑分泌功能，即使脑垂体发育正常，由于无促性腺激素释放激素，致使睾酮分泌少，造成小阴茎。先天性脑垂体不发育，部分脑胼胝体发育不良导致的下丘脑功能障碍，枕部脑膨出伴运动失调的小脑畸形等脑中线发育异常，均可因促性腺激素分泌不足而形成小阴茎。此外，还导致其他系统的多发畸形。②无脑组织异常的先天性促性腺激素释放激素缺乏：此类原因引起的小阴茎比前者多见，具体病因不清，多为各种综合征，如 Kallmann、Prader-Willi、Lawrence-Moon-Biedl 综合征等，常伴多发畸形，其与染色体、基因异常有关。还有因内分泌、生化代谢异常导致的促性腺激素释放激素、黄体生成激素等缺乏症。

促性腺激素分泌过多的性腺机能减退 是指下丘脑、垂体分泌功能均正常，仅小阴茎畸形，到了青春期又多能增长。病因不清楚，有可能是胚胎后期促性腺激素刺激延迟、一过性睾酮分泌下降等造成，也可能为雄激素受体异常。

（2）临床表现 外生殖器尤其是阴茎特小，可无阴囊，或摸不到睾丸，前列腺特小。可有性染色体异常，如 Klinefeher 综合征（47，XXY）、多 X 综合征（48，XXXY 和 49，XXXXY）、多染色体（69，XXY 三倍体）畸形。

（3）治疗 根据病因及具体情况确定治疗方案。

内分泌治疗：最常用的治疗是 FSH、LH 有类似功能的 HCG 治疗，适用于促性腺激素分泌不足而致的性腺机能减退。首次疗程为 HCG 刺激试验（作为检查与治疗）。若效果不明显，可行第 2 个疗程：每 5 天肌肉注射 1 次 500 单位的 HCG，共 3 个月，疗程中间和疗程结束后各复查 1 次。对于下丘脑功能异常，给促性腺激素释放激素（如 LHRH）直接替代。为了更加有效，给药应类似下丘脑分泌促性腺激素释放激素生理性脉冲式地释放一样，每 2 小时给增加量，每次 $25\mu g/kg$，通过喷鼻或皮下注射给药。

性腺功能异常：单纯睾丸分泌睾酮异常，用睾酮替代疗法。外用睾酮霜或肌肉注射睾酮，每 3 周 1 次，每次 25mg，共 4 次。治疗后阴茎、阴囊均可增长，有的有阴毛出现，有的可引起脊柱发育过快。

手术治疗：睾丸下降不全在内分泌治疗无效后尽早做睾丸固定术。激素治疗无效，可能为雄激素受体异常的可考虑手术整形。坚持做男性的可用阴茎再造成形、阴茎假体放置等方法。应用最多的是变性手术。

4. 重复阴茎

重复阴茎又名双阴茎，系胚胎期两侧阴茎始基融合不全或未能融合所致，发生率约为500 万分之一，较为少见，仅有 70 多例的报告。重复阴茎又可分为分叉型阴茎、完全重复阴茎和另有一异位阴茎 3 种情况。

（1）临床表现　重复阴茎可为两个左右并列或前后排列的阴茎，通常为并列。有时一阴茎在正常位置，另一阴茎在其他部位，阴茎发育较小。其大小可从一个小的附属体到大如正常的阴茎。尿道亦重复，与共同的或重复的膀胱相通。常并发生殖泌尿系其他严重的发育反常，包括尿道上裂、尿道下裂、膀胱外翻、重复膀胱、耻骨联合分离、肾发育异常、肛门直肠畸形、心血管畸形等。除形态异常外，可无自觉症状，但常有排尿、性交和射精等障碍。

（2）治疗　根据局部情况及伴发的畸形而定。如重复阴茎（尿道），其中一个阴茎足够生理需要，可切除发育相对不良的一个，发育较好的阴茎施成形术。同时，根据临床表现治疗其他并发畸形。

5. 巨阴茎

与同龄人相比，阴茎过大称巨阴茎。在青春期早熟、先天性痴呆、侏儒症、垂体功能亢进、肾上腺性征异常症和阴茎象皮肿等疾病时可见到。此症亦可出现于应用促性腺激素治疗隐睾症时，但停用激素后阴茎即可不再增大。治疗时以治疗原发病变为主。

6. 尿道上裂

尿道上裂系先天性尿道发育异常，发生率为 9.5 万分之一。尿道口位于阴茎背侧，其远端尿道背侧壁呈部分或全部缺如，呈沟状。其常与膀胱外翻并存。尿道上裂的形成是在胚胎第 8 周，泌尿生殖系统发育分化时，若膀胱腹侧面伴随腹壁开裂，则生殖结节始基的背侧面亦同时受累，同时尿生殖窦末端与尿道沟连接的位置亦移位，使以后形成的男子尿道转位于阴茎背侧，结果形成尿道上裂。尿道上裂时，尿道沟亦不能相互愈合。

（1）分型　根据尿道开口的不同部位，可分为如下几个类型：

阴茎头型　尿道开口于龟头背侧，无其他明显的发育畸形，对生理影响不大，一般无症状。有时排尿不成直线，呈喷洒状。女性者称为阴蒂型，尿道开口于分裂的阴蒂及其包皮的背侧，较难觉察。

阴茎型　或称耻骨联合下型。尿道开口于阴茎干，裂隙段阴茎海绵体分离，阴茎呈扁平状，一般发育较短小，其基部与耻骨联合成锐角，存在不同程度的上弯畸形。少数可伴有尿失禁，或与膀胱外翻并存。

完全型 或称耻骨型，尿道全段裂开，开口于耻部阴茎的背侧，阴茎发育极短小，与耻骨联合成锐角，背伸贴伏于耻部尿道开口处。阴茎海绵体分离使阴茎呈明显的扁平状，常伴有尿失禁，尿道口与松弛的膀胱颈部贯通，尿液不断外溢。膀胱长期失去张力呈不同程度的退行性变化，表现为容量小，逼尿肌无力，缺乏控尿排尿意识。严重者可伴有耻骨联合分离，前列腺缺如或合并膀胱外翻畸形。

（2）治疗 尿道上裂外科治疗的目的是重建尿道和控制排尿功能，一般以学龄前治疗为宜。这类患儿常伴有孤僻、自卑、离群等心理，需在求学前予以矫正。伴有尿失禁者，日常生活极为困难。患儿在精神上、肉体上很痛苦，特别是合并膀胱外翻的患儿，尤需早日治疗，以防止致命的并发症。因阴茎发育短小，过早治疗，操作较为困难，且术后患儿难以配合，不利于疗效的判断和功能训练。根据不同的类型可选择不同的手术方法。

阴茎头型 因尿道与阴茎畸形轻，且能控制排尿，可不做手术或只做阴茎头成形术。

阴茎型 一般采用 Yung 手术重建尿道，并切断阴茎耻骨韧带，切除阴茎体上索带组织，使阴茎伸直并延长。

完全型 ①行 Yung·Dees 手术，重建膀胱颈并延长后尿道。②对阴茎海绵体侧白膜做椭圆形横形切口，纵形缝合，以使阴茎伸直，于阴茎耻骨角皮肤做倒"V"形切口"T"形缝合。③尿流改道术，如回肠膀胱术或直肠膀胱术。

7. 尿道下裂

尿道下裂是一种因前尿道发育不全而致尿道开口达不到正常位置的阴茎畸形，即开口可出现在正常尿道口近侧至会阴部之间的任何位置，且部分并发阴茎下弯。尿道下裂无确切的遗传特性但却有潜隐的倾向。在胚胎时期，尿道沟的正常发育受垂体和睾丸激素的影响，在腹侧自后向前闭合。如在发育过程中有障碍，则尿道沟不完全闭合到阴茎头的尖部而形成尿道下裂。严重的还有假两性畸形的表现，如阴囊分裂、前列腺囊变深而形似阴道、性腺功能减退、前列腺发育不全或不能辨别，阴茎短小而向腹侧弯曲、睾丸未降等等。尿道下裂为尿道沟未能在中线闭合和男性女化的结果。妊娠期如用求偶素与孕激素可增加尿道下裂的发生率。尿道下裂常并发腹股沟斜疝及隐睾，尿道口越位近侧，发生率越高，且常合并泌尿生殖系或其他系统畸形。小儿如有尿道下裂并有不可触及的隐睾时，须检查染色体核型，以确定性别。

（1）分型 由于胚胎发育期尿道沟闭合停顿发生于不同阶段，根据尿道口位置不同，可将尿道下裂分为 4 型：

阴茎头型 尿道口位于阴茎冠状沟腹侧，少数可有狭窄。阴茎头扁而宽，向腹侧轻度弯曲。包皮在阴茎头的背侧，包皮系带常缺如。

阴茎型 尿道口位于阴茎、阴囊交界处至冠状沟之间的阴茎腹侧之中线上，可伴有尿道口狭窄。排尿呈喷洒状，提起阴茎后可使尿流成线。包皮在阴茎头背侧。尿道口远侧之尿道呈纤维索之改变。阴茎前部宽而扁，向腹侧弯曲，勃起时明显，可影响性交和生育。

阴茎阴囊型 尿道口位于阴囊、阴茎交界处，伴有狭窄，远侧尿道呈索状。阴囊分裂，似大阴唇。阴茎发育差，短小扁平，呈阴蒂样，伴严重弯曲。呈蹲位排尿，影响性交与生育。往往有隐睾，并似女性外阴，可误为女性。

会阴型　尿道口位于会阴部，呈漏斗型，宽大似假阴道；伴有阴囊分裂与隐睾。阴茎发育不良，短小且扁而宽，似阴蒂并向腹侧严重弯曲；头巾样包皮覆盖阴茎头背侧。蹲位排尿，无性交能力，可误为女性。

（2）治疗　对不同的畸形采用相应的治疗措施。

阴茎头型　扩张尿道口或切开尿道口，待儿童长大时，行成形手术。

阴茎型、阴茎阴囊型和会阴型　采用 Denis Browne 尿道成形术。手术分为两期：第一期矫正阴茎的弯曲。在阴茎弯曲未矫正前，进行尿道修补毫无意义。阴茎弯曲矫正后，保证阴茎正常地发育。第二期行尿道成形手术。

尿道下裂　需手术治疗。①矫正阴茎畸形：使阴茎在勃起时能完全伸直。②整复尿道：让尿道外口开口于阴茎头部，使患儿能站立排尿，成年后有生殖能力。

（二）阴茎位置异常

1. 隐匿阴茎

隐匿阴茎（concealed penis）指阴茎隐匿于皮下，外观阴茎短小，包皮口与阴茎根距离短。隐匿阴茎是由于胚胎发育期间，正常延伸至生殖结节的尿生殖窦远端发育不全所致。阴茎、阴囊融合，阴囊中缝皮肤与阴茎腹侧皮肤相融合，使阴茎、阴囊未完全分离。

（1）临床表现　隐匿阴茎是由于耻骨前皮下脂肪丰富，而附着于阴茎体的阴茎皮肤不足，使原为正常的阴茎被埋藏于皮下，从外表看得见阴茎体短小。包皮似一鸟嘴包住阴茎，与阴茎体不附着，背侧短、腹侧长、内板多、外板少。触诊时，阴茎海绵体正常，如用手推开阴茎周围皮肤，即可显露阴茎。其常合并包茎，注意有无尿道上裂。如果并发阴茎头型尿道上裂则阴茎头部背侧可触及一浅沟。

（2）治疗　如能上翻包皮暴露阴茎头可不必手术，隐匿阴茎随着年龄增长逐渐好转。如不能上翻包皮暴露阴茎头须做成形术。手术要点：切开狭窄环，将腹侧过多的皮肤转移到背侧，使其能遮盖全阴茎。注意不要做简单的包皮环切术。

2. 阴茎扭转

由于海绵体发育不平衡，造成阴茎偏离中线向一侧扭转。该病多在做包皮环切或外翻包皮时被发现。阴茎发育正常，阴茎向右或向左扭转，多呈逆时针方向，尿道口与系带向上或向外。多从阴茎腹侧中线扭向一侧，有的阴茎体、尿道海绵体根部的方向可正常。

（1）临床表现　该病少有症状，偶因尿道口狭窄或尿道形成锐角而引起排尿困难。严重者可导致尿潴留、双肾积水，可引起腰痛和肾功能减退的症状，如恶心、呕吐、水肿等。有的合并轻度尿道下裂或包皮呈帽状分布异常。家族中可能有类似发病者或有其他遗传疾病者。阴茎扭转按阴茎头偏离中线的角度分为 3 类：小于 $60°$、$60°\sim90°$ 和大于 $90°$。有的阴茎体和尿道海绵体根部的方向可以正常，但阴茎头扭转却大于 $90°$。

（2）治疗　第一类如果不影响阴茎的外观与功能，可不必治疗。大多数二类、三类需要手术矫治，即在冠状沟上方环形切开阴茎皮肤，将皮肤分离脱至阴茎根部，矫正扭转以中线为准，缝合阴茎皮肤。此方法对阴茎扭转大于 $90°$ 的病例效果不佳。有的需要暴露并松解阴茎根部海绵体，切除引起扭转的纤维索带。若仍不满意，可用不吸收线将扭转对侧的阴茎海绵体白膜与耻骨联合固定，以达到整形目的。

3. 阴茎阴囊转位

阴茎阴囊转位指阴囊异位于阴茎上方，又称为阴囊分裂、阴茎前阴囊。发病原因系胚胎期发育异常所致：①可能与激素合成缺陷等因素有关；②可能是生殖结节发育延缓而阴囊隆起部在生殖结节前面继续生长的结果；③有的并发性染色体和骶尾部发育异常；④常有泌尿系其他严重的先天性异常，大多数在出生时或出生后不久即死亡。

（1）临床表现　视诊可见阴囊位于阴茎前方，站立时阴囊下垂遮掩阴茎，常可见到阴茎下弯与尿道下裂。

（2）治疗　整形手术，如阴囊成形术。方法：为沿两侧阴囊翼上缘、阴茎阴囊交界处做两个弧形切口，两切口于阴茎腹侧会合，每侧阴囊缘的切口应至少包括阴囊的一半，切口深度达肉膜层。阴茎背侧的皮条宽度应在1cm以上，以保证阴茎皮肤的血运，阴茎腹侧的切口不宜过深，以防尿道损伤。分离两个阴囊翼瓣，于阴茎腹侧缝合，使阴囊转至阴茎下方，缝合创面。

4. 蹼状阴茎

蹼状阴茎是指阴囊中缝皮肤向阴茎腹侧延伸，使整个阴茎体干皮肤和阴囊相连，形成蹼状，故又称阴茎阴囊融合。此多为先天性畸形，少数继发于包皮环切术后或其他手术切除阴茎腹侧皮肤过多所致。

（1）临床表现　大多数无尿道发育异常，约3.5%的尿道下裂并发本畸形。除形态异常外，无其他妨碍。

（2）治疗　如蹼状皮肤伸展至阴茎头，在成人时可造成性交困难，需手术整形。方法：在阴茎阴囊之间的蹼状皮肤上做横切纵缝，也可做V-Y、W等成形手术。

（三）睾丸先天异常

睾丸先天异常包括无睾、多睾、并睾、睾丸发育不全、睾丸增生和隐睾。

1. 无睾症

无睾症是指单纯性睾丸缺如，其内、外生殖器皆为男子，无染色体异常。此类患者极罕见。无睾症发生的原因尚未确定，可能是由于胚胎期性腺发育障碍；妊娠期某种因素（如睾丸扭转、血管栓塞）致睾丸血流供应受阻；出生前或出生后不久由于睾丸扭转而使睾丸萎缩。

（1）无睾症的分类　无睾症分为3类：①单侧睾丸缺如伴同侧肾、输尿管缺如。这是由于胚胎发育第4周，单侧未形成生肾索（为睾丸、肾及泌尿生殖道的原基）所致。②单侧睾丸缺如，但泌尿系正常。这可能是由于胚胎发育的第6周，卵黄囊应迁移到左右生殖嵴的原始生殖细胞，但却全部迁移至一侧所致。③双侧睾丸缺如，但泌尿系正常。这可能是由于核型为46，XY的正常男子在胚胎性分化期男性形成后12～14周因某种原因睾丸退化、消失所致。

（2）与隐睾症或异位睾丸的鉴别　若已到青春发育后期，可根据是否出现第二性征来判断。但要作出腹腔型隐睾的定位需做 B 超或 CT 检查，也采用腹腔镜检查或精索血管造影等。性激素的测定对鉴定是否存在睾丸有一定实用意义，任何年龄的男孩，绝大多数经用绒毛膜促性腺激素（HCG）后，其睾酮水平增高，故以此作为鉴别方法。当双侧睾丸不能触及时，如 FSH 和 LH 增高，注射 HCG 后，睾酮不升高，可诊断为无睾症，无须手术探查。若注射 HCG 后，睾酮水平升高或睾酮对 HCG 无反应，但 FSH 和 LH 不增高，则须手术探查，至少应存有一个睾丸。

（3）治疗　单侧无睾症如无其他并发畸形，临床多无症状显现，无需治疗。双侧无睾症青春期用激素替代治疗促使其男性化。

1）丙酸睾酮 25mg，肌肉注射，每周 3 次，此后剂量可减至 10mg，作为维持量。舌下含化甲基睾酮 15～45mg/d 亦可维持。

2）口服雄激素制剂：安特尔（Andriol）含十一酸睾酮，为脂溶性天然睾酮，口服后经淋巴系统吸收。通常起始剂量为 120～160mg/d，共 2～6 周，然后用维持量，40～100mg/d，饭后服用。从心理治疗出发，可将人造睾丸植入阴囊内作为假体，也可选择同种异体睾丸移植。

2. 多睾症

多睾症是指阴囊内除有两个正常睾丸外，还有一个额外睾丸在一侧阴囊内，从未见有 3 个以上睾丸的报道。此症极为少见。

睾丸由胚胎的生殖嵴衍化而来，多睾症的发生是由于胚胎早期生殖嵴内上皮细胞群分裂的结果。多睾症的额外睾丸有的较正常者大，有的较小，大多位于正常睾丸的附近，它可具有正常的附睾和输精管并有精子生成能力，或与正常睾丸共有一个附睾和输精管。绝大多数额外睾丸已下降于阴囊内。

（1）临床表现　多睾症一般无症状，多在并有疝或额外睾丸发生扭转时才被发现，或是在阴囊扪及一无法解释的肿块而行手术时被觉察。其确诊需有组织学检查的证据。

（2）治疗　一般无需治疗，如有萎缩或其他病理情况可行切除术。切除时需注意勿损伤同侧正常睾丸的输精管。一般情况下的手术探查目的是核实其诊断。也有额外睾丸发生扭转或恶性病变的报告。

3. 并睾症

并睾症又称为融合睾丸，是两个睾丸相互融合成一个。并睾症可位于阴囊内或腹腔内，以后者居多。其所属的附睾和输精管各自分开，大多合并有融合肾、马蹄肾等泌尿和生殖器异常。并睾症的发生可能与两侧肾的融合有关，常伴有其他严重的先天畸形。

4. 睾丸发育不全

胚胎时期由于血液供应障碍或于睾丸下降时发生精索扭转而引起。隐睾、性幼稚型和垂体功能减退也是引发的常见原因。

（1）临床表现　双侧或单侧睾丸小而软，对侧睾丸可有代偿性增大。精液检查可有精子数目减少或有畸形精子出现，或活动力降低。睾丸活组织检查可见曲细精管退行性变化，上皮细胞萎缩。

（2）治疗　单侧睾丸发育不全者因对侧睾丸代偿性增生可不必治疗，隐睾症则应及早手术治疗。

5. 睾丸增生

睾丸增生是指睾丸较正常大，但硬度和局部解剖关系均正常。其常见于一侧睾丸缺如或发育不全时，对侧睾丸代偿性增生。此症一般无需特殊处理。

6. 隐睾症

隐睾症是睾丸下降不正常的总称，指睾丸未下降至阴囊内。隐睾症分为睾丸未降和睾丸异位两类。双侧睾丸未降者多为内分泌因素所致，如胚胎时母体促性腺激素分泌不足。单侧者可与精索过短、腹股沟管或其腹环过紧、腹膜后纤维索带阻止睾丸下降、睾提肌发育不良、阴囊发育不全等有关，常合并有腹股沟疝或尿道下裂、膀胱外翻、附睾输精管畸形等反常。隐睾大多数位于腹股沟部，约占 70%，停留在腹膜后者约占 25%，其他部位的占 5%（图 7-1）。

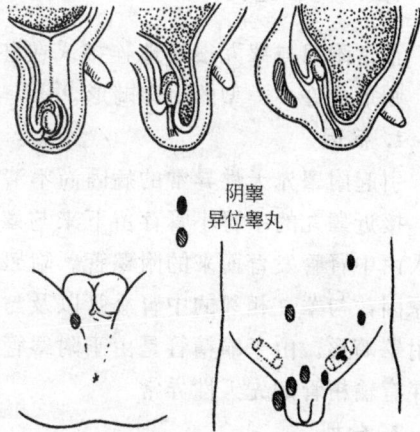

（1）临床表现 视诊时，阴囊的一侧或双侧较小，有发育不全的外表，腹股沟部的膨出表示

图 7-1 睾丸下降模式与隐睾、异位睾丸

睾丸的所在处。触诊常可触知未降的睾丸，轻巧地用手指将睾丸推向阴囊，可以测知睾丸的活动性。如隐睾为纤维索粘连所牵引，则很少能移动，而多需手术治疗。如仅因提睾反射亢进，则可将睾丸推入阴囊，此类睾丸多能自动下降。隐睾停留在腹膜后则不能触知。腹股沟管内睾丸因位置表浅，活动度小，常易损伤，也易发生扭转，故出现疼痛、腰痛、恶心、呕吐等全身症状，并可发生萎缩。双侧者，由于睾丸长期处于温度较高的环境中，睾丸曲细精管蜕变，引起射精功能障碍，可导致不育。隐睾症患者多伴有鞘状突未闭而发生腹股沟斜疝。发育不良和受伤后的隐睾更易恶变。发生恶变多在 20 岁以后，比正常睾丸恶变的机会大 20～48 倍。高位隐睾症容易恶变。将隐睾放入阴囊并不能防止以后的恶变，但置入阴囊则容易被发现。

（2）治疗 分内分泌治疗和手术治疗两种。

内分泌治疗：①应用绒毛膜促性腺激素（HCG）。用法：每周用 HCG1500U，共 3 周，睾丸下降率为 14%～15%。②应用促性腺激素释放激素（GnRH，或称黄体生成素释放激素 LHRH）。因隐睾症患者的下丘脑分泌不正常，即基础黄体生成素（LH）低，给予 Gn-RH 可矫正这一缺陷。用法：GnRH 喷鼻，每次 400μg，每日 3 次，4 周为 1 个疗程，其睾丸下降率为 13%～70%。内分泌治疗也可用于术前准备，使睾丸略为下降或增大，有利于手术。

手术治疗：如内分泌治疗失败，需手术治疗。隐睾症的手术年龄以 2 岁左右最适宜，也可提早，但不可过晚。过早手术易损伤血管，过迟则隐睾组织退行性变可进行性加重，术后功能恢复困难。手术原则为充分游离精索，保存睾丸血液供应，应在无张力的情况下将睾丸放入阴囊底部并加以固定，同时修补腹股沟疝。对一期固定术有困难的高位隐睾，可切断睾丸动脉，以延长精索，但应保留输精管动脉及其分支以保证睾丸血供。必要时可应用显微外科技术做自体睾丸移植。对拉下固定有困难且睾丸发育不良或疑有恶变者，如对侧睾丸正常，可将睾丸切除，以防恶变。

（四）附睾先天异常

正常附睾与睾丸很好地连接。在胚胎发育过程中，由于某些原因造成附睾与睾丸不连接，则形成许多类型的附睾畸形。

1. 病因

引起附睾先天性异常的病因尚不清楚。男子生殖管道在胚胎发育过程中，当中肾管退化时，接近睾丸的中肾小管存留下来与睾丸网相连形成睾丸的输出小管。10～15 根输出小管通入由中肾管发育而来的附睾管。附睾管迂回曲折构成附睾头、体和尾。由于某些尚不清楚的原因，与睾丸相邻的中肾小管以及与其相应的中肾管不发育或发育不良，则造成各种形式的附睾畸形。由于输精管是由于附睾管连续的中肾管远端部发育而来，故附睾先天性异常时常伴有输精管的先天性异常。

2. 分型

附睾先天异常分为以下类型：

（1）无附睾　可分为中肾管衍化物完全未发育；无附睾，输出小管直接连于输精管；无附睾，睾丸与输精管分离，睾丸纵隔亦多形成精子囊肿，输精管近端呈盲端。

（2）附睾头与睾丸不连接　附睾中部未发育；附睾中部闭锁；附睾与输精管呈长袢形；附睾头部囊肿。

3. 诊断

附睾先天性异常者常以男子不育而就诊。检查附睾内有无精子对诊断具有主要作用。如附睾内无精子，则应想到附睾与睾丸的连接处畸形。

4. 治疗

单侧附睾异常者不影响生育，无需治疗。双侧者治疗困难，采取手术连接睾丸与附睾间的生殖管道不易成功。对合并有隐睾者，应行睾丸固定术，将睾丸移至阴囊内。

（五）输精管先天异常

1. 输精管异位

有一侧或双侧输精管异位，表现为输精管位置偏离精索或开口异常。此症常伴有其他泌尿生殖器官畸形。

2. 输精管缺如

输精管缺如相对其他类型输精管先天性异常来说，发生率较高，大约有 $1\%\sim2\%$ 的不育男子患有双侧输精管缺如。输精管缺如可发生在单侧也可发生在双侧，但以单侧多见。可能为胚胎发育过程中，中肾管发育停止、闭锁或变性所致。95％有肺囊泡纤维症的男子会出现输精管缺如，此症可能与纤维囊性病有关。此症往往合并附睾发育不全或缺如，甚至伴有精囊、射精管、输尿管与膀胱三角区完全缺如。双侧输精管缺如常因婚后不育就诊，患者一般身体健康，性生活正常，有射精。检查精液内无精子，精索内扪不到输精管时可初步确诊。必要时可行手术探查。输精管缺如者睾丸组织检查正常，睾丸曲细精管仍能产生精子，附睾头穿刺液中有活精子，但不能射出。目前，对此类患者尚无明确的治疗方法。

3. 重复输精管

重复输精管可发生于单侧也可发生在双侧，是由于胚胎早期中肾管重复造成。大多数重复输精管侧有两个睾丸，各有自己的输精管。一般无临床症状，性生活正常。

4. 输精管发育不全

输精管发育不全是指输精管全部或部分发育不良，呈纤细状，或其内腔闭锁不通。此症不同于输精管炎症、输精管肿瘤等所致的输精管病变。病理检查时不存在炎症、肿瘤等病变，仅表现为输精管的严重纤维化和组织结构的发育不良。

（六）附属性腺先天异常

1. 精囊先天异常

精囊先天异常包括精囊发育异常和精囊囊肿。

（1）精囊发育异常　精囊发育异常有以下几种情况：①精囊缺如：可发生于一侧或双侧，大多合并前列腺和睾丸缺如。②重复精囊：罕有报道。③一侧或双侧精囊发育不良。

精囊的单侧缺如不出现临床症状，如双侧缺如可导致不育症。精囊造影可帮助诊断。目前尚无明确的治疗方法。

（2）精囊囊肿　根据囊肿发生的来源可分为精囊本身的囊肿和胚胎期副中肾管残端形成的囊肿两类，后者常伴有其他泌尿生殖器官畸形，如尿道下裂、两性畸形、同侧肾不发育等。不论囊肿的来源如何，精囊囊肿均为单囊，大小不等，容量数较大者可并发感染。囊肿较大时可压迫膀胱或尿道，引起排尿障碍，有时排出血精和尿道无痛性血性分泌物。腹壁双手扪诊与直肠指检可扪到囊肿。副中肾管囊肿位置较近中线，一般较大，囊液内不含精子。若精囊囊肿位置偏于一侧，囊液中常有精子。B超或CT扫描可提示囊肿存在，经输精管精囊造影可显示囊腔，鉴别其来源。较小囊肿，应严密观察。囊肿较大者，需行囊肿切除术。一般可经腹或会阴切除。术时宜小心，以免引起性功能障碍。

2. 前列腺先天异常

前列腺先天异常包括无前列腺、异位前列腺和前列腺囊肿。

（1）无前列腺　前列腺完全或部分缺如很少见，约占男婴尸检的1/3000。多伴有其他泌尿生殖系器官畸形，此症可由直肠指检查出。临床表现有性功能减退，甚至不能勃起，不分泌前列腺液，因此，射精量大大减少。

（2）异位前列腺　在前列腺正常部位以外发生的前列腺组织称之为异位前列腺。异位前列腺可出现在不同部位，如膀胱三角区、阴茎根部、残留脐尿管的末端、前列腺部尿道内等。在前列腺部尿道内的异位前列腺，往往以"尿道息肉"的形态出现；位于膀胱和尿道内的异位前列腺，大多以血尿或伴有因血凝块堵塞导致急性尿潴留为主要症状。尿道内异位前列腺，由于多呈息肉样形态，单纯电灼治疗即可收效，术后未发现复发和恶变。膀胱内异位前列腺可被误诊为膀胱癌而行全膀胱切除术。

（3）前列腺囊肿　前列腺囊肿有先天性囊肿和后天性囊肿之分。先天性前列腺囊肿又有两种情况：①前列腺的囊上发生的囊肿，称前列腺囊囊肿；②前列腺本身的先天性囊肿。前者较后者多见。

病因：前列腺囊起源于苗勒管的融合末端，该囊扩张形成囊肿可能由两种情况造成：由于保留了中肾旁管尾端的部分较多（如保留到子宫体甚至输卵管部），故在某些男子假两性畸形有时可见整个中肾旁管结构的保留；少数因前列腺囊受到弱的或暂时的内分泌平衡失调的刺激而扩张、肥大，导致囊肿形成。

临床表现与诊断：临床症状依囊肿的大小而不同，可表现有尿急、尿频、排尿费力、尿线细、残余尿和尿潴留，血尿极少见。直肠指诊可于前列腺上方正中线触及囊肿。精囊囊肿位于前列腺侧方，内含精子，可资鉴别。静脉尿路造影可与输尿管囊肿相鉴别，并可发现伴发的泌尿系畸形。超声波等检查可帮助排除其他前列腺疾病。

治疗：对较大囊肿可经耻骨后或经会阴手术切除，骶脊径路暴露较好可完全切除。术中应防止损伤邻近的精囊和输尿管。经会阴或直肠抽吸囊肿，易于感染和复发。如囊肿突出至膀胱内可经膀胱切除。

二、女性性器官的先天畸形

（一）处女膜闭锁

处女膜闭锁又称为无孔处女膜，系因处女膜褶发育旺盛，泌尿生殖窦上皮未能贯穿前庭部所致。处女膜闭锁多于月经初潮后发现，如子宫与阴道发育正常，初潮后经血积存于阴道内，继之扩展到子宫，形成阴道子宫积血。积血过多可流入输卵管，通过伞部进入腹腔，伞部附近的腹膜受经血刺激发生水肿、粘连，致使输卵管伞部闭锁，形成阴道、子宫、输卵管积血。

（1）临床表现　青春期月经不来潮，伴有周期性下腹痛，下腹正中可触及包块，阴道积血过多时压迫尿道直肠。会阴检查可见膨胀而鼓起的处女膜，呈紫蓝色。

（2）治疗　如在月经来潮后发现症状，需急诊手术，放出经血。治疗不宜过晚，以免造成宫腔积血，甚至输卵管积血。在局麻下将处女膜做"X"形切开，放出经血，剪除多余黏膜，使处女膜呈圆环状，慎勿损伤尿道口。潴留之经血要尽量排出并保持切口通畅，以免引起继发性感染。术中不做双合诊，以免增加感染机会，使经血倒流或输卵管血肿破裂。

（二）阴道发育异常

1. 先天性无阴道

本病系胚胎期间受到内在或外界因素干扰，亦可能由于基因突变（可能有家庭史）引起副中肾管发育异常所致。以正常女性染色体核型，全身生长及女性第二性征发育正常，外阴正常，阴道缺失，子宫发育（仅有双角残余），输卵管细小，卵巢发育及功能正常，以 Rokitansky-Kustner-Hauser 综合征病人为多见。睾丸女性化（雄激素不敏感综合征）较为少见。极少数为真性两性畸形或性腺发育不全者。

（1）临床表现　绝大多数在正常阴道口部位仅有完全闭锁的阴道前庭黏膜，无阴道痕迹；亦有部分患者在阴道前庭部有浅浅的凹陷，个别具有短于3cm的盲端阴道。常同时伴有无畸形，在正常子宫位置仅见到轻度增厚的条索状组织，位于阔韧带中间。约1/10可有部分子宫体发育，且有功能性子宫内膜，青春期后由于经血潴留，出现周期性腹痛，无月经或直至婚后因性交困难就诊检查而发现。

（2）治疗　先天性无阴道的治疗是重建阴道。人工阴道成形方法多种多样，有非手术疗法，即应用顶压的手段，逐渐把正常阴道位置上的闭锁的前庭黏膜沿阴道轴方向向头侧端推进，形成一人工腔穴。这一方法需要治疗时间长，形成的人工阴道短。如果组织弹性差，难以成功，现已很少采用。手术疗法主要是在尿道膀胱与直肠之间分离，形成一个人工腔道，应用不同的方法寻找一个适当的腔穴创面覆盖物，重建阴道。

目前，尚无非常理想的成形手术，大多根据外阴局部解剖及其他临床具体情况进行抉择。

2. 阴道闭锁

阴道闭锁为尿生殖窦未参与形成阴道下段所致。在胚胎发育过程中，融合的苗勒管（即副中肾管）有一段时期被细胞所填塞，苗勒结节内的上皮细胞板退化停止，苗勒管始终停留在充实期而不再发育，则形成阴道闭锁。

（1）临床表现　先天性阴道闭锁多发生在阴道下段，长约2～3cm，其上段可有正常阴道，其经血潴留症状与处女膜闭锁相类似，成年女子以无月经来潮、性交困难、周期性腹痛、不孕等为常见症状；第二性征多正常。无阴道开口，但闭锁处黏膜表面色泽正常，亦不向外膨隆，肛查扪及向直肠凸出的阴道积血包块，其位置较处女膜闭锁高。完全无阴道或仅有浅短凹陷者，大小阴唇常发育较差。肛诊多触不到子宫或为枣大、胡桃大的实性子宫。B超检查：无阴道，多无子宫，可见双侧卵巢；腹腔镜检查：可见子宫、输卵管发育异常，卵巢外观正常；静脉肾盂造影：副中肾管缺如者半数合并泌尿系统畸形；卵巢女性激素正常，染色体核型46，XX；X线可见骨骼畸形。

（2）治疗　根据阴道闭锁部位施行阴道成形术。方法：先切开闭锁段阴道，游离阴道积血下段的阴道黏膜，再切开积血包块，排净积血后，利用已游离的阴道黏膜覆盖创面。术后定期扩张阴道以防挛缩。

3. 阴道横隔

阴道横隔系胚胎期由泌尿生殖窦阴道球向头端增生演变而成的阴道板，自下而上腔化时受阻，未贯通或未完全腔化所致。横隔厚度有的很薄，似纸，有的较厚（1～1.5cm）。两层黏膜组织中间的间质内可含丰富的胶原纤维及平滑肌，偶可混有中肾样组织成分。

（1）临床表现　常发生于阴道上、中1/3交界处，也可发生于阴道的任何部位，直到阴道顶端，接近宫颈。

有无临床症状出现，完全依隔膜有无小孔而定。完全性横隔少见，多数在横隔中央有一小孔，有时只能通过细探针，经血可以外流则无症状发生，常因婚后性交困难或分娩时胎头梗阻而发现。如无孔，则初潮后因经血潴留而出现症状。

在检查发现阴道横隔时，首先要注意横隔上（常在中央部位）有无小孔隙，有孔隙者可用探针插孔内，探查小孔上方阴道的宽度及深度，以明确诊断。

（2）治疗　手术切除。方法：以小孔为据点，向周围做 X 形切开直到阴道壁。隔膜薄，可环形切除隔膜多余组织，将切口的两层黏膜与基底稍做游离，纵形缝合，使缝合缘呈锯齿状，不在一个平面，防止日后出现环形狭窄。如隔膜厚，应先在外层黏膜面做 X 形切口，深度以横隔厚度的 1/2，分离黏膜瓣，然后将内层横做十字形切开，将四对黏膜瓣互相交错镶嵌缝合，愈后不致因疤痕挛缩而再狭窄。如受孕分娩不能顺利进行，则需采取剖宫产。

4. 阴道纵隔

胚胎在发育过程受到阻碍即可形成完全性或部分性阴道纵隔，亦称"双阴道"。阴道纵隔为双侧副中肾管会合后，其中隔未消失或未完全消失所致。阴道纵隔有完全纵隔和不完全纵隔两种。完全纵隔形成双阴道，常合并双宫颈、双子宫。有时纵隔偏向一侧，以致该侧阴道闭锁而有经血潴留。

一般无症状，不会发生经血潴留，大多数对性生活无影响，不需治疗。如纵隔妨碍经血排出、影响性交或阻碍分娩，在非孕时可施纵隔切除术。

（三）先天性宫颈闭锁

先天性宫颈闭锁多由于双侧苗勒管下段形成和融合不全所致，常伴有子宫发育不全，但第二性征大多发育正常。如患者子宫内膜功能良好，青春期可因宫腔积血而出现周期性下腹痛，或月经过少伴痛经，经血还可经输卵管逆流入腹腔，引起盆腔子宫内膜异位症。治疗时可手术穿通宫颈，使子宫与阴道相通，或行子宫切除术。

（四）子宫未发育或发育不全与子宫畸形

两侧副中肾管在演化过程中，受到某种因素的影响和干扰，可在演化的不同阶段停止发育而形成各种发育异常的子宫。

1. 分类

（1）子宫未发育或发育不全　指子宫发育停留在胎儿期至青春期前的不同幼稚阶段。

子宫未发育　未发育又称先天性无子宫，两侧副中肾管向中线横行伸延而会合，如未到中线前即停止发育，则无子宫形成。子宫未发育常合并先天性无阴道，但可有正常的输卵管与卵巢。肛诊时在相当于子宫颈、子宫体部位触不到子宫而只扪到腹膜褶。

始基子宫　如两侧副中肾管向中线横行延伸会合后不久即停止发育，则这种子宫很小，多无宫腔或虽有宫腔而无内膜生长，因此亦无月经来潮。

幼稚子宫　妊娠晚期或胎儿出生后到青春期以前的任何时期，子宫停止发育，可出现各种不同程度的子宫发育不全。这类子宫的宫颈相对较长，多呈锥形，外口小；子宫体比正常小，常呈极度前屈或后屈。前屈者往往子宫前壁发育不全，后屈者则往往子宫后壁发育不全。幼稚子宫可造成痛经、月经过少、闭经或不孕。

（2）子宫畸形

两侧副中肾管会合受阻　根据会合受阻的时期与程度不同分为 7 种类型：

1）单角子宫：一侧副中肾管发育完好，形成一发育较好的单角子宫伴有一发育正常的输卵管。对侧副中肾管发育完全停止，单角子宫的功能可能正常。如妊娠，则妊娠与分娩过程可正常，但有流产或难产的可能。

2）残角子宫：一侧副中肾管发育正常，另一侧在发育过程中发生停滞等异常情况，而形成不同程度的残角子宫，多数仅通过纤维条束与对侧的单角子宫连接。由于内膜多半无功能，故常无症状出现。如有功能，则在青春期后出现周期性下腹疼痛等经血潴留症状。有些与对侧子宫有一狭窄腔道相通，这种情况下可发生残角子宫妊娠，其多在输卵管间质部妊娠，常在妊娠 3～4 个月破裂，发生严重内出血。

3）盲角子宫：两侧副中肾管发育均较好，但一侧子宫角未与阴道相通，形成盲角子宫。青春期后月经来潮，有周期性下腹痛，且日渐严重，长期不被发现。经血潴留，可造成子宫积血、输卵管积血，甚至经血可经输卵管伞端开口流入腹腔。在下腹部可触及日益增大的肿块。有的盲角子宫本身具有发育不完全的阴道，但不与正常阴道相通，形成阴道积血后常误诊为阴道囊肿。处理办法：通过矫形手术将盲角子宫与对侧子宫腔或阴道腔相通。

4）双子宫与重复子宫（对称型）：这两种畸形极相似。前者系由于副中肾管发育后完全没有会合，各具一套输卵管、子宫、宫颈及阴道，这种情况比较少见。后者亦称双角双颈型双子宫，系副中肾管完全会合，但中隔完全未吸收。两者区别在于前者两子宫间的间隙较后者宽大。双子宫可有或可无阴道纵隔。

5）双角子宫：两侧副中肾管尾端已大部会合，末端中隔已吸收，故有一个宫颈和一个阴道；但相当于子宫底部会合不全，导致子宫两侧各有一角突出，称双角子宫。如果畸形程度轻，表现为宫底向内凹陷，可形成马鞍形子宫、心形子宫和弓形子宫等，如妊娠可引起流产或胎位异常。

6）纵隔子宫：两侧副中肾管会合后，纵隔未被吸收，将宫体分为两半，但子宫外形完全正常。有时纵隔不完全，导致两个分开的子宫—宫颈间有小通道，故称相通子宫。常伴有阴道纵隔，通道常位于子宫峡部。有的一侧阴道部分闭锁，潴留的经血可通过峡部通道向对侧通畅阴道缓慢流出，病人因经常有陈旧性血性分泌物自阴道流出而就诊。

7）马鞍形子宫：宫底凹陷，程度可不同。

副中肾管会合后管道未贯通　副中肾管会合后形成子宫的部分，其一部或全部未贯通而形成实质性子宫，亦无内膜，这种子宫除较小外，外观似正常子宫，但无月经。

先天性子宫异位　子宫或双子宫之一可像卵巢、输卵管一样，移位于腹股沟疝内。子宫亦可停留在胚胎时期的较高位置而不降入盆腔。子宫脱垂偶可见出生后各时期，常与脊椎裂并存，多合并有盆底肌肉发育不良。

医源性先天性子宫异常　先天性子宫异常发生于某些副中肾管发育异常，伴己烯雌酚综合征。这些异常包括子宫发育不全或子宫增大、T 形或弓形子宫、宫腔内出现纤维肌性缩窄带或子宫角、子宫任何部位发生缩窄或子宫下段相对宽阔、宫腔边缘不整齐或息肉状病变、宫腔粘连等。

2. 临床表现

子宫畸形可无任何自觉症状，月经、性生活、妊娠、分娩等亦无异常表现，以至终身不被发现，或于体检时偶被发现；有的生殖系统功能受到不同程度影响，到性成熟时，婚后、或孕期、产时，多因出现如下症状才被发现：

(1) 月经异常　子宫未发育或始基子宫通常无月经。幼稚型子宫表现为或无月经，或月经过少、迟发、痛经、经期不规则；双子宫、双角子宫可出现月经量过多和经期持续时间延长。

(2) 不孕　无子宫、始基子宫、幼稚型子宫等子宫发育不全者，常为不孕的主要原因之一。

(3) 病理妊娠　发育异常之子宫于妊娠后往往引起流产、早产或胎位异常，偶可发生妊娠期自发性子宫破裂。残角子宫如输卵管通畅，则孕卵可着床于残角子宫内，但由于其子宫肌层发育不良，常于孕期破裂，症状同宫外孕。

(4) 产时、产后病理　畸形子宫常并存子宫肌层发育不良。分娩时可因产力异常、宫颈扩张困难而造成难产，甚至子宫破裂。经阴道分娩可能发生胎盘滞留、产后出血或产后感染。双子宫患者妊娠后，妊娠之子宫发育正常，非妊娠之子宫如位于子宫直肠窝，分娩时可造成阻塞性难产。双子宫、双角子宫或纵隔子宫患者，于产后可因非妊娠侧宫腔排出蜕膜而发生出血。

3. 诊断

如有原发性闭经、痛经、不孕、习惯性流产、每次妊娠胎位均不正或难产等病史，首先考虑子宫畸形的可能，进一步详细询问病史及进行妇科检查。必要时，用探针探测宫腔大小、方向，或进行子宫输卵管造影，以明确诊断。

子宫输卵管碘油造影是检查子宫发育畸形的最好方法。生殖器官畸形常合并泌尿系统畸形或下消化道畸形，必要时可做静脉肾盂造影或钡灌肠检查。当发现泌尿道或下消化道畸形时，需详细检查有无生殖器官畸形，包括子宫畸形在内。

4. 治疗

(1) 子宫发育异常　如不引起临床症状，可不必加以处理。如因子宫发育不全引起闭经、痛经、不孕或习惯性流产，可试用内分泌治疗。凡经药物治疗后仍不能解除痛苦者，可考虑手术。如为痛经，亦可考虑手术切除畸形子宫。如因子宫畸形引起流产、早产，可按不同畸形情况分别采取相应手术。

(2) 子宫畸形修复手术的适应证　对称型双角子宫。凡反复流产者均宜及早施术。方法：把两个分开的子宫角从一侧宫角至对侧宫角做一横切口，对半切开肌壁，将左右两侧切口面对缝在一起。其术后分娩活婴者可达 $60\% \sim 85\%$。残角子宫内有积血引起临床症状时，可切除残角。子宫畸形经手术治疗后妊娠者，应注意避免流产，并严密观察，以防止子宫自发破裂。分娩时根据胎位及产程进展等情况，选择分娩方式。由于子宫体切口疤痕大小数倍于原剖宫产切口，因而应大大放宽剖宫产指征，防止产后流血和产褥感染的发生。阴道分娩时警惕胎盘滞留。

(3) 通过宫腔镜予以切除　术后采用两个周期的雌、孕激素治疗。停药后行子宫造影。此种方法较腹式子宫整形手术简单，术后并发症少，无宫腔粘连，不需置入宫内节育器。激素治疗两周期后即可怀孕，妊娠结局好，且剖宫产率低，是目前治疗子宫纵隔的首选方法。用 CO_2 做膨宫介质，视野比液体介质大，清晰度比液体好，并在术中于宫颈旁（侧穹隆进针）注射垂体后叶素（20 单位垂体后叶素加入 50ml 盐水中，每侧注射 6～8ml）减少出血，纵隔厚、子宫小者不适宜。

第二节 两性畸形

一、假两性畸形

（一）男性假两性畸形

男性假两性畸形是指性腺为睾丸，生殖导管和（或）外生殖器男性化不全的一种病理情况。男性假两性畸形的性染色质测定为阴性，性染色体组型为 XY，从性腺及性染色质来判断系男性。多数为男性外形，由于在胎儿发育期生殖道发育反常，外生殖器官有严重的畸形，如尿道完全下裂、隐睾等，在出生时单从外生殖器官来判断，常被误认为女性。青春发育期后男性第二性征逐渐明显。另有一种情况，睾丸发生"女性化"，分泌女性激素，外生殖器为女性，到青春期乳腺发育，体型亦呈女性，但性染色质测定为阴性，性染色体组型为 XY（图 7-2）。

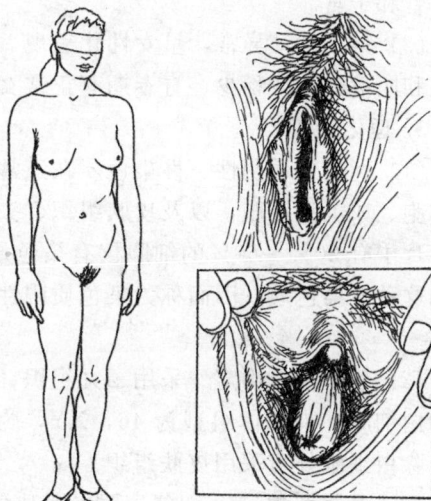

图 7-2 男性假两性畸形

1. 分型

男性假两性畸形分为 3 型：

（1）男性外生殖器型 因胚胎期胎睾分泌的苗勒抑制因子不足或缺乏，苗勒管不能完全被抑制，中肾管仍可正常发育，使副中肾管退化不完全而发育成子宫、输卵管和阴道上段。

（2）外生殖器部分女性表现型 ①因雄性激素受体基因异常，致结合不足而产生受到抑制；或靶细胞雄性激素受体黏附蛋白不足，靶组织与雄性激素结合的受体减少，即使血中有足量的雄性激素，也不能使靶细胞产生效应。此为雄激素受体失效，系雄激素不敏感综合征（AIS），为伴 X 隐性遗传。②睾酮合成缺陷或缺 5α-还原酶使睾酮合成不足，睾酮不能转化成更有活性的 5α-双氢睾酮。此为常染色体隐性遗传。

（3）女性外生殖器型（睾丸女性化综合征） 睾酮生物合成正常，但因靶细胞雄性激素受体黏附蛋白完全缺乏，使泌尿生殖窦及外生殖器始基自幼发育成女性外生殖器。此为伴 X 隐性遗传。

2. 临床表现

（1）具有单一的男性性腺，存在双侧睾丸。

（2）内、外生殖器畸形分以下 3 种类型：①男性外生殖器型：阴茎发育较正常，但有尿道下裂；一侧阴囊内有正常睾丸，另一侧为隐睾伴腹股沟疝，疝囊内有未成熟的子宫、输卵管、睾丸，但无卵巢。②外生殖器部分女性表现型：阴茎短小，似肥大的阴蒂，伴有阴茎阴囊型尿道下裂；阴囊分裂似大阴唇，内含正常睾丸；具有内端盲闭的假阴道，亦可为尿道、假阴道共同开口的尿生殖窦畸形；无卵巢、输卵管和子宫。③女性外生殖器型（睾丸女性化综合征）：外生殖器形态完全似女性，具有阴蒂、大小阴唇；有内端盲闭的假阴道；双侧隐睾，睾丸可在腹腔、大阴唇或腹股沟疝囊内，附睾和输精管可同时存在，或缺如；无卵巢、输卵管和子宫。

（3）第二性征异常，呈女性化表现　女性体态，女性脂肪分布，皮肤细嫩，唇须缺如，腋毛和阴毛缺如或稀少，青春期有正常女性乳房；有原发性闭经与性功能不全。

3. 理化检查

（1）性染色质阴性　性染色质在正常女性的细胞核中可以找到，如口腔黏膜细胞、阴道壁细胞、尿沉淀细胞，以及皮肤组织、头发都能查到，以口腔黏膜涂片为最常用。正常女性的涂片中有 $20\%\sim60\%$ 的细胞核有染色质块，称为染色质阳性，而在正常男性的涂片中仅偶见这种性染色质，因而称为染色质阴性。但核型 47，XXY 男性颊黏膜细胞 X 小体也为阳性。

（2）性染色质测定　采用睾丸组织、皮肤组织、骨髓及周围血等，目前最常用的是周围血的白细胞。染色体组型为 46，XY，为了避免遗漏的嵌合体，一般组织检查可在两种以上，除白细胞外可采用皮肤组织。

（3）血浆睾酮、5α-双氢睾酮及其比值测定　测定标准：①血浆睾酮正常，5α-双氢睾酮降低。②血浆睾酮与 5α-双氢睾酮正常或偏高。

血浆睾酮与 5α-双氢睾酮比值正常为 $8\sim16$。若显著大于正常，则可诊为 5α-还原酶缺乏的男性假两性畸形。血浆睾酮（T）、血浆黄体生成素（LH）均升高，是雄性激素受体基因异常，雄激素受体失效，诊为雄激素不敏感综合征（AIS）。

（4）H-Y 抗原血清免疫学检查　H-Y 抗原阳性。

（5）尿道膀胱镜检查　可发现异常的阴道开口。

（6）X 线检查　尿生殖窦造影可发现子宫和假阴道。

（7）手术探查与性腺活组织检查　确定为睾丸，呈粉红色，表面光滑，质柔软。

4. 治疗

常需外科手术建立适当的性别。选择建立男性或女性的根据：①在病因诊断的基础上根据解剖学的实际可能性进行，不一定考虑细胞染色体的核型。②考虑心理上的性别倾向性。2 岁以上的儿童已有明显的心理性别，在选择性别时应参照考虑。例如，睾丸女性化患儿，因末梢组织对睾酮不起反应，虽然睾丸分泌睾酮正常，在建立性别时亦应选择女性。

选择好所建立的性别后再做适当手术。女性男性化时应切除阴蒂，手术尽可能早做，修补尿道下裂，在入学前较适宜。睾丸未降者宜在 5 岁左右施行手术。睾丸女性化应切除睾丸。

（二）女性假两性畸形

女性假两性畸形是指具有正常发育的卵巢、子宫和输卵管的个体，外生殖器的分化出现异常。因为胎儿在没有睾丸的情况下，尿生殖窦有分化为女性生殖器的固有特性，外生殖器发生男性化改变的惟一原因是接触了雄激素。男性化的程度与雄激素水平增高出现的时间有关，如果在胚胎 12 周以后雄激素水平增高，此时尿生殖窦的分化已基本完成，阴道和尿道已形成各自独立的开口，雄激素的作用只是引起阴蒂肥大；如果在胚胎 12 周以前雄激素水平增高，除了阴蒂肥大外，还会出现阴唇部分融合，阴道和尿道单一开口（尿生殖窦存留）；更为严重的男性化可出现阴茎型尿道下裂（图 7-3）。

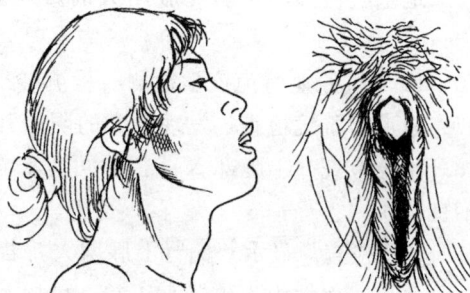

图 7-3 女性假两性畸形

1. 病因

雄激素过多大多数来源于胎儿，即胎儿罹患了男性化型先天性肾上腺皮质增生或胎盘芳香化酶缺乏；少数来源于母体，即母亲摄入雄激素或罹患了男性化卵巢或肾上腺肿瘤。

（1）先天性肾上腺皮质增生（CAH） 此为最常见原因，发病率占 60％以上，为常染色体隐性遗传性疾病。90％以上的先天性肾上腺皮质增生是由于一种或几种酶先天缺陷，如 21-羟化酶缺乏，使皮质醇的合成代谢停留在 17a-羟孕酮水平，转化为较多的雄烯二酮与睾酮。因皮质醇降低，反馈抑制减弱，促肾上腺皮质激素分泌增多，刺激肾上腺皮质分泌更多的雄性激素。

（2）肾上腺皮质肿瘤。

（3）母体的影响 如母亲在孕期服用男性激素，或患含有睾丸细胞的卵巢肿瘤。

2. 临床表现

（1）外生殖器畸形 若病变发生在胚胎 12 周以前，出生时即表现阴蒂肥大，大阴唇不同程度的融合，在阴蒂处联合成囊形，似不完整的阴囊；阴道不下伸，阴道与尿道同一出口（即尿生殖窦残留）似男性尿道下裂，并双侧隐睾。可有正常阴道，女性内生殖器官完全正常。若病变在胚胎 12 周以后形成，出生时只表现阴蒂肥大。

（2）男性化表现 多毛，3～4 岁时出现阴毛、腋毛及胡须；骨骼肌发育较快；骨骺年龄超过实际年龄，至 2～3 岁时即见骨骺融合，早期骨化，停止生长；在幼儿期较同龄儿童高大，至青春期则停止长高，成年时呈侏儒状态；皮肤出现痤疮；喉结增大，声音低沉似男儿；乳房不发育；无月经；阴蒂可勃起。

（3）高血压 因 11β-羟化酶缺乏，雄性激素分泌增加，去氧皮质酮和去氧皮质醇分泌增多，造成钠潴留及血容量增加而致。

3. 理化检查

（1）性染色质阳性。

（2）染色体组型为 46，XX。

（3）中性多形核白细胞核中发现"鼓槌体"。

（4）24 小时尿 17-酮类固醇及孕三醇增高。

（5）地塞美松抑制试验　服用大剂量地塞美松后，24 小时尿 17-酮类固醇值降低 50％以上。

（6）H-Y 抗原血清免疫学检测　检测结果示：H-Y 抗原阴性。

（7）尿道膀胱镜检查，发现异常的阴道开口。

（8）X 线检查　①腕部 X 线摄片可见骨骺过早发育及融合。②尿生殖窦造影显示子宫发育不良。

（9）B 超检查　显示双侧肾上腺增大，若系肾上腺肿瘤所致，可探及圆形实质暗区，具有明亮的边界。女性内生殖器官正常，可探及子宫、输卵管及卵巢。

（10）CT 检查　可见双侧肾上腺增大；若系肾上腺皮质肿瘤所致，可探及肾上腺内占位性病变。

（11）MRI 检查　显示双侧肾上腺增大，若系肿瘤，可显示肾上腺占位。

（12）放射性核素检查　131 碘-胆固醇肾上腺扫描，可探及双侧肾上腺增大，或有占位性病变。

4. 治疗与预后

（1）治疗的基本原则　补充所缺乏的皮质醇，抑制 ACTH 的分泌，制止肾上腺皮质的增生与肥大，减少雄激素的过量分泌与积聚，以解除或缓解男性化特征。皮质激素的治疗以小剂量补替法为好，要能抑制 ACTH 的过度分泌及促使自身的皮质功能得到发育，并不呈类库欣征。

外生殖器矫形手术应在皮质激素替代治疗纠正了生化代谢异常以后，阴蒂成形术宜在 6 个月以前施行，阴道成形术可在青春期后进行。

（2）预后　经治疗可以结婚，甚至能生育。

二、真两性畸形

真两性畸形是指体内同时具有睾丸和卵巢两种性腺组织。75％按男性抚养，约 3/4 的患者更近似于男性。本病约占性别畸形的 20％，具有遗传异质性，目前已超过 400 例。

性腺的组合类型主要有 3 种：①一侧为卵睾（在一个性腺内同时存在睾丸和卵巢两种组织），对侧为睾丸或卵巢。这种组合类型最多见，约占全部病例的 50％。②双侧卵睾，约占 30％。③一侧为睾丸，对侧为卵巢（卵巢多在左侧），约占 20％。卵巢几乎都在正常的位置，睾丸和卵睾可位于睾丸下降途径的任何位置。

1. 病因

真两性畸形的染色体核型绝大多数为 46，XX，其次为 46，XX/46，XY 嵌合，极少数为 46，XY。46，XX 核型中大多数 SRY 阴性，即未发现存在性决定区基因，到底是哪一个或哪一组基因决定了睾丸分化还不清楚，推测可能是性决定基因组中某一个下游基因突变的结果。家族中，可有 46，XX 真两性畸形和 46，XX 男子两种类型，其遗传方式是常染色体显性或 X-连锁显性遗传，伴有不同的外显率。

2. 临床表现

外生殖器两性畸形均有尿道下裂。阴囊阴唇褶部分融合，约半数患者的阴囊阴唇两侧不对称，左侧较大。隐睾较普遍，但是至少有一侧的性腺可在腹股沟区或阴囊阴唇褶内触及。多数有子宫和阴道，约50％的患者有腹股沟斜疝，疝囊的内容物是子宫和性腺，有的子宫发育不良，少数子宫缺如。最常见的性腺类型是卵睾，其次为卵巢，睾丸最少见。生殖导管的分化与性腺的类型有关，睾丸一侧为附睾和输精管，卵巢一侧为子宫和输卵管，卵睾中的睾丸组织大多没有功能，因而卵睾一侧亦为子宫和输卵管。青春期后常有乳腺发育，约半数以上的患者有月经来潮，有时月经可表现为周期性血尿。46，XX核型患者性腺一侧为卵巢时，卵巢功能可正常，可有排卵、受孕和生育。两性腺一侧为睾丸时，曲细精管发育往往不正常，有精子发生者非常少见，间质区有纤维化。

3. 理化检查

（1）染色体组型　60％为46，XX；20％为46，XY；其他为46，XX/XY和45，XO/46,XY嵌合型（同源或异源）。

（2）性染色质　性染色质又称Barr小体，是一条失活的X染色体在间质细胞核内的表现。80％为阳性，少数为阴性。

（3）H-Y抗原血清免疫学检查　H-Y抗原阳性。性别决定区域Y基因（SRY）、睾丸决定因子（TDF）。

（4）血清雌性激素测定　性激素及代谢产物雌二醇、孕酮和黄体生成素浓度周期性增高，符合女性月经生理周期改变。

（5）尿中17-酮类固醇正常。

（6）膀胱镜、尿道镜、尿生殖窦内腔镜检查　观察阴道与尿道合并的位置和尿生殖窦异常情况。

（7）X线检查　①盆腔平片：显示髂骨骨化，可由此了解卵巢功能。②盆腔内充气造影：可见子宫和卵巢影像。③尿生殖窦造影：显示发育异常的生殖道，可见子宫和输卵管影像。

（8）B型超声检查　必须探查双侧情况。

（9）手术探查与性腺活组织检查　必须同时探查两侧性腺。探查结果为不发育的卵巢和睾丸，或为卵睾。卵巢或卵睾中的卵巢部分可有正常功能，但睾丸或卵睾中的睾丸部分几乎都发育不全。

4. 治疗

治疗依据年龄和内外生殖器的功能评估而定。新生儿期，无性别认同的问题，作为女性或男性都可以。46，XX核型除非有发育良好的阴茎或子宫严重发育不良，甚至缺如，否则宜视为女性，切除睾丸组织，进行外生殖器整形。如果青春期后卵巢功能不足，可给予雌激素人工周期治疗。如果视为男性，需要切除卵巢、子宫和输卵管，睾丸和卵睾中的睾丸组织因为发育不全，约4％发生性腺胚细胞瘤或生殖细胞瘤，亦应施行预防性性腺切除术，进行外生殖器整形。

至青春期时给予雄激素替代治疗，如十一酸睾酮口服剂120mg/d，分次口服。46，XX/

46，XY 或 46，XY 核型，特别是性腺为一侧睾丸，对侧卵巢，阴茎的大小接近正常时，宜作为男孩抚养，虽然存在性腺恶变的可能性增加。

对于年龄较大的患者，性别取向以患者认同的社会性别为依据，切除与性别不一致的性腺组织，外生殖器进行与性别对应的整形，青春期后给予相应的性激素替代治疗。

第三节　性发育异常

一、性早熟

性早熟指性成熟的发生较正常儿童提早 2.8 个标准差（SD）。女孩在 8 岁以前、男孩在 10 岁以前出现任何第二性征者即为性早熟。其中无特殊原因可查明者称为特发性真性性早熟。女孩一般是乳房发育与阴毛生长先于月经初潮数月。有些患儿性早熟的惟一特征是乳房发育或青春期阴毛早现，但大多数为身体发育的加速。男孩为阴茎增大，阴毛、喉结和胡须出现。

现代医学认为，本病是因丘脑—垂体—性腺轴提前发动，功能亢进所致，导致发动的原因尚不明了。

（一）病因

1. 颅内来源的性早熟

下丘脑或垂体病变导致的生殖道发育或功能的过早出现，除了卵巢卵泡成熟与排卵发生过早外，与其他正常儿童的发育相同。大多数颅内来源的性早熟为第三脑室底部的病变或肿瘤，这些病变常累及下丘脑后部，尤其是灰质结节，乳头体及视交叉部，先天性脑缺损或脑炎可伴发性发育成熟过早的征象。神经学检查常可确诊。McCune-Albright 综合征的性发育过早，伴有多骨性纤维性发育不良、皮肤色素沉着及其他内分泌失调为下丘脑的先天性缺陷。

由于颅内疾病引起的性早熟可解释为下丘脑后部具有抑制由垂体前叶产生促性腺激素及其释放的能力，因此，下丘脑后部的病变可破坏或抑制某些通常调节通向垂体后叶腺体刺激强度的机制，使下丘脑对垂体的控制作用被解除，从而增加促性腺物质的产生，导致性腺的活动和性的成熟发育。有的可因垂体的直接刺激而致。

2. 原因不明的性早熟

约 80%～90% 体质型性早熟无明显原因。按病因分类归于中枢神经来源的性早熟，因患者可能有小而未经证实的下丘脑病变。有的有性早熟的家族史。

3. 卵巢肿瘤所致的性早熟

卵巢肿瘤所致的性早熟在儿童期以女性化肿瘤为常见。儿童期多数女性化间叶瘤，在身体发育与骨龄中的快速增长随青春期女性化体型、生殖器的成熟及乳房的增大而发展。阴毛出现，但不如真同性性发育过早多。盆腔肿瘤常不能触及。阴道分泌物增加，阴道涂片显示雌激素效应增强，有不规则阴道流血。肿瘤所致的性早熟的发生率较原因不明者要高。其尿雌激素及 17 酮类固醇水平可高于同龄正常儿童。此类病例一般无排卵，不能妊娠。偶有卵泡性非肿瘤性卵巢囊肿可导致性早熟。切除囊肿（内含大量雌激素）可缓解性早熟的发展，但如有性腺残留则小囊肿仍能增大，性早熟现象又可继续。

4. 其他原因所致的性早熟

产生激素的肾上腺肿瘤可引起异性或混合型性早熟。外源性雌激素多由于用药不当所致，如幼女误服其母的避孕药物偶可致性早熟；甲状腺功能低下的患儿偶可发生性早熟。后者由于甲状腺激素与促性腺激素之间存在交叉性反馈作用，垂体分泌促性腺激素过多所致。

5. 暂时性性早熟

暂时性性早熟比较少，但不罕见。患儿常有一种或多种第二性征加速发育。此类患者多数出现身体发育及乳房发育（约 50%），有阴道流血者达 45%。阴道穹隆部涂片显示，上皮细胞呈明显的雌激素效应。此种性发育过早现象持续数月可恢复正常，以后于正常年龄进入正常青春期。

偶有子宫内膜对雌激素特别敏感者，可致子宫出血而无其他性早熟现象。妇科检查不能明确子宫出血的真正原因，激素测定亦正常。子宫出血于恢复周期性数月后，自然停止。对暂时性性早熟或过早子宫内膜效应的患儿应密切随诊数年，直至排除其他（包括子宫出血）特殊原因。

6. 男性性早熟

（1）分泌绒毛膜促性腺激素（HCG）肿瘤 男性性早熟可由分泌绒毛膜促性腺激素肿瘤，如绒毛膜上皮瘤、生殖细胞瘤、畸胎瘤、肝细胞瘤和绒癌等。

（2）肾上腺分泌雄激素过多 见于先天性肾上腺皮质增生、肾上腺肿瘤等。

（3）睾丸肿瘤 有睾丸肾上腺残留细胞和 Leydig 细胞瘤。

（4）家族性睾丸毒症 临床表现为阴茎和双侧睾丸增大，睾丸活检和 Sertoli 细胞发育成熟，有精子产生。

（二）临床表现

少数体质型性早熟出生后短期内即开始显现性早熟征象；女孩大多数在 7~8 岁有月经初潮。性发育越早，月经初潮也越早。一般在第二性征出现前，患者的身高、体重、骨龄已迅速发育。因其骨骺的早期闭合，有性早熟的女孩较同龄者身材明显著明增高。临床检查包括身高、体重增长情况、乳房发育、阴毛生长与生殖器发育，腹部检查及肛、腹诊有无肿块存在，详细的神经系统检查，包括镜检及脑电图检查。男孩为阴茎增大、阴毛、喉结及胡须出现。

（三）诊断

性早熟诊断的主要目的在于明确所致加速性成熟的病因，约 90% 的病例属体质型（尤其是原因不明或特发性者）。

（1）手腕部正位 X 线摄片 判断骨龄，了解发育过程的进度。蝶鞍正侧位 X 线摄片可确定垂体有无病变。如可疑，进一步行气脑造影、脑室造影、CT 或/及 MRI，以明确诊断。

（2）实验室检查　包括激素测定，如血清 FSH、LH、E_2 和 24 小时尿 17-酮类固醇，以助于鉴别真、假性早熟。

（3）腹腔镜检查　如只怀疑肿瘤，可代替剖腹探查术。

目前，尚无证明性早熟可引起异性早熟活动，或对生殖机能产生不利影响，以及智力发育延缓等，其身体与生殖器发育则平行于骨龄。

（四）治疗

对性早熟的儿童应进行月经知识和经期卫生的教育。性教育根据儿童的理解力及早开始。性早熟的理想治疗是病因治疗。

1. 药物治疗

对多数体质型性早熟的女孩，可用甲羟孕酮 100～200mg，在月经周期第十四天肌注抑制月经，但不能阻遏其他成熟现象的加速。近年，欧洲试用一种具有抑制下丘脑活动的抗雄激素制剂醋酸氯羟甲烯孕酮对治疗性早熟有效。

2. 手术治疗

如性早熟的儿童有能触及的增大卵巢，有必要剖腹探查。如为卵巢囊肿应行切除术。良性肿瘤可保留卵巢。仅为单侧的、大而包膜完整的可动性卵巢瘤，最好行患侧输卵管卵巢切除术，并对对侧卵巢剖视活检。如对侧卵巢与子宫无肿瘤应予保留。腹水本身不应作为恶性或根治术的指征，但须例行腹水的常规化验与细胞学检查。包膜完整活动的粒层细胞肿瘤，行患侧肿瘤及附件切除后，可保留对侧卵巢，但须做上述检查。恶性卵巢肿瘤须经快速冰冻切片明确诊断，并根据分期行根治术。

二、特发性青春期发育迟缓

青春期性发育并非生殖系统的独立事件，有全身性变化，且受全身健康状况的影响，如营养不良、过瘦、过胖。青春期发育迟缓指实际年龄超过正常性发育年龄平均值的 2 个标准差以上，尚未出现性征发育者。

青春期发育迟缓的年龄界限一般定为男孩 14 周岁，女孩 13 周岁。造成青春期发育迟缓的原因可能是下丘脑—垂体性腺轴系的器质性病变，包括下丘脑促性腺激素释放激素（Gn-RH）细胞或脉冲发生器、垂体前叶或性腺的病变。下丘脑—垂体病变引起的性成熟障碍又称为低促性腺激素性性腺功能减退，性腺的先天性或后天性病变引起者称为高促性腺激素性性腺功能减退。还有一种特殊类型称为特发性或体质型青春期发育迟缓。临床表现并无下丘脑—垂体—性腺轴系的器质性病变，只是自然青春期启动的时间比正常儿童晚，这种情况可以认为是下丘脑脉冲发生器的功能异常。

（一）病因

特发性青春期发育迟缓的病因未明。大多伴有生长迟缓，生长激素（GH）的基础分泌以及 GH 对兴奋因子如生长激素释放激素（GHRH），或激发试验如胰岛素低血糖兴奋试验的分泌反应轻度减低。在给予外源性雄激素或雌激素后，GH 分泌峰的幅度和对 GHRH 兴奋的分泌反应都有明显增加，提示特发性青春期发育迟缓存在暂时性 GH 分泌不足。少数身体的生长速度无减低，身高正常，患儿的父母或兄弟往往亦有青春期延迟的历史，遗传因素作为致病原因的可能性不能排除。

（二）临床表现

特发性青春期发育迟缓以男孩多见。出生时的身长和体重在正常范围，幼儿期亦未发现有任何异常，从学龄期开始身体的直线生长速度减慢，每年身高增长约为 3～4cm，基本上与身高生长曲线的第三百分位数一致。骨龄落后于实际年龄，与骨龄相比，身体的生长速度正常或只是轻度减低。除了身材比同龄儿童矮和无性发育外，其他方面正常。详细询问家族史往往可发现家族成员有青春期延迟倾向，如父亲或近亲长辈中的一些成员青春期启动年龄在 14～18 岁，或母亲月经初潮延迟等。

（三）实验室检查

实验室检查可见 GH 的基础分泌以及 GH 对 GHRH 兴奋的分泌反应轻度减低。血浆黄体生成激素（LH）和促卵泡素（FSH）的基础分泌处于低水平，一般低于 2.0U/L，脉冲分析无论是夜间还是白天都无分泌脉冲出现。GnRH 兴奋试验（100μg 静脉推注）血浆 LH 和 FSH 水平无升高或只有轻微升高（无反应或低弱反应）。血浆睾酮或雌二醇（E_2）基础水平以及睾酮对人绒毛膜促性腺激素（HCG）兴奋试验的分泌反应与青春期发育前的儿童相似。特发性青春期发育迟缓患儿的下丘脑－垂体－性腺轴系功能状态与患儿的骨龄一致，低于实际年龄。

（四）诊断

女孩 13 岁或男孩 14 岁仍无青春期启动的征象即应进行全面的检查，以明确是特发性青春期发育迟缓，还是存在下丘脑－垂体－性腺轴系病变。

如果患儿（多见为男孩）生长迟缓，但生长速度和骨龄一致；骨龄落后于实际年龄；父母或家庭其他成员有青春期延迟史；体格检查各方面正常；男孩 14 岁或女孩 13 岁仍无青春期启动的征象，可以拟诊为特发性青春期发育迟缓。用高度敏感的测定方法检测血清 LH、FSH、睾酮或 E_2 水平，如果高于相同骨龄水平提示在几个月后会出现青春期启动。GnRH 兴奋试验（100μg 静脉推注）如 LH 峰值达到 7.5U/L 以上预示青春期启动会在 1 年内发生。测定 8am 血清睾酮值亦有提示作用，如果测定值大于 0.7mmol/L，77% 在 12 个月内、100% 在 15 个月内出现睾丸增大（＞4ml 容积），青春期发育开始。

特发性青春期发育迟缓在青春期年龄以后和高促性腺激素性性腺功能减退的鉴别较为容易，因为后者的 LH 和 FSH 水平增高。与低促性腺激素性性腺功能减退的鉴别较困难，目前尚无一种鉴别诊断试验能有效地将它们区别开来。

（五）治疗

特发性青春期发育迟缓因最终会有青春期发育过程，可不需治疗。因在身体和性发育方面与同伴有差距，易产生自卑感和心理压力，针对病因进行心理治疗。青春期延迟可造成骨矿盐含量减少，成年后有增加骨质疏松性骨折的危险，对此，给予适当治疗。

男孩采用小剂量睾酮或同化激素治疗，从 14 岁开始，4～6 个月为 1 个疗程。为促使青春发育先口服甲氧氮龙 0.1mg/kg，每天 1 次，以促使身体增高，阴茎、阴囊和阴毛出现，逐渐增量至 0.25mg/kg，最大量不超过每天 10mg/d。在第二性征有一定发育的基础上，为使其达到成年男性的体格发育和外生殖器官的成熟，采用睾酮替代治疗，一般肌肉注射庚酸睾酮，每次 50～250mg，每 4 周 1 次，4～6 月为 1 个疗程。氧甲氢基龙是一种同化激素，兼有弱雄激素作用，在体内不被芳香化酶催化，不转变为雌激素，因而不增加 GH 的分泌，每天 2.5mg 口服有暂时性促进生长的作用。氟羟甲基睾酮口服每天 2.5mg，短期应用是安全的。

女孩治疗从 13 岁开始，采用雌激素替代疗法，3～4 个月为 1 个疗程。口服己烯雌酚每天 0.02mg，6 个月后停药，会出现阴道出血。如青春期第二性征发育充分，已达青春发育年龄以上可进行周期性雌激素及孕酮的治疗以产生月经周期，口服雌激素乙炔雌二醇（避孕药）每天 0.02～0.1mg，连服 22 天，于第 15 天时加服孕酮药，如炔诺酮每天 5mg，服药 1 周，至第 22 天时两种药全停。然后阴道开始出血至第 31 天时不管第一周期阴道出血是否已完全停止，即开始第二个周期。

无论是男孩抑或女孩，当 3～6 个月的性激素疗程结束后，如果自发的青春期不随之发生或血清促性腺激素和性激素水平不增高，可以重复 1 个疗程。停药后骨龄会有所增长，男孩骨龄达到 13～14 岁、女孩骨龄达到 12～13 岁，通常会出现自发的青春期过程。如果不是特发性青春期发育迟缓，而是某种促性腺激素缺乏症，则没有这种促进自发青春期启动的作用。

（马超）

第八章
影响性功能的其他因素

人类的性功能是人类的一种高级的生物行为，是多种因素支配下的生命现象。随着人类的进化，人类的性行为也随之进化。人类特有的性行为方式是高级的、复杂的，但同时也是脆弱的。与动物相比，人类性行为的影响因素要多得多。这是进化的结果，也正因为如此，身体与心理等都健康的个体才能完成健康的性行为，才能完成健康的生殖活动。

第一节 躯体疾病与性功能

任何躯体疾病或多或少地会影响性兴趣和性能力，多数情况下这种影响是可逆的和暂时的。不过，也有一些疾病对性功能的影响是严重的和长期的，所以重视躯体疾病对性功能的影响，对更大程度上改善生活质量有着重要的意义。疾病可以从3个方面影响性功能：即有些是造成直接的身体障碍（器质性原因）；有些虽不引起器质性损害，但可触发导致性障碍的精神反应（精神性原因）；还有些疾病造成性配偶之间的关系改变，后者反过来对性功能产生影响（人际关系原因，从广义上说也是精神性原因）。许多器质性因素对性功能的影响是整体的、非特异的。大多数疾病不影响性功能，有的只是使性功能无法达到正常状态。更多的是因为疾病使患者心态出现变化，因心理因素而影响性行为。

一、内科疾病与性功能

（一）支气管—肺系疾病

支气管—肺系疾病如慢性阻塞性肺部疾患（COPD）、哮喘、肺气肿等。这类疾病一是死亡率高，每年死亡人数已上升到继肿瘤和心血管疾病之后的第三位；二是严重影响生活质量，除因呼吸困难等症状影响生活质量之外，对性功能也产生影响。

1. 影响性功能的因素

（1）生理、病理因素 引起性功能障碍的生理、病理因素有3个方面：

呼吸因素 性行为可引起呼吸频率和深度的改变，性高潮时呼吸频率可达40次/分，有时可引起呼吸困难。支气管—肺系疾病的主要症状是呼吸困难，在进行性行为时往往会使呼吸疾病加重，因呼吸更加困难而使性行为不能正常进行。

缺氧 一般情况下，肺功能状况与性功能损害并没有直接的关系，慢性阻塞性肺部疾患不论其肺功能状况如何，往往存在性功能障碍。当肺功能恶化时性功能障碍的发生率也增加。肺功能障碍可致机体缺氧，缺氧时血睾酮降低而影响性功能（不论男性还是女性，其性功能都是睾酮参与的）；低氧血症患者的外周感觉神经和运动神经受损，从而引起性功能障碍。

过敏　有些人习惯在性生活时使用香水，或应用剃须乳液剃须，或使用洗发水、洗浴液等，而香水、乳液、洗发及洗浴液等有时可引起过敏，引发哮喘，进而因缺氧等而导致性功能障碍。

（2）心理因素　心理因素也称精神因素，其引起的性功能障碍比器质性因素更为重要。

自卑　长期患病，尤其当病情严重时，常感到对生活失去信心，不能担负以前所负的责任；工作能力下降或丧失，经济收入减少使家庭生活发生困难；由于失去了以往的强壮，担心是否对配偶还有吸引力等等，从而自卑心理加重，导致性功能障碍。

恐惧及焦虑　害怕性行为会加重病情，加之疾病本身引起的焦虑，从而导致性功能障碍。

抑郁与淡漠　支气管—肺系疾病往往导致精神抑郁，这直接导致性欲降低，性唤起困难；长期疾病带来的疲劳、乏力，使患者对日常生活索然无趣，从而导致性功能障碍。

（3）药物因素　呼吸疾病常用的治疗药物如茶碱、交感神经兴奋性支气管扩张剂、糖皮质激素等，可使患者出现性情改变而对性生活失去兴趣。①长期应用皮质激素以及慢性缺氧，可使识别力下降，记忆力受损，影响其性功能。②茶碱可引起恶心、头痛、睡眠不安、易怒、心律失常等副作用，进而影响其性兴趣。③吸入性支气管扩张剂常引起忧虑、心动过速，从而影响性唤起。④糖皮质激素的长期应用可导致肌肉萎缩、溃疡、满月脸、水牛腰、多毛等等，可使患者自卑，失去性魅力，使性伴侣不满意而消极应付患者的性要求。

2. 治疗

（1）判断性功能障碍的病因，排除其他致病因素，以确定性功能障碍是否单纯由支气管—肺系疾病而引起。

（2）对患者的身体状况和支气管—肺系疾病的病情进行评价。

（3）进行心理评价　内容包括是否有恐惧、焦虑、抑郁、自卑感，以及配偶对患者性的态度等。

（4）有针对性治疗　由某些特定原因引起的性功能障碍，如锻炼引起的支气管痉挛，可事先吸入止喘药；如果为过敏性疾病，应避免与过敏源接触，并改善某些与过敏有关的生活习惯，如限制使用香水和化妆品等；如性交时发生呼吸困难，可以吸氧，或改变性交姿势，采用不费力和呼吸不受限的体位，或加强性爱抚以缩短性交过程；若由药物引起，可在不影响原发呼吸疾病治疗的同时，调整药量；属心理疾病进行心理治疗。

具体治疗按性功能障碍的治疗原则（见第五章）。

（二）高血压

高血压引起的性功能障碍与应用抗高血压药物有关。高血压本身也可以引起勃起功能障碍。

1. 影响性功能的因素

（1）神经因素　单胺递质可能在人的性欲介导方面起着关键的作用。原发性高血压患者中枢神经系统的单胺通道受影响，某些改变中枢或周围神经递质的药物可降低血压，并具有影响性欲和改变神经介导的阴茎勃起过程的副作用。单胺通道受影响可能是高血压患者性功能障碍的原因。

（2）血流动力学因素　阴茎勃起是一个动脉血流量增加，静脉血回流减少的血压动力学过程。阴茎勃起时，海绵体内压接近平均动脉压（11.3～14.0kPa）。高血压患者全身血压增高，阴茎血压也随之增高。应用降压药后，在降低系统血压的同时，阴茎动脉和海绵体的压力也随之降低，从而导致阴茎勃起困难。

（3）心理因素　当患者知道高血压病需要终身服药，并有可能并发心肌梗死、中风或肾功能不全等，可由此而焦虑，或产生抑郁，从而影响性功能。

（4）药物因素　安体舒通除具有利尿作用外，还有抗雄激素作用，并能导致勃起功能障碍；噻嗪类也可导致勃起功能障碍。

2. 治疗

治疗原则：①对新发病者在开始药物治疗前，对其性生活史进行详细的调查。②高血压的药物治疗采取最低剂量控制血压的原则。③对因降压药物副作用而停用药物的应定期随访。

具体治疗按性功能障碍的治疗原则（见第五章）。

（三）冠心病

冠心病可引起心绞痛，严重时可导致心律不齐、心肌梗死和心力衰竭，严重影响患者的生活质量，甚则危及生命。有 1/3～2/3 的男性患心肌梗死后性欲降低，性交次数减少，甚至发生勃起功能障碍。女性的情况与男性类似。

1. 影响性功能的因素

（1）生理、病理因素　性生活时，心跳加快。性高潮时男女双方心力可达 110～180 次/分。相当患者性生活时出现严重的心电频率不稳，或表现为多发性室性早搏或二联律。日本的一项研究报告中发现，5559 例突然死亡的病例中，有 0.6%（34 人）发生在性交时。这34 例中有 18 人死于心脏病。

（2）心理因素　患心肌梗死后，患者感到自己的生命受到威胁，急性期过去后又担心自己未来的健康、工作和生活，因此，可出现焦虑和恐惧。性伴侣也会出现同样的畏惧、压抑和焦虑，导致性生活受到影响。

2. 治疗

在治疗冠心病的同时，要注意发现患者的性功能情况。急性期过后，应注意对患者的性生活进行指导。一般情况下，心肌梗死后 4～8 周禁止性生活。在恢复性生活之前，应对心脏耐力进行检查。方法：在脚踏车试验中，能达到每小时 5～6km 的速度，或经过 Master 二阶梯试验不出现心绞痛、心电图改变或血压异常升高情况可以恢复性生活。

因长期卧床，体质虚弱，运动耐力下降，应鼓励患者进行适当的锻炼，以恢复体力；指导患者逐渐恢复性生活，开始时，可以拥抱、爱抚、接吻等，待体力进一步恢复可部分恢复性生活；性生活时，采取适宜的姿势；心脏疾病时有发作时应用药控制，维持到脚踏车和二阶梯试验允许水平，合并甲状腺功能亢进、高血压、糖尿病、慢性阻塞性肺部疾病等，应注意纠正；避免在劳累、运动、吸烟、饮酒和饱食后进行性生活；密切性伴侣与患者之间的关系，嘱咐患者减轻心理负担。

具体治疗按性功能障碍的治疗原则（见第五章）。

（四）慢性肾功能衰竭

慢性肾功能衰竭患者中约有 1/2 的男性和 1/4～1/2 的女性可出现性欲降低、性交频率减少、性高潮缺乏等性功能障碍。尤其尿毒症患者性功能障碍增加，即使经透析尿毒症得到控制后性功能障碍发生率仍在增加。肾移植后约 70%～80% 的男性患者性功能障碍有所改善，女性患者则改善不明显。

1. 影响性功能的因素

（1）器质性因素　慢性肾功能衰竭对性功能的影响有内分泌和神经调节两个方面。

内分泌　男性肾功能衰竭患者血睾酮降低而黄体生成素和卵泡成熟激素水平明显增高，睾丸萎缩，精子生产功能严重障碍。尿毒症可影响睾丸间质细胞功能，减少睾酮的产生，使血泌乳素水平持续增高，而透析并不能纠正这些激素水平。患者血锌水平降低，进而影响睾酮的产生。泌乳素可能通过中枢作用或影响睾酮的产生和周围利用而导致性欲降低、性交频率减少、性高潮缺乏等性功能障碍。

神经系统　尿毒症还可以影响自主神经。副交感神经受损可影响勃起能力，早期的肾移植可反转神经系统的病理改变。男性血透析患者的触觉震动阈升高，提示感觉障碍与性功能障碍有关。尿毒症脑病对性欲有抑制作用。尿毒症患者一般情况差，乏力、衰弱、易疲劳等多见，这都会对性功能有非特异的影响。

（2）心理因素　因患病有抑郁、焦虑、自卑等心理改变，加之配偶长期照料患者，可能对性要求有消极的情绪，从而影响性生活。

2. 治疗

对睾酮低和缺锌者进行替代治疗。长期服用枸橼酸克罗米芬可纠正男性尿毒症的睾酮水平，并增加性欲，改善性交能力。在进行药物治疗的同时，需积极进行心理治疗。

具体治疗按性功能障碍的治疗原则（见第五章）。

（五）肝脏疾病

肝脏疾病常导致性腺功能低下、男性体毛脱落、男子乳房发育和身体脂肪重新分布。

1. 影响性功能的因素

肝脏疾病患者血中雌激素水平升高，雄激素水平降低，这些激素的变化可影响患者的性欲和性生活。按 Chil-Pugh 的分级，将乙肝、丙肝、自家免疫性肝炎和脂肪肝等非酒精性肝病的严重程度分为 A、B、C 3 个等级，A 级与同年龄正常相比无明显差异；B、C 级性功能明显受损，血睾酮和游离睾酮水平明显降低；而女性非酒精性肝病的性功能与同年龄正常相比无明显差异。酒精造成的明显肝损害发生性功能的几率更高。心理因素也是影响肝病患者性功能的一个重要原因。

2. 治疗

治疗原发性肝病，补充雄激素，调整患者心态。

（六）肿瘤

肿瘤患者除因疼痛、身体虚弱等而使生活质量极度降低外，性功能也受到了严重的影响。

1. 影响性功能的因素

（1）器质性因素　肿瘤的部位不同其影响也不同。如生殖器肿瘤可直接破坏性器官，颅内和神经肿瘤可直接影响性活动的高级中枢和神经反射，某些具有激素分泌功能的肿瘤可引起性功能的继发改变等。另外，许多治疗肿瘤的药物会影响性功能。

（2）心理因素　恐惧、焦虑、烦躁、忧愁等影响了患者性欲的表达。

垂体肿瘤可造成垂体、性腺以及其他内分泌腺的功能改变，一般可引起血泌乳素增高，睾酮降低，无论男女，性功能都会受到影响。

2. 治疗

在治疗肿瘤的同时，询问其性功能情况，在不影响肿瘤治疗的前提下，调节其性功能，尤其对患者及家属的心理进行调节，使患者的性生活成为提高生活质量的一个内容。

（七）糖尿病

糖尿病是因器质性因素而引起性功能障碍的典型疾病。男性糖尿病患者中有84％的人有勃起困难，其中30％是器质性的，44％是部分器质性的，26％是心理性的。女性糖尿病患者也有性功能障碍，有正常性高潮的女性，患糖尿病后35％的人出现性高潮缺乏。

1. 影响性功能的因素

（1）器质性因素　糖尿病能引起血管和神经病变，从而导致性功能障碍。①血管：糖尿病可引起阴茎背动脉阻塞性损害、阴茎背动脉搏动减弱或消失；女性阴蒂海绵体血管也可发生硬化性改变。糖尿病代谢紊乱可使供应神经的小动脉发生硬化，继而造成神经的营养供应发生障碍。②神经：糖尿病可引起神经的病理损害，如神经脱髓鞘、糖原沉积、神经鞘膜细胞和底膜增厚，以及轴索崩解。糖尿病伴阳痿患者尸检，其阴茎海绵体自主神经纤维有各种病理损害。女性糖尿病患者亦可伴发神经病变，如果这一改变影响到支配生殖器官及性反应神经，则影响性功能。③其他：糖尿病的诸多并发症可影响性功能，如肝肾功能损害、睾酮及雌激素水平改变；代谢紊乱使患者易于感染等，进而影响性功能。

（2）心理因素　糖尿病是慢性病，目前尚没有好的治愈方法，往往终身用药，因此，患者可出现焦虑等心理，尤其了解糖尿病可能因血管、神经病变而引起性功能障碍时，这本身也成为一种暗示，从而导致患者性功能发生障碍。

2. 治疗

治疗时应注意几点：

（1）有无性功能障碍史，性功能障碍的类型。

（2）代谢是否得到良好的控制。

（3）是否有原发的其他疾病，是否有糖尿病并发症。

（4）患者的用药情况，尤其是降压药。

（5）患者对疾病以及自身性问题的心理反应，与配偶的关系，以及配偶对于患者性问题的态度。

（6）有无造成性功能障碍的神经血管病变的证据，如有，应控制血糖，治疗糖尿病并发症；如没有，应进行心理治疗。

（八）甲状腺疾病

1. 甲状腺功能亢进

甲状腺功能亢进的男性患者约有 10%～20% 发生性欲亢进，尤其是病情较轻的患者。约 30%～40% 的患者性欲减退，40% 的男性出现勃起功能障碍；5%～10% 的女性患者出现性高潮和性激动反应增强，15% 的患者性高潮和性激动反应减弱。

本病可引起肝脏、心肌、骨骼肌与神经的损害，有时可引起男性乳房发育；并可引起患者情绪明显变化，从而影响性功能。

2. 甲状腺功能低下

约 80% 的甲状腺功能低下的男性患者性欲减退，40%～50% 有不同程度的勃起功能障碍；80% 的女性患者难以引起性激动。病情严重时，男性精子生成受到抑制；女性常有月经量与月经周期的改变，怀孕妇女容易流产。原发性甲状腺功能低下患者泌乳素水平明显升高；患者血中性激素结合蛋白减少，血睾酮和雌二醇水平降低，游离的血睾酮和雌二醇水平却增加。本病患者有明显的精神抑郁，疾病状态为易疲劳。这些都可能影响性功能。

（九）脑血管意外后遗症

脑血管意外后遗症可以影响性功能。105 例脑血管意外后遗症患者，43% 性交次数减少，29% 性欲降低。

脑血管意外后遗症可出现失去运动能力、语言交流困难、认知能力受损、大小便失禁、性格改变等，出血性者还可导致死亡，但大多数恢复期患者还有性要求。目前，脑血管意外后遗症对性功能影响的原因尚不十分清楚，可能与缺血而致损伤的脑部位置有关。凡影响调节性功能的神经脑组织都可能影响性功能，也包括心理调节。

（十）多发性硬化

多发性硬化是一种进行性衰弱并伴有严重性功能障碍的疾病。本病多发于青壮年。有 64% 的男性患者和 39% 的女性患者认为自己的性生活不满意或已经终止。男性多发性硬化患者中，有 63% 的人难以勃起，55% 的人性感觉减退，52% 的人难以维持勃起，51% 的人感到性疲劳，48% 的人性欲减退，44% 的人难于达到射精或高潮，只有 37% 的人有自发的晨间或夜间勃起；女性多发性硬化患者中，有 68% 的人感到性疲劳，48% 的人性感觉减退，

41％的人性欲减退，31％的人性高潮减少，37％的人无性高潮，35％的人性唤起困难。

多发性硬化引起的性功能障碍的原因与神经损伤有关，但大多数与心理因素有关。

二、外科手术与性功能

医源性性功能障碍除药物等引起外；一个重要的原因是手术，如盆腔手术等。

（一）影响性功能的手术

由于盆腔自主神经、血管与直肠、膀胱、精囊、前列腺等有密切的关系，各种盆腔手术都可能导致医源性性功能障碍。其中主要的有直肠癌根治术和前列腺手术。

1. 直肠癌根治术

直肠癌根治术可影响性功能。对直肠癌，距肛门同一水平上的肿瘤，无论位置位于直肠前壁、后壁还是侧壁，均可影响性功能，且直肠肿瘤部位的高低与之关系密切。从肛门至距肛门 10cm 之间手术其可发生性功能障碍，从距肛门 10cm 开始向下，位置越低发生率越高。按直肠癌距肛门距离分成 3 组，即 >10cm、5~10cm、<5cm 。3 组直肠癌经骶前切除术后性功能障碍发生率分别为 0、25％和 33％。为降低直肠癌局部复发率，提高 5 年生存率，常常在传统根治术的基础上附加盆侧壁淋巴结清扫，随之性功能障碍的发生率明显增高。直肠癌传统的根治术与扩大根治切除术后其性功能障碍发生率分别为 37％和 76％。

2. 前列腺手术

前列腺手术可以影响性功能。前列腺癌根治性切除术后勃起功能障碍的发生率为 43％~100％，因前列腺增生，经会阴前列腺单纯切除术后勃起功能障碍的发生率为 40％~50％，耻骨上经膀胱前列腺单纯切除术后勃起功能障碍的发生率为 10％~20％，但因切开膀胱前壁及其颈部黏膜 75％~80％的患者发生逆行射精。

（二）影响性功能的机理

1. 神经损伤

神经损伤是手术影响性功能障碍的主要机理。神经完全离断时可造成永久性性功能障碍，神经受到过多牵拉甚至撕脱常导致麻痹而发生暂时性性功能障碍。盆腔自主神经只有在双侧神经均受损伤时才出现性功能障碍，一侧神经损伤仍可以维持正常的性功能。

2. 血管损伤

阴茎勃起依赖于动脉灌注血量的增加。阴茎的供血主要来自阴部内动脉，该动脉是髂内动脉的终末支。这些动脉的损伤可以导致勃起功能障碍。

3. 心理障碍

由于患者对手术的恐惧，尤其是听说盆腔手术可能影响性功能（往往是手术前谈话时得知），故而心理负担加重。作为一种心理暗示，可导致心理性勃起功能障碍。

（三）预防与治疗

1. 预防

（1）直肠癌根治术　直肠癌根治术中，下述手术步骤易损伤自主神经：

1）清扫乙状结肠、直肠系膜根部淋巴结时，易损伤位于腹主动脉前的胸腰交感神经，肥胖病人尤易发生。一般先在腹主动脉分叉处解剖出该神经丛，予以保护。

2）于骶骨岬水平分离直肠后外侧壁时易损伤下腹下神经，沿胸腰交感神经向下继续分离，显露出两侧下腹下神经丛后再分离直肠侧后壁则较为安全。

3）分离中下段直肠后壁时，向前上过度牵拉直肠可造成第 2、第 3、第 4 骶神经的麻痹或撕脱。在经腹会阴联合切除术中会阴部游离直肠后壁时，切断肛提肌后，应在骶骨前切开骶前筋膜进盆腔，避免将该筋膜自骶骨前剥离过高而伤及盆神经。

4）在切断直肠侧韧带时易损伤位于其上方盆侧的盆神经丛，术中可以精囊为标记，显露辨认该神经丛后再切断侧韧带。若肿瘤已侵犯一侧神经丛，则应行该侧广泛切除，在不影响根治的原则下尽可能保留另一侧神经丛。若肿瘤远离该区域，则可靠近直肠侧切断侧韧带以避免损伤神经丛。

5）于前列腺后方分离直肠前壁时易损伤海绵神经。在会阴部手术阶段，当直肠尿道肌在直肠前方中线切断后，则可见到神经血管束，即海绵神经标志，在直肠前外侧沿前列腺后外侧面行走，此时应避免使用电刀或盲目分离直肠前壁，以免伤及该神经血管束。

Hojo 等根据直肠癌根治术加盆侧壁淋巴结清扫术中盆腔自主神经保留范围将其分级，第一级即盆腔自主神经完整保留，第二级为切除下腹下神经，仅保留盆神经丛，第三级为保留一侧盆神经丛，第四级仅保留第 4 骶神经（或双侧或单侧），第五级完全切除盆腔自主神经。第一至第五级神经保留组术后阳痿发生率依次为 2/10、0/1、8/10、6/7 和 11/11，射精障碍率依次为 4/10、1/1、10/10、7/7 和 11/11，表明恢复正常性功能，需要保留全部盆腔自主神经，部分保留者大部分将丧失性功能。

（2）前列腺切除术　经耻骨后根治性前列腺切除或膀胱切除术，下述 3 个步骤易损伤海绵体神经：①分离前列腺尖端并横断尿道；②前列腺与直肠间分离；③切断侧蒂。

海绵神经位于精囊、前列腺后外侧，直肠前外侧。因此，中线分离膀胱、精囊、前列腺后壁在精囊尖端后外侧的膀胱下蒂。膀胱下蒂含有盆神经丛及膀胱下动、静脉供应膀胱的分支，显露海绵神经，分别结扎切断精囊外侧面上的神经血管分支。此时不宜进行大块组织结扎。为避免出血，在切断膀胱下蒂前宜先切断前列腺耻骨韧带，结扎背静脉丛。在离断前列腺侧蒂前宜先仔细分离前列腺尖端尿道并横断，将近端提起向对侧牵引，显露前列腺后外侧的神经血管蒂，分别结扎切断支配前列腺的神经血管，保留海绵神经主干。经上述技术改进，保留海绵神经的根治性膀胱切除术后性功能正常者达 83％，根治性前列腺切除术后为 74％，较传统手术后性功能状况大大改善。需要注意的是，在盆腔会阴手术中应尽可能避免结扎双侧髂内动脉，或双侧阴部内动脉，以避免造成血管源性性功能障碍。

2. 治疗

一旦因手术而造成性功能障碍，先确定是心理因素，还是器质性因素。心理因素可用心理疗法；器质性因素一般较为难治。神经完全离断，目前尚没有好的恢复性功能的疗法，可进行阴茎假体植入；神经受到牵拉、撕脱等未完全离断者，可采用中医针刺。选择受损神经的临近穴位，采用电针治疗可取得较好的疗效。

三、骨科疾病与性功能

（一）影响性功能的骨科疾病

影响性功能的骨科疾病有脊柱和脊柱周围肿瘤、结核和骨髓炎造成的脊柱骨破坏、脓肿压迫脊髓或神经根、椎间盘突出和椎管狭窄、脊柱损伤性骨折而致的完全或不完全截瘫等。

（二）影响性功能的机理

控制阴茎勃起的脊神经中枢在 $T_{10} \sim L_2$ 和 $S_2 \sim S_4$，支配射精的脊神经中枢在 $L_1 \sim L_3$。凡是造成这些平面和该平面以上的完全神经截断或不完全截断或压迫都能不同程度地影响性功能，导致不同程度的性功能障碍。

（三）临床表现

1. 勃起功能障碍

中枢神经的不同损伤可引起不同的性功能障碍。

（1）上运动神经元损伤　腰髓以上的上运动神经元损伤，男性可有反射性阴茎勃起，即通过性敏感区（阴茎、阴囊等）的触觉性刺激而引起勃起，但勃起的成功率与脊髓的损伤节段有关。上运动神经元完全损伤者阴茎勃起的成功率为 93％，不完全损伤者阴茎勃起的成功率为 99％。上运动神经元损伤不会有心因性勃起，即视觉、听觉、嗅觉、联想等。

（2）下运动神经元损伤　不完全性下运动神经元损伤约 90％可以出现阴茎勃起；完全性下运动神经元损伤约 26％可以出现阴茎勃起；骶髓和马尾平面的下运动神经元损伤缺乏反射性阴茎勃起，即通过性敏感区（阴茎、阴囊等）的触觉性刺激不能引起勃起，这类患者肛门反射和阴茎头海绵体肌反射也消失，但可以出现心因性勃起。损伤平面在 $T_{12} \sim S_2$ 平面的可有心理性和反射性勃起，在 T_4 和 T_5 平面，当性冲动时可有自主神经系统的过度活动表现和性欲增强的感觉。

（3）骨盆骨折　骨盆骨折中合并尿生殖道损伤者较为多见，约占 10％～15％；合并神经损伤者占 3.5％～13％，有腰神经根撕脱、臀上神经断裂、马尾神经损伤，涉及闭孔神经和 L_5 神经根，最易受损的是 S_1、S_2 神经根，其次是 S_3。S_2、S_3、S_4 神经根受损发生排尿障碍的同时，可发生性功能障碍。

2. 射精障碍

脊髓损伤可以引起射精障碍。不完全性下运动神经元损伤约 90％可以出现阴茎勃起，其中 70％可以射精；完全性下运动神经元损伤的患者约 26％可以出现阴茎勃起，18％可以射精。射精取决于输精管、精囊和前列腺的蠕动作用，并受交感神经系统支配。神经本身是盆底肌肉和海绵体肌、坐骨海绵体肌收缩的结果。性欲高潮是随射精过程生殖器官平滑肌和盆底肌收缩而引起的一种快感，因没有周围感觉参与，所以患者性高潮的感觉就会降低。脊髓受损能生育者占 1％～5％，脊髓受损精液的质量一般不会受到影响，这与射精率有关。

3. 女性性功能障碍

女性脊髓损伤约占脊髓损伤的 15%。女性脊髓损伤后会有一段时间无月经或月经不规则，但最终仍会恢复原来的规律，可以排卵、受孕和妊娠。性兴奋时阴道渗出液和盆腔充血程度减少，一部分患者不出现性高潮，但性生活可无大影响。

四、生殖系统疾病与性生活

性是生殖的手段，生殖是性的目的。无论男性生殖系统还是女性生殖系统，其发生病变都会影响性生活。

（一）女性生殖系统疾病与性功能

1. 生殖系统先天畸形

（1）生殖系统先天畸形的种类　生殖系统先天畸形包括处女膜闭锁、处女膜强直、阴道横膈、阴道纵隔、先天性无阴道、阴道闭锁、阴道狭窄、先天性女阴畸形、泄殖腔膈发育异常等。

（2）对性生活的影响　主要是无法容纳阴茎，导致无法生育。

女性生殖系统先天畸形见第七章。

2. 阴蒂疾病

（1）阴蒂疾病的种类　外阴部的创伤、感染、肿瘤、萎缩性疾病及全身的内分泌功能障碍（如肾上腺皮质功能亢进、卵巢功能低下等）等均可引起阴蒂的病变。阴蒂的病变有炎症、粘连、斑痕、肿瘤浸润、白色病变、萎缩和增生肥大等病变。

（2）对性生活的影响

阴蒂肥大　阴蒂肥大是女性生殖器男性化的表现，与外源性或内源性的雄激素有关。常见的有药物作用和两性畸形。肾上腺皮质增生或肿瘤、卵巢男性细胞瘤等也可分泌过多的雄激素而导致阴蒂肥大。阴蒂肥大的患者往往性欲亢进、性冲动明显、性交频率高，常常主动追求性满足。

阴蒂包皮过长　阴茎与阴蒂是同源器官，与男性阴茎包皮过长一样，女性的阴蒂也有包皮，并且也有包皮过长者。女性包皮过长可以影响女性性反应。

阴蒂的继发疾病　外阴部的白色病变，如萎缩性硬化性苔藓累及阴蒂，使阴蒂皮肤干痒、变白、皲裂，伴有疼痛和烧灼感，阴蒂包皮增厚或萎缩，弹性消失，敏感性减低，从而使性反应减弱，性敏感度降低，进而影响性生活的质量。

3. 生殖器损伤

（1）损伤的部位　女性生殖器损伤的部位一般包括外阴和阴道。外阴包括阴蒂、大小阴唇和会阴。

（2）损伤的原因　损伤的原因有 3 个方面：生产、性行为和外伤。①生产：产妇会阴体厚而宽、组织水肿、胎儿过大或胎儿娩出迅速而外阴组织扩张欠充分，施行产钳、胎头吸引、臀位牵引时未做适当的会阴切开，可引起会阴裂伤。会阴裂伤分为Ⅰ°、Ⅱ°和Ⅲ°。会阴损伤的同时，可以导致阴道损伤。②性行为：初婚处女膜的破裂一般损伤不大，若处女膜肥厚等，强行性行为可导致损伤。产后或老年女性阴道黏膜薄或组织弹性差，若粗暴性交可引起损伤。性变态及性暴力可引起损伤。③外伤：不慎跌伤，外阴部突然撞击到有棱角的硬物上，或骑车遇到意外，自行车坐垫冲击外阴等导致外阴或阴道损伤。

（3）对性生活的影响　分娩造成的会阴裂伤，轻者若修补合适，对性功能一般无不良影响。会阴Ⅱ°裂伤：肛提肌撕裂而未缝合，产后盆底支持组织功能减弱。会阴Ⅲ°裂伤：肛门括约肌完全断裂，如未恢复解剖关系，可形成陈旧性；会发生大便失禁。此类患者心理负担重，自卑心理强，往往回避性生活；勉强的性生活也很难达到性高潮。经阴道难产和手术助产引起阴道裂伤而未缝合者，在阴道穹隆部或阴道部产生环形瘢痕，可导致阴道狭窄、变短，从而导致性交疼痛或性交困难。此时性交也可重新导致阴道的再损伤，引起严重的出血和感染，有时甚至穿透腹膜，造成腹腔内的大出血。

4. 女性泌尿生殖系统感染

（1）感染的种类　女性泌尿生殖系统感染主要有膀胱炎、尿道炎、外阴炎、阴道炎和盆腔炎等。临床表现为发热、腰痛、尿频、尿急、尿痛，或局部红、肿、热、痛和分泌物增多等。

（2）感染的原因　从病原体上说，有非特异性感染和特异性感染。非特异性感染的病原体如金黄色葡萄球菌、大肠杆菌等；特异性感染的病原体如淋病双球菌、支原体、衣原体、梅毒螺旋体、滴虫、白色念珠菌等。性行为是感染的主要途径，其他密切接触也可引起感染；非特异性感染可以因性生活引起，如性交时不干净的手、口及器具的刺激。此外，不卫生，或医源性感染等。

（3）对性生活的影响　感染后，阴道及外阴皮肤黏膜敏感，容易导致损伤，往往引起性交疼痛、阴道痉挛，有粘连者可引起阴道口及阴道狭窄，导致性交困难。

（4）治疗　①尽早采用抗感染治疗；②慢性炎症导致阴道及外阴皮肤黏膜粘连引起的阴道口及阴道狭窄可手术整形治疗。

5. 妇科肿瘤

对于妇科肿瘤，人们往往重视肿瘤的发生、发展、诊断及治疗，而忽视其与性生活的关系。目前，妇科肿瘤治疗的一个重要目的是提高患者的生活质量，其中提高性生活质量是一个重要的内容。

（1）妇科肿瘤的种类　妇科肿瘤大致分为外阴肿瘤、阴道肿瘤、子宫肿瘤和卵巢肿瘤4类，又分别分为良性和恶性。

外阴良性肿瘤有外阴单纯乳头瘤、纤维瘤和脂肪瘤等；外阴恶性肿瘤有外阴癌前期病变如外阴白斑、外阴黑色素痣、鲍文病（Bowen disease）和 Paget 病（Paget disease），以及外阴原位癌、外阴癌等。

阴道良性肿瘤有乳头状瘤、纤维瘤、脂肪瘤、平滑肌瘤和血管瘤；阴道恶性肿瘤有原发性阴道上皮癌、腺癌和继发肿瘤等。

子宫良性肿瘤有宫颈息肉和子宫肌瘤，子宫恶性肿瘤有宫颈癌和子宫肉瘤等。

卵巢良性肿瘤有浆液性囊腺瘤、黏液性囊腺瘤、良性畸胎瘤等，卵巢恶性肿瘤有上皮浆液性囊腺癌、黏液性囊腺癌和实性畸胎癌等。

（2）对性生活的影响

外阴肿瘤　外阴良性肿瘤一般对性功能没有影响。外阴癌前期病变、原位癌及早期外阴癌可出现局部瘙痒，浅表溃疡与渗出，晚期局部硬结增大，可呈菜花样，组织坏死形成溃疡、感染，有脓性分泌物，在心理上造成压力，影响性生活。

外阴肿瘤的切除对性生活有影响。单纯外阴切除手术包括大阴唇、小阴唇、阴蒂及部分会阴，切除深度到皮肤及部分皮下组织，不到达会阴筋膜。阴蒂切除后，因不能获得足够的性刺激，从而影响了性高潮出现的频率和强度。由于切除了大阴唇、小阴唇，阴道口组织张力增加，缺乏弹性。术后阴道口和尿道口无小阴唇的保护而外露，容易发生炎症而影响性生活。由于外阴形态上的变化，既影响了患者的性心理，也影响了性功能。

广泛外阴切除包括大阴唇、小阴唇、阴蒂和部分会阴，切除深度到皮肤、皮下脂肪，深达会阴筋膜。手术后，外阴组织有较大的缺损，外阴变形，阴毛移位稀少严重了影响患者的心理状态和对性配偶的性吸引力。阴阜和外阴部缺乏脂肪组织而扁平、僵硬，由于瘢痕挛缩，阴道缩短，阴道口狭窄，缺乏弹性，产生性交困难和性交疼痛。由于阴蒂、阴唇和阴道下部感觉神经末梢的损伤，爱抚对患者不起作用，性生活缺乏感觉。

阴道肿瘤　阴道的良性肿瘤一般不影响性功能，大的良性肿瘤或囊肿可导致性交困难。阴道恶性肿瘤可出现阴道分泌物增多、恶臭，不规则阴道出血、性交出血等，影响性生活。大的恶性肿瘤可导致性交困难。手术可致阴道狭窄、粘连，引起性交困难和性交疼痛，甚则经广泛切除后，无法性生活。

子宫肿瘤　子宫恶性肿瘤或其他妇科肿瘤往往有不规则的阴道出血、月经过多，出现肿块和疲劳等，均影响性功能。这种影响主要是心因性的。广泛的子宫切除术包括全子宫切除、双侧卵巢切除及上段阴道约 3～4cm 切除。子宫颈癌广泛性子宫切除及放射治疗后，可导致严重的性交困难、性交频率减少、阴道萎缩、性欲降低，甚至性交停止。

卵巢肿瘤　卵巢良性肿瘤一般对性功能无明显的影响。如腹部肿块较大，可影响行动并产生压迫感。有的卵巢囊肿引起慢性或急性腹痛而影响性欲，降低性反应，使性交频率减少。恶性卵巢肿瘤早期无症状，在出现腹部包块、腹水，引起上腹部不适、呼吸困难、下肢浮肿或肿瘤蒂扭转、破裂、感染产生腹痛时，可严重影响性功能。

6. 多囊卵巢综合征

多囊卵巢综合征（PCOS）是一种发病原因多、症状表现复杂的综合征。因其 1935 年由 Stein 和 Leventhal 首先报道，故又称 Stein-Leventhal 综合征。其以雄激素过多和持续性无排卵为临床特征。

（1）病因、病理与临床特点　本病的病因较为复杂，主要与高胰岛素血症和胰岛素抵抗有关。典型的病理表现主要在卵巢和子宫内膜上，可见双侧卵巢增大，表面光滑，色灰发亮，白膜增厚硬化，胞膜下可见许多直径小于 1cm 的囊性卵泡，呈珍珠串样。可见无排卵性子宫内膜；出现月经失调、多毛、肥胖和黑棘皮症等临床表现。

内分泌特征：①雄激素过多，主要为来自卵巢的雄烯二酮（$\Delta 4A$）和睾酮（T），部分为来自肾上腺的脱氢表雄酮（DHEA）和脱氢表雄酮硫酸盐（DHEA-S），性激素结合球蛋白（SHBG）减少，致使未结合的雄激素增多，导致其活性增强。②雌酮过多，雌酮（E_1）

明显增高的原因，是除有雌二醇（E_2）正常转化外，大部分由雄烯二酮在外周组织经局部芳香酶的作用转化而来。③促性腺激素比值失常，LH 升高，FSH 降低，LH/FSH＞2～3。④胰岛素过多。胰岛素高于生理水平，系机体存在胰岛素抵抗所致；高胰岛素血症与高雄激素并存，系因胰岛素与胰岛素样生长因子共同作用于卵泡膜细胞，促使合成雄烯二酮和睾酮所致；胰岛素分泌过多与黑棘皮症有关。

（2）对性生活的影响　多囊卵巢综合征的性功能受体内激素影响而出现变化。由于血中雄激素水平高于正常女性，因此，表现出男性化倾向，多毛、痤疮和阴蒂肥大等。由于女性的性欲与雄激素有关，因此，病人性欲增强，性交要求增多，但由于男性化特征明显，加之肥胖等，又使患者自卑，往往又影响其性欲的表达。多囊卵巢综合征可以引起不孕。

（二）男性生殖系统疾病与性功能

1. 生殖系统先天畸形

（1）生殖系统先天畸形的种类　男性生殖系统先天畸形有阴茎不发育、重复阴茎、隐匿阴茎、蹼状阴茎、阴茎扭转、阴茎阴囊转位、尿道下裂以及尿道上裂等。

（2）对性生活的影响　因阴茎勃起状态异常或勃起疼痛，导致阴茎难以插入阴道而影响性生活。此类疾病一般通过手术整形治疗。

2. 阴茎硬结症

阴茎硬结症又称阴茎海绵体硬结症，以白膜内形成纤维样斑块为特征。全球有 0.4%～3.5% 的成年男子患有此病。

（1）病因、病理与临床特点　阴茎硬结症的病因有白膜反复受到机械性压迫、阴茎海绵体微血管损伤和遗传体质。在勃起状态时阴茎过度弯曲，或局部钝性损伤等可导致局部出血，血液渗透到白膜下腔或白膜内外环层之间导致裂隙形成，可出现白膜损伤。性交时体位不当，可造成阴茎弯曲受损，致局部微血管损伤或白膜下出血。由于白膜独特的解剖学特点，即血管稀少，有多层致密纤维组织亚层，会限制炎症反应，使炎症过程缓慢，持续数月或数年，最终导致阴茎硬结症斑块的形成。阴茎硬结症具有遗传倾向，2% 的阴茎硬结症具有家族史。

（2）对性生活的影响　阴茎硬结症的临床表现为勃起疼痛、勃起时阴茎变形、阴茎体出现斑块或硬结，以及勃起功能障碍等。阴茎硬结症通过病史和体检常可诊断。治疗有非手术疗法与手术疗法。

3. 阴茎异常勃起

阴茎异常勃起是指在无性要求的情况下，阴茎出现长时间的勃起，并且伴有疼痛的一种疾病。

（1）病因、病理与临床特点　阴茎异常勃起常与某些疾病有关，原因不明者被称为特发性阴茎异常勃起。

病因　神经性病因有脊髓损伤、脊髓横断、脑干病变、脊髓中枢过度兴奋、反射性神经活动增强；会阴和阴茎外伤、局部神经受损或静脉栓塞也可以导致本病。炎症病变有前列腺和后尿道的炎症，其造成前列腺静脉丛栓塞，静脉回流受阻；阴茎背静脉血栓性静脉炎等可以导致本病。血液疾病多见于白血病、镰状细胞病，大多在青春期前发病；亦可见于红细胞增多症、血小板减少症等。机械性原因有原发或继发性肿瘤浸润阴茎，或盆腔的晚期肿瘤持续压迫，造成神经不能协调而发生血管病变，或因肿瘤压迫而影响静脉回流，也可因局部反射性刺激如包皮过长、包皮炎等引起。由肿瘤引起多见于老年人。某些药物也可以引起阴茎异常勃起，如噻嗪类利尿药、睾酮等，酚妥拉明、罂粟碱阴茎海绵体内注射。特发性阴茎勃起异常可能与性的刺激有密切关系，常见于性活动多的年龄。

生理、病理 阴茎异常勃起是阴茎恢复不到不充血的正常状态的功能失调。在持续勃起超过正常时间（6 小时）后，海绵体中的血因缺氧和二氧化碳瘀积使血液颜色变深，黏稠度增高，间质发生水肿，血液中的细胞成分淤积，使阴茎出现持续的肿胀和疼痛，最后导致血管腔栓塞。在晚期，出现海绵体组织纤维化，最终将丧失勃起能力，阴茎可呈木状，呈中度增大。

此为男科的急症，在保守治疗（药物与物理疗法）无效的情况下，应及时进行手术治疗。

（2）对性生活的影响 阴茎异常勃起的重要特征是在没有性冲动和性刺激的情况下，阴茎出现持续性痛性勃起，超过 6 小时以上；或性交后阴茎仍然持续勃起，明显肿胀疼痛，难以耐受；阴茎海绵体明显肿胀，而龟头和尿道海绵体则萎软。由于痛苦，没有性交的欲望。最终丧失勃起能力，出现不可逆的勃起功能障碍。

4. 男性泌尿生殖系统感染

男性泌尿生殖系统感染主要有膀胱炎、尿道炎、前列腺炎、精囊炎和包皮龟头炎等。

（1）病因、病理与临床特点 临床表现为发热、腰痛、尿频、尿急、尿痛、尿后滴白、局部红、肿、热、痛和分泌物增多等。从病原体上说，男性泌尿生殖系统感染与女性泌尿生殖系统感染一样，分非特异性感染和特异性感染。非特异性感染的病原体如金黄色葡萄球菌、大肠杆菌等；特异性感染的病原体如淋病双球菌、支原体、衣原体、梅毒螺旋体、滴虫、白色念珠菌等。

感染途径：性行为是感染的主要途径，其他密切接触也可引起感染。①非特异性感染可以由尿道逆行感染，也可以由口腔、牙龈及其他部位的感染通过血行而致；②腹泻或便秘使细菌通过局部淋巴导致感染；③因导尿、膀胱镜检查等医源性感染。

（2）对性生活的影响 影响性功能的男性泌尿生殖系统感染主要有前列腺炎、精囊炎和包皮龟头炎。前列腺炎和精囊炎可引起性欲、勃起功能和射精功能的改变。初期可以引起性欲旺盛，但性交持续时间变短，即早泄；病程较长者，性欲趋于淡漠，逐渐出现勃起困难，甚至完全不能勃起；也可以出现血精，可以引起男性不育。包皮龟头炎可以因局部红、肿、热、痛和有分泌物等而出现性交疼痛。

第二节 生育与性功能

性生活是生育的手段，生育是性生活的目的。性生活与生育是分不开的，但在性生活与生育的具体关系中，不同的生育阶段对性生活有着不同的影响。

一、妊娠与性功能

（一）妊娠过程

男女两性生殖细胞的结合即为受精。人类受精卵约于受精后 3～4 天到达子宫腔，然后游离于子宫腔内 2～3 天，约于受精后 6～8 天开始侵入子宫内膜即着床或植入。成功地度过了着床阶段，孕卵便进入胚胎发育阶段。从受精卵至新生儿出生约需要 266 天，如果从末次月经第 1 天算起则需 280 天左右。

习惯上将孕期分为 3 个阶段：孕期最初的 3 个月为早期阶段，这个时期胚胎的各个器官逐渐发育形成。至第三个月末部分可辨别出性别，称之为胎儿。这个阶段的胚胎及胎儿比较脆弱，母亲的某些疾病如风疹及母亲接触某些药物、有毒物质可能造成胎儿畸形。从怀孕13 周～28 周为第二阶段。这个时期为胎儿各个系统发育成熟阶段。产前诊断一般在这个时期进行，如羊水检查可早期发现胎儿的某些先天畸形，以便早期终止妊娠。怀孕 28 周以后至足月即 40 周为第三阶段。这个阶段胎儿各个器官系统进一步成熟，身体与体重明显增加。如护理得当，这个时期出生的婴儿可能存活。这个时期也是母体易患各种并发症的阶段，如妊娠高血压、糖尿病等。

（二）妊娠与性功能

性爱既是一种权力，又是一种享受。在女性怀孕期间，夫妻双方需了解妊娠期间以及产后妇女的身体变化，做到在保证母亲与胎儿安全、健康的前提下，适当、适度、适时地享受性爱。

1. 妊娠早期阶段的性生活

受孕到妊娠最初的 3 个月，胚胎的各个器官逐渐发育形成，胎盘也处于发育阶段，胎盘附着在母体子宫内并不牢固，容易流产，妊娠头 3 个月最好不要过性生活。因为性高潮时，子宫平滑肌可产生不自主的收缩，此时可能诱发流产。此期，夫妻间可以通过接吻、爱抚等满足性欲。处在怀孕早期的妻子特别需要丈夫的体贴，更渴望夫妻间的相互爱抚和肉体的接触，以消除怀孕早期带来的紧张或恐惧心理。

2. 妊娠第二阶段的性生活

从怀孕第 13～28 周（4～6 个月）为第二阶段，又称妊娠中期。这个时期胎儿的各个系统发育成熟，胎盘逐渐形成，妊娠进入稳定期。早孕的反应过去了，孕妇的心情开始变得舒畅。由于激素的作用，孕妇的性欲呈上升趋势，性反应能力也有所增强，在性交中，有的甚至出现多重性高潮。此时，由于胎盘和羊水的屏障作用，可以缓冲外界的刺激，使胎儿得到保护。妊娠中期可以有适当的性生活，但次数不宜过多，动作不宜猛烈。

此期性生活可能导致的不良后果：①胎膜破裂，羊水大量流出，使胎儿生活环境发生变化，活动受限，缺氧，严重者可引起死胎；②发生早产，胎膜早破可发生早产；③宫内感染，使胎儿在出生前就发生感染，即使胎儿存活下来，因严重感染，轻者婴儿发育不良或智力低下，重者可危及生命；④脐带脱垂，若合并胎膜破坏，脱垂的脐带可脱出于阴道内或阴道外，使母子之间的血液循环及氧气供应中断，可造成死胎。此期的性生活宜使用避孕套。因为精液中含有大量的前列腺素 E 和前列腺素 F，性交时可经女性的阴道吸收。前列腺素可以使子宫收缩，有导致流产的危险。

3. 妊娠第三阶段的性生活

怀孕 28 周以后至 40 周（后 3 个月）为第三阶段，又称妊娠末期。妊娠后 3 个月，尤其是临产前的 1 个月，性交带来的危害更为明显。尤其粗暴性交，可导致胎膜破裂、早产、宫内感染和脐带脱垂，导致胎儿或新生儿死亡。

4. 产后的性生活

产后 6～8 周阴道的充血、润滑、扩张及强度均降低，产后 12 周性反应才能恢复到孕期前的状态。产褥期女性的性欲变化很大，在产褥早期，由于生产的疲劳体弱，担心性交疼痛以及阴道分泌物增多等原因，多数精神抑郁，性欲降低。产后 3 个月后才能拥有正常的性生活。

妊娠与产后的性生活，宜依据不同时期的生理特点，谨慎、科学地进行。

二、计划生育与性功能

生育与性生活有着密切的关系。计划生育不能简单地理解为节育，而是有计划地调节人类的生育，控制人口数量，既包括对超生者及人口过度增长地区的人口控制，又包括对未育者生育权的保障及对人口负增长地区人口生产的激励，更重要的是提高人口的质量，使人口的增长与人类的资源、社会的发展相适应。目前，计划生育的重点是控制和减少人口的数量。

（一）节育方法的选择及对性功能的影响

1. 工具节育与性功能

工具节育包括宫内节育器（IUD）、阴茎套等。工具节育对性功能有一定的影响。

（1）宫内节育器　宫内节育器是目前女性较为常用的，又行之有效的避孕方法，大致分为两大类：①惰性宫内节育器，为第 1 代宫内节育器，由惰性原料如金属、硅胶、塑料等制成，国外主要为蛇形和盾形，我国主要为不锈钢圆环及其改良品。②活性宫内节育器，为第 2 代宫内节育器，其内含有活性物质如金属（铜等）、激素、药物和磁性物质等，目的是提高避孕效果，减少副反应。第 3 代宫内节育器在研制中。其体积小，质地柔韧，容易放置，并能减少出血与疼痛的副反应。

宫内节育器的避孕原理　使子宫膜长期受异物刺激引起一种无菌性炎性反应，使白细胞和巨噬细胞增多，使受精卵着床受阻。异物反应可损伤子宫内膜而产生前列腺素，前列腺素又可改变输卵管的蠕动，使受精卵运行速度与子宫内膜发育不同步，从而影响着床。带铜的宫内节育器所致的异物反应更强烈。长期缓慢释放的铜被子宫内膜吸收，使局部浓度增高，内膜某些酶（如碱性磷酸酶）的活性改变，从而影响 DNA 合成、糖原代谢与雄激素的摄入，使子宫内膜细胞代谢受到干扰，而阻止受精卵着床和囊胚的发育。铜还可以影响精子获能，增强避孕效果。含激素的宫内节育器所释放的孕酮可引起子宫内膜腺体萎缩和间质退膜化，阻止受精卵的着床，同时宫颈黏液可妨碍精子运动，对精子的代谢如对氧的摄取和葡萄糖的利用产生影响。

宫内节育器的使用 选择大小合适的宫内节育器于月经干净的 3～7 天，或人工流产后，或产后满 3 个月，或剖宫产半年后放置。

禁忌证 月经过频、生殖道急性炎症、生殖器肿瘤、宫颈过松、重度陈旧性宫颈裂伤、子宫畸形以及严重全身性疾病等。宫内节育器的副反应有出血、腰酸、腹部坠胀等，并发症有子宫穿孔、感染、节育器嵌顿等。宫内节育器有脱落和带器妊娠的现象。

对性生活的影响 宫内节育器一般不影响性生活的快感。当女性性生活比较活跃时，盆底肌肉收缩强烈，子宫位置容易发生变化，有可能造成宫内节育器嵌顿与子宫肌肉之中，表现为下腹坠痛和性交痛。少数女性可因宫内节育器而致阴道点滴出血，分泌物增多，或因腰酸腹痛而致性快感降低。少数因宫内节育器保留于阴道内的尾丝过长或过短而使性交时男方阴茎不适。

（2）屏障法 屏障法有阴茎套、阴道隔膜和子宫帽。该方法是通过设置障碍物，阻止精子进入子宫。

阴茎套 阴茎套是 1564 年英王查尔斯二世的御医康德姆（Condom）发明的。当时的阴茎套是用亚麻制成的，其功用是为了防止梅毒传染。到了 1843 年硫化橡胶问世之后，阴茎套才改用硫化橡胶制成，其功用除了用于性病传染外，还用于避孕。今天的阴茎套为筒状优质乳胶制品，顶端呈小囊状以便排精时储存精液。阴茎套为男用避孕工具，需要在每次性交前套在阴茎上。作用是阻止精液进入阴道，从而阻断受精。性交后阴茎萎软之前将阴茎拔出阴道再取下阴茎套，以免使精液流入阴道而致意外怀孕。

阴道隔膜与子宫帽 此为放入阴道和子宫颈的器具，其使用需先经医生检查并选择大小合适的器具，并需医生指导操作，夫妇掌握后才能自行应用。

屏障法的选用 需要有一定的性控制能力，使用不当会引起避孕失败或影响性生活质量。性生活是一个本能表达的过程，往往是在无准备的状态下，男女双方自然而然地互相接触而出现性兴奋，一旦出现性兴奋，性交的发生往往是迫不及待的。此时因精神紧张或不熟练地放置，可使性冲动受到影响。阴茎在阴道中来回抽动易导致"粗暴"，此时容易损毁阴茎套、阴道隔膜或子宫帽，导致避孕失败。有的因阴茎套的屏障作用而缺乏快感，导致功能性勃起功能障碍。

（3）输精管内节育装置 此方法是将节育装置放入输精管内以阻断输精管，从而达到避孕的目的。

节育装置分梗阻性和可复性两种。梗阻性的节育装置因再次要求受孕时可复性差，逐渐被可复性节育装置所取代。可复性输精管节育装置的研究始于 20 世纪 60 年代后期，至今已有近 30 种。这种装置不阻断输精管，可使精液排出，但排出的精液不具备生殖能力，消除了输精管梗阻带来的副作用。除此之外，还有输精管外的输精管夹等器械。

梗阻性输精管内节育装置可因睾丸、附睾内精子和附睾睾丸液的淤积而产生坠胀和疼痛，有些人可影响性欲。可复性输精管节育装置一般不会影响性生活。

2. 药物节育与性功能

药物节育分为女用和男用两种，以女用为主。

（1）女用避孕药 1956年Pincus等首先应用人工合成的甾体激素避孕，1963年我国开始应用。目前避孕药物可分为3类：①即睾酮衍生物如炔诺酮等；②孕酮衍生物如甲地孕酮等；③雌激素衍生物如炔雌醇等。从应用上女用避孕药可分为以下几类：

短效口服避孕药 短效口服避孕药常用的有复方短效口服避孕药和复方三相口服避孕药等。

复方短效口服避孕药：由雌激素和孕激素配伍而成，女性只要按规定不漏服，避孕成功率可达99.95％。我国目前常用的有口服避孕片1号（复方炔诺酮片）和口服避孕片2号（复方甲地孕酮片），其作用机制为抑制排卵，改变宫颈黏液性状以不利于精子穿透，改变子宫内膜形态与功能以不利于受精卵着床。生育年龄的健康妇女均可服用。

禁忌证：严重心血管疾病，急、慢性肝炎或肾炎，血液病或血栓性疾病，内分泌疾病如糖尿病需用胰岛素控制者，甲状腺功能亢进者等，哺乳期，产后未满半年或月经未来潮者，月经稀少或年龄大于45岁者，以及患有精神病生活不能自理者。

复方三相口服避孕药：是为减少复方短效口服避孕药的副反应，对甾体激素配方进行改革而研制出的，简称三相片。避孕效果可靠，控制月经周期良好，出血、闭经、恶心、呕吐、头晕等发生率减少。

长效口服避孕药 长效口服避孕药是由长效雌激素和人工合成的孕激素配伍而成的，常用的有复方炔雌醚-18甲基炔诺酮、复方炔雌醚-氯地孕酮、复方炔雌醚-氯地孕酮-18甲基炔诺酮等。这类药物是利用长效雌激素炔雌醇环戊醚（炔雌醚）从肠道吸收后，储存于脂肪组织内缓慢释放而避孕的。外源性甾体激素通过反馈抑制下丘脑—垂体—卵巢功能，从而产生抗排卵作用。服药1次可避孕1个月，避孕有效率为96％～98％。

长效避孕针 复方有复方己酸孕酮（避孕针1号）、复方甲地孕酮，单方有炔诺酮庚酸酯。肌注1次避孕1个月，有效率达98％。

速效避孕药 速效避孕药又称探亲避孕药，有探亲避孕片、探亲片1号、18甲基炔诺酮、53号避孕药等。这类药是甾体化合物，服药时间不受经期限制，适用于短期探亲夫妇。作用机制主要是改变子宫内膜的形态与功能，不利于受精卵着床；使宫颈黏液变黏稠，不利于精子穿透；月经周期前半期服用还有抗排卵作用。

缓释系统避孕药 缓释系统避孕药是将避孕药（主要是激素）与具备缓慢释放性能的高分子化合物制成的多种剂型，在体内持续恒定进行微量释放，起到长期避孕作用。缓释系统避孕药有皮下埋植剂、缓释阴道避孕环、微球或微囊避孕针、透皮贴剂避孕等。

外用避孕药 由阴道给药，以杀死精子或使精子灭活从而达到避孕的目的。目前常用的避孕药膜有壬苯醇醚为主药，聚乙烯醇为水溶性成膜材料制成。正确使用避孕效果可达到95％以上。一般对局部黏膜无刺激或损害，少数妇女有阴道灼热感。

应用避孕药可影响性生活。其影响主要为心理因素而致，由于女性避孕药大都为激素类药物，人们由于对激素类药物不了解，有偏见，从而压抑了性的表达。一些女性由于不必担心意外妊娠的发生，会出现性欲和性反应增强。避孕药物常见的副反应有食欲不振、恶心呕吐、乏力头晕等类早孕反应，可影响月经，使体重增加，伴色素沉着等，出现药物副反应的女性其性欲和性反应会受到一定的影响。

（2）男用节育药物　男用节育药物的种类较多，但避孕效果的可靠性有待于进一步研究。男性应用药物进行节育十分少见，这除了观念上的因素以外，技术的不成熟是一个重要的因素。男用节育药物分为以下几类：

激素类干扰人生精药物　①雄激素类单独使用：雄激素有庚酸睾酮（TE）、十一酸睾酮（TU）、7α-甲基-19-去甲睾酮（MeNT）和正丁基环己基羧酸睾酮（TB）等。其避孕机制是多因素的，外源性雄激素进入血液，使血中睾酮增高，进而抑制血中 FSH 和 LH 的分泌，使睾丸内 Leydig 细胞分泌内源性雄激素受到抑制，最终抑制精子的产生。外源性睾酮不能使所有人达到无精子。其对精子的抑制作用是可逆的，目前尚未发现明显的副作用，但可使人的性欲降低，睾丸体积变小，其长远的安全性有待于进一步观察。②雌激素类与雄激素类联合应用：常见配方有雄激素与长效醋酸甲羟孕酮、雄激素与左旋十八甲基炔诺酮、庚酸睾酮与丹那唑等。单独使用雄激素效果欠佳时，孕激素与雄激素配伍有协同和叠加作用，可增加促性腺水平的抑制作用，取得更好的避孕效果。雄激素用量的减少，可以减少因雄激素带来的不良反应。③抗雄激素药物：如醋酸环甲氯地孕酮，在体内通过竞争性地抑制睾酮和双氢睾酮与雄激素受体结合，以发挥抗雄激素的作用。醋酸环甲氯地孕酮不仅可以抗精子的发生，而且可干扰精子在附睾中成熟，显著抑制精子的活动力。醋酸环甲氯地孕酮可产生雄激素缺乏的不良反应。其他还有抗雌激素药物如三苯氧胺、促性腺激素释放激素类似物即抑制素等。

雄激素是男性性功能的必要条件，一旦停止外源性雄激素，将会出现内源性雄激素缺乏，从而影响性功能。

非激素类干扰人生精药物　①棉酚：通过损伤精子细胞和粗线期的精母细胞，达到严重的精子缺乏而致不育。②雷公藤提取物：其作用于睾丸曲细精管连腔小室内的生殖细胞，影响睾丸生精上皮的功能，抑制晚期精子细胞核蛋白的转化，延缓精子的排放，造成精子头尾分离，精子微丝、微管和胞膜的损伤。其他如昆明山海棠、双二氯乙酰双胺类、3-吲哚羧酸类等。这些药物的毒副作用与避孕的可逆性尚有待于进一步研究。未发现非激素类干扰人生精药物对性功能有影响。

作用于附睾精子的药物　干扰附睾功能与精子成熟，是比较理想的男性节育药，不影响人体内分泌。该类药物有氯代甘油类、6-氯代去氧糖类、嘧啶类等。未发现对性功能有影响。

作用于附睾后的药物　这类药物对附属性腺特别敏感，通过干扰精浆中特有的组分而使精子活力降低，达到节育的目的。其作用部位低，副作用小。有内服抗精子 TM 避孕药、1-代咪唑类、双-V 三氯甲基砜、氯醇硝唑和金雀花等。未发现对性功能有影响。

男用化学节育剂　为减少全身用药的毒性，采用局部给药的途径，即向输精管、附睾或睾丸内注射某些化学物质，以达到节育的目的。所采用的化学物质叫做化学节育剂，有阻塞性和非阻塞性两种。化学节育剂有鱼肝油酸钠、高分子水合凝胶 HFMC、精氨酸锌和苦楝油等。未发现对性功能有影响。

男用节育疫苗 其原理是通过使用与生殖过程中有关的抗原成分制成疫苗，诱导受试者产生相应的免疫反应，从而达到避孕的目的。目前研究的节育疫苗有两类：①男用激素类免疫节育疫苗，如抗 GnRH 疫苗、抗 FSH 疫苗、抗 HCG 疫苗等。②精子膜节育疫苗。此类疫苗都在研究中，未用于临床。

3. 手术绝育

女性为输卵管结扎，男性为输精管结扎。

（1）女性手术绝育 女性绝育手术有子宫切除术、双侧卵巢切除术、双侧输卵管切除术、双侧输卵管结扎术等。前 3 种手术副作用较大。双侧输卵管结扎术目前是女性绝育的主要手术。

输卵管绝育术至今已经有 170 多年的历史。1834 年，Blundell 首次建议在剖宫产手术时结扎输卵管，1881 年，Lungren 在美国第一个在剖宫产时实施了输卵管结扎术。自 1939 年 Adair 及 Brown 报告在产褥早期施行输卵管结扎术作为产后绝育目的以来，输卵管结扎术已经很普遍。近百年来，输卵管绝育手术方法的演变已经不下百种，归纳起来主要有以下几种：切除全部输卵管、切除部分输卵管、单纯结扎输卵管、结扎并切除一段输卵管，将输卵管近端或伞端埋于腹膜外等。目前国内大都采用输卵管双折结扎法和浆膜下输卵管部分切除近端包埋法。这两种输卵管结扎手术操作方便、简单、安全、有效，结扎后精子与卵子遇合的通道被阻断，故而可达到永久防止受孕的目的。除各种疾病急性期、心力衰竭、血液病等全身情况不良不能胜任手术者，腹部皮肤有感染灶或患急、慢性盆腔炎，患有严重的神经官能症以及 24 小时内两次体温在 37.5℃或以上者，只要自愿接受绝育手术者皆可行此手术。

（2）男性手术绝育 男性绝育手术主要是输精管结扎术。输精管结扎术的动物实验开始于 19 世纪初期。最初临床上将此手术仅用作前列腺摘除术后预防附睾炎的一种措施，以后才逐渐用于男性绝育。20 世纪 60 年代以来，输精管结扎术已经被国内外广泛采用。目前，我国常用的输精管绝育术术式有 5 种：直视钳穿法输精管结扎术、钳穿法输精管结扎术、针头固定小切口法输精管结扎术、穿线法输精管结扎术和针挑法输精管结扎术。

输精管结扎术是将双侧输精管切除一小段，再将双侧断端结扎。它切除了输送精子的管道——输精管，使精子不能输出，从而达到男性绝育的目的。结扎输精管后，睾丸仍继续产生精子和分泌雄性激素，成熟的精子在附睾内被吸收，性生活、射精仍能进行，只是精液中没有精子。对于已婚男子，为实行计划生育，经夫妇双方同意，要求做输精管结扎术的，均可实施此手术。有出血体质、严重的神经官能症、精神病、严重的慢性疾病、急性生殖系统炎症等，应考虑延缓手术时间，或者采用其他避孕措施。

手术绝育对性生活的影响：手术本身会产生一定的心理压力，男性担心手术后精液和男性性征受到影响；女性担心身体会发胖，提前进入老年期等等。心理素质不良者还会影响性功能。有的因术后出现腰酸腹痛等症状以致影响性功能。

4. 其他节育方法

（1）安全期避孕法 利用避开排卵期性交以达到避孕的方法，叫安全期避孕法。卵子自卵巢排出后可存活 1～2 天，受精能力最强的时间是 24 小时内；精子进入生殖道可存活 2～

3 天。排卵前后 4～5 天内为易受孕期，其余时间为不易受孕期，不易受孕期又称为安全期。使用安全期避孕法宜确定排卵期，一般根据基础体温测定、宫颈黏液检查、B 超检查和通过月经周期规律来推算。排卵后基础体温升高 $0.3℃～0.5℃$ 左右，需每天早晨起床前测体温；排卵期宫颈黏液会变得清亮、透明、拉丝长；B 超检查需去医院，这 3 种方法比较麻烦，夫妻双方不易掌握。通过月经周期规律推算相对容易掌握。一般月经周期为 28～30 天，预期在下次月经前 14 天排卵。由于排卵过程可受生活、心情、性生活、健康状况以及外界环境等因素的影响而推迟或提前，还可以发生额外排卵，因此，安全期避孕法不可靠，失败率高，妊娠率为 40%。安全期避孕法一般不影响性生活，有的因产生畏惧怀孕的心理，使性兴奋降低。

（2）性交中断法　性交中断法也称体外排精法，即在射精到来之前将阴茎从阴道中抽出，在体外射精，以到达避孕的方法。这常常需要夫妻双方，特别是男方有较强的控制能力。长期使用这种方法会造成夫妻双方精神极度紧张，影响性高潮到来，严重影响性生活的质量。一旦阴茎抽出不及时，精液就会进入阴道；即使及时抽出，有些时候在射精前可能会有少量精子流出，从而导致避孕失败。

（二）不育症与性功能

不育症对性功能的影响有以下 3 个方面：

（1）引起不育的疾病会影响性功能。女性不育症的原因有内膜炎或盆腔炎粘连引起的盆腔疼痛，阴道盲端的子宫内膜移位症等造成性交时疼痛，女性出现阴道痉挛等。因治疗不育症而服用的药物，如孕酮等也会导致性欲低下。

（2）不育症夫妇在治疗期间，为了生育而修正性生活的节律和次数，按照医生的治疗计划，选择排卵期性交，这使性生活机械化、程序化，从而影响了性生活的质量。

（3）不育症夫妇往往有心理障碍，认为自己身体不健全，有缺陷。反复的检查，尤其是生殖器官的检查，使之心理产生压力，加之治疗疗效不好，产生焦虑、烦躁、失望等情绪，从而影响了性生活。

第三节　药物与性功能

许多药物都会不同程度地干扰性功能，如性欲的改变，性兴奋或性快感强度的改变，勃起、射精及性高潮的改变等。这种改变大都是降低性功能而不是提高性功能。药物影响性功能的机理是多方面的，大都涉及调节性反应的神经化学活动。如作用于中枢神经的药物通过改变其功能提高或降低性欲；作用于外周神经的药物虽然不影响性欲，但能损伤或影响胆碱能、肾上腺素能、非胆碱能、非肾上腺素能等神经递质，这些递质与勃起及性高潮有关；有些药物作用于生殖器官的血管平滑肌，从而影响性功能。药物的影响有些是直接作用的结果，有些是副作用影响的结果，有些则是引起全身毒性反应而对性功能产生影响。

一、精神疾病治疗药物

精神治疗药物传统上分为抗抑郁药、抗精神病药等，虽然这些药物在临床中已经应用几十年了，但直到近些年才重视其对人类性功能方面的影响。

1. 抗抑郁药物

抗抑郁药物包括三环类抗抑郁药、单胺类氧化酶抑制剂和四环类药。抗抑郁是通过阻断脑内神经元对 5-羟色胺和去甲肾上腺素，或抑制二者的氧化脱氨降解，使受体部位的递质浓度增高，从而促进突触传递而发挥抗抑郁作用的。

（1）三环类抗抑郁药物

丙咪嗪　丙咪嗪又称米帕明。应用丙咪嗪可引起性欲下降，男性勃起功能障碍、勃起疼痛、射精延迟，女性性高潮延迟。其发生率为 $0.5\% \sim 2\%$。发生副作用的剂量范围是 $25 \sim 250mg/d$。发生勃起功能障碍的机理是由于儿茶酚胺能神经传导的强大作用和突触前 α_2-受体拮抗导致的血管收缩；发生射精延迟、逆行射精和射精疼痛的机理是丙咪嗪为很强的去甲肾上腺素重吸收抑制剂，给予高剂量的丙咪嗪后也阻断了 α-V 受体。

阿米替林　阿米替林又称依拉维、氨三环庚素。应用阿米替林后可引起性欲丧失、勃起功能障碍及射精困难。发生副作用的剂量范围是 $25 \sim 200mg/d$。阿米替林导致勃起功能障碍的最小剂量是 $50mg/d$，导致射精功能障碍的最小剂量是 $100mg/d$。

去甲替林　去甲替林又称去甲阿米替林。应用后可出现性欲下降、勃起功能障碍、射精无力和性高潮抑制，甲替林的药理学特性即 5-羟色胺重吸收阻断。去甲替林通过抗胆碱能作用而抑制性欲。

普罗替林　普罗替林又称丙氨环庚烯，可引起性欲下降、勃起功能障碍、射精疼痛或抑制。$10 \sim 20mg/d$ 剂量即可发生这些副作用，作用机理与丙咪嗪类似。

氯丙咪嗪　氯丙咪嗪又称氯米帕明。氯丙咪嗪可引起男性的性欲下降、性勃起功能障碍、射精延迟或不射精，抑制女性性高潮。发生副作用的剂量范围是 $50 \sim 300mg/d$。有报告显示，服用氯丙咪嗪 $100mg/d$ 后，4 例产生不可控制的呵欠，其中 3 例（2 男 1 女）伴有性唤起，2 例伴有自发性的性高潮。此外，也有采用氯丙咪嗪治疗逆行射精获得成功的报道。

多虑平　多虑平又称多塞平、凯舒。多虑平可引起男子的性欲下降和射精功能障碍。仅 1 例服用多虑平 $20mg/d$ 发生睾丸肿胀和刺痛。

（2）单胺氧化酶抑制剂

苯乙肼　苯乙肼可引起男子的性欲下降、勃起功能障碍、射精延迟或不射精，抑制女性性高潮。发生副作用的剂量范围是 $15 \sim 90mg/d$。女性无性高潮者，长期用药后可自行缓解。将苯乙肼和丙咪嗪对性功能的作用与安慰剂进行比较，79 位男女患者服用安慰剂后发生性功降低者男性为 8%，女性为 16%；服用苯乙肼后发生性功降低者男性为 80%，女性为 57%；服用丙咪嗪后发生性功降低者男性为 50%，女性为 27%。

反苯环丙胺　反苯环丙胺可引起男性的性欲下降、勃起功能障碍和自发性勃起增强。但引起性功能障碍较苯乙肼发生率低。男性服用 $30mg/d$ 反苯环丙胺而引起的性快感缺失能被

5-羟色胺拮抗剂赛庚啶（8mg，每日 2 次）所拮抗。长期服用反苯环丙胺的患者，性交前 1 小时服用 12mg 的赛庚啶能有正常的性高潮。

（3）四环及其他抗抑郁药物

马普替林　马普替林为四环类抗抑郁药。本药选择性地抑制中枢突触部位去甲肾上腺素的再摄取，在某种程度上也抑制多巴胺的再摄取。

米安舍林　米安舍林又称甲庚吡嗪、米塞林等，为四环类抗抑郁药，可引起勃起功能障碍，降低夜间勃起程度和勃起的总持续时间。

氯哌三唑酮　氯哌三唑酮又称曲唑酮，是一种三唑吡啶衍生物。抗抑郁作用与三环类抗抑郁药相似，未见引起性欲下降、勃起功能障碍、抑制性高潮的报告，但 50mg/d，连用 2 周，可能造成长时间痛性勃起和阴茎异常勃起。在引起的阴茎异常勃起中，有 1/2 的患者为永久性勃起功能障碍。

2. 抗精神病药物

（1）酚噻嗪类

氯丙嗪　氯丙嗪又称氯普吗嗪、冬眠灵、阿米那金、可乐静。氯丙嗪可引起男性的性欲下降、勃起功能障碍、射精功能障碍和阴茎异常勃起。剂量为每天大于 50mg。125mg/d 剂量的氯丙嗪与安慰剂比较，没发现更多的影响性功能的副作用。氯丙嗪可以克服女性性冷淡，有助于缓解焦虑而致的阴道痉挛。

甲硫哒嗪　甲硫哒嗪又称硫利哒嗪等，对性功能的影响较大，可引起性欲下降、勃起功能障碍、阴茎异常勃起、射精延迟、射精疼痛、逆行射精等。甲硫哒嗪引起性功能障碍的剂量为每天大于 25mg，射精困难的发生率为 30%～50%；影响勃起功能的发生率为 44%。

其他酚噻嗪类　如氟奋乃静、奋乃静等会影响性功能。

（2）丁酰苯类

氟哌啶醇　氟哌啶醇又称氟哌丁苯、卤吡醇等。每天口服 1～5mg 可引起性欲下降、勃起功能障碍、阴茎异常勃起和射精障碍。

氟哌利多　氟哌利多又称达哌啶醇、达哌丁胺、氟哌啶等，可引起射精功能障碍。

匹莫齐特　匹莫齐特又称哌迷清。每天口服 16mg 可引起勃起功能障碍和射精障碍，停药后症状消失。

（3）其他抗精神病药物　其他抗精神病药物如泰尔登 100～300mg/d 可引起男、女性欲下降，男性勃起功能障碍和男女性高潮抑制。替沃噻吨（氯砜噻吨）可引起自发性射精等。

3. 抗躁狂药物

碳酸锂　碳酸锂在维持血浆锂水平所需的治疗剂量范围内主要导致性欲降低和勃起功能降低。这种副作用的发生率为 15%～50%。

4. 抗焦虑药物

（1）利眠宁　在服用利眠宁 15～75mg/d 的 80 例患者中，有 1 例引起勃起功能障碍，1 例引起射精功能障碍。焦虑又是一种重要的精神症状，焦虑本身会影响性功能。抗焦虑药物对性功能的影响多由精神因素所致，其器质性剂量的观察往往受到影响。

（2）三唑安定　三唑安定又称阿普唑仑、安适定等。药理作用与安定相似，既有抗焦虑作用，又有抗抑郁的作用，甚至可以助长躁狂症。1 位女性在服用三唑安定时性高潮受到抑制。当从 2mg/d 的初始剂量逐渐增加到 7mg/d 的剂量并维持 3 个月以上时，出现高潮抑制和性欲下降。停止服用三唑安定后，性功能障碍消失，重新开始应用三唑安定 5mg/d 时又复发。

（3）其他药物　安定高剂量可以造成性欲下降和射精障碍，相对低剂量（5mg/d）不会影响性欲。

5. 镇静药与催眠药

巴比妥类、水合氯醛、氯乙苯戊烯炔醇和安眠酮等都可以诱发性欲低下、勃起功能障碍和射精障碍。每天口服 200～500mg 眠尔通能引起男性性欲下降、勃起功能障碍，引起女性性高潮抑制。

6. 抗癫痫药物

长期服用抗癫痫药物可以影响性功能。癫痫患者服用苯妥英（8 例）、苯妥英和脱氧苯比妥（9 例）及苯妥英和苯巴比妥（10 例）3 组，其血 LH、FSH 及 PRL 水平升高，剂量越高，性功能障碍越严重。

7. 食欲抑制药物

抑制食欲的药物可引起性功能紊乱。如氯苯咪吲哚能引起性欲降低和性功能紊乱，但对 5％的女性有增加性欲的作用。氟苯丙胺能降低女性的性欲，特别是高剂量，其发生率为 85％；在男性可引起性欲降低和勃起功能障碍。

二、心血管疾病治疗药物

1. 利尿类

（1）噻嗪类利尿药　克噻嗪类利尿药可以引起性欲下降、勃起功能障碍和射精障碍。67 例患者服用双氢克尿噻用于治疗和预防泌尿系结石，每次 50mg，每天 2 次，其中有 3 例性欲下降。25mg/d 剂量的双氢克尿噻可导致勃起功能障碍。对 23582 例应用苄氟噻嗪治疗轻型高血压的副作用进行评价，每次 5mg，每天 2 次，服用 2 周后患勃起功能障碍者为 16.2％，服用 2 年后为 22.6％，皆高于安慰剂组。氯噻酮服用 25mg/d 即可以导致勃起功能障碍。速尿和利尿酸也可以引起勃起功能障碍。

（2）安体舒通　安体舒通可造成性欲下降、勃起功能障碍和男子乳房女性化。每天口服 400mg，勃起功能障碍的发生率为 30％。每天口服 50～400mg（平均每天 254mg），勃起功能障碍的发生率为 4％。9 例肾衰的女性平均每天服药 100mg 时，6 例出现闭经。

（3）碳酸酐酶抑制剂　碳酸酐酶抑制剂能够引起男女性欲下降和男性勃起功能障碍。有 39 例应用碳酸酐酶抑制剂治疗青光眼的患者出现性欲丧失，3 例出现勃起功能障碍。其中，单纯应用乙酰唑胺发生性欲下降的有 16 例男性和 3 例女性；单纯应用甲醋唑胺，有 9 例男性和 2 例女性性欲下降；2 例使用乙氧苯唑胺和 5 例使用二氯磺胺的男性出现性欲下降。副作用的发生是在用药两个星期之后，停药后恢复正常，再次用药后则又发生。

2. β-肾上腺素能受体阻断药

（1）心得安　心得安能造成男性和女性的性欲下降，导致男性勃起功能障碍。每天口服 40～320mg，性欲低下的发生率为 1%～4%，勃起功能障碍的发生率为 28%。其药理学机制不清楚，可能是中枢型的阻断。

（2）氯酰心安　氯酰心安引起勃起功能障碍的发生率为 0.2% 左右，所使用的剂量无特殊性。

（3）噻吗心安　每天口服 20mg 的噻吗心安可以引起男性性欲下降和勃起功能障碍。

3. 降压药物

（1）盐酸甲基多巴　盐酸甲基多巴又称爱道美、α-甲基多巴。盐酸甲基多巴可以引起男性性欲下降、勃起功能障碍和射精障碍。剂量为 1～2g/d，性欲下降的发生率为 7%～14%，勃起功能障碍的发生率为 2%～80%，射精障碍的发生率为 7%～19%。对于女性，剂量小于 0.1g/d，性欲减退或性兴奋损害的发生率为 10%～15%；剂量为 1～1.5g/d，有 1/4 的患者发生性功能障碍；剂量大于 2g/d（已经超过最大量），性功能障碍的发生率为 50%，甚至出现性高潮丧失。

（2）氯压定　氯压定又称可乐宁、可乐定、血压的平、110 降压片等。每天 0.2～4.8mg 的氯压定可引起男性性欲下降、勃起功能障碍和射精障碍，勃起功能障碍的发生率为 4%～70%；对于女性会出现性高潮丧失。

（3）肼苯哒嗪　肼苯哒嗪又称肼酞嗪。50mg/d 以上的肼苯哒嗪可引起性功能障碍。

（4）哌唑嗪　哌唑嗪又称脉宁平。哌唑嗪可以引起男性性欲下降、勃起功能障碍和射精障碍。每天 3～20mg 勃起功能障碍的发生率为 1%～6%；每天 3～8mg 可引起阴茎异常勃起。对于女性，性欲障碍的发生率为 15%。

（5）其他降压药物　服用利血平，勃起功能障碍的发生率为 11%～33%，剂量增加发病率可能增加，射精失败的发生率为 14%。三甲氧唑啉等也可能影响性功能。

4. 抗心律失常药物

（1）双异丙比胺　双异丙比胺又称丙吡胺、达舒平等。应用丙吡胺可以引起男性勃起功能障碍。一男子口服 300～400mg/d 的双异丙比胺，6 个月后出现勃起功能障碍；一位 35 岁的男子在口服 300mg/d 的双异丙比胺几个星期后出现勃起功能障碍，停药 6 天后性功能恢复正常。

（2）异搏定　异搏定又称盐酸维拉帕米、戊脉安、异搏停等。1 组 14 例患者，服用异搏定后 3 例出现勃起功能障碍。其中 2 例在服用 4 周后发生，1 例在服用 2 周后发生。

（3）其他抗心律失常药物　苯丙酸苯心安每次 150mg，每天 4 次，7 天后可出现性欲下降、勃起功能障碍，11 天后可出现射精抑制。停药 7 个星期后性功能恢复正常。哌氟酰胺可引起男性勃起功能障碍。

三、激素类药物

性功能需要性激素的支持，雄激素作用于男性生殖器官，维持其结构与功能，提高其性敏感性和性反应。雌激素具有类似的作用，促进女性生殖器和乳房的发育与成熟。这些激素的缺乏可引起性器官乃至性功能的改变。在此，我们不对性激素不足而引起的性功能问题进行论述，只对性激素不足时应用激素进行替代治疗时的副作用进行论述。

1. 雄激素类药物

雄激素如庚酸睾酮（TE）、十一酸睾酮（TU）、7α-甲基-19-去甲睾酮（MeNT）、正丁基环己基羧酸睾酮（TB）等。雄激素是目前仅有的真正能增强性欲而又不改变其意识的化合物，除增强男、女性欲之外并无其他行为改变。当雄激素缺乏时无论男女，其性欲都会降低，此时补充雄激素后，性欲可能得以恢复；在雄激素并不缺乏时，补充雄激素对性欲的增强作用并不太明显。有研究报告，2 组女性，1 组应用睾酮 10mg/d，对照组应用安定 10mg/d，3 个月为 1 个疗程，睾酮组的女性性欲增强，性反应能力也增强。给性欲低下的女性应用睾酮 10mg/d，可增加性满意程度，使性高潮频率增加，性唤起及性接触时快感增加。因此，女性性欲降低者可以应用雄激素进行辅助治疗。女性应用雄激素治疗后，可出现多毛、痤疮、声音变低、阴蒂肥大和乳房变小等女性男性化的副作用。

男性雄激素缺乏时会出现性功能低下，补充雄激素后可使性欲得以恢复，这是一种常用的疗法；雄激素不缺乏时长期补充外源性雄激素对性欲会产生影响。给 7 例男子服用 19-去甲-17α-乙基睾酮 8～12 周，均出现性欲低下，性交能力降低，睾丸体积减小以及精子减少。停止用药后 6 个月才恢复正常。

2. 抗雄激素药物

抗雄激素药物能竞争性地拮抗雄激素受体，使雄激素不能发挥其作用，如醋酸氯羟甲烯孕酮是一种很强的抗雄激素药物。在男性，醋酸氯羟甲烯孕酮抑制性欲和性高潮，诱发勃起功能障碍，服用此药的男性有 1/3 诱发男性乳房女性化；在女性，常用来治疗痤疮和多毛，同时避孕，一般用量为 2mg/d，或更大剂量的醋酸氯羟甲烯孕酮与 0.05mg/d 的乙炔雌二醇合用，仅 1 例出现性欲降低。

3. 孕激素类药物

孕激素主要由黄体分泌，妊娠 4 个月以后由于黄体萎缩，改由胎盘分泌，直至分娩。天然孕激素为黄体酮，临床多用其人工合成及衍生物，如二甲脱氢孕酮、乙酸孕诺酮、安宫黄体酮、醋酸甲地孕酮等。孕激素类药物目前主要用于治疗月经紊乱、经前期综合征、子宫内膜异位症和痛经等，也作为避孕药单独使用。在男性，用于治疗前列腺增生所致的排尿困难等。孕激素类药物在女性具有减少阴道分泌物、增加性交困难及性交疼痛、降低性欲等副作用；在男性，可引起性欲降低和勃起功能障碍。

4. 雌激素类药物

雌激素主要由卵巢和胎盘产生，肾上腺和睾丸也能少量分泌。雌激素有促进和维持女性生殖器官和第二性征发育的生理作用，并对机体的代谢、内分泌、网状内皮系统、心血管系统及骨骼的生长有影响。天然的雌激素有雌二醇、雌酮和雌三醇。临床常用的主要是以雌二醇为母体合成的衍生物，如炔雌醇、炔雌甲醚等，还有一些非甾体化合物，如己烯雌酚、乙烷雌酚等，它们结构简单但有雌二醇相似的立体结构，故有很强的活性。

雌激素主要用于女性卵巢功能低下的替代治疗以及更年期综合征的治疗，也用于男性前列腺癌的治疗。绝经期女性阴道上皮干燥，性交时会感觉不适或疼痛，雌激素可以改善这一状况，使因绝经而致的萎缩变薄的阴道壁重新增厚并出现皱褶，使阴道分泌物增加，有利于性生活的和谐。雌激素可以导致男子性欲低下，却不能导致女性性欲低下。女性性欲低下多为雄激素减少而导致。

5. 抗雌激素药物

抗雌激素药物阻断外周和中枢的雌激素受体，阻止内源性雌激素的负反馈，使垂体分泌的促性腺激素增多。克罗米芬可在下丘脑水平竞争雌二醇受体，阻断雌二醇的负反馈，增加下丘脑促性腺激素释放激素，激发垂体前叶释放促性腺激素，从而诱发排卵。临床用于治疗月经不调、功能性不孕、多囊卵巢、乳房纤维性疾病及晚期乳癌。

6. 促性腺激素释放激素

下丘脑分泌的促性腺激素释放激素可引起垂体前叶释放卵泡刺激素（FSH）和黄体生成素（LH）。在短时期给予促性腺激素释放激素、卵泡刺激素和黄体生成素，可使男子血清睾酮和双氢睾酮的水平增加，性欲增加，连续给药 1 周后，则发生受体的降调节，并且卵泡刺激素（FSH）和黄体生成素（LH）分泌减少，2～4 周以后导致睾酮和双氢睾酮的水平可逆性下降，直至阉割睾丸后的水平。此时出现性欲低下乃至无性欲，勃起功能障碍，精子产生受到抑制。对女性，诱发排卵。

四、成瘾药物

目前，随着服用成瘾性药物，尤其是吸毒者的增多，由这些药物引起的毒副作用越来越引起人们的重视。成瘾药物与性功能的关系也成为人们关注的内容之一。

（一）阿片制剂

1. 海洛因

海洛因是一种合成的吗啡衍生物，海洛因可以造成男性和女性性欲低下、性高潮障碍，男性勃起功能障碍与射精延迟。服用海洛因的男性性欲下降的发生率为 61%，勃起功能障碍的发生率为 39%，射精延迟的发生率为 70%。服用海洛因与未服用海洛因相比较，从性交到射精的时间延长了 4 倍，且有许多不射精的情况；女性性欲下降的发生率为 60%，并可出现性高潮障碍。海洛因引起的性功能障碍的机制目前尚不清楚。

海洛因延迟射精的作用常被吸毒者用作治疗早泄。在海洛因成瘾者中，有 45% 的人在使用海洛因之前有早泄问题，使用海洛因之后，早泄的发生率下降至 12%，长期应用则引起不射精，且其他副作用越来越明显。海洛因有改善女性性交的作用，有 16 例使用海洛因的女性，其中 31% 的人在使用海洛因之前有性交困难史，随着海洛因的进一步使用，仅有 6% 的人仍有性交困难。这可能是因为海洛因的镇痛作用使使用者放松的结果。短时期改善性功能不过是吸毒者的一个借口，吸毒是因不可控制的成瘾性。与短时期改善性功能的作用相比，长期使用可导致性功能障碍，更严重的是其毒性和成瘾性，给个人、家庭和社会造成的危害是十分严重的。

2. 美散痛

美散痛为止痛药，镇痛作用与吗啡相等，约为杜冷丁的 10 倍，具有中等程度的依赖性，其耐受性与成瘾性的产生较吗啡要慢。作为海洛因的替代品，在戒毒治疗中用来减少戒毒者在康复期对毒品的需求。

美散痛可造成性欲低下、性高潮障碍、勃起功能障碍和射精延迟。将应用美散痛的患者分为 3 组，即应用美散痛大于 60mg/d 为高剂量组，应用美散痛低于 40mg/d 为低剂量组，不应用美散痛为对照组，对 3 组进行比较。结果，对射精的影响，高剂量组 67％的患者早泄有所改善，出现射精延迟；低剂量组有 27％的患者早泄有所改善；对勃起功能的影响，两组无差别。

（二）镇静剂

1. 安眠酮

安眠酮为非巴比妥类镇静—催眠药物，用以治疗失眠。服用安眠酮后可以带来一种欣快的感觉，使患者自信心增强，紧张抑制的心理状态被消除，进而性欲增强。这种催欲反应女子比男性更为显著。

安眠酮娱乐性使用剂量为 300～600mg/d，成瘾使用剂量为 1500～3000mg/d。安眠酮是通过减少抑制使性欲增强的。因性抑制而影响性生活质量，可使用该药治疗。安眠酮是一种成瘾性药物，具有副作用。

2. 巴比妥类药物

巴比妥类药物的镇静和催眠作用可能与阻断脑干网状结构上行激活系统的传导有关。此类药物有苯巴比妥（鲁米那）、异戊巴比妥（阿米妥）、戊巴比妥、司可巴比妥钠（速可眠）等。巴比妥类药对性功能的影响研究较少，其作用机制可能与安眠酮类似，但高剂量可引起性功能障碍。在一项对 155 例为控制癫痫发作而服用戊巴比妥的成人进行研究中，性欲降低或勃起功能障碍的发生率为 16％。巴比妥类药物易产生耐受性、依赖性，过量可产生中毒反应。

3. 苯二氮卓类药

苯二氮卓类药具有镇静、催眠、抗惊厥、抗焦虑和中枢性骨骼肌松弛作用。本类药物有安定、硝基安定、氟西泮、氟硝西泮、艾司他唑仑等。

这些药物与性有关的副作用仅有少量报告。49 例患者仅有 1 例应用安定出现性快感。有 80 例患者服用 15～75mg/d 利眠宁后出现勃起功能障碍；服用 30mg/d 利眠宁后出现不射精。1 例女性服用 7mg/d 三唑安定后出现性高潮抑制，1 例男性服用 4mg/d 三唑安定后出现性射精抑制。

（三）兴奋剂

1. 可卡因

可卡因有局部麻醉、血管收缩以及中枢神经系统兴奋活性，可卡因可以影响性功能，被视为一种催欲药物，并被称为"性欲药物的香槟酒"。可卡因对性欲的影响有正反两方面的：

①可卡因可以提高性功能。最明显的是可卡因可以延长射精时间，增加性感受；能使女性阴道肌肉收缩，经阴道上皮吸收后可以产生欣快感。②可卡因可以降低性功能。机理可能是可卡因阻断动脉多巴胺的重吸收，导致多巴胺水平升高。短期使用可卡因可使性欲增强，长期使用可卡因因多巴胺被耗尽，导致多巴胺水平下降可致性欲降低。

2. 其他兴奋剂

安非他明、甲基安非他明等都对性功能有影响。这种影响有积极和消极两方面。一方面，低剂量有增加性兴奋的作用，无论男女都可以带来欣快感，男性可增强勃起能力，延长射精时间，女性可增强性高潮的能力。在增强性功能的同时，也往往表现出一些精神症状，这些精神症状多表现在对性的过分放纵和对变态性行为的过分追求，如平时是正常的男女性行为，用药后变成同性恋、恋童症、恋兽症，及积极进行群交等。另一方面，高剂量或长期应用可降低性功能。

（四）致幻剂

1. 大麻

大麻在常用剂量下是混合的致幻剂，四氢大麻是其主要的活性成分。大麻能改善性经历，增强性快感。在性快感中，主要是增加了触摸的敏感性和使身体放松，并特异性地使肌肉在性高潮时增强收缩能力。使用高剂量大麻可造成性欲低下和性功能障碍。其副作用的机制目前尚不清楚。

2. 二乙胺麦角酸

二乙胺麦角酸是一种用作辅助精神治疗的吲哚致幻剂，能干扰大脑的边缘叶和中央前部，影响情感的表达和知觉过程的综合。二乙胺麦角酸一般不影响定向力和记忆，但能解除对认知的抑制，使人涌现出强烈的欲念，这种欲念中有性的欲念。在这种陶醉之下发生的性过程并不强烈，但用药者却有新鲜感，主要是性幻觉放大了性行为。有的则性欲降低，充满恐怖感和幻想。这也是幻觉放大行为的结果，由于有幻想，其痛苦远远大于正常状态。

3. 其他致幻剂

其他致幻剂，如 3，4-亚甲二氧安非他明能增强交流和情绪上的感觉，从而增强性欲。3，4-亚甲二氧-脱氧麻黄碱能增强交流和情绪上的感觉，增加性亲密感，但可使射精和性高潮受到抑制。苯环己哌啶间断、低剂量使用可增强性欲，高剂量或长期使用勃起和射精的失败率增加。

五、其他药物

（1）治疗消化道溃疡的甲氰咪呱在高于 0.6g/d 剂量的情况下可引起男性性欲下降、勃起功能障碍（0.19%）和男性乳房女性化，还可以导致精子发生抑制。

（2）降血脂的安妥明服用 1 年后有 3%、5 年以上有 14.1% 的男性出现勃起功能障碍，停药后有所恢复。

（3）治疗风湿性关节炎及其他炎症的非甾体抗炎药甲氧萘丙酸每天服用超过 750mg 可

引起男性射精抑制、性欲下降，停药 1 周后恢复。

（4）治疗囊性痤疮的抗生素去甲金霉素每天服用超过 600mg 可引起性欲下降，停后性欲恢复正常。

（5）治疗真菌的酮康唑偶尔可引起男性乳房女性化、性欲丧失和勃起功能障碍。

（6）化学制剂　挥发性亚硝酸盐等对性功能有影响，其程度、药用剂量及机理尚需进一步研究。

（毕焕洲）

第九章

性传播疾病

第一节　总　论

一、性传播疾病的概念与特点

1. 概念

性传播疾病（Sexually Transmitted Disease，STD）是由性接触、类似性行为和间接接触所感染的一组传染性疾病，过去民间俗称"花柳病"。临床表现除在性器官上发生病变外，还侵犯性器官所属的淋巴结、皮肤黏膜，有的甚至侵犯全身重要的组织与器官。

2. 范围

过去人们将梅毒、淋病、软下疳、性病性淋巴肉芽肿和腹股沟淋巴肉芽肿（又称第四性病）称为经典性病。1975 年世界卫生组织（WHO）正式将性病确定为性传播疾病。现代的性传播疾病包括淋病、梅毒、非淋菌性尿道炎、尖锐湿疣、生殖器疱疹、艾滋病、乙型肝炎、生殖器念珠菌病、阴道毛滴虫病、细菌性阴道炎、阴虱、疥疮、传染性软疣、股癣、阿米巴病、巨细胞病毒感染等 20 多种。

3. 特点

（1）病原体多种多样　性病的病原体有细菌、真菌、螺旋体、衣原体、支原体、病毒和寄生虫 7 大类。在病原微生物的 8 大类中除了立克次体以外，其他 7 类病原微生物都可以引起性传播疾病。有的性传播疾病有多种病原体，如非淋菌性尿道炎的病原体有沙眼衣原体、分解尿素支原体、滴虫和念珠菌等。

（2）传播途径以性行为为主　性传播疾病的传播方式主要是性行为。以性交传染为主，间接接触也可传染，患病器官通常首先是生殖器官和泌尿系统。

（3）性病的传播不受自然因素干扰　性交传播是生殖器之间的传播，不经过中间媒介物。其传播不受自然因素干扰，一些物理的预防措施亦无效。

（4）流行具有隐蔽性　与性行为相伴的性病属于隐私，人们往往避而不谈，或讳疾忌医，从而延误了有利的治疗时机，即使就医也常隐瞒真实姓名、住址和工作单位。由于患病同时仍有性行为，使性病的流行难以控制。

（5）传播速度快　性传播疾病中的有些疾病（淋病和非淋菌性尿道炎等）潜伏期很短，感染后发病很快，并且性接触后患病率很高，所以其传播速度快。

（6）危害大　性传播疾病若不能及时治愈易转成慢性。病变可导致不育症、生殖器畸形、缺损、毁容及特征性后遗症，不仅危害患者的身心健康，而且涉及子孙后代，对家庭幸福、社会安定和民族的繁荣昌盛构成严重威胁。例如，患艾滋病 3 年的死亡率可达 95％，目前尚无有效药物。

（7）流行范围广　性是人类的本能，只要有人类就必然有性行为。因为性病传播速度快、病原体种类多等原因，使得性病与性同在，所以几乎所有的国家都有性病流行。

（8）有明显的高危人群　在社会人群中，卖淫、嫖娼、吸毒、流氓犯罪、性乱者发病率高，为高危人群。

二、病原学

性传播疾病的特点是病原体多种多样，病原体的检出也是临床诊断的主要依据。目前已知的病原体有淋病双球菌引起淋病，苍白螺旋体引起梅毒，衣原体引起非淋菌性尿道炎和性病性淋巴肉芽肿，支原体引起非淋菌性尿道炎，念珠菌引起生殖器念珠菌病和非淋菌性尿道炎，阴道毛滴虫引起生殖器滴虫病和非淋菌性尿道炎，杜克雷嗜血杆菌引起软下疳，杜诺凡菌引起腹股沟肉芽肿，人类乳头瘤病毒（6，11 等型）引起尖锐湿疣，单纯疱疹病毒 II 型引起生殖器疱疹，阴道嗜血杆菌引起嗜血杆菌性阴道炎，阴虱引起阴虱病，疥螨引起疥疮，传染性软疣病毒引起传染性软疣，巨细胞病毒引起巨细胞包涵体病，乙型肝炎病毒引起乙型肝炎，人类免疫缺陷病毒引起艾滋病，加特纳菌和厌氧菌引起细菌性阴道炎。

三、流行病学

性传播疾病在全世界范围内流行。近 20 年来，随着人们生活方式的改变，尤其是西方的性自由、同性恋和性犯罪欧美国家的性病急剧增加，估计全球每年新发生的性病患者超过 2.5 亿，特别是艾滋病的流行、扩散已殃及世界各地，每年约有近万人死于艾滋病。目前，在世界范围内流行的性病有梅毒、淋病、非淋菌性尿道炎、生殖器疱疹、尖锐湿疣、细菌性阴道炎、软下疳、性病性淋巴肉芽肿、艾滋病以及性传播疾病间的合并感染等。我国新中国成立前性病十分猖獗，新中国成立后随着综合防治的展开，20 世纪 60 年代在全国范围内基本消灭了性病。80 年代对外开放及旅游业迅速发展，内外交往增多，性传播疾病死灰复燃。近年来，性传播疾病已成为严重的公共卫生问题，不仅因为有较高的发病率，更因为其加快了艾滋病传播的速度。监测表明，我国性传播疾病的发病率呈上升趋势，少见性病也在逐年增多。

1. 传染源

性传播疾病的传染源有现症病人、病原体携带者、血源和被病原体污染的物品。

（1）现症病人　现症病人是主要的传染源，病人的生殖器及其他分泌物中有病原体，可传染给他人。

（2）病原体携带者　病原体携带者自己不一定发病，但可传染给他人。这种传染源具有隐蔽性，危害较大，如人类免疫缺陷病毒（HIV）携带者。

（3）血源　有些性病的病原体可存在于患者的血液中，这些患者献血后作为血源可传染给他人，如二期梅毒、乙型肝炎、艾滋病等。

（4）被病原体污染的物品　被病原体污染的物品亦可作为传染源传染给他人，如患者用过的内衣裤、毛巾、牙刷、洗浴水等。但这种间接的传染源易受理化因素的影响，传染性小。

2. 传播途径

性传播疾病主要通过性行为传播，性行为中的一切亲密接触均可传播。非性行为的亲密接触亦可传播。

（1）性交　患病者的性器官、精液及其他分泌物中往往含有大量的病原体，在性交过程中，双方的生殖器官都处于充血状态，腺体孔开放，性兴奋身体活动剧烈，这样易造成组织损伤，病原体可从损伤处传染。

（2）非性行为的直接接触　直接接触病人的病变处或分泌物（如医生检查、儿童与父母同寝等）亦可传染，但发病率较低。

（3）间接接触　被病原体污染过的衣服、被褥、便器等可造成传染，但传染的机会较少。

（4）血液及其制品　接受被病原体污染过的血液及血液制品可造成传染。

（5）胎盘感染　孕妇患性传播疾病，有的病原体可通过胎盘传染给胎儿，如二期梅毒、乙型肝炎和艾滋病等。胎儿出生后即被感染，有的在出生前即已患病，出生后表现出严重的性传播疾病症状。

（6）产道感染　有的性传播疾病的病原体不能通过胎盘传染给胎儿，但在胎儿分娩通过阴道时，阴道中的病原体可感染新生儿，如患淋病的孕妇，其新生儿可患淋菌性眼炎等。

（7）其他传染途径　如医源性感染、医生的自身感染，或手及机器感染了病原体又为他人检查而传染给他人。蚊、蚤叮咬也可成为一种传播途径。

四、性传播疾病的临床表现

性传播疾病除首先表现为生殖器与泌尿系统症状外，还可引起全身各系统和器官的症状。

（1）全身症状　全身症状有发烧、无力、关节疼痛、多汗、消瘦等，易出现全身症状的性病有淋病、梅毒、艾滋病、乙型肝炎、巨细胞病毒感染等。有些性病没有全身症状，如阴虱、股癣、传染性软疣、尖锐湿疣、疥疮等。

（2）泌尿、生殖系统症状　泌尿、生殖系统的症状有尿频、尿急、下腹痛、下腰痛、会阴痛等。

（3）皮肤症状　性传播疾病引起的皮肤症状有疼痛、瘙痒等自觉症状及皮肤损害的他觉症状。在他觉症状中，有斑点、斑片、斑疹、丘疹、结节、水疱、脓疱、鳞屑、糜烂、溃疡、痂皮、瘢痕等，亦可发生黏膜表面大范围充血、水肿、明显高起等。

（4）淋巴结症状　所有的性传播疾病都可引起淋巴结病变。早期为淋巴结肿大，晚期为脓肿。有些性病如梅毒及艾滋病可引起全身淋巴结肿大。

（5）其他症状　有的性病可侵犯神经系统引起意识、运动障碍，导致某些器官的功能丧失。性病侵犯心血管可引起心血管症状；侵犯骨关节可引起骨痛、运动障碍。艾滋病因破坏免疫系统可引起条件性感染和恶性肿瘤等。

五、性传播疾病的诊断

根据《性病诊断标准及治疗原则》，各种性传播疾病均可明确诊断。

1. 询问病史

（1）接触史　指与传染源的接触史，如性乱开始时间、持续时间、终了时间；是正常性交还是异常性交（肛交、口交）；性伴有无性病症状等。

（2）现病史　询问最早出现的症状，包括症状的性质、发生症状的器官、症状发生的频率；询问症状及体征的演变情况，有哪些规律性；是否曾就医，就医地点，诊断如何，做过哪些检查；是否使用过药物治疗，其药名、剂量、用药时间、治疗效果如何等等。

（3）既往史　询问与性有关的既往病史，如生殖器官有无结核、炎症、肿物等，有无性功能疾病，包括阳痿、性欲异常等，以及性传播疾病史。

（4）个人史　询问出生情况、生长发育情况、有无吸毒与药瘾史等。

（5）婚育史　结婚时间、次数，妊娠次数，子女数，有无流产、早产和死产（死胎）史等。

（6）家族史　父母有无性病史，兄弟姐妹有无先天性性病史等。

2. 体格检查

（1）一般检查　评价身体生长发育和营养状况，以及精神状态等。

（2）皮肤检查　注意检查皮肤损害的部位、疹型、大小、面积、颜色、边缘、表面状态、对称性、数目、厚度、硬度、形状和分布等。

（3）生殖器官检查　男性检查龟头、冠状沟、包皮、阴囊、尿道、前列腺、睾丸、附睾和输精管；女性检查外阴、尿道、阴道及分泌物等。

（4）非生殖器官检查　必要的进行心血管系统、神经系统、骨关节等方面的检查。

3. 实验室等相关检查

在性传播疾病的诊断中，实验室诊断起着很重要的作用，目的是检出病原体、血清反应等。

病理组织学检查对某些疾病有意义，如艾滋病并发的卡波西肉瘤、非霍奇金淋巴瘤、梅毒的树胶肿、巨大型尖锐湿疣等。在性病的诊断上还应针对某些病变及并发症进行其他检查，如 X 光检查、CT 检查、心电图检查等。具体检查方法详见各章。

六、性传播疾病的治疗

性传播疾病总的治疗原则：根据卫生部颁发的《性病防治管理办法》和《性病诊断标准及治疗原则》，在明确诊断的基础上，根据不同性传播疾病的具体情况进行早期、足量、规范治疗，治疗后要追踪观察，对传染源及性接触者同时进行检查和治疗。具体方法见各章。

七、性传播疾病的监测

面对性传播疾病特别是艾滋病流行的严峻形势，我国采取了一系列预防控制措施，除加强对防治工作的领导，还制订了中长期规划及有关政策，开展了长期监测、健康教育、专业培训与行为干预等。同时，实施全民性道德教育系统工程，在全国范围内普及性病防治知识，以阻止性传播疾病在我国的传播和蔓延。1991 年卫生部颁发的《性病防治管理办法》规定，艾滋病（HIV 阳性）、淋病、梅毒、尖锐湿疣、非淋菌性尿道（宫颈）炎、软下疳、生殖器疱疹、性病性淋巴肉芽肿为必报性病，并列入监控范围。

（陈佐龙）

第二节 艾 滋 病

一、概念

艾滋病是获得性免疫缺陷综合征（Acquired Immunodeficiency Syndrome，AIDS）的简称，是 1981 年才被认识的一种新的性传播疾病。由于当时病因不明，故称为综合征。它是由人类免疫缺陷病毒（Human Immunodeficiency Virus，HIV）引起的，故又称为"人类免疫缺陷病毒病（HIV 病）"。HIV 主要侵犯辅助 T 淋巴细胞，使机体细胞免疫功能部分或完全丧失，继而发生条件致病菌感染、恶性肿瘤等。

二、病原学

艾滋病的病原为人类免疫缺陷病毒（HIV）。

1. HIV 的形态、结构

（1）形态　HIV 属于 RNA 反转录病毒，1983 年首次分离出 HIV-Ⅰ型。典型的病毒颗粒呈球形，直径约为 $100\sim140\mu m$。病毒核心由单链 RNA、反转录酶和结构蛋白组成。核心的外面为病毒衣壳，呈 20 面体，立体对称。病毒最外层为包膜，包膜上有刺突，含有与宿主细胞结合的部位。

（2）结构　HIV-Ⅰ具有典型的反转录病毒的基因结构，有两段长末端重复序列（LTR）排列两边，中间有 3 个主要基因：①Gag 基因（P55、P24、P18、P13）；②Pol 基因（P66、P51、P31）；③Env 基因（gp160、gp120、gp41）。现已知 Gag 基因与 Env 基因编码反转录病毒的结构蛋白，Pol 基因编码反转录酶与整合酶。HIV 至少还有 6 个基因，即vif、vpr、vpu、tat、rev 和 nef，它们均与病毒复制有关。

1986 年在西非又分离到 HIV-Ⅱ型。HIV-Ⅰ与 HIV-Ⅱ的核心蛋白有较强的交叉反应，但包膜蛋白有明显差异，如 gp41 与 gp36。根据 Env 基因序列分析结果，HIV-Ⅰ可分为 A、B、C、D、E、F、G、H、I、J 和 O 共 11 个亚型，各亚型毒力有差异。

2. HIV 的特性

遗传信息通常是从 DNA 传到 RNA（转录），然后从 RNA 到蛋白质（翻译）。HIV 属于 RNA 反转录病毒。反转录病毒所不同的是，它的遗传信息包含在 RNA 内，在复制过程中，病毒 RNA 通过 DNA 聚合酶而发生转录（因为信息是从 RNA 传递至 DNA，所以叫反转录）。此反转录过程是反转录病毒区别于其他病毒的特征。病毒 DNA 再整合到宿主细胞基因组中，从而引起感染。由于反转录病毒的感染很少导致宿主细胞内的溶解，使得感染倾向于永久性。病毒在感染细胞内可以通过感染新的细胞产生新的病毒颗粒，也可以在感染细胞内通过复制，进行繁殖。

HIV 的生命周期：病毒黏附并穿透宿主细胞表面，病毒 RNA 脱壳进入胞质，反转录成线性双链 DNA 即前病毒，前病毒进入胞核，环化后整合到宿主基因中，前病毒再转录成病毒 RNA。此病毒 RNA 既可形成病毒基因组 RNA，又可作为 mRNA 模板翻译成病毒蛋白。

HIV-I 和 HIV-II 属于慢病毒属（lentivirus）。HIV 是慢病毒亚科里的一种反转录病毒，其导致宿主感染并出现症状，时间大约需要几个月甚至几年。

慢病毒是异种基因遗传的，编码病毒包膜的基因组区域具有很大的多样性，HIV-I 和 HIV-II 的抗原性不同，致病性也不同。在传播方面，HIV-II 比 HIV-I 要少，且毒性要弱。HIV-II 与 HIV-I 有许多相似之处，有相似的传播方式，均可导致免疫缺陷综合征。

HIV-I 和 HIV-II 源于其他的灵长类动物，后来才感染到人类的。HIV 对外界抵抗力较弱，离开人体后不易存活。其对热敏感，60℃ 以上可迅速被杀死，56℃ 30 分钟灭活。许多化学物质都可以使 HIV 迅速灭活，如乙醚、丙酮、0.2% 次氯酸钠、50% 乙醇、0.1% 漂白粉、2% 戊二醛和 4% 甲醛液等。

3. 发病机制

HIV 进入人体血液后，可侵入多种细胞，包括淋巴细胞、巨噬细胞、朗格汉斯细胞及中枢神经系统中的细胞。其主要靶细胞是表面有 CD^{4+} 表位的辅助 T 淋巴细胞及其前体细胞。CD^{4+} 表位是对病毒包膜糖蛋白有亲和力的受体，可使 HIV 穿入细胞。HIV 进入细胞内，即释放 RNA，并在反转录酶的作用下转录成 DNA，形成前病毒 DNA，与宿主细胞的染色体 DNA 整合。此后病毒 DNA 被宿主细胞的 RNA 多聚酶 II 转录成病毒 mRNA，并翻译合成病毒所需的结构蛋白。RNA 与结构蛋白在细胞膜上重新装配新的病毒颗粒，通过芽生而释放。

HIV 在宿主细胞中复制，导致宿主细胞死亡。此过程周而复始。在 HIV 感染的初期，外周血中 CD^{4+} 细胞的数目保持正常。随着体内病毒荷载的增加，CD^{4+} 细胞计数进行性或不规则地下降。当 CD^{4+} 细胞计数低于 0.2×10^9/L（＜正常低限的 50%）时，感染者免疫功能遭到严重破坏，导致免疫缺陷，各种条件性感染和继发性恶性肿瘤的发生率急剧增加。

三、流行病学

艾滋病自发现以来，已在世界各地流行。其传播速度快，病死率高，且目前尚无治愈的方法。HIV-I 在全球范围内流行，HIV-II 主要在西非流行，中非部分地区、欧洲、北美和巴西已有相关报道。近 20 年来，艾滋病在国际上的传播速度是惊人的。根据联合国艾滋病规划署的统计，截止 2004 年 12 月，全世界有 HIV 感染及艾滋病患者共 3940 万，累计死亡数为 2184 万，波及 197 个国家和地区。2004 年新的 HIV 感染者达 490 万，这意味着世界上每天有 14000 人感染 HIV，因艾滋病死亡的人数有 310 万。

我国自 1985 年发现第一例艾滋病病例以来，现在全国各个省、自治区、直辖市都有 HIV 感染者或艾滋病患者。到 2006 年 10 月底，全国感染 HIV 的实际人数达 80 万例以上，全国历年累计报告艾滋病 183733 例，其中，艾滋病病人 40667 例，死亡 12464 例。艾滋病在中国的传播已进入快速增长期。经性途径感染艾滋病呈上升趋势。暗娼中 HIV 感染率 1996 年为 0.02%，2005 年超过 1%。男性同性恋人群感染率在 1%～4%。部分高发地区的孕产妇和婚检人群感染率达到或超过 1%。吸毒和性传播是主要途径。

1. 传染源

直接传染源是艾滋病患者与 HIV 感染者。目前，已知从艾滋病患者的血液、精液、阴道分泌物、宫颈黏液、唾液、眼泪、脑脊液、肺泡液、乳汁、羊水和尿液中都分离出 HIV。但流行病学只证明血液和精液有传播作用。乳汁也可使婴儿受感染。

2. 传播途径

（1）性接触传播 性接触传播包括同性与异性之间的性接触。有生殖器溃疡性疾病（如梅毒、生殖器溃疡等）的发病率较高，可使单次性接触的危险性增加 2～10 倍。男性传给女性的几率大于女性传给男性；肛交的被动方受染的几率大于主动方；性伴数愈多，受染的几率愈高；无保护性性接触受感染几率高于保护性性接触。此外，处于血清阳性者和艾滋病发作期的患者传染性较强。国外性接触传播的病例占 3/4，在我国约为 1/5。

（2）血液传播 血液传播包括输了污染 HIV 的血液、血液成分或血液制品（例如，第Ⅷ因子等）；与静脉药瘾者共用污染 HIV 的针头、注射器；移植或接受 HIV 感染者的器官、组织或精液；医疗器具消毒不严等。

（3）母婴传播 母婴传播是指感染 HIV 的母亲通过胎盘、产道、产后哺乳将 HIV 病毒传染给新生儿。母婴传播的几率约为 15%～30%。

3. 高危人群

所谓高危险人群是指吸毒者、卖淫妇女、同性恋等人群。艾滋病在一个地区的传播流行一般都由高危险人群开始，然后传播到一般人群。HIV 与高危性行为密切相关，多个性伴侣、无性保护（不使用安全套）、插入性性交、肛交等都是 HIV 传播的高危性行为。

造成 HIV 传播的行为主要包括性行为、共用注射器吸毒行为、不安全采血、用血或血制品，感染 HIV 妇女分娩和哺乳。其中，性行为和共用注射器吸毒行为约占感染总数的 90% 以上。

4. 流行特点

艾滋病流行的特点是覆盖面广，世界各地流行，地区差异大，各大洲、各国家发病流行情况不同，但总体发病率呈上升趋势，传播途径上 3 种途径并存，我国以经静脉吸毒和性传播为主，发病和死亡持续增加，由高危人群向一般人群扩散，女性比例上升，儿童发病比例上升，青年人新发病率高。

四、临床表现

艾滋病的临床表现十分复杂，HIV 感染后，从无临床症状到严重病变，形成多系统、多样化表现。

（一）临床进程

HIV 感染临床进程包括潜伏期、血清转变和窗口期。潜伏期是指从感染 HIV 到出现艾滋病症状，一般为 6 个月到 5 年，亦有长达 10 余年者。血清转变是指从感染 HIV 到检测到血清抗体阳性，一般为 8～12 周。窗口期是指 HIV 感染到抗体形成，一般为 5 周左右。未经治疗者从血清转变到诊断 AIDS 平均为 9.1 年，延续 12 年及以上者为 32%～40%，16 年者为 19%～25%，20 年或以上者为 10%～17%。

（二）临床分期

1. 急性感染期

表现为发热、乏力、咽痛等上呼吸道感染症状，个别病人有头痛、皮疹、急性多发性神经炎、淋巴结肿大、肝脾肿大和周围白细胞总数及异性淋巴细胞增多等传染性单核细胞增多症样表现。实验室检查 CD_4^+ 细胞减少，CD_4/CD_8 比值 >1，数周后即出现 CD_4/CD_8 比值 <1。P24 抗原阳性，β_2-微球蛋白与血细胞比容正常。上述表现常具自限性，持续数天到数周，平均为 1～2 周。

2. 无症状 HIV 感染

又称临床潜伏期，表现为无症状或有持续全身淋巴结肿大、无菌性脑膜炎、皮肤病表现。实验室检查 $T_4>400$，P24 抗原阴性，β_2-微球蛋白与血细胞比容正常，血清 HIV 抗体阳性。CD_4^+ 细胞数呈进行性减少。成年人无症状感染期的时间往往较长，一般为 7～10 年，平均 8 年。

3. 艾滋病相关综合征

除有持续性全身淋巴结肿大外，尚有非特异性全身症状、鹅口疮、口腔毛状黏膜白斑和血小板减少性紫癜。这时感染者血浆病毒载量开始上升，CD_4^+ 细胞减少速度明显加快。$T_4200～400$，P24 抗原（±），β_2-微球蛋白中度升高，血细胞比容正常或降低。对没有接受抗反转录病毒治疗者，从严重的免疫抑制（CD_4^+ 细胞 $<200/\mu l$），发展为艾滋病的平均时间是 12～18 个月。

4. 完全型艾滋病（艾滋病期）

（1）机会性感染　特点是范围广、发病率高，病情重，最常见的是卡氏肺囊虫性肺炎，约占艾滋病肺部感染的 80%。

（2）恶性肿瘤　在北美及欧洲的艾滋病患者中，30% 以上有 Kopasi 肉瘤，很快多脏器受累，导致死亡。另一种常见的肿瘤是非何杰金淋巴瘤，常累及中枢神经系统。

（3）痴呆和消耗综合征　可由于脑细胞受 HIV 侵犯破坏。消耗综合征表现为明显消瘦。CD_4^+ T 淋巴细胞下降到 $0.2～0.4\times10^9/L$，血清抗 HIV 抗体阳性。P24 抗原（±），β_2-微球蛋白升高，血细胞比容降低。

5. 条件性感染

对正常人无明显作用的各种机会性感染，又称条件性致病菌感染。常见的机会性感染的病原体有 4 类：

（1）细菌类 鸟型分枝杆菌、人型结核分枝杆菌、沙门菌、堪萨斯分枝杆菌、奴卡氏菌、军团菌。

（2）病毒类 巨细胞病毒（CMV）、EB 病毒、单纯疱疹病毒、JC 人类乳头瘤病毒、水痘-带状疱疹病毒。

（3）真菌类 新型隐球菌、白色念珠菌、荚膜组织胞浆菌、粗球孢子菌、球孢子虫。

（4）原虫类 卡氏肺囊虫、弓形虫、粪类圆线虫、等孢子虫、隐孢子虫。

（三）各系统病变的临床表现

1. 肺系

在 HIV 疾病的早期和中期最多见的为急性支气管炎。化脓性细菌性肺炎和结核可发生于疾病的任何时候。鸟分枝杆菌复合症和卡氏肺囊虫性肺炎仅发生于高度免疫抑制者。

（1）卡氏肺囊虫性肺炎（PCP） 此为 AIDS 肺部最常见的机会性感染，也是导致艾滋病患者死亡的主要原因之一。其主要表现为发热、咳嗽、气促或呼吸困难。常规体检常无异常发现。胸片表现为间质性肺炎，可侵犯肺的各部分，常呈弥漫性。动脉血气分析常表现为低氧血症。

（2）化脓性细菌性肺炎 其临床表现与无 HIV 感染无实质性差异，但更易累及多个小叶及发生菌血症。常见致病菌为肺炎链球菌和流感嗜血杆菌，也有金黄色葡萄球菌、假单孢菌和克雷白杆菌引起者。

（3）结核分枝杆菌病 CD^{4+} 细胞低于 $200/mm^3$ 和结核菌素试验阳性者（≥5mm）发生率显著提高。HIV 感染的不同时期临床表现差异很大，在 HIV 感染的发展阶段，结核常为播散性的或累及肺外部位，如中枢神经系统出现脑脓肿、结核瘤、脑膜炎、骨髓炎、心包炎、胃肠结核等。肺部常累及肺下带，常有广泛浸润。胸片与非 HIV 感染者相似。

（4）鸟分枝杆菌复合症 其常发生于 HIV 感染的晚期。未经预防性治疗者当 CD^{4+} 细胞 $<50/mm^3$ 时常常发生。临床表现主要有发热、贫血、腹痛和腹泻、腹腔内淋巴结肿大。大便可找到抗酸杆菌，且培养阳性。

（5）隐球菌病 最常见的为新型隐球菌感染，表现为肺灶性实变、单个或多个结节损害和间质性浸润。

（6）组织胞质菌病 组织胞质菌病为 AIDS 的常见表现，可有发热、体重减轻等非特异性表现。肺部受累时表现为咳嗽和呼吸困难。

（7）球孢子菌病 临床表现可有发热、咳嗽和呼吸困难。胸片为非特异性的，双肺结节影或网状浸润。肺来源标本组织学检查或培养可确诊。

（8）其他 巨细胞病毒（CMV）性肺炎。

2. 消化系统

（1）口腔损害 ①鹅口疮：最常见，表现为假膜状损害，在颊黏膜、舌、腭、牙龈上于炎性红斑基础上有白色乳酪状斑片，易擦去；点状或融合的萎缩性红色斑片；不能擦去的白色增生性损害（念珠菌白斑病）。②口腔毛状白斑病：舌部特别是舌两侧表面有白色纤毛状斑，常无症状，可有疼痛或声音、味觉改变。③单纯疱疹：齿龈或腭部红斑基底上有小的溃疡或水泡，局部疼痛。④阿弗他溃疡：口腔内有小的疼痛性溃疡，常疼痛较剧，可有声音改变或吞咽困难。⑤Kaposi 肉瘤：其发生率为 5%～10%，常见于齿龈或腭，呈红色或紫色结节，大多有皮肤损害，常无症状，可损害牙齿。⑥其他：如 CMV 感染和非霍奇金淋巴瘤。

（2）食管疾病 食管疾病主要有念珠菌感染（50%～70%）、巨细胞病毒感染、阿弗他溃疡和单纯疱疹（10%～25%）等，表现为不同程度的吞咽困难和吞咽痛，以及胸部疼痛。

（3）肠道感染 肠道感染主要表现为腹泻。以每日 2～3 次，持续≥2 或 3 天为标准，如少于 2 周为急性腹泻，持续＞30 天者为慢性腹泻。

（4）胃肠道肿瘤 最常见的胃肠道肿瘤为卡波济肉瘤，有皮肤损害者 40%～50%可累及肠道。其他肿瘤有非霍奇金淋巴瘤、伯基特淋巴瘤、直肠和肛门鳞癌、舌鳞癌等。

（5）消瘦综合征 是指体重无意识地减少 10%，有 15%～20%的艾滋病患者会发生消瘦综合征。当体重减少＞34%时可导致死亡。

（6）肝脏变化 68%的艾滋病患者伴有肝大，63%的艾滋病患者肝功能异常，且比较严重。肝内可原发卡波济肉瘤，非霍奇金淋巴瘤可由肝外转移到肝脏。

3. 泌尿系统

泌尿系统表现多为肾损害，发生率约为 20%～50%，主要与机会性感染有关，CMV 和 EBV 可引起免疫复合物性肾炎。HIV 本身可致 HIV 相关肾病。临床表现为蛋白尿、氮质血症、急性及慢性肾功能衰竭。

HIV 感染后可引起泌尿生殖道的机会感染或恶性肿瘤如 Kaposi 肉瘤、非霍奇金淋巴瘤等，或患与 AIDS 相关的肾脏疾病，HIV-I 由此累及生殖器官和泌尿系统。生殖器官受累是 HIV-I 性传播感染的关键。

4. 神经系统表现

亚急性脑炎是艾滋病痴呆的基础，临床表现为认知、行动和行为不能。

5. 心血管系统

结核性心包炎最常见。此外还有新型隐球菌性心肌炎、隐球菌性心包炎、烟曲霉性心内膜炎和弓形虫引起的心肌炎、心脏 Kaposi 肉瘤。

6. 眼部

（1）絮状渗出性白斑 艾滋病患者有絮状白斑者占 53%。

（2）视网膜出血 约有 27%的艾滋病患者可伴发视网膜出血。

（3）巨细胞病毒性视网膜炎 占眼部各种感染发病率的 32%。

（4）视力变化 当视网膜严重受累时，则出现视力下降或仅有光感。

（5）外眼病 少数 HIV 感染者可在眼结膜处出现 Kaposi 肉瘤，易误诊为单纯性结膜下出血。

（6）其他眼部表现 条件性弓形虫视网膜脉络膜炎、脉络膜肉芽肿、视网膜静脉周围炎。

7. 耳鼻咽喉部

（1）声音嘶哑、吞咽疼痛、口腔和咽喉部念珠菌感染。

（2）鼻出血、鼻塞、流脓涕或鼻出血。

（3）咯血、味觉减退。

（4）外耳部、鼻部、腭部、颊黏膜、牙龈黏膜和咽后壁 Kaposi 肉瘤。

（5）神经性感音性耳聋或听力减退、外耳卡氏肺囊虫感染。

（6）颈部淋巴结肿大。

（7）中耳脓液培养可找到真菌、原虫、病毒或分枝杆菌。

8. 皮肤

皮肤表现包括感染性和非感染性两大类。

（1）感染性

急性 HIV 皮疹 在 HIV 感染急性期，急性 HIV 皮疹的发生率为 30%～50%，表现为疲劳、倦怠、发热、盗汗、淋巴结肿、麻疹样红斑或药疹样红斑，主要累及颈、躯干和上肢，持续 4～14 天，可自行消退。

细菌感染 金黄色葡萄球菌是成人 HIV 感染者皮肤和系统性细菌感染最常见的病原体。其次为链球菌、假单胞菌、流感嗜血杆菌。其他细菌包括奴卡菌属、放线菌属、棒状杆菌属、结核分枝杆菌或胞内鸟分枝杆菌、巴尔通体属等。临床表现为脓疱疮、毛囊炎、蜂窝织炎、筋膜炎、化脓性肌炎、毒血症、脓毒血症等。

病毒感染 ①单纯疱疹：发生于口腔、唇部、生殖器部位，肛交者可见于肛周。②带状疱疹：皮疹与非 HIV 感染者类似，在红斑基础上出现水泡，但皮疹常可累及多个皮区或泛发，疼痛较剧。③巨细胞病毒（CMV）感染：表现为局限性和泛发性溃疡、角化性疣状损害、紫癜样丘疹、色素性斑块、泛发性麻疹样损害、水泡、中毒性大泡性表皮松解症样损害等。④HPV 感染：寻常疣好发于指、趾、头面部和颈部，扁平状或疣状，可转化。⑤传染性软疣：传染性软疣的发生率为 10%～20%，可见于身体任何部位，以眼周多见。⑥口腔毛状白斑病：由 EB 病毒感染引起，常无自觉症状，一般多发于舌的两侧，呈一个或多个淡白色皱襞状斑块，极少数可表现为疣状。

真菌感染 口腔念珠菌病；皮肤癣如体癣、甲癣；深部真菌感染，包括隐球菌病、组织胞质菌病、芽生菌病、球孢子菌病、孢子丝菌病、巴西芽生菌病等。

寄生虫感染 以疥疮最为常见，约见于 20% 的 HIV 感染者。其他少见的如利什曼病、丘疹性脂螨病（由毛囊脂螨引起）、皮肤卡氏肺囊虫感染、类圆线虫病（粪类圆线虫引起）、棘阿米巴病（卡氏棘阿米巴引起）、弓形虫病。

性传播疾病 梅毒是 HIV 感染的常见性传播疾病之一，约有 25% 的梅毒可发生于 HIV 感染者；其他性传播疾病包括软下疳、腹股沟肉芽肿、性病性淋巴肉芽肿、淋菌性关节炎等。

（2）非感染性

脂溢性皮炎 脂溢性皮炎为 HIV 感染的最初表现，可见于 20%～80% 的 AIDS 患者，与一般感染的基本表现相似，呈红斑和油腻性鳞屑，但较正常人严重，鳞屑较厚较多，更易累及毛囊。

Kaposi 肉瘤（kaposi sarcoma，KS） Kaposi 肉瘤又称多发性特发性出血性肉瘤。KS 可发生于任何部位，分布较广，但常好发于黏膜、鼻部、上肢和躯干。内脏最常累及胃肠道和淋巴结，其次为肺部。损害一般较小，发生于皮肤者呈粉红色、红色、褐色或紫红色丘疹、斑块或结节。压之不退色，可无自觉症状，发展较快者可有疼痛。创伤可引起局部扩展。

恶性肿瘤 如鳞状细胞癌：女性 AIDS 患者发生宫颈癌的危险性至少增加两倍，男性发生肛门癌的危险性明显增加；基底细胞上皮瘤；非霍奇金淋巴瘤；蕈样肉芽肿或 Sezary 综合征。

获得性鱼鳞病 呈鱼鳞病外观，有不同程度的瘙痒。

甲和毛发的改变 可出现黄甲或灰白色甲，斑秃、休止期脱发等。

皮肤毛细血管扩张 HIV 感染可出现不同程度的皮肤毛细血管扩张。

五、诊断

艾滋病的诊断主要依据流行病学、临床表现和实验室检查。1993 年中国疾病预防控制中心（CDC）提出 HIV 感染的诊断标准。

1. 我国的 AIDS 诊断标准

（1）HIV 感染者 受检血清初筛试验阳性，如酶联免疫吸附试验、免疫酶法或间接免疫荧光试验等方面检查阳性，再经确证试验，如蛋白印记等方法复核确诊者。

（2）确诊病例 确证试验如蛋白印迹法阳性。

艾滋病病毒抗体阳性，又具有下述任何一项者，可确诊为艾滋病患者：①近期内（3～6 个月）体重减轻 10% 以上，且持续发热达 38℃1 个月以上。②近期内（3～6 个月）体重减轻 10% 以上，且持续腹泻（每日达 3～5 次）1 个月以上。③卡氏肺囊虫性肺炎（PCP）。④Kaposi 肉瘤。⑤明显的真菌或其他条件致病菌感染。

若 HIV 抗体阳性者体重减轻、发热、腹泻症状接近上述第一项标准且具有以下任何一项时，可确诊为艾滋病患者：①CD_4/CD_8 淋巴细胞计数比值＜1，CD_4 细胞计数下降。②全身淋巴结肿大。③明显的中枢神经系统占位性病变的症状和体征，出现痴呆、辨别能力丧失或运动神经功能障碍。

2. 实验室检查

（1）HIV 病原学检查 ①病毒的分离和培养：是确诊 AIDS 最直接、最重要的依据。②抗体检测：检测 HIV 特异性抗体是目前诊断 HIV 感染的主要实验依据。常用的检测方法包括酶联免疫吸附试验（ELISA）、明胶颗粒凝集试验（PA）、免疫荧光试验（IFA）、免疫印迹试验（Westernblot，WB）和放射免疫沉淀法（RIP）。前 3 者常用于筛选试验，后两者用于确诊试验。③抗原检测：处于"窗口期"机体已受 HIV 感染，尚不能检测出抗体，但具有感染性，此期检测对预防 HIV 扩散和早期治疗十分重要。④PCR 法检测病毒核酸：用于检测前病毒序列 DNA，可用于婴儿艾滋病的早期诊断。

（2）免疫学检查 ①外周血淋巴细胞计数：其减少可作为 HIV 病情进展的指标之一，分为＞2000/mm³、1000/mm³～2 000/mm³ 和＜1000/mm³3 组。②CD₄细胞计数可衡量机体免疫功能，判定 HIV 感染与感染程度。美国已将 CD₄＜200/mm³ 作为诊断艾滋病的一项指标，并根据 CD₄ 计数分为 CD₄≥500/mm³、CD₄ 200～499/mm³ 和 CIM＜200/mm³3 组。③CD₄/CD₈ 比值＜1。④NK 细胞活性下降。⑤β₂-微球蛋白水平升高。

六、治疗

（一）现代医学治疗

艾滋病治疗包括针对 HIV 感染、艾滋病期及并发症的治疗，亦包括性行为及其他行为的咨询与心理治疗。

1. 抗 HIV 治疗

（1）治疗原则 ①监测血浆病毒浓度和 CD⁴⁺ 细胞计数。②在明显的免疫缺陷出现前实施抗病毒治疗。③至少应用两种药物联合治疗，以最大限度发挥抗病毒效果。

（2）HIV 反转录酶抑制剂阻止 HIV 在体内的复制，包括叠氮胸苷（AZT）、双脱氧肌苷（DDI）、双脱氧胞苷（DDC）等。

（3）蛋白酶抑制剂（aprotinin），如 saquinavir（沙奎那韦）、indinavir（英地那韦）、ritonavir（瑞托那韦）等。1996 年有人提出"鸡尾酒"式混合药物治疗方法，即用蛋白酶抑制剂与反转录酶抑制剂联合治疗，取得了显著的疗效。

2. 提高免疫功能

目前，用于临床的有 α-干扰素、IL-2、丙种球蛋白和粒细胞集落刺激因子等。

3. 机会性感染的治疗

（1）卡氏肺囊虫肺炎（PCP） 复方新诺明 2～4 片，口服，每日 4 次，共 14 天。恢复后，尚需要间断服药，以防复发。也可用喷他咪啶（pentamidine），轻症用 600mg 溶于 6ml 注射用水，雾化吸入。每日 1 次，连续 3 周为 1 个疗程。重症静脉滴注，每天 4mg/kg，溶于 150～250ml 的 5％葡萄糖液中，缓慢点滴，连续 3 周为 1 个疗程。

（2）鹅口疮 氟康唑，50～100mg/d，口服 1～2 周；或伊曲康唑 200mg，口服，每日两次，连用 1～2 周；或使用制霉菌素。

（3）念珠菌性食管炎 局部可使用制霉菌素 100 万单位，研碎加甘油调成糊状涂抹，或慢慢吞下。严重的可加二性霉素 B，0.6mg/kg，每日 1 次，静脉滴注；或伊曲康唑 200mg，口服，每日两次，连服 1～2 周；或氟康唑 200mg/d，口服，连用 14 天，或静脉点滴 200～400mg/d。

（4）隐球菌性脑膜炎 20％甘露醇或做脑室引流，降低颅内压。抗生素可用二性霉素 B 首剂每天 0.1mg/kg，静脉滴注，以后逐日增加，直至每天 0.6～0.7mg/kg，连续 42 天。或用氟康唑 200～400mg/d 天静滴，待病情稳定后改为口服。

（5）弓形虫病 乙胺嘧啶（首剂 75mg，以后 25mg，每日 1 次）与磺胺嘧啶（SD）同时服用，成人 4～6g，每天分 3～4 次口服，连服 28 天。或口服螺旋霉素 0.3～0.4g，每日

3 次，3～6 周为 1 个疗程。

（6）皮肤黏膜单纯疱疹　阿昔洛韦 15mg/kg，每 8 小时 1 次，口服或静脉注射，连用 7 天。

（7）播散性带状疱疹　阿昔洛韦 30mg/kg，每 8 小时 1 次，静脉注射；或伐昔洛韦 300mg，每日两次，连用 10 天。

（8）巨细胞病毒感染　更昔洛韦 10mg/kg，每小时 1 次，连用 2l 天。

（9）结核杆菌感染　先用异烟肼、利福平、比嗪酰胺、链霉素或乙胺丁醇三联或四联抗结核，强化治疗两个月后，再用异烟肼、利福平巩固治疗 4 个月。

（10）鸟分枝杆菌感染　环丙沙星 250～750mg，口服，每日两次。乙胺丁醇每日 15mg/kg，口服；利福平每天 600mg，口服。

4. Kaposi 肉瘤的治疗

Kaposi 肉瘤的治疗　皮损内注射长春碱，或者放射治疗，联合化疗。

5. 预防

（1）接种艾滋病疫苗　特异性预防艾滋病疫苗，正在试验中。

（2）综合预防　①宣传艾滋病预防知识，取缔暗娼。②禁止静脉药瘾者共用注射器、针头。③使用进口血液、血液成分和血液制品时，须经严格 HIV 检测。④HIV 感染者避免妊娠，所生婴儿应避免母乳喂养。⑤避孕套的使用有一定保护作用。⑥医疗人员接触 HIV/AIDS 者的血液、体液时，应注意严格防护。

（二）中医诊治

1. 概述

AIDS 是 1981 年被发现的。AIDS 在中医病证中属于哪一范畴，学者们认识不一。有人认为是"瘟毒"，有人认为是"虚劳"，有人认为应属于"癥积"，有人认为与"阴阳易"有关。

2. 病因病机

综合古人的理论，AIDS 的病因病机为疫邪外感和正气虚弱。

（1）疫邪外感　《素问·刺法论》曰："五疫之至，皆相染易，无问大小，病状相似……"这里提及的是传染病，艾滋病也有传染的特点，是通过性行为及其他密切接触而致的。

（2）正气虚弱　《素问·刺法论》曰："正气存内，邪不可干。"《素问·评热病论》云："邪之所凑，其气必虚。"即疫邪外感往往乘虚而入，疫邪伤及人体，亦可伤及正气。HIV 感染而未发病乃正气盛，当正气虚弱时则会发病，发病后即伤及人体免疫系统，使人的防御能力丧失，此即邪盛正虚之理。

3. 中医对 AIDS 的诊治

中医诊治 AIDS 强调辨证论治，其"证"的划分参照现代医学对艾滋病病证的认识，依据现代医学对艾滋病的临床分期进行辨证论治。

（1）疫邪外侵，正气尚存

【症状】艾滋病在潜伏期无症状，仅是 HIV 抗体阳性。

【病机分析】潜伏期虽感受疫邪，但正气存内，疫邪无隙可乘。

【治则】补气养血，壮肾益精。

【方药】方选补益之剂。

补中益气汤（《脾胃论》）：治脾胃虚，身热有汗，渴喜热饮，头痛恶寒，少气懒言，饮食无味，四肢乏力，舌嫩色淡，脉虚大。方药组成：黄芪（热甚用 1 钱）、炙甘草各 5 分、人参、白术各 3 分，当归身 2 分，陈皮、升麻、柴胡各 2～3 分。共为细末，水煎去渣，食后稍热服。

玉屏风散（《丹溪心法》）：治表虚自汗。方药组成：黄芪、防风各 2 两。为粗末，每服 3 钱，加生姜 3 片，水煎服。

八珍汤（《丹溪心法》）：治少气懒言，食欲不振。方药组成：当归、赤芍药、川芎、熟地黄、人参、茯苓、甘草、砂仁各等份，生姜 3 片，大枣 2 枚。水煎服。

十全大补汤（《太平惠民和剂局方》）：治诸虚不足，五劳七伤，不进饮食，久病虚损，时发潮热，气攻骨脊，拘急疼痛，夜梦遗精，面色萎黄，腰膝无力；一切病后气不如旧；忧愁思虑伤动血气；喘嗽中满，脾肾气弱，五心烦闷等。方药组成：人参、肉桂（去粗皮）、川芎、熟地黄（洗、酒蒸、焙）、茯苓（焙）、白术（焙）、炙甘草、黄芪、当归、白芍各等份。为粗末，每服 2 大钱，加生姜 3 片，大枣 2 枚。水煎，不拘时服。

左归丸（《新方八阵》）：治真阴肾水不足，不能滋养营卫，渐至衰弱，或虚热往来，自汗盗汗，或神不守舍，血不归原，或虚损伤阴，或遗淋不禁，或气虚昏晕，或眼花耳聋，或口燥舌干，或腰酸腿软。方药组成：熟地黄 8 两，炒山药、山茱萸、枸杞子、制菟丝子、鹿角胶（炒珠）、龟板胶（炒珠）各 4 两，川牛膝（酒蒸）3 两。为细末，先将熟地黄蒸烂杵膏，炼蜜为丸，梧桐子大。每服百余丸，食前开水或淡盐汤送下。

右归丸（《新方八阵》）：主治元阳不足，或先天禀衰，或劳伤过度，命门火衰，不能生土，脾胃虚寒，饮食少进，或呕恶腹胀，或翻胃噎膈，或怯寒畏冷，或脐腹多痛，或大便不实，泻痢频作；或小便自遗，虚淋寒疝；或寒侵溪谷，肢节痹痛，或寒在下焦，水邪浮肿；或神疲气怯，心跳不宁；或四肢不收，或眼见邪祟，或阳衰无子等。方药组成：熟地黄 8 两，炒山药、枸杞子（微炒）、鹿角胶（炒珠）、制菟丝子、杜仲（姜汁炒）各 4 两，山茱萸（微炒）、当归（便溏勿用）各 3 两，肉桂 2～4 两，制附子 2～6 两。为细末，先将熟地黄蒸烂杵膏，炼蜜为丸，弹子大，每服 2～3 丸，白汤送下。

（2）正气虚弱，疫邪内侵

脾肺气虚

【症状】神疲乏力、食欲不振、腹痛腹泻、形体消瘦、体重减轻、气短懒言、喘促自汗，舌胖苔白，脉细无力。

【病机分析】脾主四肢肌肉，主运化水谷精微，脾气虚，精微不布，故神疲乏力；脾失运化，胃中水谷不消，故食欲不振，腹痛腹泻；脾虚后天失养，故形体消瘦，体重减轻；肺气虚则气短、喘促，肺虚卫表不固，故自汗。舌胖苔白、脉细无力乃脾肺气虚之象。

【治则】健脾益肺。

【方药】方用玉屏风散（《丹溪心法》）合参苓白术散（《太平惠民和剂局方》）。

方药组成：玉屏风散：黄芪、防风各1两，白术2两，为粗末，每服3钱。

参苓白术散：莲子肉、薏苡仁、砂仁、炒桔梗各1斤，白扁豆（姜汁浸，微炒）1.5斤，茯苓、人参、炙甘草、白术、山药各2斤。为细末，每服2钱，枣汤调下。

上两方可在一起冲服。

【方解】方中玉屏风散补益肺气以固表，参苓白术散补养脾气。

肺肾阴虚

【症状】发热、干咳、气短，或有咯血、口干咽燥、潮热、消瘦，舌红苔少，脉细数。

【病机分析】阴虚，阳无所附而外越则发热、潮热；肺阴虚，燥邪内生，虚火上灼，肺气不利，故干咳、咯血、口干咽燥；肺肾阴虚故气短；阴亏肌腠失于滋润，故消瘦。舌红苔少、脉细数乃阴津亏虚之象。

【治则】滋补肺肾。

【方药】方用百合固金汤（《医方集解》）。

方药组成：熟地黄3钱，生地黄2钱，麦门冬1.5钱，贝母、百合、当归、炒芍药、甘草各1钱，玄参、桔梗各8分。水煎服。

【方解】肺阴不足，肾水亦虚，虚火上炎而致口干咽燥，痰中有血，方中百合味甘性平，保肺止嗽；生地黄、熟地黄滋养肾水，补阴清热；麦冬味甘性寒，清热润肺；元参助二地滋肾壮水；贝母润肺化痰；当归、白芍养血平肝；甘草、桔梗清肺利咽；甘草亦有解毒除疫之功。方中重用甘寒一类药物，肺肾双补，使真阴受益。

痰聚血瘀

【症状】腋下以及腹胯等处可触及肿块。

【病机分析】疫邪内侵，阻碍气机，气滞痰聚血凝成癥瘕。

【治则】理气化痰，活血散结。

【方药】方用二陈汤（《太平惠民和剂局方》）合血府逐瘀汤（《医林改错》）。

方药组成：二陈汤：半夏（汤洗7次）、橘红各5两，茯苓3两，炙甘草1.5两。为粗末，每服4钱，加生姜7片，乌梅1个。水煎，不拘时服。

血府逐瘀汤：当归、牛膝、红花、生地各3钱，桃仁4钱，枳壳、赤芍各2钱，柴胡、甘草各1钱，桔梗、川芎各1.5钱。水煎服。

上两方可放在一起煎服。

【方解】方中生地、赤芍、川芎、当归为四物汤，功在补血，赤芍代白芍意在活血；桃仁、红花破瘀活血；柴胡、枳壳、桔梗疏肝行气散结；半夏、橘红、茯苓利气降痰，燥湿化痰；牛膝引血下行；甘草解毒，缓急止痛。上药共奏理气化痰、活血散结之功。

（3）疫邪炽盛

毒热蕴肺

【症状】发热、咽痛、咳嗽、胸闷胸痛，或咳痰黄稠，或痰中带血，呼吸困难；舌质红，苔黄脉数。

【病机分析】毒热蕴肺而致肺热壅盛，热邪炽盛故发热；肺失清肃故咳嗽、咳痰黄稠或痰中带血，呼吸困难，咽痛；热郁于胸中，故胸闷胸痛。舌质红、苔黄、脉数乃毒热蕴肺之象。

【治则】 清热解毒，止咳化痰。

【方药】 方用麻杏石甘汤（《伤寒论》）合千金苇茎汤（《千金方》）。

方药组成：麻杏石甘汤：麻黄（去节）4 两，杏仁（去皮尖）20 个，炙甘草 2 两，石膏（碎，绵裹）半斤。先煮麻黄，去上沫，内诸药再煮，分两次温服。

千金苇茎汤：苇茎 60g，薏苡仁、冬瓜仁各 30g，桃仁 9g。先用水煮苇茎取汁，再入余药煎，去渣分两次温服。

上两方可合在一起，先煎麻黄和苇茎，后纳诸药。

【方解】 方用麻黄宣肺；杏仁利肺气；石膏清热；甘草解毒；苇茎入肺清热利水，除烦解渴；薏苡仁清热除湿而补肺；冬瓜仁润燥清热，去肺中痰浊脓血；桃仁润肺滑肠而逐瘀滞。上药共奏清热解毒、止咳化痰之功。

热入营血

【症状】 高热、头痛、神昏谵语、筋脉强直或抽搐瘈疭，舌质深绛，脉数。

【病机分析】 热入营血，热邪耗血，血不养筋而致筋脉强直或抽搐瘈疭；热邪上扰故头痛；热邪自血分外发而高热；热扰心神，故神昏谵语。舌质深绛、脉数乃热入营血之象。

【治则】 清营凉血，活血解毒息风。

【方药】 方用清瘟败毒饮（《疫疹一得》）。

方药组成：生石膏大剂 6～8 两，中剂 2～4 两，小剂 8 钱～1.2 两；生地大剂 6 钱～1两，中剂 3～5 钱，小剂 2～4 钱，犀角大剂 6～8 钱，中剂 3～4 钱，小剂 2～4 钱（磨冲）；黄连大剂 4～6 钱，中剂 2～4 钱，小剂 1～1.5 钱；栀子、桔梗、黄芩、知母、赤芍药、玄参、连翘、竹叶、甘草、牡丹皮各适量。水煎服。

【方解】 本方重用石膏，直入胃经，使其敷布于十二经，清泄邪热；犀角、黄连、黄芩泻上焦心营之火；栀子、丹皮、赤芍清肝经火热；玄参、连翘清热解毒；生地、知母清热滋阴；桔梗、竹叶引药上行；甘草解毒。

邪毒阻络

【症状】 发热，下肢紫红色皮肤结节，硬腭紫红斑或皮肤出血性斑块。

【病机分析】 邪毒阻络，邪毒阻于下肢，故下肢紫红色皮肤结节；邪毒阻于上，故硬腭紫红斑；热毒迫血妄行，故皮肤出血性斑块。

【治则】 清热解毒，凉血消瘀。

【方药】 方用化斑汤加味（《温病条辨》）。

方药组成：石膏 1 两，知母 4 钱，生甘草、玄参各 3 钱，犀角 2 钱，粳米 1 合。水煎服。可在上方基础上加金银花 20g，大青叶 20g，丹皮 20g，生地 15g。

【方解】 邪毒阻络、入里而营血热炽，故发斑。方中石膏、知母、粳米、生甘草，此白虎汤，清阳明胃经温热；加犀角、玄参清热解毒，凉血滋阴；银花、大青叶泻心胃热毒；生地助玄参滋阴；丹皮助犀角凉血散瘀。

（4）正虚邪盛，伤入脏腑　因疫邪内侵，正气愈伤，他邪乘虚而入，泛发诸证。如气虚外感，阴虚外伤；或气滞、血瘀、痰浊；或因邪伤脏腑而致心脾两虚、脾肾气虚、脾肾阳虚、肝肾阴虚、肝风内动、肾精不足、肾阴阳两虚等证辨证施治。

【治疗】中药单味药治疗　甘草甜素（GL）有抑制 HIV 的作用。0.5mg/ml 的 GL 可抑制 98％以上的 HIV 的增殖，浓度为 0.125mg/ml 时达到 50％的抑制率；甘草甜素不能直接抑制病毒 RT 活性，能诱发干扰素，增强 NK 细胞活性。对 11 名 HIV 阳性者（其中 AIDS 进展期 2 例，前驱期 2 例，未出现症状 7 例）以 GL 进行试验性治疗，8 周为 1 个疗程，前 4 周每日投药 1 次，后 4 周每周投药 3 次，每次药量为 200～400mg。结果进展期 2 例、前驱期 2 例症状及淋巴细胞测定均无改善，未出现症状者 7 例中有 6 例 T_4/T_8 比值上升，4 例 T_4 细胞数增加。应用 GL 治疗 4 名住院的艾滋病患者，1 例用量每天 800mg，3 例每天 1600mg，静脉点滴 2～7 周后，有 3 例 HIV 阳性反应消失或病毒检测转阴，T 淋巴细胞恢复正常。

大豆皂苷对 HIV 有抑制作用。紫花地丁的二亚矾和甲醇提取物均能抑制 H_9 细胞培养物中 HIV 的活性。用大蒜提取物 SCP 治疗 HIV 阳性，能减轻机会性感染，显著改善免疫功能。紫花地丁、夏枯草、螃蜞菊、穿心莲、牛蒡子、黄连、淫羊藿、紫草、金银花、千里光、贯众等也具有抑制 HIV 的作用。

（陈佐龙）

第三节　梅　毒

一、概念

梅毒（syphilis）是由苍白螺旋体（treponema pallidum，TP）即梅毒螺旋体引起的一种慢性接触性传染性疾病。梅毒螺旋体只感染人类，主要通过性交传染，侵入部位大多为阴部。本病的临床表现极为复杂，几乎侵犯全身各器官，造成多器官损害。早期主要侵犯皮肤黏膜，晚期可侵犯血管、中枢神经系统及全身各器官，也可通过胎盘传给胎儿，其危险性极大。

二、病原学

梅毒的病原体为苍白螺旋体。

1. 梅毒螺旋体的形态

梅毒螺旋体因苍白透明，不易染色而得名。它是一种细小的螺旋状兼性厌氧微生物，长约 6～15μm，宽约 0.13～0.25μm，有 6～10 个排列均匀的螺旋，两端形态呈细丝状或膨胀成球形。其特征为螺旋整齐，固定不变，折光力强，行动缓慢而有规律。

2. 梅毒螺旋体的结构

在电子显微镜下观察梅毒螺旋体，可见两束纤维，每束由 3 根原纤维组成伸展到该螺旋体两端的胞质内，这些原纤维直径约 $10\mu m$，位于浆膜和细胞壁之间，可以收缩，螺旋体借这种收缩做螺旋状运动。

3. 梅毒螺旋体的运动与繁殖方式

梅毒螺旋体以旋转、蛇行、伸缩 3 种运动方式缓慢而有规律的运动。梅毒螺旋体在适当的生活条件下进行横断分裂生殖，每 30～33 小时繁殖 1 次。

4. 梅毒螺旋体的抵抗力

梅毒螺旋体属厌氧微生物，离开人体不易生存。煮沸、干燥、肥皂水及一般消毒剂（如 0.1％L 汞液、0.1％石炭酸液、1：20 甲醛液、2％的盐酸、双氧水及乙醇等）均可短期内将其杀死。在潮湿的器具或毛巾上可存活数小时。最适温度为 37℃，41℃可存活 2 小时，48℃可存活半小时，100℃立即死亡。其耐寒力强，0℃可存活 48 小时。梅毒病损的切除标本置－20℃冰箱 1 周仍可使家兔致病，－78℃低温冰箱保存数年仍维持形态、活力和致病力。

三、流行病学

梅毒是一种古老的性传播疾病，最早在美洲出现。15 世纪中叶，由于航海事业的发展和法意战争，通过海员和士兵，梅毒在欧亚两洲迅速传播。16 世纪初，梅毒传入我国岭南一带，当时称为"广东疮"、"杨梅疮"，随后蔓延开来。新中国成立前，梅毒在我国的传播甚为广泛。新中国成立后，政府采取了一系列消灭梅毒的措施，如封闭妓院、取缔妓女、治疗患病者等，至 20 世纪 50 年代末，我国在全国范围内基本上控制了性病。近几年来，随着国际交往的增多及西方观念的影响，梅毒和其他性传播疾病一样，在我国死灰复燃，而且迅速蔓延。

1. 传染源
梅毒的传染源主要为现症梅毒病人，少数情况下发生血源、胎盘和产道传染。

2. 传播途径
梅毒的传播途径有以下 5 种：

（1）性接触传染　性接触传染占梅毒传染的 95％以上，包括肛交和口交性行为感染，主要通过性交所致破损处传染。梅毒螺旋体大量存在于皮肤黏膜损害表面，也见于唾液、乳液、精液和尿液中。未经治疗的患者在感染后 1 年内最具传染性，随着时间的延长，传染性越来越小。

（2）胎传　患梅毒的孕妇可通过胎盘而使胎儿感染梅毒。感染一般发生在妊娠 4 个月以后。胎盘传染主要在孕妇早期梅毒时发生，晚期较少。胎传梅毒患者，妊娠时未经过充分治疗也可传染给子女，即第三代梅毒。胎儿分娩时，经产道感染上梅毒，不属胎传梅毒。

（3）非性接触传染　非性接触传染是指与梅毒患者皮肤黏膜发生非性接触的直接接触而受到的传染，如普通的接吻、握手、医生体检、哺乳等。

（4）间接接触传染　间接接触传染是指通过接触带有梅毒螺旋体的内衣、被褥、毛巾、剃刀、餐具和医疗器械而受到的传染。梅毒螺旋体为厌氧寄生物，体外不易生存，且对干燥极为敏感，通过各种器物的间接传染，可能性极少。

（5）输血感染　是指因输入有传染性的梅毒病人的血液而受到的感染。

3. 流行病学特点

（1）病程进展慢，患病周期长。

（2）早期梅毒传染性强，晚期梅毒传染性弱。

（3）患者主要处于性活动年龄。

（4）流行蔓延具有地区性。

四、梅毒的分期与类型

1. 梅毒的分期

梅毒螺旋体通过微小擦伤或穿透黏膜表面进入人体后，经过2～4周潜伏期在侵入部位发生炎症反应，称为硬下疳，也称为一期梅毒。

出现硬下疳后，梅毒螺旋体由硬下疳附近的淋巴结进入血液而播散到全身。经过6～8周，几乎所有的组织和器官均受侵，此为二期梅毒。二期梅毒的症状不经治疗可自然消失，进入潜伏状态，称潜伏梅毒，也称隐性梅毒。当机体抵抗力低时，可再出现症状，并可反复出现几次。

30％～40％未经抗梅毒治疗可发生晚期活动性梅毒，包括皮肤黏膜梅毒、骨梅毒、内脏梅毒、心血管梅毒和神经梅毒等。有的可不出现晚期梅毒症状，只是梅毒血清反应持续阳性，此称晚期潜伏梅毒；有的患者血清反应低度逐渐下降，最后转为阴性而自然痊愈。

2. 梅毒的类型

根据传染途径的不同，可将梅毒分为后天（获得性）梅毒与先天（胎传）梅毒。根据其病期又分为早期梅毒与晚期梅毒。

（1）后天梅毒（获得性梅毒）　后天梅毒可分为早期后天梅毒和晚期后天梅毒两种。①早期梅毒：病期≤两年，如一期（硬下疳）、二期、早期潜伏梅毒等。②晚期梅毒：病期＞两年，如三期皮肤、黏膜、骨、眼等梅毒，心血管梅毒，神经梅毒，内脏梅毒，晚期潜伏梅毒等。

（2）先天梅毒（胎传梅毒）　先天梅毒可分为早期先天梅毒和晚期先天梅毒两种。①早期先天梅毒：年龄≤两岁。②晚期先天梅毒：年龄＞两岁，如皮肤、黏膜、骨、眼等梅毒，心血管梅毒，神经梅毒，先天潜伏梅毒。早期梅毒有传染性，晚期梅毒传染性弱，甚至无传染性。

五、各期梅毒的临床表现

后天梅毒潜伏期通常是1周～两个月，平均为2～4周。梅毒螺旋体侵入人体内到一期梅毒出现之间的时间称为第一潜伏期，在第一、第二期梅毒之间称为第二潜伏期，在第一潜伏期没有梅毒的临床表现，早期梅毒血清试验可呈阳性。

（一）一期梅毒

1. 一期梅毒的临床表现

（1）硬下疳　通常出现在梅毒螺旋体侵入部位，初起时为单个暗红色斑丘疹或丘疹，当疾病进展时形成溃疡。典型的硬下疳为类圆形或圆形的碟形溃疡，与周边的分界清楚。其边缘整齐，呈堤状隆起，溃疡基底光滑、平坦，肉红色表面有少许浆液渗出物，内含大量梅毒螺旋体，具有很强的传染性。溃疡的特征是触之有软骨样硬度，无疼痛或触痛，当挤压时，非血性液体可从损害处流出。其数目通常为单个，由于侵入点部位不同，也可以有多个。也可在潜伏期由于再次感染，而出现继发性硬下疳。硬下疳的直径一般约1～2cm，2cm以上称为巨大硬下疳。

硬下疳绝大多数发生于生殖器，男性多发生于阴茎包皮、冠状沟、龟头或系带部，有些发生于尿道内、阴茎干或其基底部；女性最多见于阴唇，也可见于阴唇系带、尿道、子宫及会阴等。生殖器以外最常见的部位为口唇、舌、扁桃体、肛门等。如果不治疗，硬下疳通常持续3～6周而自愈。一期梅毒的复发极少，被称为单复发或回归性硬下疳（在过去发生硬下疳的部位发生树胶肿，称为回归性假性硬下疳）。硬下疳处没有近卫淋巴结肿大，损害处找不到梅毒螺旋体；抗梅毒治疗可迅速愈合，约1/3的患者遗留边缘规则、轻度凹陷、薄的、色减性萎缩性瘢痕。

（2）硬化性淋巴结炎　硬化性淋巴结炎即近卫淋巴结肿大。硬下疳出现1周后，附近淋巴结肿大，以腹股沟淋巴结肿大最多见。其特点为橡皮样硬度，不痛，不化脓，与周围组织不粘连，表面无炎症，不破溃，也称梅毒性横痃；发生于生殖器和肛周的硬下疳，淋巴结肿大多发生于双侧；其他部位的硬下疳多为单侧。经过抗梅毒治疗，肿大的淋巴结可迅速消退；未经治疗，其可随二期梅毒的消退而消退。同时感染梅毒螺旋体和杜克雷嗜血杆菌，称为混合性硬下疳；同时存在性病性淋巴肉芽肿或生殖器疱疹。

2. 一期梅毒的诊断

（1）有婚外性生活史或嫖娼史或配偶有感染史。

（2）硬下疳的特征性临床表现与局部的无痛性淋巴结肿大。

（3）暗视野显微镜检查发现梅毒螺旋体，或抗荧光抗体（DFA-TP）阳性

（4）硬下疳出现2～3周后，非特异性梅毒的血清学反应阳性（早于此时间为阴性者，应于3周后复查）。

（5）FTA-ABS在硬下疳出现时，可呈阳性反应（大约70%～90%反应阳性）。

3. 一期病毒的鉴别诊断

（1）与软下疳相鉴别　软下疳的特征及鉴别另述。

（2）与生殖器疱疹相鉴别　生殖器疱疹主要由单纯疱疹Ⅱ型引起，少数由单纯疱疹Ⅰ型所致。初起为微凸起的红斑或丘疹，1～2天后形成簇集性小水泡，自觉疼痛、瘙痒，数日后变为脓疱，1～2周后可消退，但易复发；常伴有腹股沟淋巴结痛性肿大；组织培养为单纯疱疹病毒；直接荧光检查阳性。

（3）与固定型药疹相鉴别　固定型药疹有服药史，多见于服索密痛、安乃近、鲁米那、

磺胺类等药物之后，在阴茎包皮、冠状沟发生红斑、紫斑、水泡、糜烂，有时刺痒和疼痛，无硬下疳特征，一般无近卫淋巴结肿大，停药与对症治疗之后，可在2～3周内治愈。梅毒血清学反应阴性。

（4）与下疳样脓皮病相鉴别　下疳样脓皮病的病原菌为金黄色葡萄球菌。皮损形态与硬下疳类似，但无典型骨样硬度，周围无暗红色浸润，附近淋巴结可痛性肿大，皮损愈合即消退。无不洁性史，梅毒螺旋体检查阴性。

（5）与白塞病相鉴别　白塞病可在生殖器发生溃疡，溃疡较深，有明显的疼痛，无近卫淋巴结肿大，常伴发有口腔溃疡、眼损害、小腿结节性红斑及游走性关节炎，梅毒血清反应阴性。

（二）二期梅毒

二期梅毒通常出现在感染后7～10周，或一期梅毒出现后的6～8周，大约1/3二期梅毒的患者仍有一期梅毒的存在。二期梅毒损害主要是由于苍白螺旋体的全身播散和宿主的免疫反应所致。如未治疗，二期梅毒的特征可在2年左右自发出现和消退。

二期梅毒在发疹前或发疹中可有流感综合征样前驱症状，即发热、头晕、头痛、骨痛、关节痛、四肢酸困，以及全身淋巴结肿大，继之出现以皮肤黏膜损害为主的临床表现，骨、内脏、眼和神经系统症状较轻或少见。

1. 二期梅毒的临床表现

（1）二期梅毒的皮肤、黏膜损害　二期梅毒的皮肤、黏膜损害分为二期早发梅毒疹和二期复发梅毒疹两类。

皮疹的共同特征：①皮疹泛发对称（除扁平湿疣外），多呈古铜色，好发于掌跖；②皮损和分泌物中有大量的梅毒螺旋体，传染性强；③皮疹一般无自觉症状，惟扁平湿疣可有痒感；④皮疹破坏性弱，传染性强，不经治疗持续数周可自行消退。

二期梅毒的皮肤损害　皮疹种类甚多，最常见的是斑疹和丘疹，常为一种或多种类型同时存在。

1）斑疹性梅毒疹（梅毒性斑疹）：为最早出现的二期梅毒疹，圆形或椭圆形，直径1～2cm，玫瑰色或褐红色，压之褪色，互不融合。皮疹数目多，分布对称，好发于躯干与四肢近端。

2）丘疹性梅毒疹：较斑疹出现稍晚，直径约2～5mm或略大，肉红色或铜红色的浸润斑，略高出皮面，质坚硬，表面光滑或被覆黏着性鳞屑，好发于颜面、躯干、四肢屈侧，尤其是掌跖部位。

3）掌跖梅毒疹：常见，为质硬、污黄色、中央角质剥脱，边缘覆有黏着性鳞屑，似领圈样皮损，散在，对称而不融合。

4）脓疱性梅毒疹：罕见，多见于身体衰弱者。脓疱基底潮红浸润。

5）梅毒性白斑：它的产生可能是玫瑰疹或丘疹的炎性反应消退后遗留的色素减退斑，也有未出现原发疹就出现白斑的。白斑好发于颈侧、颈肩部、腰部、外阴和股部等处。患部色素完全脱失，周围色素增加，白斑呈圆形或椭圆形，数目较多，可以互相融合成大片，中间呈网眼状。网眼内色素脱失，白斑上无鳞屑，无任何自觉症状，常伴发梅毒性脱发。白斑存在时间较长，顽固不易消失，虽经抗梅毒治疗，也不易在短时间内恢复正常皮色。梅毒白斑的边缘不如白癜风清楚，色素减退的程度也轻。

6）梅毒性脱发：侵犯头部毛发区的微血管，致使血管壁发生病变而堵塞，影响毛发的发育而脱落，分为局限性脱发和弥漫性脱发两种。局限性脱发表现为 0.5cm 左右的秃发斑，呈虫蛀状或蜂窝状，边界不清，好发于后头部与枕部。弥漫性脱发多发于感染后 3～4 个月或 1 年，开始时可毫无原因的头皮出现糠样落屑，继而出现脱发，头发稀疏，长短不齐。皮肤毫无变化，常同时感到剧烈头痛。这是由于脱发区内毛细血管遭到不同程度侵犯的结果。梅毒性脱发经及时治疗，头发可于 2～6 周内再生。患者常伴有神经梅毒，脑脊液检查异常，梅毒血清反应强阳性。据此，可与脂溢性脱发、普秃与全秃、头癣相鉴别。

7）扁平湿疣：扁平湿疣是特殊的丘疹性梅毒疹，好发于肛周、生殖器、腋窝、腹股沟、指趾间等皱褶多汗部位。初起为表面湿润的扁平丘疹，随后扩大或融合成扁平或分叶状的疣状损害，直径 1～3cm，基底部宽而无蒂，呈暗红色炎性浸润，表面糜烂，渗液，内含大量螺旋体，传染性强。

8）梅毒性甲病：可分为甲沟炎和甲床炎。

二期梅毒的黏膜损害 二期梅毒黏膜损害的特征是黏膜斑，与皮肤损害同时发生。黏膜损害为圆形或椭圆形的灰色斑片，周边有狭小的红斑带，剥去灰色坏死膜可见浅表性溃疡。如果多个斑融合，可形成"蜗牛痕迹性溃疡"。黏膜损害通常是无痛的，且在几周内消退，多见于口腔、舌、咽喉或生殖器黏膜。

1）梅毒性咽炎：咽喉部充血，弥漫性潮红，可伴发扁桃体炎或咽喉炎，扁桃体红肿、糜烂、溃疡，常伴有咽痛、声音嘶哑。

2）梅毒性舌炎：舌部出现剥脱性斑片，常位于舌背中缝区。舌表面有一个或数个大小不一、边界清楚的光滑区，区内舌乳头缺失，黏膜平滑肥厚。

3）黏膜斑：为特征性黏膜损害，呈圆形、椭圆形糜烂面，边缘清楚，表面潮湿，灰白色，含有大量梅毒螺旋体，以唇黏膜最多见。

4）红斑糜烂性梅毒疹：黏膜出现指甲盖大小、边界清楚的潮红糜烂。

（2）泛发性淋巴结炎肿大 60％的二期梅毒发生泛发性淋巴结肿大，肿大的淋巴结通常为 1～2cm，孤立、质硬、光滑，可移动且触诊明确，不痛，不化脓。一般先从颌下、颈后部发生，继之肘窝、乳房附近淋巴结受侵。通常仅仅某些部位淋巴结肿大，最重要的淋巴结为一期损害的近卫淋巴结。不经治疗，大约 6～8 周消退。

（3）二期的骨关节梅毒 二期梅毒时，梅毒螺旋体播散到全身，侵入骨骼或关节腔，引起骨与关节损害，以骨膜炎最常见，关节炎次之，亦可见骨炎、骨髓炎、腱鞘炎或滑膜炎。其共同特点为晚上和休息时疼痛较重，白天及活动时较轻。多发生于四肢之长骨，亦可发生于骨骼肌的附着点处，如尺骨鹰嘴、髂骨嵴或乳突。初次接受抗梅毒治疗时有加剧趋势。

（4）二期眼梅毒 二期眼梅毒的临床表现为虹膜炎、虹膜睫状体炎、脉络膜炎、视神经炎和视网膜炎等。

（5）二期梅毒的内脏损害 此属二期梅毒少见病变，临床表现为肝炎、胆管周围炎、肾病、胃肠道疾病。

（6）二期神经梅毒　二期梅毒的神经病变主要有无症状神经梅毒、梅毒性脑膜炎和脑血管梅毒 3 种，多为无症状性神经梅毒，但脑脊液有异常变化，如蛋白增多，淋巴细胞数目增加，脑脊液 VDRL 试验阳性，胶体金曲线异常等。

（7）二期复发梅毒　首批出现的皮疹为二期早发梅毒，皮疹经 2～3 个月后可自行消退。因治疗不彻底或免疫力降低，二期损害消退后可重新出现，主要在感染后 1～2 年内，以血清复发最多见，也可有皮肤黏膜、眼、骨及内脏损害复发。

（8）复发梅毒的皮疹　复发梅毒的皮疹有一定的特异性：①皮疹数目多，分布比较局限。②群集倾向较二期梅毒更加明显，可为环形、弧形、匐行形或花朵形。③皮疹的破坏性较原发疹为大。好发部位为前额、口角、颈部、阴部与掌跖处。

2. 二期梅毒的诊断

（1）有不洁性交或一期梅毒。

（2）有多种皮肤损害，如玫瑰疹、丘疹、扁平湿疣、黏膜损害、淋巴结肿大等典型的临床表现。

（3）实验室检查：在扁平湿疣黏膜损害处取材，暗视野显微镜下可找到梅毒螺旋体；梅毒血清试验几乎 100％阳性。

3. 二期梅毒的鉴别诊断

二期早发梅毒与复发梅毒的鉴别：早发梅毒病程短，易治愈，预后较好；复发梅毒病程较长，疗效与预后均不如早发梅毒。

（三）三期梅毒

早期梅毒未经治疗或治疗不充分，经过一定的潜伏期而发展为三期梅毒，亦称晚期梅毒。潜伏期通常为 2～4 年，最长可达 20 年。约有 1/3 的患者发生三期梅毒。三期梅毒对他人的传染性较小，但破坏性极大。除皮肤、黏膜、骨出现梅毒损害外，尚可侵犯内脏、特别是心血管和中枢神经系统等重要器官，严重者可危及生命。

三期梅毒的特点：①损害的数目小、分布不对称，呈孤立或簇集性分布，愈后遗留萎缩性瘢痕，面部皮损毁容；②客观症状严重而自觉症状轻微；③体内及皮损中梅毒螺旋体少，传染性小或无，破坏性强，易造成组织缺损，器官损害，可致残疾，甚至危及生命；④梅毒血清反应阳性率低，阳性率可达 30％以上，脑脊液常有改变；⑤抗梅毒治疗可使其迅速愈合。

三期梅毒主要侵犯对生命无威胁的组织和器官，绝大多数损害出现在皮肤和骨，也可累及黏膜、血管、肌肉和眼部。遗留的瘢痕可能损害受累结构的功能。

1. 三期梅毒的临床表现

（1）三期梅毒的皮肤损害　三期梅毒的皮肤损害主要有结节性梅毒疹、树胶肿和近关节结节。

结节性梅毒疹　结节性梅毒疹为三期早发疹，好发部位为头部、肩胛部及四肢的伸侧，分布不对称，自觉症状轻微，为一群直径约 0.2～1.0cm 大小的皮下小结节隆起皮面，具特异性暗红色浸润，质坚硬，可以存在数周至数月。结节由中心部消退，边缘继续出现新疹，呈环形、蛇形或卫星状排列，有的可自行消失，遗留萎缩性瘢痕，有的表面可破溃形成溃疡。溃疡呈马蹄形或环形，质坚硬，周围有暗红色浸润，边界分明。溃疡表面可结黑褐色痂皮，亦可因溃疡继续发展，形成蛎壳状痂皮。结节性梅毒疹新旧疹此起彼伏，迁延数年。

树胶肿　树胶肿为三期梅毒的特征性表现，发生时间较结节性梅毒疹迟，皮损较大，部位较深。初发的树胶肿是在皮下组织深部发生硬结，无痛感。初起时硬结可以移动，大小如豌豆，渐增大如蚕豆乃至李子大或更大，质坚硬，数目多少不定。开始颜色为正常肤色，随结节增大，颜色逐渐变为深红、暗红乃至紫红。经2～6个月中心软化破溃，发生单发或多发性穿孔，从孔中排出脓血样黏稠分泌物，为黄褐色或乳黄色黏性很强的胶样物质。破溃损害形成特异的肾形或马蹄形溃疡，边界清楚，边缘整齐，隆起如堤状，周围有褐红或暗红浸润，基底紫红，触之有硬感，但无疼痛。树胶肿可发生于全身各处，以头面部、小腿处多见，小腿上1/3处最为多见。树胶肿可侵及骨与软骨，骨损害多见于长管骨，可出现骨膜炎。病程长，可迁延数月至数年或更长。愈后形成瘢痕，瘢痕绕有色素沉着带。

近关节结节　少见，发生于髋、肘、膝及坐骨关节等大关节附近的皮下结节，为豌豆至胡桃大、圆形或椭圆形结节，对称分布，质地硬，与周围组织无粘连，表面皮肤正常，压迫稍有痛感，无其他自觉症状。

（2）三期梅毒的黏膜损害　主要发生于口腔、鼻部及舌部。口腔损害常发生于硬腭，呈结节性树胶肿，在硬腭近中央部发生穿孔，造成口腔与鼻腔间穿孔，此为三期梅毒的特征性表现。鼻中隔亦常形成树胶肿，可损伤骨膜及骨质，出现鼻中隔穿孔，形成鞍鼻。舌部树胶肿破溃后形成穿凿性溃疡，边缘柔软而不规则，自觉症状轻微。

（3）三期的骨关节梅毒　三期骨关节梅毒的发病率仅次于三期梅毒的皮肤黏膜损害，特点为骨骼疼痛，夜重日轻，损害呈增生性，有骨赘或骨疣，病程缓慢，极少发生坏死或化脓，不经治疗可以自愈。

三期骨关节梅毒的特征：①滑囊周树胶样关节炎：多见于膝关节。在滑囊周和韧带有大小不等的无痛硬结，滑囊内可有渗出性肿胀，但无炎症现象。若滑囊内有树胶肿样损害，则引起关节软骨纤维性病变，关节活动受限。②夏科关节炎：亦称骨髓痨性关节病，好发于踝关节、膝关节、髋关节和肩关节，亦可几个关节同时发生。关节水肿是普发症状，关节增大，活动受限制，甚至脱位。X线片有刀削样骨折。

（4）三期眼梅毒　三期眼梅毒与二期眼梅毒的损害相同，临床表现为虹膜炎、虹膜睫状体炎、脉络膜炎、视神经网膜炎、视神经炎、间质性角膜炎。有的表现为三期梅毒的特有病变和眼各部的树胶肿。

（5）三期心血管梅毒　三期心血管梅毒可累及主动脉、冠状动脉口、瓣膜和心肌，其中，主动脉炎是最常见的损害，约占临床表现的85%。三期心血管梅毒一般在感染后10～30年才产生明显症状和体征，男性是女性的3倍。心血管梅毒根据发病部位不同，临床上分为5种类型：单纯梅毒性主动脉炎（主要是升主动脉）、梅毒性主动脉瓣闭锁不全、冠状动脉口狭窄、梅毒性主动脉瘤和梅毒性心脏树胶肿，几种类型常同时发生。

（6）三期神经梅毒　神经梅毒约占梅毒总数的10%，多在感染后3～30年发病，主要表现为脊髓痨和麻痹性痴呆。

无症状神经梅毒 脑脊液检查有异常变化，但详细的神经检查不能发现临床症状与异常的体征。

脑膜血管梅毒 脑膜血管梅毒分为 3 种：①灶性脑膜梅毒：极罕见，脑膜有树胶肿形成，如同其他逐渐增大的脑部肿瘤。②脑血管梅毒：可侵犯任何脑动脉，其临床表现为受累动脉供血不足，神经功能丧失，最常见的为偏瘫，可伴有意识障碍、头痛等。③脊髓脑膜血管梅毒：罕见，胸脊髓最常受累，临床表现为神经根痛、四肢肌肉萎缩、瘫痪、传导性感觉障碍、括约肌功能障碍等。

脑实质梅毒 脑实质梅毒分为 3 种：①麻痹性痴呆：又称全身性麻痹，可有多种神经症状，其可呈现任何一种精神和神经失调的表现。神经症状有震颤，特别是唇、舌与手；口吃与发音不清，阿罗瞳孔，对光反应消失，调节反应存在，疼痛发作，四肢瘫痪，大小便失禁。血清 VDRL 试验阳性，FFA-ABS 试验 95％以上阳性，脑脊液 VDRL 试验阳性，胶体金曲线呈第一带型反应。②脊髓痨：为脊髓后索发生变化所致，主要临床表现为闪电样痛，以下肢最常见；共济失调，肌张力减退或消失，腱反射减退或消失；行走时抬脚过高，踏地过重，自觉踩棉花；内脏危象（主要是胃肠、膀胱，为阵发性剧痛）；Charcot 关节病，多见于膝关节。约 30％患者血清 VDRL 试验阴性，FFA-ABS 试验阳性，脑脊液检查细胞计数、蛋白含量均增高，胶体金曲线呈中带型反应。③视神经萎缩：在无其他神经梅毒表现时发生，常并发脊髓痨。

（7）其他三期梅毒

呼吸系统梅毒 单个或多个树胶肿发生于喉部、气管、支气管、胸膜等部位引起相关症状，发生在喉部附近的树胶肿可形成溃疡，引起咳嗽、脓痰和声音嘶哑等。肺部梅毒极少，固定性肿瘤、结节、局部浸润较常见，也可观察到大的弥漫性浸润。

消化系统梅毒 食管黏膜下树胶肿或弥漫性浸润妨碍吞咽。胃部梅毒可能与恶性或良性胃溃疡的表现类似。肝脏树胶肿是最常见的胃肠道三期梅毒，但仅偶尔感觉腹部团块。胰腺也可发生树胶肿。

泌尿、生殖系统梅毒 睾丸因发生树胶肿而增大，常为单侧睾丸肿大，并与周围组织粘连而形成溃疡和瘘管，亦可因弥漫的间质性睾丸炎而肿大，不痛，睾丸肿大变硬像弹球，鞘膜有梅毒性水囊肿。膀胱梅毒树胶肿多在膀胱内形成疣状或硬肿性损害，可形成溃疡。

内分泌腺梅毒 甲状腺树胶肿可导致甲状腺功能低下，肾上腺梅毒树胶肿可呈 Addison 病样临床表现。

2．三期梅毒的诊断

（1）有不洁性交史或早期梅毒史。

（2）典型症状如树胶肿、结节性梅毒疹、主动脉炎、主动脉瓣闭锁不全、主动脉瘤、脊髓痨、麻痹性痴呆。

（3）实验室检查 梅毒血清反应阳性，脑脊液常规检查异常，VDRL 试验阳性。

（四）潜伏梅毒

凡有梅毒感染史、无临床症状或临床症状已消失，皮肤、黏膜以及任何器官系统和脑脊液检查均无异常发现，仅梅毒血清反应阳性，并排除假阳性反应者称潜伏梅毒（隐性梅毒）。

1. 潜伏梅毒的临床表现

潜伏梅毒的发生有两种情况：①梅毒螺旋体侵入人体之际，病人免疫力较强，临床症状不明显。②由于接受抗梅毒治疗不彻底，螺旋体被暂时杀伤或绝大多数被杀伤，未出现明显的症状或体征。临床表现可无症状，但体内有梅毒螺旋体存在，当机体抵抗力降低时可出现症状。感染在两年以内者称早期潜伏梅毒，有发生二期复发损害的可能（约20%），有传染性。感染在两年以上者，称晚期潜伏梅毒。复发者少见，一般没有传染性。未经治疗的潜伏梅毒约1/3发展成显性晚期梅毒。

2. 潜伏梅毒的诊断

（1）符合一期梅毒或二期梅毒的症状史。

（2）与确诊一期梅毒或二期梅毒或早期潜伏梅毒的性伴有性接触史。

（3）有性接触史，非梅毒螺旋体试验与梅毒螺旋体试验阳性。

（4）感染者体内存在梅毒螺旋体，但无临床症状或体征。

（5）有明确记录的非梅毒螺旋体试验阳转，或滴度增加4倍或以上。

（五）先天梅毒

先天梅毒是患有梅毒的母亲体内的梅毒螺旋体经胎盘和脐静脉进入胎儿体内所致，胎儿多在母亲怀孕4月时被感染，往往发生流产或死产。先天梅毒与后天梅毒相似，区别在于先天梅毒不发生硬下疳。先天梅毒分为早期先天梅毒（发病在2岁以内）和晚期先天梅毒（发病在2岁以后）。

1. 早期先天梅毒

早期先天梅毒婴儿尤其早产儿常有营养不良、消瘦、烦躁不安、皮肤脱水等，呈老人颜貌，一般发育不良，严重者可有贫血和发热。

（1）早期皮肤损害　常于出生后3周出现，与后天梅毒的二期皮肤损害相似，皮疹对称分布，呈斑疹、丘疹和脓疱疹。斑疹多见于掌跖、口周、臀，在口周和肛门周围常融合成深红色浸润性斑片，皮肤弹性降低，常形成放射状皲裂，愈后呈放射状瘢痕，具有特征性。丘疹常大而浸润，可对称分布，好发于面部、臂、臀和下肢，呈暗红或铜红色。发生于颜面常呈脂溢性，周围有暗红色晕；发生于肛周、外阴及四肢屈侧常呈湿性丘疹和扁平湿疣。脓疱疹多见于掌跖，呈圆形、直径2～3cm的大泡，迅速化脓、破溃形成糜烂面，含有浆液或脓性物，其中有大量梅毒螺旋体，称梅毒性天疱疮。复发性早期先天梅毒疹多呈丘脓疱疹、环状梅毒疹及肛门周围和皱褶部位的湿丘疹和扁平湿疣，此种损害常在1岁后发生。

（2）早期黏膜损害　鼻炎为最常见和最特殊的表现，鼻腔阻塞，常有大量血性分泌物流至唇部，严重影响患儿吮乳。鼻炎长期存在和发展可形成溃疡，累及鼻骨，最终引起鼻中隔偏曲或鞍鼻。喉炎造成声音嘶哑，口腔内有黏膜斑。

（3）早期先天骨梅毒　骨损害在早期先天梅毒中最常见，长骨易被侵犯，引起早期骨软骨炎，可有四肢疼痛、肿胀，不能活动。梅毒性指炎造成弥漫性梭形肿胀，累及一指或数指，有时伴有溃疡；也可发生骨膜炎。

（4）早期先天内脏梅毒　症见全身淋巴结及肝、脾大，肾病综合征和肾小球肾炎。

（5）早期生殖系统梅毒　可见睾丸炎和附睾炎，常合并阴囊水肿。

（6）早期眼梅毒　眼部损害为脉络膜炎、虹膜睫状体炎、视网膜炎、视神经炎等。

（7）早期先天神经梅毒　以脑膜炎多见，可发生脑水肿、脑软化、癫痫样发作。

2. 晚期先天梅毒

多在 2 岁以后发病，到 13～14 岁才出现多种症状，30 岁以后少见。其损害与三期梅毒相似，以角膜、骨和神经系统损害最重要，分为永久性标记性损害和活动性损害，前者为早期病变所遗留，可以终身存在，无活动性。

（1）皮肤黏膜梅毒　症状与后天梅毒相似，发病率较低，以树胶肿多见，黏膜损害表现为鼻中隔穿孔、鞍鼻，可破坏软腭与硬腭而形成穿孔。

（2）骨梅毒　骨膜炎较多见，多见小腿骨膜增厚，胫骨延长、肿胀、弯曲，表面凸凹不平，形如马刀鞘，称为刀鞘胫。其次为长骨或颅骨发生树胶肿，较少见的骨损害为双侧渗出性关节炎，其特点为膝关节肿胀、轻度强直，不疼痛，称 Clutton 关节。

（3）眼梅毒　以间质性角膜炎最常见，一般发生于 4～20 岁时，女性多于男性。开始为一侧，其后另一侧也受累，急性发作，角膜充血、眼痛、畏光、流泪，继之出现特征性、弥漫性云雾状角膜，进而导致角膜部分或完全混浊，甚至失明。

（4）神经梅毒　1/3～1/2 患者发生无症状神经梅毒，常常延至青春期发病，以脑神经损害为主，尤以听神经、视神经损害多见。早期常有智力发育不全，晚期先天梅毒可出现幼年麻痹性痴呆、幼年脊髓痨、神经性耳聋、视神经萎缩。

（5）标记性损害　①哈钦森牙（hutchinson teeth）：特征为上门齿呈柱状，齿下端比近齿端窄，咬合面中央有半月形缺口，齿厚度增加，齿间隙增宽。下第一臼齿较小，齿尖集中于咬合面中部，形如桑椹，称桑椹牙。②神经性耳聋：因第八对脑神经受侵犯，导致神经性耳聋，可有迷路炎、眩晕、耳鸣，随后丧失听力，常与其他梅毒标记伴发，不单独出现。③基质性角膜炎：晚期先天梅毒有 50% 可出现此种病变，眼的基质性角膜炎约 95% 为梅毒性。本症多为双侧，呈急性角膜炎表现：眼部疼痛、流泪、失明，继之角膜混浊，部分或完全失明，抗梅毒治疗常无效。以上 3 症状称哈钦森三联征。其他标记包括额骨圆凸、短颌、硬腭高耸、鞍鼻、桑椹牙、胸锁关节增厚、口腔周围放射状瘢痕、刀鞘胫、Clutton 关节、下颌骨相对隆凸。

3. 先天潜伏梅毒

无临床症状，梅毒血清反应阳性者为先天潜伏梅毒。

4. 先天梅毒的诊断

（1）其母患有梅毒。

（2）有典型的临床症状和体征。

（3）实验室检查，从损害、鼻分泌物或胎盘脐带标本中，通过暗视野显微镜、荧光抗体或其他特殊染色查到梅毒螺旋体。

六、实验室检查

（一）组织与体液中梅毒螺旋体的检查

1. 暗视野显微镜检查

对早期梅毒的诊断具有十分重要的价值，特别是对已出现硬下疳，但梅毒血清反应仍阴性者。对有以下情况者应做暗视野显微镜检查：①发生于不洁性交后的生殖器溃疡；②硬结性的溃疡，无论发生在什么部位，呈鲜红色，并且有近卫淋巴结肿大者；③发生于皮肤或黏膜上的慢性潮湿性损害，怀疑有早期梅毒可能者。

在暗视野显微镜下，梅毒螺旋体有以下特征：①螺旋整齐，固定不变。②运动缓慢而有规律，平均有 8～14 个螺旋体围绕其长轴做前后旋转移动，或伸缩其圈间之距离而移动，或全身弯曲如蛇行。③折光力强，运动时可闪闪发光。

2. 免疫荧光染色

用含有抗梅毒螺旋体抗体的梅毒病人血清，加非致病性螺旋体培养物进行吸收，再用异硫氢酸荧光素（FITC）标记，以直接或间接免疫荧光法，对早期梅毒分泌物进行检查，在荧光显微镜下观察，梅毒螺旋体呈亮绿色，保持完整的螺旋体者为阳性。

3. 涂片染色法

即将损害上的分泌物或组织液做涂片，进行染色。染色有多种方法，如吉姆萨染色（Giemsa）、冯太奈（Fontana）染色、尼采（Nitsch）染色、墨汁染色法等。吉姆萨染色螺旋体呈紫红或玫瑰红色，冯太奈染色螺旋体呈棕黑色，尼采染色用油镜观察可在金黄色视野中，梅毒螺旋体呈白色透明，墨汁染色法梅毒螺旋体呈金黄色。

4. 聚合酶链反应检测

应用聚合酶链反应（polymerase chain reaction，PCR）从选择的材料扩增选择的螺旋体DNA 序列，使经选择的螺旋体 DNA 拷贝数增加，扩增产物能够用特异性探针和凝胶电泳进行检测，PCR 对诊断一期梅毒、先天梅毒和神经梅毒具有一定的敏感性和特异性。

（二）梅毒血清试验

梅毒螺旋体进入人体后可产生两种抗体。非特异性的抗心脂质抗体，用牛心类脂质检测，称非梅毒螺旋体抗原血清反应；抗梅毒螺旋体抗体可用梅毒螺旋体（活的或死的梅毒螺旋体或其成分）检测出来，称梅毒螺旋体抗原血清反应。

1. 非梅毒螺旋体抗原血清试验

（1）性病研究实验室试验（venereal disease research laboratory，VDRL）　这是应用最广泛的实验，用牛心类脂质中的心拟脂加入卵磷脂和胆固醇的混合物作为抗原，VDRL试验可发现血清和脑脊液中的脂质抗体。该试验可用稀释的血清做定量试验且产生高滴度值。优点：成分纯净固定，试剂及对照血清均标准化，重复性好，费用低，操作简单，特异性及敏感性较其他类脂质抗原高，生物学假阳性少，不仅适用梅毒的诊断，而且特别适用于梅毒治疗后的追踪。缺点：在一期梅毒中敏感性不高，判定阴性与弱阳性反应时需有一定的经验。

（2）快速血浆反应素环状卡片试验（rapid plasma reagin test，RPR）　这是 VDRL 的一种改良法，使用悬浮在氯化胆碱中的 VDRL 试验抗原测定血浆或未加热的血清。优点：操作简单，抗原不需新鲜配制，判断结果容易，可快速诊断，敏感性和特异性与 VDRL 相同。广泛应用于早期梅毒的定性诊断。

（3）不加热血清反应素试验（unheated serum reagin test，USR）　这是 VDRL 的改良法，抗原中含有氯化胆碱及 EDTA，不含胶体碳。优点：血清不需灭活，抗原不需临时制成，操作简便，敏感性和特异性与 VDRL 相同。目前在我国已广泛应用。

（4）自动反应素试验（automated reagin test，ART）　这是 RPR 试验的一种改良方法。优点：可通过自动分析器自动分析，适用于大样本检测，试验用的纸条可作为病历的一部分，长期保存，不需立即看结果，可等到方便时再看结果。缺点：费用较高，操作时强阳性血清有时可能污染阴性标本。

（5）甲苯胺红不加热血清试验（toluidinred unheated serum test，TRUST）　甲苯胺红加入 VDRL 抗原悬液中，便于读结果。

2. 梅毒螺旋体抗原血清试验

（1）荧光螺旋体抗体吸附试验（fluorescent treponema antibody absorption test，FFA－ABS 试验）　最常见的是用 Nichol 株梅毒螺旋体作抗原，以梅毒螺旋体无毒株（Reiter 株）吸附待检血清，以除去非特异性抗体，用间接免疫荧光技术检测血清中抗梅毒螺旋体 IgG 抗体。优点：敏感性强，对早期梅毒特异性很高，阳性率一期梅毒为 $88\%\sim91\%$，二期梅毒为 100%，晚期梅毒为 $98\%\sim100\%$，隐性梅毒为 98%，是诊断梅毒的"金标准"试验。通常作为确证试验，对怀疑的一期梅毒患者也有用。缺点：阳性反应不易阴转，常持续数年，甚至终身，不能反映病程活动性，不宜用于疗效监测和结果判定。

（2）IgM-FFA-ABS 试验　此试验为 FFA-ABS 的改良法，用以检测抗螺旋体 IgM 抗体。该试验可发生假阴性反应，成人、新生儿（高达 35%）均可见。使用分离的 IgM 部分的 19S-IgM-FFA-ABS 方法，可排除假阳性反应。此法特异性和敏感性均高。此试验技术难度大，耗时，费用高。

（3）梅毒螺旋体血球凝集试验（treponema pallidum hemagglutination test，TPHA）该试验是利用绵羊红细胞做载体，经醛化固定后再用鞣酸处理，能与梅毒抗原结合，再与抗体结合形成凝集现象。抗原为经超声波处理的 Nichol 梅毒螺旋体的提取物，用致敏的、经过甲醛溶液和鞣酸处理的绵羊红细胞，待检血清用吸收剂处理。吸附剂是用超声波处理的绵羊红细胞膜、正常睾丸提取物及 Reiter 株螺旋体等制成，待检血清经吸附剂处理后，可除去非特异性螺旋体抗体，然后将吸附梅毒螺旋体的绵羊红细胞和经吸附剂处理过的病人血清加于塑料微滴定板的 U 型孔中，振荡、孵育，出现血凝反应为阳性。优点：有高度的特异性和重复性，可用作确证试验。

（4）梅毒螺旋体被动颗粒凝集试验（treponema pallidum particle agglutination test，TPPA）　是日本富士公司推出的取代 TPHA 的产品，它可以在梅毒的任何阶段检测梅毒螺旋体。

（5）脑脊液 PYA 试验（FTA-CSF 试验） 用 FTA 试验检测脑脊液中梅毒螺旋体抗体，可用于潜伏梅毒及怀疑有神经梅毒者，亦可用于判断疗效。可观察脑脊液是否有淋巴细胞增多（＞3×10^6/L），蛋白含量是否增高。无神经梅毒的患者 FTA-CSF 试验亦可阳性，因此对阳性者还不能决定是否为有症状的神经梅毒患者。

（6）固相血吸附试验（solid-phase hemadsorbtion，SPHA） 这是最初的特异性抗螺旋体 IgM 试验之一，简单而便宜。在此试验中，将梅毒螺旋体的溶解成分包被在绵羊红细胞上作指示剂，用于检测聚苯乙烯板上的固相 IgM 螺旋体抗体，观察疾病的活动及疗效。

（7）酶联免疫吸附试验（enzymelinked immunosorbent assay，ELISA） 其原理为：涂在小塑料珠表面或塑料管内表面的抗原同病人的血清反应，随后用碱性磷酸酶或辣根过氧化酶耦联的抗免疫球蛋白同与抗原连接的特异性抗体发生反应，借助酶标仪测定抗体的数量。优点：简单、可靠、相对迅速，敏感性与 FFA-ABS 试验相同，主要用于筛选试验。

3. 梅毒血清试验的应用指征

梅毒血清学试验的解释应注意以下几点：

（1）血清学反应结合病史和临床资料一起解释。血清学诊断试验根据如下标准评估，据其重要性排列：特异性、敏感性、提供可重复的定量结果、技术效果、自动化范围等。根据以上标准，TPHA 试验可能是最重要的血清学试验，TPHA 试验仅需要 0.025ml 试验血清，在感染 3 周后即出现阳性反应，有非常高的血清稀释度。在几小时，可有自动试验的结果，阳性率为 92%～95%，且与 FFA-ABS 试验结果一致。TPHA 试验通常是终身反应，不适于追踪疾病的过程和梅毒的诊断。

（2）对所有可疑梅毒的血清标本进行非螺旋体血清试验，试验结果以定量报告。抗体滴度常与疾病的活动性有关，在比较同一种非螺旋体血清试验的两次结果时，只要滴度出现 4 倍以上的变化（相当于两个稀释度的变化，如从 1∶16～1∶64，或从 1∶8～1∶32 时），才能认为确有差异。非螺旋体血清试验阳性表明患者有致病螺旋体的过去史或目前有感染，此感染可能已经或未被充分地治疗。同样，试验阳性也可能是假阳性。试验阴性表明，目前未感染或经有效治疗的感染，但试验阴性并不能排除患者处于潜伏期梅毒。滴度 4 倍以上升高显示有感染、再感染或治疗失败，滴度 4 倍以下下降显示得到了充分的治疗。最常见的非螺旋体试验的错误解释是不能认识升高或下降的终点滴度的变化，或不能建立试验的真正反应性，导致错误的追踪治疗。

（3）不管非螺旋体试验的结果如何，都需进行螺旋体血清学试验，目的是为了证实非螺旋体试验的结果和晚期梅毒患者的可能。螺旋体试验阳性通常表示曾有过致病性螺旋体的感染或目前处于感染状态。对大多数而言，一旦螺旋体试验阳性，则可能终身阳性。试验阴性表示过去和现在都没有过类似感染。值得注意的是，螺旋体试验在潜伏期梅毒可能是阴性的，大约 1% 的人试验假阳性。

（4）应在同一实验室内采用同一方法（如 VDRL 或 RPR）。VDRL 和 RPR 都是可靠的试验，但由于 RPR 的滴度常高于 VDRL，故两种试验的结果不宜进行直接比较。

（三）梅毒血清反应的假阳性反应

1. 急性生物学假阳性

见于非梅毒螺旋体感染性疾病，如风疹、麻疹、水痘、传染性单核细胞增多症、病毒性肝炎、上呼吸道感染、肺炎球菌性肺炎、亚急性细菌性心内膜炎、活动性结核、丝虫病、锥虫病、鼠咬热、回归热和钩端螺旋体病等。这些疾病梅毒血清反应滴度低，多在 6 个月以内转为阴性。采用 FFA-ABS 试验或 TPHA 试验检验，其血清反应呈阴性。

2. 慢性生物学假阳性

可持续 6 个月以上或数年，甚至终身。约 60％ 的慢性患者年龄大于 30 岁，女性多于男性；不能为螺旋体抗原血清试验所证实，常常代表比梅毒本身更严重的系统性疾病。其可分为两类：

（1）非螺旋体抗原血清试验假阳性　常见于系统性红斑狼疮、播散性盘状红斑狼疮、自身免疫性溶血性贫血、风湿性心脏病、类风湿性关节炎、进行性系统性硬化症、麻风病、肝硬化、干燥综合征、结节性多动脉炎、慢性胃炎及海洛因成瘾者。滴度可达 1：64～1：128；少数孕妇假阳性率为 1％～2％；70 岁以上高发老人中，有 1％ 出现假阳性。

（2）螺旋体抗原血清试验假阳性　螺旋体抗原血清试验的特异性高，假阳性率的发生率较少，FTA-AB 试验出现假阳性的疾病有系统性红斑狼疮、盘状红斑狼疮、混合性结缔组织病、类风湿关节炎、硬皮病、肝硬化、Lym 病、麻风病、自身免疫性溶血性贫血、结肠癌、生殖器疱疹、糖尿病、淋巴瘤、脑膜瘤、海洛因成瘾者、妊娠等。其中以系统性红斑狼疮多见，均呈弱阳性反应，螺旋体呈串珠状荧光。其可能原因是由于抗 DNA 抗体或其他抗核蛋白抗体与梅毒螺旋体表面上的蛋白发生了反应。

七、诊断与鉴别诊断

梅毒是慢性全身性传染性疾病，症状很复杂，与许多非梅毒疾病的表现十分相似，在早期为重要传染源，晚期又常累及重要脏器，危害极大。梅毒的诊断要求及时而准确，早发现，早治疗，既可防止发生晚期梅毒，亦可免于传染他人。

（一）诊断

梅毒的诊断需结合详细而正确的病史，全身各器官系统的检查与实验室检查，进行综合分析，必要时需进行调查，追踪观察和试验治疗，以便做出正确的诊断。

1. 病史

（1）不洁性交史　询问非正常性生活史和不洁性交史，以确定传染源。

（2）现病史　有无阴部生疮、皮肤红斑、丘疹、湿疣史，曾否发生过硬下疳，二期、三期梅毒的表现，或其他性传播疾病的表现。是否输过血，梅毒血清反应素检测。

（3）婚姻史　结婚的次数和时间，有无涉外婚姻，配偶有无梅毒及其他性传播疾病。

（4）分娩史　已婚妇女应询问有无流产史，或分娩胎传梅毒儿的历史。

（5）怀疑为先天梅毒时，应询问其父母的性病史、其母的分娩史、本人早期和晚期胎传梅毒的症状与体征，以及兄弟姐妹的健康状况。

（6）疑为潜伏梅毒应询问传染史及有无可以引起梅毒血清生物学假阳性的疾病。

（7）治疗史 过去用过什么药治疗，是否规则，剂量是否足，有无药物过敏史等。

2. 体格检查

做系统全面的体格检查。怀疑一期梅毒者重点检查阴部有无硬下疳，近卫淋巴结是否肿大。怀疑二期梅毒重点检查全身皮肤和黏膜有无发疹。怀疑三期梅毒重点检查皮肤、骨髓和心血管有无病变。必要时进行 X 线、心电图及其他检查，并请有关专科会诊。

3. 实验室检查

（1）病原体检查 暗视野显微镜检查、荧光抗体检查、涂片染色检查，适用于早期梅毒。

（2）梅毒血清学试验 先做非螺旋体抗原试验（如 VDRL 试验、USR 试验、RPR 试验），有必要时再做螺旋体抗原试验（如 FFA-ABS 试验、TPHA 试验），适用于各期梅毒。

（3）脑脊液检查 适用于晚期神经梅毒。

4. 梅毒的组织病理改变

（1）血管内皮细胞肿胀和增生，常有毛细血管腔阻塞、局部坏死或干酪样变。

（2）血管周围有大量淋巴细胞和浆细胞浸润。晚期梅毒除上述变化外，尚有上皮样细胞和巨细胞肉芽肿性浸润，有时有坏死。

一期梅毒 典型的硬下疳呈血管周围浸润性病变，主要为淋巴细胞，包括 CD^{8+} 和 CD^{4+} 细胞、K 细胞浸润，伴有毛细胞血管内皮的增生，小动脉发生动脉内膜炎，肥厚而堵塞。由于血液供应不足，皮疹表面可发生糜烂或溃疡。应用镀银染色或电镜观察，可在真皮毛细血管周围找到大量螺旋体。在组织中亦可应用荧光抗体染色法检查。

二期梅毒 斑疹性梅毒病理组织变性很少有诊断性特征。丘疹性梅毒血管内膜肿胀，可发生于真皮的浅层血管，亦可发生于真皮的深层血管。血管周围有明显的浆细胞浸润，呈袖口状排列。约 1/3 的病例应用银染色可在扁平湿疣中找到梅毒螺旋体，主要位于表皮内，少数位于血管丛周围。

三期梅毒 此期皮疹表现出典型的肉芽肿性损害，为上皮样细胞与巨噬细胞组成的肉芽肿，中间可有干酪样坏死，周围有大量的淋巴细胞和浆细胞浸润，并有一些纤维细胞和组织细胞。血管壁增厚，内皮细胞增生，管腔狭窄，产生干酪样坏死。结节性梅毒疹肉芽肿局限于真皮内，干酪样坏死不广泛，树胶肿病变广泛，可侵及皮下，有大量上皮样细胞和巨细胞。皮疹中央大片干酪样坏死，大血管常受累。

（二）鉴别诊断

梅毒的临床表现复杂，可侵犯皮肤黏膜及各种组织和多个脏器，鉴别时应注意：①有无感染机会；②梅毒皮疹的临床特点；③梅毒螺旋体检查；④参照血清反应；⑤必要时行活体组织检查。

（1）一期梅毒 ①硬下疳应与软下疳、生殖器疱疹、固定型药疹、扁平苔藓、癌肿、结核相鉴别；②近卫淋巴结肿大应与软下疳及性病性淋巴肉芽肿的近卫淋巴结肿胀相鉴别。

（2）二期梅毒 ①玫瑰疹应与玫瑰糠疹、花斑癣相鉴别；②梅毒性丘疹应与扁平苔藓、毛发红糠疹等相鉴别；扁平湿疣应与尖锐湿疣相鉴别；③梅毒性脓疱疹应与脓疱病、寻常性脓疱疮、脓疱性痤疮、雅司相鉴别；④黏膜梅毒疹应与传染性单核细胞增多症、鹅口疮、地图舌等相鉴别。

（3）三期梅毒　结节性梅毒疹应与寻常狼疮、瘤型麻风等相鉴别。

八、治疗

（一）现代医学治疗

1. 治疗原则

（1）及时、及早治疗。梅毒的治疗越早效果越好，早期梅毒可以根治。血清阴性的硬下疳一期的治愈率可达 100%，二期的治愈率不到 90%。

（2）治疗需正规、足程、足量。

（3）晚期梅毒以控制症状、保持器官、提高工作能力为主要治疗原则。非螺旋体血清试验不能阴转不需再进行抗梅毒治疗。

（4）性伴侣必须接受诊疗。治疗后定期追踪随访。

2. 治疗方案

（1）早期梅毒　包括一期、二期、病期在两年以内的潜伏梅毒。①苄星青霉素 G240 万单位，分两侧臀部肌注，1 次/周，共 2～3 次。或普鲁卡因青霉素 G，80 万单位，1 次/天，肌注，连续 10～15 天，总量 800～1200 万单位。②对青霉素过敏者盐酸四环素 0.5g，4 次/天，口服，连续 15 天；或多西环素 0.1g，2 次/天；口服，连续 15 天；或红霉素，用法同盐酸四环素。

（2）晚期梅毒　包括三期皮肤梅毒、黏膜梅毒、骨骼梅毒，晚期潜伏梅毒或不能确定病期的潜伏梅毒与二期复发梅毒。①青霉素苄星青霉素 G，240 万单位，臀部肌注，1 次/周，连续 3 周；或普鲁卡因青霉素 G，80 万单位，1 次/天，肌注，连续 20 天为 1 个疗程；根据情况，停药两周后进行第二个疗程。②对青霉素过敏者用多西环素 0.1g，2 次/天，口服，连续 30 天；或红霉素，用法同多西环素。

（3）心血管梅毒　心血管梅毒应住院治疗，如有心力衰竭应予以控制后，再开始抗梅毒治疗。为避免吉-海反应，青霉素注射前一天口服泼尼松，每次 10mg，2 次/天，连续 3 天。水剂青霉素 G 从小剂量开始，逐渐增加剂量。首次 10 万单位，1 次/天，肌注；次日 10 万单位，2 次/天，肌注；第三天 20 万单位，2 次/天，肌注；自第四日用普鲁卡因青霉素 G，80 万单位，肌注，1 次/天，连续 15 天为 1 个疗程，总量 1200 万单位，共两个疗程，疗程间停药 2 周。必要时可多个疗程。对青霉素过敏者，选用多西环素或红霉素。

（4）神经梅毒　神经梅毒应住院治疗，为避免吉-海反应，可在青霉素注射前一天口服泼尼松，每次 10mg，2 次/天，连续 3 天。水剂青霉素 G，每天 1200～2400 万单位，静脉滴注，即每次 200～400 万单位，每 4 小时 1 次，连续 10～14 天，继以苄星青霉素 G240 万单位，1 次/周，肌注，连续 3 次。或普鲁卡因青霉素 G240 万单位，1 次/天。同时口服丙磺舒每次 0.5g，4 次/天，共 10～14 天。继以苄星青霉素 G240 万单位，1 次/周，肌注，连续 3 次。对青霉素过敏者，可选用多西环素或红霉素。

（5）妊娠梅毒　①根据孕妇梅毒的分期不同，采用相应的青霉素方案进行治疗，用法及用量与同期其他梅毒患者相同，禁服四环素、多西环素，必要时可增加疗程。②普鲁卡因青霉素 G，80 万单位/天，肌注，连续 10 天。妊娠初 3 个月内，注射 1 个疗程，妊娠末 3 个月注射 1 个疗程。③对青霉素过敏者，只选用红霉素治疗，每次 0.5g，4 次/天口服。早期梅毒连服 15 天，二期复发及晚期梅毒连服 30 天。妊娠初 3 个月与妊娠末 3 个月各进行 1 个疗程。其所生婴儿应用青霉素补治。

（6）先天梅毒（胎传梅毒）　①早期先天梅毒（2 岁以内）：单位脑脊液异常者水剂青霉素 G，每天每公斤 10～15 万单位，出生 7 日以内的新生儿，每次每公斤 5 万单位，静注，每 12 小时 1 次；出生 7 日以后的婴儿每 8 小时 1 次，10～14 天为 1 个疗程。或普鲁卡因青霉素 G，每天每公斤 5 万单位，肌注，1 次/天，连续 10～14 天。脑脊液正常者苄星青霉素 G，每天每公斤 5 万单位，1 次分两臀肌注。如无条件检查脑脊液，按脑脊液异常者进行治疗。②晚期先天梅毒（2 岁以上）：水剂青霉素 G，每天每公斤 20～30 万单位，每 4～6 小时 1 次，静注或肌注，连续 10～14 天。或普鲁卡因青霉素 G，每天每公斤 5 万单位，肌注，10～14 天为 1 个疗程，可考虑两个疗程。对较大儿童的青霉素用量，不应该超过成人同期患者的治疗用量。对青霉素过敏者，选用红霉素。8 岁以下儿童禁用四环素。

（7）吉-海反应（jarish-herxheimerreaction）　常发生于第一次注射强有力的抗梅毒药物治疗后数小时，并在 24 小时内消退，系由抗梅毒药物注射后，大量梅毒螺旋体被杀死，放出异性蛋白所致。其表现为高热、头痛、寒战、全身不适、乏力、肌肉骨骼痛、心动过速、血管扩张伴有轻度低血压等，此反应常见于早期梅毒。反应出现时，硬下疳可发生肿胀，二期梅毒疹可加重。晚期梅毒中发生率不高，但反应较严重。心血管梅毒患者可出现心律不齐、心绞痛，甚至可发生主动脉破裂。神经梅毒患者可引起精神病或突发的神经症状。为避免吉-海反应的发生，用抗梅毒药时可从小剂量开始逐渐增加至正常用量；或于抗梅毒治疗前一天口服强的松 5mg，4 次/天，连续 3～4 天。

3. 追踪与复治

梅毒不易根治，治愈标准有临床治愈和血清治愈，定期追踪观察有助梅毒的控制。早期梅毒在治疗后的最初 3 个月应每个月复查，追访治疗后的 6 个月、12 个月和 24 个月应进行血清学试验和临床检查，主要的血清学试验为 VDRL 试验（或 USR 或 RPR）。经过足量足程的治疗，VDRL 滴通常 3 个月后下降大约 4 倍，6 个月下降 8 倍。一期梅毒，VDRL 试验通常治疗后 1 年转为阴性，二期梅毒为两年；口服抗生素治疗，更宜追踪。

治疗后出现如下情况，应进行加倍量再治疗：①临床症状或体征未消失或再现；②非螺旋体试验的滴度升高 4 倍以上；③最初非螺旋体试验的高滴度不能在 1 年内下降 4 倍。

早期梅毒经治疗后，仔细观察血清反应滴度是否下降，并使其固定在低滴度水平。对于早期梅毒经治疗后，血清反应固定而又无临床复发症状者，可考虑做 CSF 试验，以排除无症状神经梅毒。

晚期梅毒与晚期潜伏梅毒：第一年每两个月复查 1 次，第二年每 6 个月复查 1 次，晚期梅毒 12 个月内血清仍不转阴，应为血清固定。若经足够量复治以后血清仍固定，即使再治疗也不能使血清转阴，需详细检查除外神经、心血管与其他内脏梅毒，并定期复查血清滴度，观察 3 年，以判断是否终止观察。

心血管梅毒与神经梅毒应由专科医生终身随访。

经过充分治疗的梅毒孕妇所生的婴儿，若血清学试验阳性，应分别在出生后的 1 个月、2 个月、3 个月、6 个月和 12 个月接受随访。若患者血清中抗体仅是由母体血液被转移所致，并非自身感染，到 3 个月时，患者血清中非螺旋体抗体滴度会有所下降，6 个月时应为阴性。若抗体滴度保持不变或增加，应对患者进行包括脑脊液在内的再次检查，并彻底治疗。

4. 梅毒治愈标准

（1）临床治愈　一期梅毒（硬下疳）、二期梅毒和三期梅毒（包括皮肤、黏膜、骨骼、眼、鼻等）等损害愈合消退，症状消失。以下情况不影响临床治愈的判断：继发或遗留功能障碍；遗留瘢痕或组织缺损；梅毒损害愈合或消退，梅毒血清反应仍阳性。

（2）血清治愈　抗梅毒治疗后两年以内梅毒血清学反应为阴性，表明已接受了充足抗梅毒治疗，故可不出现阳性反应。

（二）中医诊治

1. 概述

我国古代医家对梅毒一病认识较早，并且有较为深入的研究。

早在金元时期，窦杰著的《疮疡经验全书》中就有梅毒的记载。明代薛己的《薛氏医案》中亦有所载。韩㦟的《韩氏医通·方诀无隐章第八》记载了治疗本病的方药，"梦感滇人相授，治霉疮甚验。"其方药为"白僵蚕略炒 3 钱，全蝎 1.5 钱酒洗、瓦焙，大黄生用、5 钱，上为细末，鸡未鸣时，蜜汤调下三五匙。午后粥补，明日又服，以虫出疮干为度。以蜜汤旋和末为丸亦可。"

释继洪著的《岭南卫生方》中提出了治法方药："治杨梅疮方，一名木绵疗，一名天疱疮。胡麻、蔓荆子、枸杞子、荆芥、牛蒡子、山栀子、防风、黄连、大黄各 2 钱，黄柏、苦参、山豆根、轻粉、白蒺藜各 1 钱。上精制为末，水煮面为丸，如梧桐子大，每服重 2.5 钱，用茶五更吞服，午时又一服。自觉口内痛住服。忌荤腥油酱、炙炒香燥之物、生果之类。宜食淡粥，切戒房事，更养七情，如此 7 日见效。服前方后口损疼痛者，用此方以解之：黄柏、防风、荆芥、犀角、桔梗、牛蒡子、连翘、甘草各等份。上 8 味，水一盏半，煎至 8 分停冷，逐口噙吐。"外治："银朱、轻粉各 1 钱，黄蜡、清油各 1 两。先将黄蜡同油煎化，后入朱粉两味，和匀成膏，入瓷罐收贮，随疮大小，敷搽二三次，疮痂即脱。又方，大枫子 3 钱，轻粉 1 钱，上 2 味为末，涂疮上即愈。"

陈实功的《外科正宗》对本病有较详的论述，在其《杨梅疮论第三十六》中提出："夫杨梅疮者，以其形似杨梅；又名时疮，因时气乘变，邪气凑袭；又名棉花疮，自期绵绵难绝。有此三者之称，总由湿热邪火之化。但气化传染者轻，精化欲染者重。故气化乃脾肺受毒，其患先从上部见之，皮肤作痒，筋骨不痛，其形小而且干；精化乃肝肾受毒，其患先从下部见之，筋骨多痛，小便涩淋，其形大而且硬。如气化者，毒在皮肤，未经入里，宜服万灵丹洗浴发汗，解散皮肤之毒。精化者，毒在骨髓，未透肌肤，宜服九龙丹通利大小二便以泻骨中之毒，甚者二服皆可。行散之后，体实者，升麻解毒汤，体弱者，归灵内托散。服至筋骨不疼，疮根淡白，内毒已解，方用点药，轻者半年，重则一载，始方得愈。如患者不遵此法，欲其速愈，妄用熏条、搽药、哈吸等法，往往致成后患者多灸。"在这里，陈实功提出了本病的多种病名，并且解释了命名原因。其总体病机为湿热邪盛，且有气化和精化两种传染途径。所谓气化，即指非性接触而感染，所谓精化即通过性交传染。"精化欲染者重"，说明当时已知道这种疾病与性行为有密切关系。同时，指出了这两种传染途径的损伤病位，即气化伤脾肺，精化伤肝肾。其治疗法则：气化未经入里者，应发汗解散皮肤之毒；精化毒在骨髓者，应泻骨中之毒。书中对梅毒症状的描述较为详细，且具体诊断与治法临床多奏效。"杨梅疮：初起无头疼，筋骨不作痛，小水无涩淋，疮干细者轻。已生头面稀少，口角无疮，项下胸背虽多，谷道无可，初生疮发下疳，次生鱼口，复作筋骨疼痛，疮发，非痒。疮生红紫坚硬，手足多生，形如汤泼泡生，害非轻浅。杨梅疮治法：初起先从涩淋，次传筋骨作疼，后发其疮，亦宜攻利。生此外无疳疮，内无筋骨作痛，时气所感者，微散之。疮从交媾不洁，乃生下疳，小水涩滞不通，当行导利。上部作痒，疮多，消风清热；下部作疼，痒甚，泻湿为先。红紫毒盛疮高，凉血解毒。淡白毒轻疮薄，攻利兼行。手足皮肤枯槁，鹅掌风生，柏叶、二矾煎汤熏洗即好。头发眉毛脱，油风何须说，神应养真丹，早服稀疏脱，点点杨花癣，片片癞风疮，宜服换肌丸，效应如同扫。"

明代李时珍在《本草纲目》中提出用土茯苓、水银等治疗梅毒，并述"杨梅疮古方不载，亦无病者。近时起于岭表，传及四方。盖岭表风土卑炎，岚瘴熏蒸，饮啖辛热，男女淫狠。湿热之邪积蓄既深，发为毒疮，遂致互相传染，自南而北，遍及海宇，然皆淫邪之人病之"（《本草纲目·草部·土茯苓》）。岭表即广东一带，梅毒亦称广疮或霉疮。李时珍在这里指出了梅毒的病因，一是"男女淫狠"，即性乱；二是热毒，即外因"风土卑炎、岚瘴熏蒸"，内因"饮啖辛热"，而致湿热之邪积蓄。

我国第一部有关梅毒的专著是陈司成的《霉疮秘录》（1632 年）。书中提到："余家业医，已历八世，方脉颇有秘授，独见霉疮一证，往往处于无法，遂令膏粱子弟，形殒骨枯，口鼻俱废，甚至传染妻孥，丧身绝育，深可怜惜。于是遍访专门，亦无灼见，细考经书，古未言及。究其根源，始于午会之末，起自岭南之地，至使蔓延通国，流祸甚广。今当未会之初，人禀浸薄，天厉时行，交媾斗精，气相传染，一感其毒，酷烈匪常，入髓沦肌，流经走络，或中于阴，或中于阳，或伏于内，或见于外，或攻脏腑，或巡孔窍，有始终只在一经者，有越经而传者，有间经而传者，有毒伏本经者。形证多端，而治法各异。"

陈司成在这本专著中还提出了致病之毒与五脏的关系："毒中肾经，始生下疳，继而骨痛。疮标耳内、阴囊、头顶、背脊，形如烂柿，名曰阳梅疮，甚则毒伤阴阳二窍；传于心，发大疮，上下左右相对掣痛连心；心移于肝，眉发脱落，眼昏多泪，或疵爪甲；毒伏本经作偏正头痛，甚则目盲耳闭，或生嗣不寿，久则毒发囊穿。

毒中肝经，先发便毒，嗣作筋疼。疮标耳项胁肋，形似砂仁，俗以砂仁疮名之。甚则筋痿不起。传于脾，四肢发块痛楚，或炷烂腿臁；移于心，生疮如痣，痛痒交作；毒一作伏本经挛急，阴器溃烂，延及额巅两膝；或作伏本经，则为横痃、鱼口、痛引头巅两膝。

毒中脾经，疮标发际口吻，或堆肛门，形似鼓钉，俗以广痘名之。甚则伏毒脏内传于肾，骨痛髓烈，发块百会、委中、涌泉等穴。移于肺，肌肤生癣如花色红紫，退过即成白癜；毒伏本经，发斑如丹，久则毒结肠胃。

毒中肺经，疮标腋下、胸膛面颊，形如花朵，俗以棉花疮名之。甚则毒聚咽嗌；传于肝，作筋痛，过月郭空或天阴申酉时分作痛；移于肾，作肾脏风，痛痒交作；毒伏本经，生赤白癜，久则毒结膺臆膊。

毒中心经，疮标肩臂、两手，紫黑酷似杨梅，俗以杨梅疮名之，甚则毒攻眸子；传于肺，发喉癣，渐蚀鼻梁，多作痰唾；移于脾，生鹅掌风癣，手足起止不随；毒伏本经，十指流痛，久则毒攻舌本，或结毒小肠（《霉疮秘录·霉疮总论》）。”

陈司成提出了梅毒的传入年代，指出了该病的传染性，同时又较为详细地描述了梅毒的症状、预后，提出了解毒、清热、杀虫为主的治法，并首创砷剂治疗梅毒，在世界医学史上，开创了使用丹砂、雄黄等含砷药物治疗梅毒之先河。

16世纪以后的医家根据中医的理、法、方、药以及病因病理、辨证论治形成了一套比较系统的理论，并在实践中逐渐发展。有关梅毒的病名很多，如时疮、广疮、霉疮、棉花疮、杨梅疹、杨梅痘、翻花杨梅、杨梅圈、杨梅斑、杨梅癣、木绵疔、天泡疮等。有关梅毒的著作也很多。如宋代李璆等编著的《岭南卫生方》；明代汪机的《外科理例》，张时彻的《摄生众妙方》，薛铠的《保婴撮要》，王三才的《医便》，李梴的《医学入门》，李时珍的《本草纲目》，张洁的《仁术便览》，龚廷贤的《万病回春》，王肯堂的《女科证治准绳》，陈实功的《外科正宗》，罗浮山人的《绿竹堂集验方》，张介宾的《景岳全书》，陈文治的《疡科选粹》，孙志宏的《简明医彀》，陈司成的《霉疮秘录》，孙文胤的《丹台玉案》，龚信的《古今医鉴》；清代蒋示吉的《医宗说约》，祁坤的《外科大成》，陈士铎的《辨证录》和《洞天奥旨》，裘吉生的《珍本医书集成》，程国彭的《医学心悟》，王维德的《外科证治全生集》，吴谦的《医宗金鉴》，洪金鼎的《医方一盘珠》，叶天士的《种福堂公选良方》，高秉钧的《疡科心得集》，邹岳的《外科真诠》，林珮琴的《类证治裁》，谢蕙庭的《良方集腋合璧》，梅启照的《梅氏验方新编》，王燕昌的《王氏医存》，过玉书的《治疗大全》等等。从这些医家的著作可看出，梅毒一病较为普遍，已引起了人们的重视。

2. 病因病机

梅毒的病因病机为湿热邪火化毒而致。《外科正宗·杨梅疮论第三十六》中提出：“夫杨梅疮者，以其形似杨梅；又名时疮，因时气乘变，邪气凑袭；又名棉花疮，自期绵绵难绝。有此三者之称，总由湿热邪火之化……气化者，毒在皮肤……精化者，毒在骨髓……”《简明医彀·杨梅疮》中说：“此疮乃湿热邪毒所成。”

（1）天行时毒相感 《霉疮秘录·霉疮或间》中提到：“岭南之地，卑湿而暖，霜雪不加，蛇虫不蛰，诸凡污秽蓄积于地，迁一阳来复，湿毒与瘴气相蒸……人感之则疮疡易浸。”《保婴撮要·杨梅疮》中说：“杨梅疮，乃天行时毒”。《霉疮秘录·霉疮总论》说：“霉疮……天厉时行。”

（2）男女淫乱相染 《霉疮秘录·霉疮总论》云：“霉疮一证……传染妻孥……交媾斗精，气相传染。”《医宗说约·杨梅疮》云：“疮形如杨梅……皆因入房不净，淫火郁结之毒也。”

（3）非性传染 《外科大成·杨梅疮》云：“夫梅疮……总由湿热邪火之化，而有精气二者之殊。精化由欲染者重,气化由传染者轻"。这里的"气化"、"传染"即是非性的接触传染。

(4)胎传遗毒 《外科真诠·小儿部·遗毒》云:"遗毒系先天遗毒于胞胎,有禀受染受之分,禀受者由父母先患梅疮而后结胎元,婴儿生后,周身色赤无皮,毒攻九窍,以致烂斑,患此难愈……染受者乃先结胎元,父母后患梅疮,毒气传于胎中,婴儿既生,则头上坑凹,肌肤先出红点,次发烂斑,甚者攻口角眼眶耳鼻,及前阴突道破烂……若延毒遍身,日夜啼哭,不吃乳食者,属毒甚气微,终难救治。"此对新生儿梅毒作了先天与后天的鉴别。

(5)正虚邪入 《霉疮秘录·霉疮方法》云:"夫霉疮为患,正气不虚,则邪毒不入。"

湿热邪火化毒侵入人体便发病。《景岳全书》对这个发病机理作了阐述:"盖此淫秽之毒,由精泄之后,气从精道乘直透命门,以灌冲脉。所以外而皮毛,内而骨髓。凡冲脉所到之处,无所不到,此甚为害,最深为恶。"此毒亦可传入心、肝、脾、肺、肾等诸经而发诸证。

3. 梅毒的诊治

中医对梅毒的诊治方法较多,按梅毒的现代分期进行辨证论治。

(1)一期梅毒 一期梅毒中医称之为硬下疳。

内治法

【症状】阴茎冠状沟、阴茎头、肛门、阴囊及口唇等部位出现粟米大丘疹或硬块,四周焮肿,亮如水晶,继则肿起,触之坚硬,边有出血线,后渐糜烂或结脓痂,形如蚝口。一般无痒痛,发展缓慢,多在不洁性交后3周左右发生,常为单发,局部约经1月可不治而愈。

【病机分析】因房事不洁、卖淫嫖娼,或承胎毒,或感传湿热,湿积化热变毒,热毒盛而肉腐,故出现丘疹或硬块,继之焮肿,边有出血线,继之糜烂或结脓痂等。

【治则】清肝泄热,利湿祛毒。

【方药】方用龙胆泻肝汤(《兰室秘藏》)加雄黄。

方药组成:龙胆草、生地黄、当归各3分,柴胡、泽泻各1钱,车前子、木通各5分。《医宗金鉴》又加黄芩、栀子、甘草。为粗末,水煎,温后冲服雄黄1分,空腹服。

【方解】方中龙胆草善泻肝胆之实火,除厥阴之热与下焦湿热,有泻火燥湿两全之性;黄芩、栀子清肺与三焦之热;黄芩清热解毒燥湿;栀子苦寒降泄,泻三焦之火,利尿除湿;泽泻除肾经之湿;木通、车前子除热利湿,使邪有下泄之路;因肝主藏血,善条达,肝性体阴而用阳,热盛则气机壅滞,易伤阴血,故用生地以滋阴生津;用当归、柴胡以养血,使肝用得疏,肝体得养;用甘草以缓中并调和诸药,再加雄黄解毒杀虫。本方能除热祛湿,诸证可除。

外治法

1)三教归一方:治杨梅疮,先用表药后用此,不问远近,一切顽疮,并效。水银、银朱、朱砂各1钱。上药一处研匀,用枣去核,再研,化丸分做两丸,每用一丸置瓦上,用炭火4块,将药居中,令患人仰卧,缩脚,被盖,将口频吹火,烧烟熏之,熏后,再服解毒药数次。

2)白杏膏:治杨梅疮。轻粉1钱,杏仁去皮7个,共捣烂,将疮去痂,先抹猪胆汁,后涂药。

3）千金散：乳香、没药、血竭、雄黄、杏仁各 5 钱，轻粉、孩儿茶、枯矾各 5 分，胆矾 3 分，麝香 1 分。上为末，先用猪胆汁贴洗，后掺药。

4）珠粉散：轻粉 1 钱，珍珠 2 分，天竺黄 6 分。上为细末，将疮用槐条煎汤洗净，后搽药即愈。

5）杨梅顽疮：乳香、没药、轻粉、雄黄、铜绿各等份，上药共为末，用人乳 1 盅，熬至半盅，入前药再熬令干，捣烂搽上。

（2）二期梅毒　二期梅毒中医称之为杨梅疮，因其色如杨梅而得名。中医对二期梅毒多以治疗梅毒斑疹尤其是玫瑰疹擅长。

【症状】病发染毒之后，生疮前先有发热、头痛、骨节酸痛、咽痛等证，2～3 天后，出现皮疹，多见于胸、背、腹及四肢下端，呈对称性，发展与消退均较缓慢。一般在皮疹出现后，全身症状渐消失。皮疹形态颇多，有色如黄蜡、破烂肉翻的翻花杨梅；有形如赤豆、嵌于肉内、坚硬如铁的杨梅豆；有形如风疹的杨梅疹；也有先起红晕、后起斑片的杨梅斑等。形态虽多，但均无疼痛。不加治疗，约 1～2 月自愈而再入里。

【病机分析】淫欲大妄，感染湿毒。湿毒之邪深陷入里，随诸经发布于全身而成梅疮。此湿毒之邪易入人体之同名经（左右），并同时发病，故梅疮多对称（因同名经脉对称）。湿毒多变，故杨梅疮形状不定。红色乃热之象，故湿热之毒为疹为梅红色。

【治则】解表通里，疏风清热除湿。

【方药】方用防风通圣散（《宣明论方》）合荆防败毒散。

药物组成：防风通圣散：防风、川芎、当归、芍药、大黄、芒硝、连翘、薄荷、麻黄各半两，石膏、桔梗、黄芩各 1 两，白术、栀子、荆芥穗各 2.5 钱，滑石 3 两，甘草 2 两，为粗末。每服 1 两，加生姜，水煎服。

荆防败毒散：荆芥、防风、人参、羌活、独活、前胡、柴胡、桔梗、枳壳、茯苓、川芎、甘草各 1 钱。为细末，水煎服。

【方解】方中防风、荆芥、麻黄、薄荷疏风解表胜湿，使邪从汗出为君药；芒硝、大黄清热通便；石膏、黄芩、连翘清泄肺胃之热；山栀子、滑石清热利尿，使里热从二便而下，合为臣药；羌活祛风解表，除湿疗皮疹；独活祛风胜湿祛肿毒；前胡散风清热；柴胡解表和里，疏肝解郁，解寒热往来之苦；桔梗宣肺化痰，解胸闷利水湿；泽泻利湿泄热；枳壳破气行痰；川芎活血行气；茯苓渗水利湿，健脾补中，宁心安神；甘草清热解毒，调和诸药；人参补气、生津、安神；当归、白芍养血以助活血，养肝疏风；白术健脾燥湿。上药共奏解表通里、疏风清热除湿之功。

（3）三期梅毒　中医中的杨梅结毒属于三期梅毒的范畴，三期梅毒可导致心血管、神经、骨、眼及其他内脏等处病变，临床分为内毒炽盛型，心脾气虚型，心肾不足型，气滞血瘀型，肝风痰浊型，邪热发痉型，肝肾亏损、髓枯筋痿型和痰气郁结型进行辨证论治。

内毒炽盛型

【症状】树胶肿型损害，即为中医的杨梅结毒，其损害无定处，外侵皮肤，内伤脏腑。发于皮肤者，结毒逐渐肿起，小如豌豆，大如胡桃，皮色变褐，但无疼痛；将溃时皮色暗红；溃后疮口凹陷，边缘整齐，腐臭不堪，经年累月，难于收口；愈后形成疤痕。数目可数个或数十个。发于头部巅顶，能引起头痛、眼胀，渐至颅顶塌陷，此为杨梅升天。发于口鼻，则鼻塌唇缺、硬腭穿孔与鼻腔相通，虽愈毁形。发于筋骨者，则筋骨疼痛，日轻夜重，可损筋伤骨，愈后强直弯曲；若在四肢长骨部可不影响屈伸功能。

【病机分析】湿毒内侵，随诸经发布于周身后，使经气不畅，反使气滞湿阻，湿更化热，热积化毒，毒腐筋肉，故毒所到之处溃烂。毒腐则伤精耗气，致精气血亏虚。

【治则】解毒消瘀，扶正固本。

【方药】方用化毒散（《医宗金鉴》），配服五宝丹（《景岳全书》）加党参、黄芪。

方药组成：化毒散治杨梅结毒：生大黄1两，制穿山甲、当归尾各5钱，炒僵蚕3钱，制蜈蚣1条。为末，每服2钱，温酒调下，日1～2次。

五宝丹治杨梅结毒方：琥珀（甘草水煮）、珍珠（炒，或豆腐包蒸）、朱砂、钟乳石（同甘草、木香各1钱同煮）、炒飞罗面各3.5分。为细末，每服2～7厘，加冰片半分，用土茯苓1斤，病在上加木香2钱，病在下加牛膝1两，与土茯苓同煎取汁，多次服用，1日内服完。病在上食后服，病在下食前服。

【方解】化毒散方中大黄泄实热，散聚毒，蠲痰逐水；穿山甲消肿排脓，通络散风；蜈蚣解毒消肿；僵蚕化痰湿，解毒疮，化瘢痕；当归尾活血。

五宝丹方用珍珠清热祛痰；琥珀通瘀利水；钟乳石气乃剽悍，补气固精；朱砂既祛邪解毒，又镇心养神；冰片解毒消肿；土茯苓淡渗利湿，清热解毒，为治梅之要药；牛膝引药下行；木香行气，达药于上。另加党参、黄芪以补气托毒。

外用药：冲和膏（《外科正宗》）：炒紫荆皮5两，炒独活3两，炒赤芍药2两，石菖蒲1.5两。为细末，葱煎汤或热酒调敷患处。

五五丹（《外伤科学》）：煅石膏、升丹各5钱。为细末，掺和，涂于疮面，每日换药1～2次。

生肌散（《疡医大全》）：治痈疽疮疡久不收口方。人参、牛黄、珍珠、琥珀、熊胆、乳香、没药各2钱，煅炉甘石、乌贼骨、龙骨、煅石膏、轻粉各5钱，铅粉2两。为细末，加冰片5分，再研细，每用少许，搽患处。

心脾气虚型

【症状】心悸不安，怔忡，健忘，失眠，头晕目眩，面色无华，神疲气短，自汗，舌淡红，苔薄白，脉细缓乏力，甚则结代。此证一般为心血管梅毒之征。

【病机分析】内陷之湿毒伤及心脾，湿阻气机，心失所养，故心悸不安、怔忡；湿困脾阳，心脾气虚，脾气虚精血不能上注于头，故头晕目眩，健忘失眠，面色无华；精血不达四肢故神疲气短，气虚不固，故自汗出。舌质淡、苔薄白、脉细缓乏力、甚则结代乃心脾气虚之象。

【治则】补血养心，益气安神。

【方药】方用归脾汤（《校注妇人良方》）。

方药组成：人参、炒白术、炒黄芪、茯苓、龙眼肉、当归、远志、炒酸枣仁各1钱，木香、炙甘草各5分，加姜、枣。水煎服。

【方解】当归、龙眼肉补心养血；黄芪、白术、党参、甘草益气以生血；茯苓、远志、枣仁宁心安神；木香行气，使补而不滞。上方共奏调气补血、补益心脾之功。

若气血亏损，血不养心，心脉不畅而见脉结代、心动悸者，用炙甘草汤。此方出自《伤寒论》，治气虚血少脉结代、心动悸，气短胸闷，舌光少苔。炙甘草4两，生姜、桂枝各3两，生地黄1斤，人参、阿胶（烊化）各2两，麦门冬、火麻仁各半升，大枣30枚。以清酒7升，水8升，先煮8味，取3升，内阿胶烊消尽，每服1升，日3次。

心肾不足型

【症状】气促气喘，腰酸腿软，小便清长，阴虚者颧红颊赤，心烦失眠，口干唇燥，舌绛无苔，脉细数；阳虚者心悸眩晕，面白畏寒，手足冷厥，气喘不能平卧，端坐呼吸，下肢浮肿，舌淡苔白，脉沉细或结代。此为心血管梅毒之征。

【病机分析】湿毒之邪伤及心肾，肾主纳气，肾气虚气失摄纳，故气促气喘；肾气虚则腰酸腿软，肾司二便，肾气虚小便清长；肾阴虚，虚火上炎则颧红颊赤，心烦失眠；虚火灼伤津液故口干唇燥；舌绛无苔、脉细数乃阴虚之象。阳虚心失所温故心悸；阳气不能上注于头故眩晕；阳虚失于温煦故面白畏寒，手足冷厥；阳虚不化水，水冷而浮肿；舌淡苔白，脉沉细或结代乃心肾阳虚之象。

【治则】滋阴益气或补肾纳气。

【方药】方用六味地黄丸（《小儿药证直诀》）合养心汤（《校注妇人良方》）。

药味组成：六味地黄丸：熟地黄8钱，山茱萸肉、山药各4钱，泽泻、牡丹皮、茯苓（去皮）各3钱。为末，炼蜜为丸，梧桐子大，每服3丸。空腹温开水送下。

养心汤：炒黄芩、茯神（去木）、茯苓、半夏曲、当归（酒拌）、炒酸枣仁、肉桂、柏子仁、炒五味子、人参各3钱，炙甘草4钱。为末，每服3～5钱，加生姜、大枣，水煎服。

可用养心汤冲服六味地黄丸。

【方解】合方之中，六味地黄丸滋阴补肾，养心汤补血宁心。阳虚可另加吴茱萸、附子。

气滞血瘀型

【症状】胸痛如刺，或绞痛阵作，痛有定处，甚则胸痛彻背，背痛彻心，或痛引肩背；胸闷如窒，手足青紫，或气喘咳嗽，痰中带血，肢体浮肿；舌质暗或有瘀血，苔薄白，脉弦细而数，或有结代。此为心血管梅毒之征。

【病机分析】湿热之邪内陷，伤及心气，心气虚则血运无力；湿邪阻络，气行受碍，故致血瘀；瘀血于心，故胸痛如刺，绞痛阵作，痛有定处，甚则胸痛彻背，背痛彻心，或痛引肩背；湿邪与瘀血阻于胸中，故胸闷如窒，气喘咳嗽，痰中带血；湿邪阻络，故手足青紫；湿盛则肢体浮肿。舌质暗或有瘀血、苔薄白、脉弦细而数或有结代乃气滞血瘀之象。

【治则】活血化瘀，行气通络。

【方药】方用血府逐瘀汤（《医林改错》）。

方药组成：当归、牛膝、红花、生地黄各3钱，桃仁4钱，枳壳、赤芍药各2钱，柴胡、甘草各1钱，桔梗、川芎各1.5钱。水煎服。

【方解】当归、赤芍、川芎、桃仁、红花活血祛瘀；枳壳、桔梗升降气机，并可宽胸散结；生地、牛膝、甘草为固本之品。诸药共奏活血化瘀、行气通络之功。

肝风痰浊型

【症状】眩晕，胸闷乏力，突然跌倒，神志不清，抽搐，双目上视，苔白腻，脉弦滑。此为神经梅毒之征。

【病机分析】湿毒壅盛，阻遏气机，痰湿互结；湿热伤肝，肝风内动。肝风上窜或湿阻清阳，故眩晕；痰湿阻遏阳气，肝气不舒，故胸闷；湿性重浊，故乏力；肝风内动，故突然跌倒，神志不清，抽搐，双目上视。舌脉乃痰湿之象。

【治则】涤痰息风，开窍定痫。

【方药】方用定痫丸（《医学心悟》治肝风痰浊所致之痫证方）。

方药组成：天麻、川贝母、姜半夏、茯苓（蒸）、茯神（蒸）各1两，丹参（酒蒸）、麦门冬（去心）各2两，陈皮、远志（去心，甘草水洗）各7钱，石菖蒲、僵蚕（甘草水洗，去嘴，炒）、胆南星、琥珀（豆腐煮）、灯草（研）、全蝎（去尾，甘草水洗）各5钱，朱砂（研细）3钱。为末，以竹沥1小碗，姜汁1杯，甘草4两熬膏和药为丸，弹子大，朱砂为衣。每服1丸。

【方解】竹沥、川贝母、胆南星、半夏、陈皮豁痰；天麻、全蝎、僵蚕平肝息风镇痉；琥珀、朱砂、茯神、茯苓镇心宁神；石菖蒲、远志化痰浊，开心窍而安神；麦冬生津养心阴而除烦宁神；丹参活血化瘀，除心窍之瘀滞而定志。

邪热发痉型

【症状】口噤，项背强直，角弓反张，手足挛急，神昏，谵语，苔黄腻，脉弦数。此为神经梅毒之征。

【病机分析】湿热壅盛，阻遏清窍，或因热盛动风、肝风内动故出现上述症状。

【治则】化痰开窍，清热解痉。

【方药】方用至宝丹（《太平惠民和剂局方》）。

方药组成：犀角、朱砂、雄黄、玳瑁、琥珀各1两，麝香、冰片各1分，金箔（半入药，半为衣）、银箔各50片，牛黄5钱，安息香（以无灰酒搅澄飞过，滤去沙土，慢火熬成膏）1.5两。犀角、玳瑁为细末，入余药研匀，将安息香膏隔水煮凝后，再入诸药中掺和成剂，旋丸，梧桐子大。每服3～5丸，人参煎汤化下。

【方解】犀角、玳瑁、牛黄清热解毒；冰片、麝香、安息香开窍醒脑；朱砂、琥珀、金箔、银箔镇心安神；雄黄祛痰解毒。诸药合用，共奏化痰开窍、清热解痉之功。

肝肾亏损、髓枯筋痿型

【症状】下肢萎软无力，腰脊酸软，不能久立，目眩发落，咽干耳鸣，遗精、遗尿，阳痿，腿胫大肉消脱，痿废不起，舌红少苔，脉细数。

【病机分析】湿热壅盛，伤及筋肉，发为痿证，故肢萎无力，腰脊酸软，不能久立。肝肾受损，则目眩发落，咽干耳鸣，遗精、遗尿，阳痿等。舌红少苔、脉细数乃肝肾亏损之象。

【治则】滋补肝肾，添精益髓。

【方药】方用虎潜丸（《丹溪心法》治肝肾不足，筋骨萎软）。

方药组成：黄柏（酒炒）半斤，龟板（酒制）4两，陈皮、知母（酒炒）、熟地黄、白芍药各2两，锁阳1.5两，制虎骨1两，干姜半两。为末，酒糊为丸，或粥糊为丸。《医宗必读》在上方加当归、牛膝。

【方解】虎骨、牛膝壮筋骨；锁阳温肾益精；当归、白芍养血柔肝；黄柏、知母、熟地、龟板滋阴清热；陈皮行气健骨，以免滋腻碍胃。

痰气郁结型

【症状】精神抑郁，表情淡漠，神志呆滞，语无伦次，或喃喃独语，喜怒无常，不思饮食，舌苔腻，脉弦滑。此为神经梅毒之征。

【病机分析】痰湿阻滞，蒙蔽清窍，痰气郁结，故精神抑郁，表情淡漠，神志呆滞，语无伦次，或喃喃独语，喜怒无常。湿邪困脾，故不思饮食。舌苔腻、脉弦滑乃痰气郁结之象。

【治则】理气解郁，化痰开窍。

【方药】方用顺气导痰汤（《类证治裁》，治痰痞、痰结胸满方）合控涎丹（《三因极一病证方论》）。

方药组成：顺气导痰汤：半夏、陈皮、茯苓、甘草、生姜、胆南星、枳实、木香、香附。水煎服。

控涎丹：甘遂、大戟、白芥子各等份。为细末，面糊为丸，梧桐子大。每服 5～10 丸，临卧姜汤送下。

可用顺气导痰汤送服控涎丹。

【方解】半夏、陈皮、胆南星苦温燥湿，化痰降气；茯苓健脾利湿化痰；香附、枳实、木香解郁开窍，宽中降气；甘遂、大戟、白芥子攻逐痰涎。上药共奏理气解郁、化痰开窍之功。

（陈佐龙）

第四节　淋　病

一、概念

淋病（gonorrhea）是性传播疾病中最常见的疾病，是由淋病双球菌（diplococcusgonor-rhoeae）感染所引起的泌尿生殖系统的急性或慢性化脓性炎性疾病，主要通过不洁性交传染。淋病双球菌可直接感染尿道、子宫颈内膜、眼结膜、直肠及咽腔，还可发生多种并发症，如男性附睾炎、前列腺炎，女性前庭大腺炎、子宫内膜炎和输卵管炎；还可经血行播散，引起关节炎、脑膜炎、心内膜炎、肝炎、菌血症等全身或系统性炎症，甚至造成不育或失明。

二、病原学

（一）淋球菌的形态与一般特性

淋病的病原菌为淋病双球菌，因是奈瑟（Neisser）首次在病人的尿道分泌物中发现，又称为淋病奈瑟菌，简称淋菌或淋球菌，革兰染色阴性，其形态呈肾形或椭圆形，两面相对，成双排列，不活动，无鞭毛，无荚膜及芽孢，有菌毛。淋球菌接触面呈扁平或稍凹陷，形如一对咖啡豆或两瓣合在一起的黄豆，可呈单球、双球、四球或八球。单个菌体约 $0.8\mu m \times 0.6\mu m$。它是一种嗜二氧化碳的需氧菌，具有氧化酶和过氧化氢酶，吲哚试验阳性。此菌在普通培养基上不能生长，在 pH6.5～7.5 的巧克力琼脂或血琼脂培养基中，在 37℃ 的条件下，置 5%～10%CO_2 孵箱中培养 18～24 小时，可见到 0.5～1mm 的灰褐色圆形凸起的半透明光滑小菌落。在光镜下，淋球菌不易与其他革兰阴性双球菌区别，可用生化或免疫的方法加以鉴别。

离体后的淋球菌对外界的抵抗力极差，在完全干燥的环境中仅能存活 1～2 小时，在毛巾、衣裤、被褥等物品上可生存 18～24 小时，在厚层脓液和湿润的物体上可存活 6～8 天。在 55℃ 下 5 分钟内即死亡，一般消毒剂很易将其杀死，1:4000 的硝酸银溶液两分钟可将其杀死，1%酚液中 3 分钟内死亡。

急性期患者的脓液标本极易在中性粒细胞内找到淋球菌，细胞外极少；慢性期采集的标本中不易找到淋球菌，偶可在细胞外找到已呈退行性变球菌。人对淋球菌易感性极强，缺乏先天免疫性，获得性免疫力也极弱，可反复感染。

（二）淋球菌的结构

淋球菌的结构和其他细菌一样，有细胞核、细胞质、细胞膜和细胞壁。细胞壁是细胞的外层，主要包括黏肽层和外膜。黏肽层由一系列的糖和氨基酸连接在一起形成一层坚固的结构，包绕着淋球菌；外膜是细胞外层表面结构，由外膜蛋白、脂多糖和菌毛组成。外膜蛋白中含有蛋白Ⅰ、Ⅱ、Ⅲ和脂寡糖（lipoligosaccharide，LOS）等物质。

（三）淋球菌的分型

常用的分型方法包括营养学分型、血清学分型、耐药性分型和基因分型等。

1. 营养学分型

营养学分型以淋球菌在规定的化学基质中的生长能力确定，根据淋球菌能否在无某些氨基酸、嘌呤或嘧啶以及其他特定营养素存在的情况下生长而定义为某营养型，如淋球菌不能在缺乏脯氨酸（proline）的规定化学基质中生长的菌株称为 Pro-，不能在精氨酸（arginine）缺乏的规定化学基质中生长的菌株为 Arg-，不能在精氨酸及次黄嘌呤（Hyx）缺乏的规定化学基质中生长的菌株为 Arg-Hyx-等。目前，可将淋球菌分为 35 个营养型。

营养学分型系统在多种流行病学研究中成功应用，如 Arg-Hyx-、Ura-（尿嘧啶）的特点与其多种特性有关，包括对正常人类血清的抗拒性，常引起男性无症状性尿道感染，发生菌血症的可能性增大等。

2. 血清学分型

淋球菌的抗原结构异常复杂，与细菌表层结构有关的外膜蛋白（Por-）、脂多糖和菌毛都可作为血清学分型的基础。目前，可将淋球菌按血清学分为 46 个血清型。

3. 耐药性分型与耐药机制

(1) 耐药性分型　质粒介导耐药按照特异抗药遗传表现，淋球菌分为 5 型：①产青霉素酶淋球菌 (PPNG)，其 β 内酰胺酶阳性。②具高水平的质粒介导的耐盐酸四环素菌株 (TRNG)。③青霉素敏感型 (Pens)。④染色体介导对青霉素和四环素都耐药的淋球菌 (CMRNG)。⑤质粒介导的对青霉素和四环素都耐药的淋球菌 (PPNG/TRNG)。

(2) 耐药机制　对氟喹诺酮类药物的耐药有 3 种可能机制：①gyrA 基因编码的 DNA 旋转酶 A 亚单位发生突变。②parC 基因编码的 DNA 拓扑异构酶 Ⅳ 发生突变。③多传递耐药 (multiple transferable resistance，mtr) 系统中 RCDE 基因介导的外排机制，mtrRCDE 基因发生突变使细胞内药物累积量的减少 (与 mtrRCDE 的外排相关)，耐药性明显增加。mtrRCDE 基因常见突变位点为 105 位点。

4. 基因分型

基因分型包括通过限制性核酸内切酶进行 DNA 基因组的指纹分型、通过限制性片段长度多态性 (restriction fragment length polymorphism，RFLP) 进行 rRNA 的核酸分型等。

三、流行病学

(一) 传染源

淋病患者是主要传染源。有症状或无症状的患者均可通过性接触传播给健康人。

(二) 传播途径

1. 传播途径

人是淋球菌的惟一自然宿主，淋球菌通常寄居于黏膜表面的柱状上皮细胞内，主要通过性接触传播，亦可间接接触传染，产道感染可致新生儿结膜炎。

2. 发病机制

(1) 淋球菌首先侵入前尿道或宫颈黏膜，借助于菌毛与上皮粘连。

(2) 淋球菌被柱状上皮细胞吞噬，进入细胞内大量繁殖，导致细胞损伤裂解，然后逸至黏膜下层，淋球菌内毒素及淋球菌表面外膜的脂多糖与补体结合产生一种化学毒素，诱导中性粒细胞聚集和吞噬，引起急性炎症反应，导致局部充血、水肿、黏膜糜烂、脱落，形成典型的尿道脓性分泌物和引起疼痛。若治疗不及时，淋球菌进入尿道腺体和隐窝成为慢性淋病的主要病灶。

(三) 流行情况

淋病在世界各地均有流行，是性传播疾病中发病率最高的一种，欧美及非洲一些国家患病率较高。美国的资料显示，本病以性活跃者、青少年、贫民、受教育较少者和未婚者发病率最高，其中又以男性发病率最高，女性带菌率最高。成人淋病几乎均通过性交传染，传染率与性交次数成正比。男女一次性交感染率为 22%～35%，4 次性交传染率可增至 60%～80%。按一次性交传染率算，男传女的传染率为 50%～90%，女传男的传染率为 25%～50%。淋病还可通过接触被污染的衣裤、浴巾、床单、被褥、浴盆、便器等发生间接传染，这种传染多发生于幼女。产妇可通过产道将淋球菌传给新生儿。淋病传染在同性恋男性中比异性恋男性为多,40％～60％的同性恋男性至少患过一次淋病。两性中无症状者的存在使本病的传播具有更大的危险性。

四、淋病的临床表现

感染淋球菌后出现的临床症状取决于感染的部位、时间的长短及程度、感染菌株的毒力和患者机体的敏感性等。国外约有 40％～60％的男性无症状,我国约有 20％的感染者无症状。

（一）男性淋病

1. 无并发症淋病

（1）急性淋菌性尿道炎 急性淋菌性尿道炎潜伏期为 2～10 天,平均为 3～5 天；有些菌株可在 12 小时内产生症状,有的菌株 3 个月后才出现临床表现。

急性前尿道炎 为淋球菌侵入尿道引起黏膜红肿之炎性改变。初起为尿道口红肿、发痒及轻微刺痛,继而有稀薄而透明的黏液流出,引起排尿不适。大多数男性患者在疾病发作24 小时内,分泌物变黏稠,出现尿道口溢脓,脓性或血性分泌物可从尿道口自行流出,污染内裤,尤以清晨起床后最多,有时尿道外口有脓痂。有包茎或包皮过长者,由于脓液的刺激,可发生阴茎头包皮炎,亦可发生嵌顿包茎。严重时尿道黏膜红肿,出现尿道口外翻。患者尿液呈乳白混浊样,尤以前段尿明显,并伴有尿道刺激症状,表现为尿痛、排尿困难。尿痛的特点是排尿开始时尿道外口刺痛或灼痛,因而中止排尿,尔后再次排尿,尿排尽后疼痛减轻；患者入夜阴茎可发生痛性勃起。部分患者可出现腹股沟淋巴结肿大,红肿疼痛,甚至化脓破溃。病情第一周最严重,以后症状逐渐减轻。

急性后尿道炎 急性前尿道炎发病 2 周后,约有 60％的病变蔓延侵犯后尿道,出现急性后尿道炎的症状,表现为尿意窘迫、尿频、急性尿潴留、尿痛、夜间多尿。尿痛的特点是排尿结束时出现针刺样疼痛或疼痛加剧,可有会阴坠痛感,并可出现终末血尿、血精。

（2）慢性尿道炎 未经治疗或治疗不当的急性淋菌性尿道炎可发展成慢性尿道炎。其尿痛现象较急性轻,排尿时只感觉尿道烧灼感或微痛、痒痛,排尿不适,排尿终末时加重,可有终末血尿。尿道溢脓减少,分泌物由脓性变成浆液性,量少,晨起有"糊口"现象。

2. 淋病并发症

（1）附睾炎 发生于 5％～10％未经治疗患者,表现为附睾触痛和肿胀。

（2）淋菌球菌性前列腺炎 急性时出现发热、寒战、会阴疼痛与排尿困难,前列腺肿胀、压痛。慢性前列腺炎症状较轻,有会阴不适、阴茎疼痛,晨起时有"糊口"现象,尿中飘浮淋菌丝,前列腺液涂片或培养可查到淋病双球菌。

（3）精囊炎 有急性和慢性两种表现,急性精囊炎有腹痛,有时精液潴留,直肠指诊精囊肿大,有波动感和压痛。慢性可出现血精。

（4）尿道狭窄 以尿道海绵体后部及球部多见,偶可继发输精管狭窄和梗死,如发生精液囊肿可引起继发性不育。

（5）其他 可出现阴茎水肿、尿道周围脓肿或瘘管等。

（二）女性淋病

女性淋病的特点：症状轻，急性与慢性症状不易区分。

1. 无并发症淋病

宫颈内膜、尿道感染最常见，直肠、咽部感染少，且症状轻。

（1）淋菌性宫颈炎 多数无症状，有症状的常表现为阴道分泌物异常和增多，外阴部瘙痒，阴道内有灼热感和轻微疼痛。不正常经期出血，下腹部疼痛，妇科检查可见宫颈红肿、触痛和脓性分泌物。阴道壁充血、红肿。

（2）淋菌性尿道炎 常于性交后2～5天发生，出现尿频、尿痛、尿道口红肿，排出脓性分泌物，症状较男性轻，也可完全无症状。

（3）前庭大腺炎 急性感染时前庭大腺周围有红晕，大阴唇后有脓性分泌物，腺管堵塞可引起前庭大腺脓肿。

（4）急性输卵管炎 表现为下腹部和盆腔疼痛，阴道脓性分泌物，妇科检查可出现明显的盆腔触痛，可有附件肿胀或肿块。

2. 淋病并发症

淋菌性盆腔炎包括子宫内膜炎、输卵管炎、输卵管脓肿、卵巢脓肿、盆腔脓肿和腹膜炎。盆腔炎急性发作时可出现下腹部和盆腔疼痛，有时出现性交痛。阴道有脓性分泌物，部分患者可无症状，只是经期延长，经血量多，月经后有高热、寒战、恶心、呕吐及食欲不振；若输卵管脓肿或卵巢脓肿或盆腔脓肿破裂，可引起腹膜炎，甚至中毒性休克。慢性输卵管炎可引起输卵管狭窄、粘连、堵塞，造成不孕或宫外孕。

（三）儿童淋病

1. 幼女淋菌性外阴阴道炎

多因接触含淋球菌的分泌物或病人分泌物污染的衣物、被褥、便盆等间接感染，直接感染多因性虐待所致。其主要表现为外阴阴道炎和尿道炎，前者出现外阴阴道红肿、疼痛、糜烂、渗液，阴道口有黄绿色分泌物；后者有尿频、尿痛，尿道口有黄绿色分泌物。

2. 新生儿淋菌性结膜炎

新生儿通过患淋病母亲产道而感染，在出生后2～3天发病，多为双侧，表现为眼睑红肿，结膜充血红肿，大量脓液外溢，延误治疗可引起角膜溃疡、虹膜睫状体炎，导致失明。

（四）其他淋病

1. 淋菌性咽炎

淋菌性咽炎80％无症状，少数有轻微咽痛和红肿，咽后壁或扁桃体隐窝淋菌培养阳性。

2. 淋菌性结膜炎

淋菌性结膜炎成人很少发生，多为单侧，一旦发生则较重，可进一步损害角膜。新生儿淋菌性结膜炎如前述。

3. 淋菌性直肠炎

淋菌性直肠炎见于肛交者，男性同性恋者较常见，亦见于男女肛交者。症见肛门轻度瘙痒、烧灼感，重者有里急后重感，常有黏液样或脓性分泌物由肛门排出，偶见出血和疼痛不适。有时可无症状。

4. 播散性淋病

播散性淋病是指淋球菌从感染部位侵入血液，随血液到全身所引起的各组织的炎症性疾病。播散性淋病可单纯表现为皮肤损害，常在四肢远端及关节附近出现皮疹，表现为皮肤损害，多关节炎、腱鞘炎或脓毒性关节炎。少数情况下可有脑膜炎、心内膜炎和肝炎。

五、实验室检查

1. 直接镜检

取尿道分泌物、前列腺按摩液、女性尿道或宫颈分泌物，革兰染色后，高倍镜下可见细胞内外革兰阴性淋球菌。

2. 淋球菌培养

淋球菌培养是诊断淋病的重要佐证。淋球菌对培养基的营养要求很高，常用的分离培养基为巧克力平板。为了提高阳性率，可将取材接种于改良的（T-M）培养基或 New York City（NYC）培养基等选择性培养基中，在 $37℃ 5\% \sim 10\% CO_2$ 环境中培养，$18 \sim 24$ 小时观察可见到圆形凸起、湿润、光滑、半透明或灰褐色菌落。

3. 生化反应

生化反应包括氧化酶试验和糖发酵试验。氧化酶试验是取含二甲基对苯二胺的干试纸条，滴一滴水使试纸条湿润后，将菌落涂在纸条上，10 秒钟内淋球菌纸条变成紫色，即氧化酶试验阳性。

糖发酵试验是加入糖类和指示剂，淋球菌分解葡萄糖，但不分解麦芽糖、蔗糖和乳糖，使培养基 pH 值降低，指示剂颜色改变。该试验可以与奈瑟菌属中其他菌种相鉴别。

4. 血清学与免疫学试验

采用多克隆和单克隆荧光抗体染色法，或血清菌毛抗体测定，或酶联免疫吸附试验测定分泌物中淋球菌抗原，以诊断淋病，其结果尚不令人满意。

5. 聚合酶链反应测定

聚合酶链反应检测的优点：特异性、敏感性高。缺点：操作过程中存在污染问题，可出现假阳性。

六、淋病的诊断

1. 病史

有不洁性交史，性伴感染史，与淋病患者间接接触史，或新生儿母亲有淋病史等。淋病潜伏期为 1～10 天，平均为 3～5 天。

2. 临床表现

有各种类型淋病的临床表现。

3. 实验室检查

直接涂片可见多形核白细胞内革兰阴性淋球菌。细菌培养可见革兰阴性淋球菌。

七、淋病的治疗

（一）现代医学治疗

1. 淋菌性尿道炎、宫颈炎、直肠炎、咽炎

头孢曲松钠 0.25g，1 次肌注；或大观霉素 2g（宫颈炎 4g），1 次肌注；或环丙沙星 0.5g，1 次口服；或氧氟沙星 0.4g，1 次口服。

2. 淋菌性眼炎

（1）新生儿　头孢曲松钠 25～50mg/kg（单剂不超过 125mg），静注或肌注；或大观霉素 40mg/kg，肌注。1 次/天，连续 7 天，同时用盐水洗眼。

（2）成人　头孢曲松钠 1g 或大观霉素 2g，肌注，1 次/天，连续 7 天，同时用生理盐水洗眼。

3. 妊娠期淋病

头孢曲松钠 0.25g 或大观霉素 4g，1 次肌注，禁用喹诺酮类和四环素类药物。

4. 淋菌性附睾炎

头孢曲松钠 0.25～0.5g 或大观霉素 2g，肌注，1 次/天，10 天为 1 个疗程。

5. 淋菌性盆腔炎

头孢曲松钠 0.5g 或大观霉素 2g，肌注，1 次/天，10 天为 1 个疗程。同时口服甲硝唑 0.1g 或多西环素 0.1g，2 次/天。

6. 播散性淋病

头孢曲松钠 1g，肌注或静注，或大观霉素 2g，肌注，2 次/天，10 天为 1 个疗程。淋菌性脑膜炎两周为 1 个疗程，心内膜炎 4 周为 1 个疗程。

（二）中医诊治

1. 概述

淋病属于中医学的"淋证"范畴。中医学的淋证是指具有尿痛、尿急、尿频等症状的病证，包括气淋、血淋、石淋、膏淋、劳淋、寒淋、热淋、白淋等，既包括非特异性尿路感染、尿路结石，又包括特异性尿路感染。特异性尿路感染有淋病、非淋菌性尿道炎等，今日之淋病分属于气淋、热淋、血淋、劳淋等之中。在此把淋病与非淋菌性尿道炎（阴道炎）的中医诊治合在一起，加以阐述。

早在春秋战国时代，《素问·六元正纪大论第七十一》云："初之气，地气迁，阴始凝，气始肃，水乃冰，寒雨化，其病中热胀……小便黄赤，甚则淋"；又说"二之气，阳气布，风乃行，春气以正，万物应荣，寒气时至，民乃和。其病淋，目瞑目赤，气郁于上而热。"
这里指出，淋病和非淋菌性尿道炎（后称为淋证）与时疫有关。《素问·本病论第七十三》
进一步指出淋病与时气的关系："气交失易位，气交乃变，变易非常，即四时失序，万化不
安，变民病也"，并指出这种"病"，"厥阴不近正，即风暄不时，花卉萎瘁，民病淋溲"，
"太阴不退位，而取寒暑不时，埃昏布作，湿令不去，民病四肢少力，食饮不下，泄注淋满，
足胫寒，阴痿闭塞，失溺小便数。"

　　汉代张仲景在《金匮要略·消渴小便不利·淋病脉证并治》中对其症状及并发症进行了
论述："淋之为病，小便如粟状，小腹弦急，痛引脐中"。显然，淋病日久，导致后尿道炎，
可致下腹及腹股沟疼痛。

　　隋代巢元方在《诸病源候论·淋病诸候》中指出："诸淋者，由肾虚而膀胱热故也。膀
胱与肾为表里，俱主水，水入小肠下于胞，行于阴为溲便也。肾气通于阴，阴津液下流之道
也。若饮食不节，喜怒不时，虚实不调，则府藏不和，致肾虚而膀胱热也。膀胱津液之府，
热则津液内溢，而流于睾，水道不通，水不上不下，停积于胞。肾虚则小便数，膀胱热则水
下涩，则淋漓不宣，故谓之为淋"。巢氏在此指出了淋病病位在膀胱，病性为热，即膀胱热
盛，病传在肾，肾虚则膀胱不利。

　　《外台秘要》集前人之经验，提出了五淋。王焘在《外台秘要·淋并大小便难病二十
七门·五淋方三首》中指出："集验论五淋者，石淋、气淋、膏淋、劳淋、热淋也"，并
指出了每种淋病的症状。"石淋之为病，小便茎中痛，尿不得卒出时自出，痛引少腹，膀
胱里急。气淋之为病，小便难，常有余沥。膏淋之为病，尿似膏白出，少腹膀胱里急。
劳淋之为病，倦即发，痛引气冲，小便不利。热淋之为病，热即发，其尿血后如豆汁状，
畜作有时。"

　　《医学启源·六气病解·淋》进一步指出了淋病的病因，并提出了治疗原则。"小便涩
痛，热客膀胱，郁结而不能渗泄故也。可用开结利小便之寒药，以使结散热退，血气宣通，
荣卫和平，精神清利而已。"

　　《南北经验医方大成·诸淋》详析其病因。"大概此下，多由心肾不交，积蕴热毒，或酒
后房劳，或七情郁结……小肠、膀胱受之则为癃闭、淋闭，其所为病皆一类也"，提出本病
与性交、酗酒有关，并认为其致病原因为"热毒"。

　　《轩岐救正论·药性微蕴·灯草·木通》中详析了淋病与房事的关系。"服金丹入房，致
败精流于窍中……脏气不和，致肾虚，而膀胱受热。"《杂病广要·淋病》中，把由性交传播
的淋病（性病）与其他淋证予以区分。"淋之自梅毒者，特见窦汉卿《疮疡经验全书》，谓为
内蛀疳。盖今之患淋者，比比皆是。"

　　《论治汇补·淋病》总结了治疗五淋的主方："血淋用三生益之散，气淋用木香汤；膏淋
用萆薢分清饮，砂淋用石韦散；劳淋用清心莲子饮，又有积久淋病前法不效者，以补中益气
汤升提阳气。"

　　2. 病因病机

　　中医学认为，本病为热客膀胱、脾肾虚弱、气滞血瘀而致。

　　（1）热客膀胱　外感秽浊之气，化湿积热，下注于膀胱，膀胱气化不利，反停湿而加重

湿热；或热独客膀胱，影响膀胱气化，积湿而化热；或脏腑受损，湿邪内生，湿积化热而注于膀胱。热盛湿聚，致使小溲受煎而黄赤，热伤血络，瘀血阻络而尿痛、尿血等。

（2）脾肾虚弱　脾主运化水湿，脾气虚运化失司，水湿停聚，积而化热；肾主水，司二便。肾气虚水失所主，积而化热，二便失司，故小便异常。湿热下注，热扰膀胱故发本病。

（3）气滞血瘀　外感或内化，湿热下注。湿阻气机，热伤血络，气滞而血瘀，热邪迫血离经而外溢，外溢之血瘀于络脉，反阻气机，恶性循环。此为淋证后期。

以上 3 种发病机理并不是单一，独立的，而是相互关联的。脾肾气虚实为湿从内化，气滞血瘀是下焦湿热的结果，下焦湿热是淋证发病的根本原因。

3. 辨证施治

淋病的诊治与非淋菌性尿道炎一样，都是从症状出发，分析其病因病机，辨证立法，提出治疗原则与方药。

湿热炽盛型

【症状】起病较急，小便黄赤，阴茎疼痛流脓，小溲热涩不畅。或发热恶寒，恶心呕吐，大便秘结，或不爽，舌质红，苔黄腻，脉滑数。

【病机分析】湿热客于膀胱，气化失常，水道不利故小便黄赤，热涩不畅，阴茎疼痛；湿浊之邪外出故茎中流脓；表邪未解则发热恶寒；热犯肝胆则恶心呕吐，下犯大肠则便秘或不爽；舌质红、苔黄厚、脉滑数乃湿热之象。

【治则】清热利湿，通淋解毒。

【方药】方用八正散（《太平惠民和剂局方》）。

方药组成：车前子、瞿麦、萹蓄、滑石、栀子仁、炙甘草、木通、大黄（面裹煨，去面，焙干）各 1 斤，为粗末，每服 2 钱，加灯芯。水煎，食后、临卧服。

【方解】木通、车前子、滑石、萹蓄清热通利；瞿麦通淋；栀子仁清郁热，利小便；甘草泻火和中；大黄泻实火，与木通导湿热从小便而出。上药共奏清热利湿、通淋解毒之功。

气滞血瘀型

【症状】小便涩滞，淋漓难尽，茎中无脓或脓水稀薄，茎中痒痛，小腹闷胀，外阴重坠。舌质淡红，苔薄白，脉弦涩。

【病机分析】气滞血瘀，致使膀胱气化不利，故小便涩滞，淋漓难尽；湿热不盛故茎中无脓或脓水稀薄，但湿热仍聚膀胱，故茎中痒痛；肝郁气滞，气机不畅，肝经循腹绕阴器，故小腹闷胀，外阴重坠。舌质淡红、苔薄白、脉弦涩乃气滞血瘀之象。

【治则】理气通淋，开郁行滞。

【方药】方用沉香散（《医宗必读》）加减。

方药组成：沉香、石韦、滑石、当归、王不留行、瞿麦各半两，冬葵子、赤芍、白术各 7.5 钱，炙甘草 2.5 钱。为末，每服 2 钱，空腹，大麦煎汤调服，以利为度。

【方解】方中沉香理气行滞；白术健脾和胃；石韦、滑石、瞿麦、冬葵子清利湿热；赤芍活血凉血；当归养血逐瘀生新；王不留行活血化瘀；甘草泻火调和诸药。上药共奏理气通淋、开郁行滞之。

脾肾虚弱型

【症状】小便频数，涩痛不著，尿后余沥，或腰膝酸软，头晕耳鸣，失眠健忘，或乏力自汗，舌质淡红，苔薄白或薄黄，脉沉细。

【病机分析】淋久不愈损伤脾肾，正虚邪恋，肾虚气化失司故小便频数；热邪不甚，故涩痛不著，尿后余沥乃肾气不足；腰为肾之府，肾气虚则腰膝酸软；耳乃肾之窍，肾虚精气不能上注于头，故头晕耳鸣，失眠健忘；脾气虚，故乏力自汗。舌质淡红、苔薄白或薄黄、脉沉细乃脾肾虚弱之象。

【治则】健脾补肾，益气通淋。

【方药】方用六味地黄丸（《小儿药证直诀》）加白术、党参、瞿麦。

方药组成：熟地黄 8 钱，山茱萸、山药各 4 钱，泽泻、丹皮、茯苓（去皮）各 3 钱。为末，炼蜜为丸，梧桐子大。每服 3 丸，空腹温开水送下。本病可用白术 15g，党参 20g，瞿麦 20g。水煎取 250ml，以此药汤冲服六味地黄丸。

【方解】熟地黄、山茱萸补肾；山药、白术、党参、茯苓健脾益气利湿；丹皮活血通经；泽泻、瞿麦利水通淋。上药共奏健脾补肾、益气通淋之功。

（陈佐龙）

第五节 非淋菌性尿道炎

一、概念

非淋菌性尿道炎（nongonococcal urethritis，NGU）是通过性接触传染的一种临床上有尿道炎的表现，但尿道分泌物中查不到淋球菌感染的性传播性疾病。女性患者不仅有尿道炎症，而且还有宫颈炎等生殖道炎症，因此也称非特异性生殖道感染。

二、病原学

非淋病性尿道炎的病原体主要为沙眼衣原体（chlamydia trachomatis，CT）和分解尿素支原体（ureaplasma ure-alyticum，UU）。

1. 衣原体

衣原体直径 $0.2 \sim 0.5 \mu m$，球形，有细胞壁和 3 种不同的颗粒结构，其中始体和中间体不致病，惟有原体致病。衣原体在细胞内生长繁殖，有特殊的发育周期。衣原体对热敏感，$50 ℃ \sim 60 ℃$ 仅能存活 $5 \sim 10$ 分钟，在 $-70 ℃$ 可保存数年，一般消毒剂可将其杀死。

2. 支原体

支原体是原核微生物，无细胞壁，有可塑性，能形成有分支的长线，在形态上呈多形性。分解尿素支原体直径为 $200 \mu m$，常寄生于尿道上皮，对外环境抵抗力弱，$45 ℃$ 15 分钟即死亡，一般消毒液可将其杀死。

3. 其他病原体

约 10％～20％的非淋菌性尿道炎可由阴道毛滴虫、白色念珠菌、金黄色葡萄球菌、链球菌、酵母菌、厌氧革兰阴性杆菌引起。

三、流行病学

目前本病在我国的病例日渐增多，成为最常见的性传播疾病之一。

1. 传染源

非淋菌性尿道炎的传染源为现症患者。

2. 传播途径

NGU95％以上由不洁性交传播，其他途径如接触患者及患者病变部位、接触被污染的衣物与被褥用品等，儿童和婴幼儿可因接触被感染的父母或家庭其他成员污染的生活用品而感染，胎儿通过胎盘、新生儿通过分娩过程中感染的母体的宫颈可引起感染。

3. 流行情况

1972 年，NGU 的发病已超过淋病，1983 年 NGU 的发病率是淋病的 2.5 倍。在欧美国家，近 10～20 年内，NGU 的发病为淋病的 4～5 倍，居性传播疾病之首位。我国近几年来发病率明显上升，1998 年占性传播疾病的第三位，目前仍呈继续上升之势。解脲支原体、人型支原体及衣原体间的混合感染也在上升。

NGU 感染率最高的年龄段为 20～24 岁，其次为 15～19 岁和 25～29 岁。女性多于男性。发生感染与年龄、性别、经济状况、性行为方式和避孕方式等多因素有关。年轻女性宫颈病原体的分离阳性率明显高于年长者，并发症的发生率前者也高于后者；年轻男性也高于年长者；在某些国家的少数民族与美国黑人中病原体的感染率较高；多性伴是病原体感染的危险因素；口服避孕药与泌尿生殖系统病原体感染呈正相关。

四、临床表现

潜伏期一般为 1～3 周，男女非淋菌性尿道炎的临床表现不同。

（一）男性非淋菌性尿道炎（NGU）

1. 单纯性非淋菌性尿道炎

单纯性非淋菌性尿道炎表现为轻重不同的尿急、尿痛，有时出现尿频或排尿困难。尿道出现刺痒或排尿时的轻度不适感。尿道口稍发红，可有黏液性稀薄分泌物，量多少不等，分泌物为白色或微带黄色，常需用手指挤压尿道时才见分泌物溢出。有时分泌物可呈脓性。通常在晨起或久未排尿后有黏性的分泌物呈膜状黏附或封闭尿道口（称为糊口），还可见分泌物沾污内裤。如果出现上述症状后仍然有性生活，则在射精的瞬间尿道部位会出现轻微疼痛，精液也会变得混浊，射精后尿道部位会持续一段时间的不适与刺痒。单纯性 NGU 如果没有得到及时有效的治疗症状会持续数周以上，依靠机体慢慢产生的抵抗力而达到自愈，有的尿道内的病原体依然存在，当机体抵抗力下降时即成为复发的原因。

一般的 NGU 不像淋病那样对尿道黏膜产生较严重的损害，不引起尿道狭窄后遗症。约

30％～40％可无症状或症状不典型，易引起误诊或漏诊。

2. 并发症

（1）附睾炎 多为 35 岁以上，典型症状为尿道炎合并单侧急性附睾炎。

（2）前列腺炎 非淋菌性尿道炎合并亚急性前列腺炎、慢性前列腺炎，表现为会阴钝痛、阴茎痛或无症状。

（3）Reiter 综合征 除非淋菌性尿道炎之外还有关节炎和结膜炎，一般发生在尿道炎之后 4 周左右，患者关节液中可分离到衣原体或支原体。

（4）可合并眼虹膜炎、强直性脊柱炎等。

（二）女性非淋菌性宫颈炎（NSGI）

尿道炎症状不明显，仅有轻度的尿道刺激症状或完全无症状。宫颈水肿、潮红、糜烂、其表面肥大性滤泡是宫颈炎特有的外观，可出现白带增多与性交后出血。宫颈衣原体感染与宫颈癌前期或恶性期改变之间可能密切相关，可并发急性输卵管炎、子宫内膜炎、宫外孕和不孕症。围产期感染能引起新生儿衣原体结膜炎或新生儿衣原体肺炎，支原体可引起肾炎、习惯性流产、绒毛膜炎等。

五、实验室检查

①应用涂片培养检查有无淋球菌。②进行非淋菌性尿道炎的有关实验室检查。

（一）显微镜检查

1. 男性非淋菌性尿道炎

（1）男性尿道分泌物革兰染色白细胞计数 采集男性尿道外口脓性分泌物革兰染色后在油镜（1000 倍）下观察，多形核白细胞数量平均每视野＞5 个为阳性。

（2）尿沉渣白细胞计数 采集晨起首次尿或排尿间隔 3～4 小时的前段尿尿液 15ml，离心后将沉渣在高倍镜（400 倍）下观察，多形核白细胞平均每视野＞15 个有诊断意义。

（3）尿白细胞酯酶试验 对＜60 岁的男性，无肾脏疾病或膀胱感染、前列腺炎或尿路机械损伤，取清晨首次排尿或憋尿 4 小时后首次排尿的前段尿，做尿白细胞酯酶试验，阳性者有诊断价值。

2. 女性非淋菌性尿道炎

采集女性宫颈黄色黏液脓性分泌物，在排除滴虫感染后，若油镜（1000 倍）下观察平均每视野多形核粒细胞＞10 个有诊断意义。

3. 病原体直接镜检

用吉姆萨染色涂片检查沙眼衣原体包涵体仅能用于结膜标本，对其他部位标本不敏感。可以采用晨起第一次排尿的前段尿沉淀物，或采集男子尿道从阴茎根部朝尿道外口方向挤压后获取分泌物，涂片染色后直接镜检寻找支原体。支原体形态及大小难与组织细胞或分泌物中的其他颗粒相区别，因此支原体镜检意义不大。

（二）免疫学检查

1. 直接荧光抗体法测定

直接荧光抗体法（direct fluorescent antibody assay，DFA）的敏感性为 80%～85%，特异性＞99.9%。优点：快速简便；缺点：受人为因素影响，并需荧光显微镜。用于检测尿道上皮或宫颈上皮中衣原体抗体和支原体抗原。

2. 酶联免疫法测定

酶联免疫法（enzyme immuno assay，EIA）的测定敏感性为 60.4%～80.2%，特异性为 86.3%～100%。优点：快速、方便，判断标准客观；缺点：敏感性低。

3. 衣原体抗体测定

血清学检查衣原体抗体尚未广泛用于生殖系统的衣原体感染，正常人群中约有 44.44%可检测到衣原体抗体，因而无法区分是既往感染还是一直存在的慢性无症状感染；衣原体感染后血清抗体可持续数年，很难用血清学结果进行急慢性感染和治愈后的评价；生殖系统浅表感染如尿道炎或宫颈炎产生的抗体效价一般为 1:8～1:256，很少很高。

4. 聚合酶链反应测定

聚合酶链反应（PCR）的敏感性在 99%以上，敏感性和特异性均优于其他方法。在实验过程中须严格控制污染，否则易出现假阳性。常用引物为质粒 DNA 片段引物，主要外膜蛋白（MOMP）的 DNA 片段引物等。

（三）病原体培养

1. 普通细菌培养

方法：采集晨起第一次排尿的前段尿沉淀物，或者采集尿道外口的脓性分泌物进行普通细菌培养，观察是否存在大肠杆菌、变形杆菌、金黄色葡萄球菌等普通非特异性细菌，以排除普通非特异性尿道炎的存在。

2. 衣原体培养

此为活细胞培养。方法：取尿道或宫颈黏膜上皮接种于活细胞上，培养两天后取出，并涂片进行碘染色。3 天后行 Geimsa 染色，显微镜下观察，如见到沙眼衣原体的包涵体为阳性。

3. 支原体培养

方法：利用支原体能分辨精氨酸产氨、发酵葡萄糖产酸原理，分别使含精氨酸的肉汤培养基呈碱性粉红色，使葡萄糖的肉汤培养基由粉红变为黄色。该法广泛应用于支原体感染的临床检测。

六、诊断与鉴别诊断

1. 诊断

非淋菌性尿道炎的诊断应根据临床与实验室检查结果综合分析。

（1）有不洁性交史或配偶感染史，或有明确接触非淋菌性尿道炎致病病原体污染物的病史。

（2）潜伏期1～3周。

（3）男性表现为较淋病轻的尿道炎，女性以宫颈内膜炎为主，也有相当数量的患者症状轻微或无任何临床症状。

（4）具有前述明显或典型的症状及体征。

（5）实验室检查阳性。

2. 鉴别诊断

与淋菌性尿道炎相鉴别。淋菌性尿道炎为淋病双球菌感染，尿道刺激症状严重，甚至有"糊口现象。"非淋菌性尿道炎为沙眼衣原体和分解尿素支原体感染，症状较轻，分泌物稀。

七、治疗

（一）现代医学治疗

1997年11月美国疾病控制与预防中心（CDC）发布的《性传播疾病治疗指南》中的方案：

1. 单纯性非淋菌性尿道炎

（1）推荐方案　阿奇霉素1g，口服，单次给药；或多西环素100mg，口服，每日2次，连用7天。

（2）替代方案　红霉素每次500mg，口服，每日4次，连用7天；或氧氟沙星300mg，口服，每日2次，连用7天。如只有红霉素，又不能耐受该剂量，可采用每次250mg，口服，每日4次，共14天。

2. 复发性、持续性或有并发症非淋菌性尿道炎

推荐方案：甲硝唑2g，口服，单次给药，并加用红霉素每次500mg，每日4次，连用7天。

3. 男性儿童非淋菌性尿道炎

推荐方案：体重≥45kg，年龄<8岁的男孩，阿奇霉素1g，口服，单次给药；年龄>8岁的男孩，阿奇霉素1g，口服，单次给药；或多西环素100mg，口服，每日2次，连用7天。体重<45kg，每天红霉素50mg/kg口服，连用10～14天。四环素、美满霉素等可以酌情使用。

4. 孕妇非淋菌性尿道炎

红霉素500mg，口服，每日4次，连用7天；或红霉素250mg，口服，每日4次，共14天；或琥乙红霉素800mg，口服，每日4次，连服7天；或阿奇霉素1g，1次顿服。

5. 新生儿衣原体眼结膜炎

红霉素干糖浆粉剂，每天50mg/kg，分4次口服，连服两周。如有效再延长1～2周。0.5%红霉素眼膏或1%四环素眼膏，出生后立即滴入眼中有一定的预防作用。

NGU经及时正规治疗预后良好，症状消失，无任何后遗症。

2000年8月，我国卫生部疾病控制司颁发的《中国性病规范防治实施项目2000～2002》有关非淋菌性尿道炎的推荐治疗方案：

1. 初发 NGU

多西环素每次 100mg，口服，每日两次，连用 7~10 天；或阿奇霉素 1g，1 次顿服，饭前 1 小时或饭后 2 小时服用；或红霉素每次 500mg，口服，每日 4 次，连用 7 天；或琥乙红霉素每次 800mg，每日 4 次，连服 7 天；或氧氟沙星（氟嗪酸）每次 300mg，口服，每日两次，连用 7 天；或米诺环素每次 100mg，口服，每日两次，连用 10 天。

2. 复发性、持续性 NGU

甲硝唑 2g，口服，单次给药，并加用红霉素每次 500mg，连用 7 天；或乙琥红霉素每次 800mg，口服，每日 4 次，连服 7 天。

非淋菌性尿道炎的治愈标准：自觉症状消失，尿道无分泌物，尿沉渣无白细胞。判断治愈时一般可不作病原体培养。分子生物学方法可查出死菌的抗原或 DNA，此不能用来判断治愈。如经治疗症状持续存在，或症状消失后又出现，最可能的原因是其性伴未经治疗。在治疗男性非淋菌性尿道炎时，必须同时注意如下一些问题：

（1）重视女性配偶的相应治疗。

（2）在治疗期间禁止性生活。

（3）患病及治疗期间，不宜食用辛、辣等刺激性强的食物，应多吃富含维生素的新鲜水果和蔬菜，以提高尿道黏膜的抵抗力。

（4）在治疗前后和用药期间增加饮水量，足量尿液经常冲刷尿道有助于尿道分泌物的及时排出及炎症的消退。

（5）及时用清洁棉球擦净尿道外口处附着的脓性分泌物，每日至少清洗性器官、肛门和会阴部位 1 次。每日更换内裤，如有污物随时更换。

（二）中医诊治

中国古代医家对本病的认识亦较早，但并未把本病作为一个独立疾病与其他尿道炎区别开来。本病属中医学"淋证"范畴，详细诊治见"淋菌性尿道炎"。

（陈佐龙）

第六节 尖 锐 湿 疣

一、概念

尖锐湿疣（condyloma acuminatum，CA）又称生殖器疣（genital wart）、尖圭湿疣或性病疣，是由人乳头瘤病毒（human papilloma virus，HPV）所致的皮肤黏膜良性赘生物，好发于生殖器、肛门周围和会阴部，主要通过性接触传播，少数可通过日常生活用品如内衣裤等感染。本病易复发，是目前常见的性传播疾病之一，与生殖器癌的发生密切相关。

二、病原学

病原体为人乳头瘤病毒，属 DNA 病毒，直径 $50\sim55\mu m$，有 72 个病毒壳微粒组成的对称 20 面体衣壳，内含 7900 个碱基的双链环状 DNA。目前已发现 70 多种类型，引起尖锐湿疣的病毒主要是 HPV-6、HPV-11、HPV-16、HPV-18 型。HPV 具有高度的宿主和组织特异性，人是惟一宿主，主要感染人体皮肤和黏膜，能引起人体皮肤和黏膜的鳞状上皮增殖，不侵犯动物，但与某些哺乳动物的乳头瘤病毒密切相关。

三、流行病学

1. 传染源

尖锐湿疣患者和亚临床感染者是主要传染源。

2. 传播途径

（1）性接触传染　此为主要传播途径，与尖锐湿疣患者有性接触者 2/3 被感染。儿童有时为性虐待所致。

（2）间接接触传染　主要通过使用被感染过的内裤、毛巾、浴盆、浴缸等感染。

（3）母婴传播　分娩过程中，胎儿经过母亲感染 HPV 的产道，或于出生后与患病母亲密切接触而感染。

3. 流行情况

尖锐湿疣在全球流行，发病率近 20 年明显增加，是最常见的性传播疾病之一，在美国其发病率占性传播疾病的第二位，在英国其发病率仅次于淋病和非淋菌性尿道炎居第三位，我国近 10 年来发病率剧增，仅次于淋病，居第二位。尖锐湿疣发生的主要危险因素是性伴侣数过多和过早性交；好发年龄为 20～24 岁性活跃人群；妊娠、细胞免疫缺陷、HIV 阳性者，局部潮湿、破损、炎症和卫生条件差均增加易感性。

四、临床表现

1. 潜伏期

尖锐湿疣的潜伏期为 3 周至 8 个月，平均为 3 个月。

2. 好发部位

男性多见于冠状沟、龟头、包皮系带、尿道口和阴茎体部，阴囊部罕见。同性恋者好发于肛门及直肠。女性多见于阴道口、大小阴唇、阴蒂、阴道、宫颈、会阴、阴阜、腹股沟等处。少见于腋下、乳房、脐窝等处。口交者可发生于口腔。

3. 症状

多无症状，少数可有痒感或局部压迫感。阴道宫颈 CA 时有白带增多，性交疼痛。

典型损害：初起为小而柔软淡红色顶端稍尖的丘疹，为肉质赘生物，逐渐增大、增多、相互融合，表面凸凹不平，湿润柔软，呈乳头状、菜花状、蒂状、鸡冠状、指状、疣状外观，根部多蒂，易发生糜烂，渗液，有恶臭。发生于干燥部位如阴茎体，表现为细小扁平突起斑片，直径1～3mm，单发或多发，常被忽略。巨大尖锐湿疣成乳头瘤样，形态上颇似癌，组织病理学检查为良性。

4. 亚临床感染

亚临床感染是指临床上肉眼不能辨认，但醋酸白试验阳性且活检证实的病变。这常是CA易复发的原因。亚临床感染较临床发病常见。亚临床感染可单独存在或与典型尖锐湿疣损害并存。

HPV与某些恶性肿瘤有关，可致癌。

五、实验室检查

1. 醋酸白试验

用3％～5％醋酸外搽或湿敷，2～5分钟后，病灶稍膨隆、局部变白者为阳性，在放大镜下更明显。试验须排除慢性炎症致表皮增厚等出现的假阳性反应。假阳性发白显示界限不清和不规则。

2. 组织病理学检查

①表皮角化不全，棘层高度肥厚，表皮增厚，延长呈乳头瘤样增生，表皮与真皮之间界限清楚。②颗粒层和棘层上部细胞有明显的空泡形成，空泡细胞大，胞浆着色淡，中央有大而圆深染的核，为特征性病理改变。③真皮水肿，毛细血管扩张，周围有致密的炎症细胞浸润。

3. PCR 检测

应用 PCR 检测 HPV，方法特异、敏感、简便、快速。

六、诊断与鉴别诊断

1. 诊断

(1) 有不洁性交史、配偶感染史或间接感染史。

(2) 有典型尖锐湿疣形态学表现。

(3) 大部分无自觉症状，仅少数有痒感、异物感、压迫感、疼痛感、出血或女性白带增多。

(4) 实验室检查醋酸白试验阳性，典型病理改变，PCR 阳性。

2. 鉴别诊断

(1) 扁平湿疣 为浸润、光滑的扁平片状隆起。暗视野显微镜检查可于皮损处找到梅毒螺旋体。梅毒血清反应阳性。

(2) 阴茎珍珠样丘疹 多为沿冠状沟排列的、粟粒大小、皮色或粉红色丘疹。组织病理学检查无空泡细胞。

(3) 假性湿疣 主要发生于女性小阴唇内侧和阴道前庭，常呈对称分布，损害为1～2mm 淡红色或白色丘疹，表面光滑，呈绒毛状或鱼子状外观，醋酸白试验阴性。

(4) 生殖器鲍温病样丘疹 多为棕红色小丘疹，直径 2～6mm。组织病理学检查为鲍温病样改变。

(5) 生殖器鳞状细胞癌 多见于 40 岁以上者或老人，皮损向下浸润明显，易发生溃疡。组织病理学检查无空泡细胞。

(6) 皮脂腺异位症 为黄色小丘疹，组织病理学检查为皮脂腺。

七、治疗

（一）现代医学治疗

目前，尚无一种方法能彻底根除 HPV，对 CA 治疗大多主张综合治疗。

（1）局部药物治疗

1）0.5%足叶草毒素酊：即 0.5%鬼臼毒素酊外用，2 次/天，停药 4 天为 1 个疗程。可用 1～3 个疗程。用于任何部位的尖锐湿疣。该药有致畸作用，孕妇禁用。注意保护皮损周围正常皮肤和黏膜。

2）10%～25%足叶草脂酊：外用，每周 1 次，搽药 2～4 小时洗去。注意保护皮损周围正常皮肤和黏膜。

3）50%三氯醋酸溶液、氟尿嘧啶软膏：外用，每天 1 次，用药 6 次未愈改用其他疗法。注意保护皮损周围正常皮肤和黏膜。

4）斑蝥素乳膏：即疣斯洛，每天 1 次外用，3～7 次为 1 个疗程，疗效较好。注意保护皮损周围正常皮肤和黏膜。

5）3%肽丁胺软膏：外涂患处，每天 2 次。

（2）物理疗法

1）激光：二氧化碳激光或 YAG 激光治疗，多用于多发性疣和尿道内疣。

2）电灼：高频电刀及电针。

3）冷冻：液氮或二氧化碳雪。

4）微波、可见光、红外线治疗。

（3）手术治疗　适用单发或巨大尖锐湿疣。

（4）免疫疗法　包括全身疗法、局部皮损内注射或外用，主要有干扰素及其诱导剂聚肌胞等、IL－2、肿瘤坏死因子（TNF）等细胞因子，其他免疫调节剂如转移因子、胸腺素、左旋咪唑、斯奇康等。

（5）抗病毒治疗。

（二）中医诊治

1. 概述

中医对发生于生殖器与肛门部位的疣鲜于记载，对其他部位的疣记载较多。《灵枢·经脉》中有"疣目"之病名。对疣又"千日疮"、"臊瘊"的病名，臊瘊的症状与本病相似，是否即为尖锐湿疣尚难定论。

2. 病因病机

中医学认为，本病为湿毒之邪所侵。湿毒下犯阴器，湿阻气机，气滞血瘀，聚而生疣；毒泛于疫，传于他处。

3. 辨证施治

（1）内治法　对于尖锐湿疣可分湿毒下犯和湿毒蓄积两型进行辨证论治。

湿毒下犯型

【症状】皮疹初起为多边淡红色、灰白色的丘疹，逐渐增大，皮疹数目逐渐增多，逐渐形成尖刺状或乳头状或菜花状疣状物，或有痒感。

【病机分析】湿毒下犯，湿阻气机，气滞血瘀，聚而生疣。

【治则】行气活血，利湿解毒。

【方药】方用龙胆泻肝汤（《兰室秘藏》）加川芎、牛膝、川楝子、桃仁、双花。

方药组成：龙胆草、生地、当归各 3 分，柴胡、泽泻各 1 钱，车前子、木通各 5 分。《医宗金鉴》又加黄芩、栀子、甘草。为粗末，水煎，空腹服。川芎、牛膝、川楝子、桃仁、双花可同时入药煎服。

【方解】方中龙胆草除下焦湿热；黄芩、栀子苦寒泻火，助龙胆草利湿热；木通、车前子清利湿热，引火从小便而出；当归养血；生地养血活血；川芎、桃仁活血；柴胡、川楝子行气；双花配龙胆草清湿毒；牛膝引药下行；甘草调中和药而解毒。

湿毒蓄积型

【症状】湿疣久不治，表面糜烂，脓液溢出腥臭，或生长迅速，疣体巨大，色暗不华；或乏力，食欲不振，消瘦等。

【病机分析】湿毒蓄积，毒盛肉腐；或湿毒日盛，气结血滞益重，故出现巨大湿疣，其色不华或糜烂。

【治则】行气活血，清热解毒。

【方药】方用血府逐瘀汤（《医林改错》）合五味消毒饮（《医宗金鉴》）。

方药组成：血府逐瘀汤：当归、牛膝、红花、生地各 3 钱，桃仁 4 钱，枳壳、赤芍各 2 钱，柴胡、甘草各 1 钱，桔梗、川芎各 1.5 钱。水煎服。

五味消毒饮：金银花 3 钱，野菊花、蒲公英、紫花地丁、紫背天葵子各 1.2 钱。先水煎，后加无灰酒半盅煎服；药渣再如法煎服，盖被取汗。

以上两方药可合在一起煎服。

【方解】方中桃仁、红花、川芎活血化瘀；当归养血活血；生地养血清热活血；赤芍清热活血，使活血而不伤正；枳壳、柴胡行中焦之气；桔梗利肺气；牛膝引药下行；野菊花、蒲公英、紫花地丁、天葵子、金银花清热解毒；甘草和中调药。

（2）外治法　先用清热解毒利湿之剂外洗，以清除 HPV，尔后用去疣剂去除疣体，之后再用清热解毒利湿剂"洗之"。

方一　黄芩、黄连、黄柏、大青叶、板蓝根、苦参、百部、双花、连翘、地丁、败酱草各 20g。水煎，外洗患部。此为抗病毒之剂。

方二　板蓝根、黄柏、紫草、生薏仁、木贼草、红花、川芎、牡蛎、枯矾各 50g。煎水约 2000～4000mL，趁热熏洗，15 天为 1 个疗程。此为抗病毒与去疣合剂。

方三　鸦胆子油涂于疣体，注意保护周围正常皮肤。此为去疣剂。

（陈佐龙）

第七节　生殖器疱疹

一、概念

生殖器疱疹（genital herpes，GH）是一种由单纯疱疹病毒（herpes simplex virus，HSV）所引起的一种常见的、难治的、易复发的性传播疾病，可由 HSV-1 或 HSV-2 所致，但以 HSV-2 为主。生殖器疱疹是自限性疾病，但其在支配初发感染的皮肤和黏膜的感觉神经元内长期潜伏感染。潜伏病毒周期性地再激活，并且沿感觉神经运行到感染部位。这可以导致疾病的另一次发作，或无症状的 HSV 排毒。生殖器疱疹目前很难治愈，且易于复发，感染者长期具有传播此疾病的潜力。此与宫颈癌的发生相关。

二、病原学

HSV 是一种嗜神经性双链 DNA 病毒，其自内向外依次由中心核、核壳体、被膜、包膜所构成。中心核位于病毒颗粒的中央，含有线性双链 DNA 病毒基因。其外包被核壳体。核壳体为 162 个相同蛋白壳粒组成的直径约 $100\mu m$ 对称的二十面体，其外由不同病毒蛋白层即被膜所包裹，病毒颗粒的最外层由来源于被感染的宿主细胞核膜的脂蛋白膜构成。整个病毒颗粒为直径约 $150\sim200\mu m$ 的球面体，包埋在病毒包膜的脂质双层中（在电子显微镜下可见）。此种病毒蛋白通过同易感宿主细胞表面相互作用来调节病毒的黏附，并且使核壳体进入到此细胞质内。因为这些病毒蛋白的基本作用，因而只有有完整包膜的病毒体才具有充分的感染性。人类是疱疹病毒的惟一宿主，离开人体疱疹病毒即死亡。乙醚、紫外线、净化剂、有机溶剂、热、干燥、强酸、强碱及一般消毒剂可将其杀灭。HSV-2 是主要的病原体。

三、流行病学

1. 传染源

本病的传染源为生殖器疱疹患者和无症状的病毒携带者。

HSV 感染通常是细胞溶解性的，所导致的病理过程是受感染细胞坏死和局部炎症反应。

2. 传播途径与发病机理

其主要通过性接触而传染，也可通过胎盘及产道感染新生儿，导致流产或新生儿死亡。HSV-2 存在于女性的宫颈、阴道、尿道和外阴，存在于男性的阴茎和尿道。性交时生殖器皮肤黏膜受到摩擦，病毒颗粒通过微小裂隙进入皮肤和黏膜的细胞内，HSV-2 病毒在局部角质层复制，引起空泡变性和细胞间桥消失，损害为丘疹，皮肤上的丘疹损害很快变为表皮内水疱，疱液很快变浑浊并成为脓疱。疱液被吸收后，形成平坦固着性痂，最后痂脱而无瘢痕性愈合，黏膜损害也是同样的过程，但是水疱的薄壁很快破裂而形成浅溃疡。

从感染到发病的潜伏期为 3～7 天，在有症状和无症状感染的早期，病毒侵入局部感觉神经或自主神经末梢，并且沿神经轴到达局部感觉神经节或自主神经节，主要是骶神经节。在神经元内形成终身潜伏感染，潜伏病毒周期性地因某些诱因被激活，被再激活的病毒接着沿神经轴运行到其支配的区域再感染初始侵入处的皮肤或黏膜，临床上出现复发性 HSV 感染。在正常宿主，免疫机制迅速限制局部病毒复制和播散，复发性 HSV 感染比原发性感染的症状轻，范围较局限，持续时间较短。

3. 流行情况

近几十年，生殖器疱疹在世界范围内流行。在英国生殖器疱疹病例增加了 6 倍。在美国，伴随着生殖器 HSV 感染的增加，新生儿 HSV 感染随之增加。美国的感染人数累计超过 3000 万。在我国，近几年生殖器疱疹有明显增加的趋势，占我国性病的第五位。

四、临床表现

1. 原发性生殖器疱疹

潜伏期为 3～14 天，原发性生殖器疱疹最常见的症状为发热、头痛、乏力和肌痛；常见的局限性症状为疼痛、刺痒、排尿不适、尿道分泌物和轻度的腹股沟淋巴结肿大；最常见的皮损初发疹为生殖器区域迅速扩展的丘疹或水疱，随后多个小脓疱融合成大的溃疡，最后结痂自愈，病程 2～3 周。皮损多发于男性包皮、龟头、冠状沟、阴茎等处；女性多见于大小阴唇、阴阜、阴蒂、子宫等处。

2. 复发性生殖器疱疹

复发性生殖器疱疹在原发性生殖器疱疹皮损消退后 1～4 月以内复发，复发感染一般发生在原来部位。

复发性生殖器疱疹较原发性生殖器疱疹的全身症状及皮损轻，病程短，出疹前患者常有前驱症状，局部烧灼感、刺痛或感觉异常。感染的症状、体征和部位主要局限于生殖器区域。局部症状如疼痛和刺痒为轻微到中等程度，病程一般为 6～10 天。

大约 90% 的复发性生殖器疱疹有前驱症状。前驱症状有臀部、大腿、胯部轻度刺痛，先于发疹前出现，有明显刺痛；可伴有明显的骶部神经痛，表现为外生殖器或肛门周围群簇小水疱，破溃后形成糜烂或浅溃疡，一般 7～10 天自愈。感染 1 年后反复发作，复发频度有个体差异，大多每年复发 5～8 次。男性同性恋患者肛门直肠感染出现肛门直肠疼痛、里急后重、便秘、分泌物多，肛周有疱疹或溃疡。

3. HSV 的亚临床感染

HSV 的亚临床感染又称无症状生殖器疱疹。实际上，并非真无症状，而是皮疹不典型，生殖器上的细小裂隙或溃疡易忽视，成为无症状携带者。亚临床 HSV 感染是主要传染源。

五、实验室检查

1. 培养分离病毒

病毒分离是诊断绝大多数 HSV 感染的"金标准"，敏感性高，特异性强。HSV - 1 和 HSV - 2 能够在人和动物的多种细胞中繁殖，病毒分离通过应用特异性抗血清或特异性单克隆抗体等血清学技术或通过核酸杂交，被确诊为 HSV。标本接种后 24～48 小时内（甚至在特征性细胞病变作用出现之前），通过应用对细胞培养的快速抗原或核酸发现技术，能够发现和鉴定正在复制的病毒，以此加速诊断，但这有可能减少敏感性，对低滴度标本尤其如此。因而，如果快速方法产生阴性结果，应该继续观察复制培养。

2. HSV 感染的快速诊断

多核巨细胞和含有嗜酸性细胞核内包涵体的上皮细胞能够把 HSV 损害与其他病原菌导致的损害区别开来。由 HSV 导致的特征性细胞学改变能够在床边准备的 Tzank 涂片中很容易地显示出来，从早期水疱的基底部刮取，轻轻地涂在显微镜玻片上，用苏木精伊红、吉姆萨、巴帕尼科帕乌或 Paragon 多重染色，当损害有细菌或真菌性继发感染时，采用钻孔活检有利于水疱前阶段的诊断。活检标本取自损害的边缘，用 Bouin 液或其他酸性固定物固定，可更好地显示细胞核内包涵体。通过电子显微镜可以检查刮取物、水疱液和活检标本中的病毒颗粒。

采用 PCR-微孔板杂交或 PCR-ELISA 诊断试剂盒可快速诊断。采用 PCR 检测比病毒分离技术更为敏感。

3. 血清学检测

目前主要用固相酶免疫试验和 Western 印迹杂交试验检测血清标本中抗 HSV 抗体。

六、诊断与鉴别诊断

1. 诊断

（1）症状　生殖器或肛门部的疼痛性红斑、丘疹、水疱或溃疡。

（2）病原体　从宫颈、尿道或肛门生殖器损害分离出 HSV；或在宫颈、尿道或肛门生殖器损害的临床标本中以抗原检测技术单克隆抗体直接免疫荧光法（PFA）或酶联免疫吸附法（ELISA）检测单纯疱疹病毒抗原，HSV-PCR 及 DNA 分子原位杂交等病原学检测显示病毒；或肛门生殖器损害做 Tzanck 刮片显示多核巨细胞或核内病毒包涵体。

（3）病例分类　①可能报告的病例：临床上符合的病例（经血清学检验和暗视野显微镜排除一、二期梅毒），或基于临床表现（未经实验室证实）诊断为生殖器疱疹，或以前有一次或以上类似生殖器损害发作的历史。②确诊病例：临床上符合且经实验室检查证实的病例。

2. 鉴别诊断

（1）接触性皮炎　有接触过敏物史，无不洁性交史。在接触部位发生红肿、丘疹、丘疱疹、水疱，甚至大疱和糜烂，一般除去病因，处理得当，1～2 周可痊愈，脱离过敏原不再复发。

（2）带状疱疹　为水痘-带状疱疹病毒所致，一般先有前驱症状，在生殖器部位发生集簇性水疱，伴局部烧灼及神经痛，多侵犯单侧神经，水疱可糜烂结痂，愈后极少复发。无不洁性交史。

（3）白塞病　外生殖器可出现深在性溃疡，疼痛明显，愈后留有疤痕，伴有口腔溃疡、眼部病变、关节症状或小腿结节性红斑。

七、治疗

（一）现代医学治疗

生殖器疱疹治疗的目的：防止感染；缩短病程，包括原发感染并发症的频率；防止潜伏的发展和初发生殖器感染后的临床复发；防止潜伏疾病的复发；减少疾病的传播；根除已有的潜伏感染。

1. 一般治疗

防止继发细菌感染，保持疱壁完整、清洁、干燥，并发细菌感染时应用敏感抗生素。

2. 抗病毒治疗

（1）原发性生殖器疱疹　阿昔洛韦 0.2g，5 次/天，连服 7～14 天；或泛昔洛韦 0.3g，2 次/天，连服 7～14 天；或泛昔洛韦 0.25g，3 次/天，连服 7～10 天。

（2）复发性生殖器疱疹　在出现前驱症状或损害出现 24 小时内开始治疗。阿昔洛韦、或泛昔洛韦，连服 5 天。

（3）频繁复发患者（1 年复发 6 次以上）　为减少复发次数，可用抑制疗法：阿昔洛韦 0.4g，2 次/天；或泛昔洛韦 0.3g，1 次/天；或泛昔洛韦 0.125～0.25g，2 次/天。以上药物均需长期服，一般服用 4 个月到 1 年。口服万乃洛韦 500mg，每天 1 次，持续 1 年，可以预防生殖器疱疹的复发。

（4）原发感染　症状严重或皮损广泛者，阿昔洛韦 5～10mg/kg，静滴，每 8 小时 1 次，用 5～7 天，或直至临床症状消退。

3. 耐阿昔洛韦生殖器疱疹治疗

对耐阿昔洛韦生殖器疱疹治疗可用膦甲酸钠、西多福韦、三氟胸苷等，但副作用大。

4. 其他抗病毒药物

（1）干扰素（interferon，IFN）　干扰素具有抑制病毒复制，能干扰病毒复制时所需的各种酶的活性；调节免疫，增强 NK 细胞的杀伤作用，活化巨噬细胞，增强巨噬细胞的吞噬活性和淋巴细胞对靶细胞的特殊细胞毒性；抗肿瘤，抑制肿瘤细胞的增殖和分裂；抗细菌、真菌和原虫。

原发性生殖器疱疹：IFN-α 每天每公斤 5 万单位，肌注，1～2 周。

复发性生殖器疱疹：IFN-α 每天每公斤 10 万单位，单剂量 1 次肌注。IFN 治疗 GH 有效，尤其 HSV－2 感染，疗效更好，但不能消除潜伏感染，局部用 INF－α 无效。

（2）聚肌胞　是人工合成的干扰素诱导剂，能刺激细胞吞噬，增强抗体形成。每次 2mg，肌注，每周 2～3 次。

（3）布洛芬（NSAIA）　非类固醇抗炎剂，有效的氧化酶抑制剂，可抑制 HSV。每天 400mg，分 4 次口服，7 天为 1 个疗程。

5. 局部治疗

保持患处清洁、干燥。皮损处可外涂 3％阿昔洛韦霜、1‰喷昔洛韦乳膏和酞丁胺霜等。

6. 预防

目前，没有完全有效的预防 HSV 感染的方法，避孕套可以减少疾病的传播。HSV 疫苗是预防 HSV 传染的最好方法。预防性亚单位蛋白疫苗处于动物模型试验阶段。其他减毒活疫苗、复制缺陷病毒变种和表达亚单位蛋白的活病毒载体正在研究中。一种编码 gD$_2$ 的 DNA 疫苗在动物模型中显现有一定的保护作用。

（二）中医诊治

1. 概述

在中医典籍中没有单一疾病与其对应，其属于热疮、阴疮和瘑疮范畴。早在南北朝时期，《刘涓子鬼遗方》中就有关于热疮的记载。隋代巢元方的《诸病源候论》对本病有所阐述，"热病热疮候，人脏腑虚实不调，则生于客热，表有风湿，与热气相搏，以身体生疮，痒痛而脓汁出，甚者一瘥一剧，此风热所为也。"巢元方提出其病因病机为内有热客，外感风湿，结为风热，并描述了症状，即痒、痛，有脓汁，时愈时发。宋代《圣济总录·热疮》亦认为热疮属于热盛，"热疮本于热盛，风气因而秉之，故特谓之热名。"清代的《医宗金鉴·外科心法要诀》中提出阴疮这一病名。曰："阴人阴疮为总名，各有形证各属经，阴部忽然肿而作痒者，名为阴肿……阴肿劳伤血分成。"又提出了"瘑疮"的病名及治法，"痛而多疮，溃而不深，形如剥皮烂杏者，名瘑疮……以龙胆泻肝汤主之。"

古代医家提出的热疮、阴疮和瘑疮是否为生殖器疱疹，尚不能肯定。根据中医理论，本病的病因病机为脏腑虚实不调，外感风、湿、热之毒，下犯阴器而致。

2. 辨证论治

（1）内治法　根据临床表现生殖器疱疹分为湿热下注、热毒内蕴和肝肾亏损 3 型。

湿热下注型

【症状】患处水疱、糜烂、痒痛交作，小便黄赤，大便干结，舌红，苔黄腻，脉弦滑数。

【病机分析】湿热之邪下注阴器，故出现水疱、糜烂、痒痛交作；湿注膀胱，热炼津灼故小便黄赤；热盛伤津故大便干结。舌红、苔黄腻、脉弦滑数乃湿热下注之象。

【治则】清热，利湿，解毒。

【方药】方用龙胆泻肝汤（《医宗金鉴》）。

方药组成：龙胆草、生地、当归各 3 分，柴胡、泽泻各 1 钱，车前子、木通各 5 分，黄芩、栀子、甘草各 1 钱。为粗末，水煎，空腹服。

【方解】方中龙胆草泻肝胆实热，除下焦湿热；黄芩、栀子苦寒泻火，助龙胆草以清肝胆湿热；木通、车前子清利湿热，引火从小便而出；当归活血；生地养血滋阴；柴胡疏肝利胆；甘草调中和药亦解毒。

热毒内蕴型

【症状】阴部糜烂，脓液腥臭；高热头痛，心烦口干，小便不利，大便无力，肛门周围感觉消失，舌红，苔黄腻，脉弦数。

【病机分析】湿热积而化毒，毒盛则阴部糜烂，脓液腥臭；热盛则高热、头痛；热盛伤津故口干心烦；热盛津亏，津亏气无所附，又湿阻气机，气机失调则小便不利，大便无力，肛门周围感觉消失。舌红、苔黄腻、脉弦数乃湿热炽盛之象。

【治则】凉血，清热，解毒。

【方药】方用五味消毒饮（《医宗金鉴》）、黄连解毒汤（《外台秘要》）合犀角地黄汤（《备急千金要方》），3 方合而加减。

方药组成：黄连 20g，黄芩 20g，黄柏 20g，栀子 15g，地丁 15g，银花 15g，半枝莲 15g，蒲公英 15g，野菊花 15g，生甘草 15g，丹皮 15g，生地 15g，麦冬 15g。水煎服，日两次。

【方解】 黄连、黄芩、黄柏、山栀子泻三焦之火，燥湿泄热；地丁、银花、半枝莲、蒲公英、野菊花、生甘草清热解毒为治疮疡之要药；丹皮凉血清热；生地、麦冬养阴清热。

肝肾亏损型

【症状】 病情反复发作，兼有心烦少寐，腰酸头昏，食少乏味，口干咽燥，舌质淡少苔，脉虚细。

【病机分析】 病情反复发作，伤及肝肾，肾阴虚故心烦少寐、口干咽燥；肾气虚则腰酸头昏；肝气郁乘脾故食少乏味；舌质淡少苔、脉虚细乃肝肾阴虚之象。

【治则】 养肝滋肾，清热化湿。

【方药】 方用知柏地黄丸（《新方八阵》）合草薢渗湿汤（《疡科心得集》）。

方药组成：知柏地黄丸又名知柏八味丸、凉八味丸；山药、山茱萸各 4 两，牡丹皮、茯苓、泽泻、黄柏（盐水炒）、知母（盐水炒）各 3 两，熟地黄 8 两。为细末，炼蜜为丸，梧桐子大，每服百丸。

草薢渗湿汤：草薢、薏苡仁、黄柏、赤茯苓、牡丹皮、泽泻、滑石、通草。水煎服。

以上两方可合在一起煎服，也可以后方冲服前方。

【方解】 熟地、山茱萸补肾；知母、黄柏、丹皮养阴清热兼活血；草薢、泽泻清热利湿，解毒利尿；党参、黄芪、山药、茯苓健脾补气以化湿。上药共奏养肝滋肾、清热化湿之功。

（2）外治法　①马齿苋 30g，煎水待凉，用纱布叠五六层蘸药湿敷，每次 20 分钟，每天 2～3 次。②双花、连翘、地丁、苦参、茯苓、红藤各 50g，水煎，外洗，浸泡 5 分钟更佳。

（陈佐龙）

第八节　软　下　疳

一、概念

软下疳（chancroid）是由杜克雷嗜血杆菌（hemop hilus ducreyi）经性接触传染而引起的性传播性疾病。

二、病原学

病原体杜克雷嗜血杆菌为革兰阴性短杆菌，菌体呈短棒状，长约 $1.5～2\mu m$，宽约 $0.2\mu m$，两端钝圆，呈链状、鱼群状，或数排平行排列，多数在细胞外，少数见于细胞内。耐寒，低温下可长期生存，耐热性差，65℃可迅速将其杀死。

三、流行病学

本病见于世界各地，主要流行于亚热带地区，贫困和卫生条件差的人群发病率高，尤其是非洲流行严重，在撒哈拉以南非洲（包括肯尼亚、卢旺达、津巴布韦和南非）地区、印度次大陆、亚洲东南部（包括泰国、马来西亚和新加坡）、亚洲中部、南美、中美洲和加勒比海地区，软下疳是引起生殖器溃疡的主要原因。

男性患病率高于女性，男女患病比例为 9∶1。女性无症状带菌者是主要传染源。本病 20 世纪 60 年代后我国基本绝迹，80 年代我国个别城市陆续出现，且呈慢性增长趋势。

四、临床表现

1. 潜伏期

潜伏期一般为 3～7 天，最长可达两周，一般无明显的前驱症状。

2. 临床表现

典型的软下疳初起为入侵部位炎性小丘疹，约 24～48 小时后迅速变成脓疱，3～5 天后脓疱变成溃疡，疼痛明显。溃疡呈圆形或椭圆形，边缘不整齐，可潜行穿凿，基底柔软为肉芽组织，表面覆盖灰黄色脂性脓苔或脓性分泌物夹杂坏死组织。触诊柔软，故称软下疳。溃疡大小、多少不一，通常为 1～2 个，因自身接种，周围可出现 2～5 个或成簇的卫星状溃疡。

3. 好发部位

男性好发于冠状沟、包皮、包皮系带及肛周等处。女性多发于阴唇、外阴、阴道内、子宫颈等，口唇、舌、手指、乳房等部位亦可见。

4. 腹股沟淋巴结炎

50%～60% 病例发生急性疼痛性腹股沟淋巴结炎，一般在原发损害后 1～2 周出现，腹股沟处一夜之间肿大并且疼痛。皮肤出现红、肿，一个或多个淋巴结受累，24 小时后出现明显液化，触之有显著的波动感，覆盖脓肿的皮肤薄且延伸，随后脓疱破溃。这些淋巴肿同周围组织融合，如果不治疗则形成窦道，并在此处形成软性下疳性溃疡。创口呈鱼嘴样外翻，俗称"鱼口"，有的可形成巨大软下疳。横痃的脓液往往黏稠像奶油一样。可继发需氧菌或厌氧菌感染。

5. 异型软下疳

（1）一时性软下疳　为典型的软下疳小损害，4～6 天消失，2～3 周之后在腹股沟发展成典型炎症性横痃。由于损害消失后才发生腹股沟淋巴结炎，所以很难与性病淋巴肉芽肿、生殖器疱疹相鉴别。

（2）毛囊性软下疳　开始为毛囊性丘疹，不久形成表浅性溃疡，多见于阴阜，有一根毛发从中央穿出。可同时出现几个毛囊性溃疡。

（3）隆起性软下疳　在溃疡基底部有相当多的肉芽组织，大量的红色肉芽组织突出皮肤表面。溃疡边界清楚，很像二期梅毒的扁平湿疣。

（4）矮小性软下疳　为非常小的损害，很像生殖器疱疹所致的糜烂，但有不规则的基底和刀切样出血性边缘。

（5）匐行性软下疳　因自身接种、混合感染和对感染的抵抗力下降所致，多个溃疡相互融合，溃疡性坏死迅速地扩散至腹壁和大腿内侧，愈合后形成不规则的瘢痕。

（6）崩蚀性软下疳　开始溃疡很小，随后迅速发展并引起广泛的组织坏死。这可能是由于梭菌螺旋体混合感染所致。

（7）混合性软下疳　其他的性传播疾病如梅毒能够与软下疳一同发生。如果梅毒螺旋体感染同时发生，3周后，软下疳损害变硬且可发展成混合性溃疡。用硝酸银烧灼软下疳溃疡可导致边缘变硬，这使得诊断更为困难。

6. 并发症

可发生包茎和嵌顿包茎。由于反复出现包皮炎症、水肿，致使包皮口缩小，形成包茎；如果包皮与龟头形成粘连，致使包皮不能翻转，形成嵌顿包茎。

五、实验室检查

1. 组织病理

典型软下疳的组织病理特征分为3个炎症带垂直排列：

（1）溃疡基底层（浅区）　即溃疡底部表浅的带，较狭窄，以多形核粒细胞为主，混有纤维蛋白、红细胞、坏死组织和革兰阴性球杆菌。

（2）中层　组织明显水肿，有很多与溃疡表面垂直的新生血管，有中性粒细胞、淋巴细胞和组织细胞浸润，有较多的成纤维细胞。血管腔闭锁，引起血栓形成，血管壁变性。

（3）深层　在真皮深层，由致密的浆细胞和淋巴样细胞组成，浸润伴有成纤维细胞增生，不同程度地进入周围组织。

用 Giemsa 及 Gram 染色，有时可在浅层或深层中找到病原体。

2. 涂片检查

从溃疡潜行性边缘下取浆液，用 Giemsa 和 Gram 染色。典型的杜克雷嗜血杆菌在黏液基质中是短棒样，呈"铁轨状"或"鱼群状"排列，为特征性标志。

3. 培养检查

杜克雷嗜血杆菌是一种严格的寄生菌，需要复杂的营养，从软下疳溃疡和横痃取出的脓液最好直接接种在适当的培养基上，培养皿应该尽可能早地送到实验室。菌落常于接种后24～48小时形成，色灰黄而透亮。此菌菌落有特征性粘连，可用接种环将整个菌落移出。可以通过革兰染色证实，通过生化反应作进一步鉴定，主要有氧化酶试验弱阳性，碱性磷酸酶试验阳性，硝酸盐还原试验阳性，卟啉试验阴性，过氧化酶试验阴性。

4. PCR 检测

PCR 检测敏感性高，特异性强，是一种鉴别 HD 的有效方法。

5. 自身接种

取病人自身溃疡或横痃的脓液涂在划破的前臂或臀部，用观察玻璃覆盖，如果接种24～48小时后，产生与原发损害相似的典型损害，即开始时为脓疱，尔后迅速变成溃疡，溃疡中可分离出病原菌。接种1～2天后，划破部位可出现一红点，并迅速变成丘疹，接着变成脓疱，脓疱的薄壁迅速破裂。一个有坏死基底部的圆形、边界清楚的溃疡出现，溃疡被狭窄的红色炎性晕包围。

六、诊断与鉴别诊断

1. 诊断

（1）有不洁性交史或性伴感染史。

（2）有软下疳的临床表现。

（3）实验室检查　①直接涂片可见杜克雷嗜血杆菌。②细菌培养杜克雷嗜血杆菌阳性。

（4）显微镜检查　梅毒螺旋体阴性，或梅毒血清学试验阴性。

（5）临床上排除溃疡为单纯疱疹感染，或 HSV 培养阴性。

2. 鉴别诊断

（1）生殖器疱疹　如果生殖器疱疹的特征性水疱不出现，与软下疳的鉴别诊断是困难的。生殖器疱疹有前驱症状，以前相似的感染多呈群体性、表浅的糜烂或溃疡。Tzanck 涂片、培养、直接抗原试验的涂片有助于鉴别这两种疾病。

（2）梅毒硬下疳　潜伏期 2～3 周，溃疡质硬且不痛，有明显的分界，基底部较清洁，淋巴结肿大而不痛，暗视野检查梅毒螺旋体阳性，溃疡出现 7 天后血清学反应阳性。

（3）性病性肉芽肿　多为双侧，初发为症状不明显的糜烂、水疱、脓疱，或丘疹，横痃不如软下疳，急性化脓穿孔时，形成多房性瘘管，较硬，疼痛较轻，所含脓汁少，补体结合试验阳性。

七、治疗

（一）现代医学治疗

1. 全身治疗

（1）第一线药物　①阿奇霉素 1g，1 次，口服。②头孢曲松 250mg，1 次，肌注。③红霉素 0.5g，口服，4 次/天，连服 7 天。

（2）替代药物　①阿莫西林/克拉维酸每次 500mg，口服，3 次/天，连服 7 天。②环丙沙星每次 0.5g，口服，2 次/天，连服 3 天；或大观霉素每次 0.2g，1 次，肌注。

（3）HIV 阳性　红霉素为首选治疗。

2. 局部治疗

（1）未破溃淋巴结的治疗　首先采用抗生素治疗，外用鱼石脂软膏、红霉素软膏。如果淋巴结对抗生素治疗无反应，可反复抽取脓液，再用磺胺药注入腔内，然后加以包扎。

（2）溃疡　①用 1/5000 高锰酸钾或过氧化氢清洗，每天两次，然后外用红霉素软膏。②用生理盐水湿敷，之后用高锰酸钾溶液浸泡。

（二）中医诊治

1. 概述

软下疳属于中医"疳疮"范畴，古时称为"妒精疮"。唐代孙思邈在《千金要方》中提到，"夫妒精疮者，男子在阴头结下。"宋代的陈无择对本病病因进行进一步的阐述，提出本病与性交有关。他在《三因极一病证方论》中提到，"患妒精疮者，以妇人阴中先有宿精，男子与之交接，虚热而成。"其症状为："初发阴头如粟，拂之痛甚矣，两日出清脓，作臼孔，蚀之火痛。"

2. 病因病机

本病为湿热之邪下注阴器，热盛肉腐而致溃烂。

3. 辨证施治

（1）内治法　本病可分为湿热下注、毒热内蕴、热毒壅滞和脾虚气陷4型。

湿热下注型

【症状】起病较急，患部发红肿胀，或灼热疼痛，或轻度糜烂，或兼发热恶寒，小便艰涩，舌红苔腻，脉滑数。

【病机分析】湿热下注，伤及阴器，故患部发红肿胀，或灼热疼痛，甚至糜烂；外有表证，故发热恶寒；湿热下注膀胱，故小便艰涩；舌红苔腻、脉滑数乃湿热之象。

【治则】清热，利湿，解毒。

【方药】龙胆泻肝汤（《医宗金鉴》）。

方药组成：龙胆草、生地、当归各3分，柴胡、泽泻各1钱，车前子、木通各5分，黄芩、栀子、甘草各1钱，为粗末。水煎，空腹服。

【方解】龙胆草、栀子、黄芩清热，解毒，燥湿；车前子、木通、泽泻导湿热下行；生地凉血活血；当归祛瘀；甘草解毒清热。诸药合用，清热，利湿，解毒。

毒热内蕴型

【症状】龟头、阴茎、会阴、阴唇溃烂成疮，脓汁臊臭，局部红紫或灼痛，行走不便，小便淋涩热痛，大便秘结，心烦口干，舌质红，苔黄，脉弦数。

【病机分析】湿热久积化毒，毒热内蕴而肉腐，故患处溃烂成疮，脓汁臊臭，局部红紫或有灼痛；热入膀胱故小便淋涩热痛；热盛伤津故大便秘结，心烦口干；舌质红、苔黄、脉弦数乃湿热之象。

【治则】泻火解毒。

【方药】方用黄连解毒汤（《外台秘要》）合五味消毒饮（《医宗金鉴》）。

方药组成：黄连解毒汤：黄连3两，黄柏、黄芩各2两，栀子14枚。水煎，分两次服。

五味消毒饮：金银花3钱，野菊花、蒲公英、紫花地丁、紫背天葵子各1.2钱。先水煎，后加无灰酒半盅煎服，药渣再如法煎服，盖被取汗。

以上两方药可合在一起煎服。

【方解】三黄泻火毒；栀子泻三焦之热，降火下行；银花、野菊花、蒲公英、地丁、天葵子均为清热解毒、治疮毒之要药。诸药合用，泻火，解毒，清热。

热毒壅滞型

【症状】腹胯部红肿，或坚硬灼痛，行走不便，或溃破流脓而成横痃，味臭，心烦，便秘，舌质红，苔黄，脉弦数。

【病机分析】湿热积久化毒，内蕴致极而壅滞；毒腐腹胯部而致红肿、灼痛、溃破味臭；热扰心神而致心烦；热盛伤津而致便秘；舌质红、苔黄、脉弦数乃热盛之象。

【治则】散滞行瘀，清热解毒。

【方药】方用九龙丹合山甲内消散（《外科正宗》，治鱼口便毒、骑马痈、横痃等初起脓未成方）。

方药组成：九龙丹：儿茶、血竭、乳香、没药、巴豆（不去油）、木香各等份。为末，生蜜和为丸，豌豆大。每服 9 丸，空腹热酒一杯送下，大便行四五次，吃稀粥；肿甚者，间日再用 1 服。

山甲内消散：当归尾、甘草节、大黄各 3 钱，炒穿山甲 3 大片，僵蚕、黑牵牛子各 1 钱，土木鳖 3 个。水酒各半煎，空腹服，渣再煎服，大便行三四次，方进饮食。

【方解】儿茶、血竭散滞行瘀；乳香、没药活血化瘀止痛；木香行气止痛；巴豆、大黄、土木鳖消积化毒；山甲内消散活血通经；当归尾活血补血，以防逐瘀消积而伤正；僵蚕化痰散结；黑牵牛通利下焦；甘草和中，且解毒。诸药合用，共奏散滞行瘀、清热解毒之功。

脾虚气陷型

【症状】溃烂持久，横痃破溃久不收口，患处色淡，倦怠无力，食少纳呆，舌质淡，苔薄脉，沉细。

【治则】健脾，益气，升阳。

【方药】补中益气汤（《脾胃论》）。

方药组成：黄芪（热甚用 1 钱）、炙甘草各 5 分，人参、白术各 3 分，当归身 2 分，陈皮、升麻、柴胡各 2～3 分。为细末，水煎去渣，饭后稍热服。

【方解】人参、黄芪、白术益气健脾，黄芪又能托毒生肌；柴胡、升麻升阳气，调气机；当归养血生新；陈皮、甘草理胃和中。

（2）外治法　中药外治分未溃、已溃和脓尽 3 种情况用药。

未溃者用紫荆皮、独活、赤芍、白芷、石菖蒲研末外敷。

已溃者用五五丹外用（《外伤科学》）。煅石膏、升丹各 5 钱。为细末，撒于创面；或制成药线插入疮中，外盖膏药或油膏，每日换药 1～2 次，有提脓祛腐之功。

脓尽后，用生肌散（《证治准绳》）。枯矾、槟榔各 1 两，黄丹、血竭各 1 钱，轻粉 5 分，密陀僧 1.5 钱。为细末，撒疮口。

（陈佐龙）

第九节　性病性淋巴肉芽肿

一、概念

性病性淋巴肉芽肿（lympho granuloma venereum，LGV）又称腹股沟淋巴肉芽肿（lympho granuloma inguinale）或第四性病。本病通过性交感染沙眼衣原体而产生，主要侵犯外生殖器、腹股沟淋巴结、肛门、直肠。

LGV 是一种有各种急性和晚期表现的慢性疾病，临床表现主要有生殖器初疮、局部淋巴结病、晚期象皮肿和直肠狭窄。

二、病原学

1. 病原体

沙眼衣原体有 18 个血清型，有两种主要的性传播模式，B、D、E、F、C、H、I、J、K 型主要引起非淋菌性尿道炎，L_1、L_2、L_3 型主要引起性病性淋巴肉芽肿。沙眼衣原体的生长周期分成 5 步：原体对宿主细胞的起始附着；原体进入细胞内；原体变为始体，伴有细胞内生长和繁殖；始体变为原体；原体的释放。

人是此病原体的惟一自然宿主。LGV 的血清型具有不耐热的内毒素以及耐热和不耐热抗原，耐热抗原经加热 100℃不能被破坏。沙眼衣原体抵抗力较低，在体外可存活 2～3 天，56℃～60℃仅存活 5～10 分钟，在 90℃～100℃仅存活 1 分钟，-70℃可存活数年。一般消毒剂、0.1％甲醛液、2％来苏、2％氯胺可在短时间内将其杀死，75％酒精的杀灭力很强，半分钟即可将其杀死，紫外线或干燥室温可将其杀死。

2. 病理变化

性病性淋巴肉芽肿主要为淋巴组织病变，基本的病理过程是栓塞性淋巴管炎和淋巴管周炎。淋巴管炎表现为在淋巴管和淋巴道的内皮细胞的增生，引起原发感染部位的淋巴结迅速增大，形成由致密的包裹性内皮细胞所包围的小的分离性坏死区。坏死部位吸引多形核粒细胞，扩大而形成特征性三角或四角形"卫星状脓肿"，通过腺周炎症，毗邻的淋巴结缠结在一起，炎症扩展时，脓肿融合和破溃形成多腔性小脓肿、瘘管或窦道。

三、流行病学

本病多见于热带及亚热带，发达国家少见，非洲此病常见。新中国成立前与新中国成立初期该病比较常见，20 世纪 60 年代至 70 年代已绝迹。近年来，有少数散发病例。

四、临床表现

潜伏期为 3～12 天，平均为 1 周左右。

1. 早期生殖器初疮

一般性交后 3～12 天，在感染部位发生以下 4 种损害之一或多种损害：丘疹、溃疡或糜烂、小的疱疹样损害、或非特异性尿道炎。最普遍的损害是在感染部位非硬结性疱疹样溃疡，常为单个，有时 2～3 个，直径 1～4mm，圆形，边绕以红晕，触之不硬，亦无痛感，故称为初疮，数天后可自行愈合而不留瘢痕。

在男性，最常见的部位是冠状沟、系带、包皮、阴茎头和阴囊。如果在尿道内出现，溃疡或糜烂可引起非特异性尿道炎，有稀薄、黏液性分泌物。男性同性恋者，LGV 直肠炎病例增加，表现为非特异性，如肛门疼痛、里急后重或血性大便。男性的原发性 LGV 损害可能与阴茎背部的淋巴管炎和一个大的无痛性淋巴结或阴茎背小结的形成相关联。阴茎背小结可以破裂，形成排脓性瘘管、窦道和纤维化，以及阴茎基底部的毁形性瘢痕。淋巴管炎常常与局部水肿相伴随，导致不同程度的包茎。

2. 腹股沟综合征

初疮出现 1~4 周后，腹股沟淋巴结发炎和肿胀是 LGV 第二期最常见的表现，其他部位淋巴结初起时孤立散在、质硬，有疼痛及压痛，皮肤变红。随后淋巴结迅速增大，相互粘连融合成一个不甚规则、沿腹股沟略带梭形、中心高外围较平的肿块，质硬，大小如鸡蛋大或更大，表面呈紫色或青色，肿大的淋巴结被腹股沟韧带上下分开而形成"沟槽征"。

同腹股沟横痃相关联的全身症状可能与衣原体的播散有关。此期，不管是否有脑膜炎和异常脑脊液，在血液和脑脊液中可发现病原菌。其他的系统表现有肝炎、肺炎和关节炎，也可有结节性红斑、多形红斑和眼底改变。

当横痃增大时，腹股沟处疼痛明显，可出现跛行，弯腰可减轻疼痛；在 1~2 周内，横痃变得波动，皮肤出现特征性青紫色（蓝珠），这预示着横痃的破裂。

横痃的破裂可使疼痛及发热减轻，横痃的破裂形成多个瘘管，似"喷水壶状"，排出黄色脓性或血性浆液，很少有不适感。随后，缓慢愈合，在腹股沟处留下硬而挛缩性瘢痕。腹股沟横痃的消退通常标志着疾病的结束，并且大多数无严重的后遗症。大约 20% 的未治疗患者可出现横痃复发。

腹股沟横痃约 2/3 累及单侧，1/3 为双侧，后发的一侧因机体已有一定的免疫力常较小、较轻，不一定化脓穿孔，此称为顿挫性腹股沟淋巴肉芽肿横痃。

3. 肛门—生殖器—直肠综合征

亚急性临床表现为直肠结肠炎和肠及直肠周围淋巴组织增生，慢性或晚期表现为直肠周围脓肿、坐骨直肠和直肠阴道瘘管、肛门瘘管以及直肠狭窄或梗阻。

男性通过肛交或后尿道的淋巴播散直接感染沙眼衣原体，有肛门直肠综合征的绝大多数为女性和男性同性恋者。

直肠感染的早期症状为肛门瘙痒，由肛门直肠黏膜的局限或弥漫性水肿所致的黏液性直肠分泌物，几周后黏膜充血，易脆，受伤时容易出血，可出现边界不规则的多个分散的表浅性溃疡，并且逐渐被肉芽组织所代替。慢性炎症侵犯肠壁，形成非干酪性肉芽肿和隐匿性脓肿，直肠黏膜有继发性细菌感染时分泌物变成黏液脓性。如果未经治疗，可在整个肠壁形成肉芽肿，肌肉层被纤维所代替，数月或数年以后，肉芽表现为溃疡和肉芽肿组织的纤维挛缩，引起直肠的部分狭窄或梗阻。

直肠结肠炎的症状为发热、直肠疼痛和里急后重，肛门指检有肉芽，在肠壁下可触及移动、增大的淋巴结。

直肠狭窄可有便秘、粪便变细、体重减轻。狭窄以下黏膜表现为溃疡和肉芽肿性直肠炎，肛门指检时非常疼痛。狭窄以下的直肠黏膜和肛周皮肤可出现直肠周围脓肿和裂隙，这些是慢性肛门—生殖器—直肠 LGV 的惟一表现。

4. 腐蚀性疮

腐蚀性疮是指引起阴囊、阴茎或女性外阴慢性淋巴管炎、慢性水肿和皮下组织的硬化性纤维化，初起受累部位变硬和扩大，最终导致溃疡。绝大多数患者为女性。

5. 生殖器象皮肿

阴囊、阴茎象皮肿在感染后 1~20 年出现，可累及包皮、龟头、阴囊、阴茎或整个男性外生殖器，生殖器组织变硬，形态破坏，阴囊可出现巨大象皮肿。

五、实验室检查

1. 病原体检查

（1）衣原体分离　通过用被检组织或分泌物接种在鼠脑、卵黄囊或组织培养，可分离出沙眼衣原体。阳性有诊断价值。

（2）细胞学检查　应用 miemsas 法和荧光免疫染色方法，可发现细胞内和细胞外的衣原体的原体和包涵体。

（3）PCR 检测　采用 PCR 技术检查沙眼衣原体是一种具有高度敏感性和特异性的方法。

2. 血清学检查

（1）Frei 试验　通过鸡胚卵黄囊大量培养沙眼衣原体，其阳性反应的特异性不高，目前基本不做此试验。

（2）补体结合试验（CF）　可检测到抗沙眼衣原体抗体，抗体滴度在 1：64 以上有诊断价值。

（3）微量免疫荧光（MICRO – IF）抗体试验　本试验比 CF 具有更高的敏感性和特异性，可用于鉴别和筛选。

（4）放射性核素沉淀试验（RIP）　应用抗免疫球蛋白抗体沉淀其他用放射性标记的脑膜肺炎衣原体和抗衣原体抗体的非沉淀性复合物。此试验比 MICRO – IF 试验更敏感，特异性更高。

（5）对流免疫电泳试验　用从组织培养生长的沙眼衣原体中提取的特异性抗原作为抗原，通过对流免疫电泳，发现 LGV 患者中的抗体。其特异性和敏感性与 MICRO – IF 相同。

3. 组织病理

（1）初疮　为非特异性炎症改变。

（2）淋巴结　呈现感染性肉芽肿伴以卫星状或三角形脓肿形成，中央由淋巴细胞、内皮细胞和白细胞碎片组成的坏死中心有多形核粒细胞和巨细胞浸润，外围为上皮样细胞带。后期为广泛纤维化及大面积凝固性坏死。

六、诊断

（1）有不洁性交史或性伴感染史。

（2）有性病性淋巴肉芽肿的临床表现。

（3）实验室检查　①血清学检查阳性。②沙眼衣原体培养阳性。

七、治疗

（一）现代医学治疗

1. 药物治疗

（1）强力霉素　每次 100mg，每天两次，21 天为 1 个疗程。

（2）红霉素　每次 500mg，每天两次，21 天为 1 个疗程。

（3）四环素　首剂 1g，以后每次 0.5g，每天 4 次，口服，14 天为 1 个疗程。

（4）美满霉素　首剂 300mg，以后每次 200mg，每天两次，14 天为 1 个疗程。

（5）复方新诺明　每次两片，每天两次，14 天为 1 个疗程。

2. 手术治疗

淋巴结炎化脓时用注射器抽取脓液及排脓，以免瘘管形成，不易愈合。若溃疡破坏较甚，可行植皮术。晚期直肠狭窄可行扩张术，严重者或象皮肿可外科手术清除。

（二）中医诊治

1. 概述

中医没有性病性淋巴肉芽肿的病名，属于中医学"横痃"、"鱼口"等范畴。其他疾病引起的腹股沟淋巴结溃烂亦属于此范畴。其没有特异性。

2. 病因病机

中医学认为，本病的发病机制为热毒之邪所致。热毒下犯，阻于经络，热盛肉腐而致溃烂。

3. 辨证论治

（1）内治法　根据性病性淋巴肉芽肿的临床表现，中医分为毒热壅滞和脾肾阳虚两个证型进行辨证论治。

毒热壅滞型

【症状】外阴水疱或糜烂；腹股沟出现横痃，或破溃，疼痛难忍，流脓黄稠，久不愈合；或有发热恶寒，骨节疼痛，舌质红，苔黄燥，脉数。

【病机分析】热毒之邪下犯，阻于经络，气机不畅故结为横痃；热盛肉腐，故出现糜烂及横痃破溃；有表证则发热恶寒，骨节疼痛。舌质红、苔黄燥、脉数乃热毒之象。

【治则】清热解毒，散结行瘀。

【方药】方用真人活命饮（又名仙方活命饮，《校注妇人良方》）。

方药组成：制穿山甲、白芷、天花粉、炒皂角刺、当归尾、甘草、赤芍、乳香、没药、防风、贝母各 1 钱，陈皮、金银花各 3 钱。水煎，或水、酒各半煎服。

【方解】金银花清热解毒；防风、白芷散风消肿；当归活血；陈皮行气；贝母利痰散结；天花粉既清痰降火，又滋阴，润毒热所伤之燥；甘草化毒和中；乳香调气托毒外透；没药散瘀消肿定痛；穿山甲、皂角刺贯穿经络，溃壅破坚，又能引药到病处；更用酒性走散，通行周身，使药力迅速发挥。

脾肾阳虚型

【症状】横痃破溃，迁延不愈，红肿热痛减轻，瘘道流液清稀，瘘口皮色灰暗，疮底秽浊。或神疲气短，畏冷怕寒，食少便稀，小溲清长，舌质淡或胖淡，脉滑。

【病机分析】热毒内侵，伤及阳气，导致脾肾阳虚，阳气不足，无力托毒外出，故迁延不愈；阳虚则热消痛减，阳虚失温，则瘘道流液清稀，瘘口皮色灰暗，疮底秽浊；脾肾阳虚，四肢缺少水谷精微，阳气不达，故神疲气短，畏冷怕寒；脾气虚则食少；脾肾阳虚，水谷不化则便稀；肾阳气不足，水失所制则小溲清长。舌质淡或胖淡、脉滑乃脾肾阳虚之象。

【治则】健脾温肾，化痰散结。

【方药】方用阳和汤（《外科全生集》，治一切阴疽、贴骨疽、流注、鹤膝风等症）合十全大补汤（《太平惠民和剂局方》，治诸虚不足）。

方药组成：阳和汤：熟地1两，白芥子2钱，鹿角胶3钱，姜炭、麻黄各5分，肉桂、生甘草各1钱。水煎服。

十全大补汤：党参、肉桂（去粗皮）、川芎、熟地（洗、酒蒸、焙）、茯苓（焙）、白术（焙）、炙甘草、黄芪、当归、白芍各等份。为粗末，每服2大钱，加生姜3片，大枣2枚。水煎，不拘时服。

以上两方合服。

【方解】麻黄宣肺散风；姜炭、肉桂、鹿角胶温寒通经；熟地、当归、川芎、白芍和血补血滋阴；白芥子化痰散结；黄芪、党参、白术、茯苓、甘草健脾补气托毒。上方共奏健脾温肾、化痰散结之功。

（2）外治法 瘘管破口时，脓腔中可用甲字提毒药捻治之。药物组成：什净轻粉30g，京红粉30g，冰片6g，麝香0.9g，朱砂9g，血竭9g，琥珀9g。功用：化腐，提毒，生肌。制法：上药混合研成细末，用棉纸卷成纸捻，用镊子夹持插入疮口内，至底部稍退出约0.5cm（《简明中医皮肤病学》）。

（陈佐龙）

第十节 巨细胞包涵体病

一、概念

巨细胞包涵体病是指由于巨细胞病毒（cytomegalo virus，CMV）所致的疾病。本病主要发生在婴儿，亦可发生在成人。感染的病理特征是出现巨大的细胞，有典型的胞浆内及核内包涵体。

二、病原学

巨细胞病毒又称涎腺病毒（salivary gland virus），为疱疹病毒的一种，形态上与单纯疱疹病毒及水痘－带状疱疹病毒非常相似，故不易区别，它只能在成纤维细胞的组织培养液中生长，且生长很慢。该病毒是一种大的DNA病毒。

三、流行病学

人类对巨细胞病毒有广泛的易感性，多数人一生中都感染过巨细胞病毒，但多为无症状的亚临床感染，其传播方式是接触传染。由于此病毒常存在于泌尿生殖道的分泌物或精液中，故与性传播有密切关系，为性传播疾病。约60%～70%的成人有此病毒循环抗体，但仍能从尿或涎腺中排出病毒，这可能与病毒持续感染或潜伏期的复活有关，一旦宿主免疫状态失去平衡，潜伏病毒即复活。

四、临床表现

本病的临床表现变化很大，可随年龄、病人的机体状况不同而异。

1. 新生儿感染

（1）先天性 病毒穿过胎盘引起胎儿宫内感染，可无临床症状，若出现症状一般较后天获得者明显。可发生病毒血症，引起全身性内脏损害，表现为黄疸、肝脾肿大和瘀斑，同时伴有血小板减少、溶血性贫血、脉络膜视网膜炎、神经运动迟缓和精神障碍，多数病人在几天或几周内死亡，或遗留严重的神经障碍。

（2）后天性 后天获得性感染常发生于出生时，婴儿常无症状，但是亦可发生肝功能障碍、蜘蛛痣、百日咳样咳嗽、支气管肺炎等，有时可发生红斑或丘疹性皮疹。

2. 成人感染

被感染的成人的精液和子宫颈分泌物中常存在 CMV，可通过性交传染给性伴。生殖系感染可出现急性或慢性子宫内膜炎，表现为发热、阴道出血和疼痛，但多无症状；泌尿系感染可出现尿急、尿频、排尿困难及轻微的全身症状；造血系统感染可出现单核细胞增多症，症见发热、疲乏，可有肝脏损害，但无咽喉炎或明显的颈部淋巴结肿大，此多见于接受大量输血者；神经系统感染可出现脑炎，脑脊液中能检出 CMV。成人可发生远端指（趾）骨骨髓炎、肌肉和韧带疼痛与不适，皮肤损害为多样性，有小疱并可分离出 CMV。CMV 有致癌性，前列腺癌、直肠腺癌、子宫颈癌和 Kaposi 肉瘤可并发 CMV 感染。

3. 病理变化

在全身各器官中，皆可见到核内嗜酸性包涵体及（或）胞浆内嗜碱性包涵体的巨大细胞，同时有局灶性单核细胞浸润。肾脏表现为慢性间质性肾炎，肺部表现为斑片状肺炎，脑部可发生坏死性肉芽肿损害。

五、实验室检查

1. 病毒分离

病毒分离是特异性较高的诊断方法之一。临床上采集怀疑受巨细胞病毒感染患者的各种体液标本（包括咽嗽液、血、尿、粪、泪液、宫颈分泌物和精液），经适当处理后接种到人的成纤维细胞上培养，一般在 1 天至 4 周内可见到核内包涵体的肿胀细胞病灶出现。用 HE 染色镜检巨细胞或"猫头鹰眼"细胞，用荧光抗体检查巨细胞病毒抗原。病毒分离需要一定的条件和设备，因而其应用受到一定的限制。

2. 血清学试验

血清学试验特异性和敏感性较高，操作简便、准确和快速。常用的有补体结合试验、间接免疫荧光技术和酶联免疫吸附试验等。间接免疫荧光法单份血清≥1∶8 为阳性，表示曾经感染过巨细胞病毒；双份血清≥1∶4，对确定本病存在、获得性感染和潜伏感染复活等有诊断意义。巨细胞病毒 IGM 特异性抗体的免疫荧光试验用于新生儿的先天性巨细胞病毒感染和成人的活动性感染。

3. 核酸分子杂交技术

该技术是近来在分子水平上研究病毒感染的方法，由于受到条件和设备的限制，不易推广。

六、诊断

除根据临床症状外，需做各种实验室检查。

七、治疗

（一）现代医学治疗

目前，尚无特效疗法，亦无肯定有效的疫苗。有试用阿糖胞苷取得一定疗效的报道。本病重在预防，尤其应避免性传播。

（二）中医诊治

本病可用中医药治疗，治疗时依据辨证施治原则，灵活处理，即对症治疗。在辨证论治的基础上，试用中药抗病毒药物，如大青叶、板蓝根、红藤、败酱草、白花蛇舌草、双花、连翘、紫花地丁、甘草等，但疗效需进一步观察。

（陈佐龙）

第十一节　腹股沟肉芽肿

一、概念

腹股沟肉芽肿（granulomainguinale，GI）又名杜诺凡病（donovanosis）、杜诺凡肉芽肿（donovani granuloma），是一种由肉芽肿荚膜杆菌（calymmatobacte - rium granulomatis）引起的侵犯肛门、生殖器和腹股沟处皮肤及黏膜的慢性进行性溃疡性肉芽肿疾病。

二、病原学

本病病原体为肉芽肿荚膜杆菌，又称杜诺凡菌，是一种革兰阴性短杆菌，不能运动，无芽孢，但有荚膜。属克雷白杆菌属，形态学上与鼻硬结病克雷白杆菌尤其相似。大小为 $1\sim1.5\mu m\times0.5\mu m$。在肉芽肿损害的单核细胞的胞质内呈包涵体形态，即杜诺凡小体，用 Wright、Giemsa 或 Gram 染色呈蓝黑色，类似别针状。该菌在普通培养基上不生长，在卵黄琼脂斜面液体培养基或 5 日龄鸡胚的卵黄囊中可培养成功。最适合的生长温度为 37℃。此病性传播已基本上肯定，但尚未完全证实，胃肠道可能是其自然栖所，同性恋男性更易感染。自体接种或其他方式也可传播。

三、流行病学

本病的发病具有地方性和种族性，主要见于热带和亚热带，大多数在非洲、南美、加勒比海地区、新几内亚和印度东南部。美国在过去的 10 年中，年平均发病数为 30 例，主要为东南部的黑人。其他国家少见。我国尚未见报道。

四、临床表现

男、女约为 2.5∶1，以 20～45 岁多见，特别是 20～30 岁者。潜伏期不易确定，发病部位男性主要为阴茎，如包皮、冠状沟、系带、阴茎头和阴茎体。女性好发于大小阴唇内侧、阴阜、系带，以及宫颈和阴道。肛周和直肠损害也常见到，特别是男性同性恋者。约 3%～5% 发生在生殖器以外部位，通过血行及淋巴途径可扩散到他处，如面、颈、鼻、唇、咽喉部、四肢、胸、腹、内脏、附睾、臀部、骨、关节等处。通过直接扩散或自身接种常累及四耻骨、腹股沟和会阴。

初发损害为外生殖器出现暗红色坚实的小丘疹或结节，结节很快穿破皮肤表面形成无痛性边界清楚的堤状溃疡，常通过自身接种而向周围皮肤扩展，可在原发损害周边形成多个卫星灶状小溃疡，溃疡表面清洁，典型的溃疡边缘潜行并呈卷曲状。如继发感染可有疼痛和渗液。约 80% 有肥厚增殖性改变，形成鲜牛肉样红色柔软的肉芽肿，触之易出血。日久溃疡继续向深部和周边发展，可累及尿道、肛门或直肠等形成瘘管。溃疡愈合可发生于任何时期，无规律性，消退和复发可交替，最后纤维组织增生形成瘢痕，色减也常见。

纤维组织增生及瘢痕形成导致淋巴管阻塞引起阴茎、阴囊或女阴的象皮肿，或导致尿道、阴道、直肠或肛门的狭窄。反复溃疡、肉芽肿形成及瘢痕的形成导致外生殖器的残毁或毁形，或发生鳞癌。

局部淋巴结不肿大，继发感染可有腹股沟淋巴结肿大。腹股沟部的皮下肉芽肿形成可引起淋巴结周围炎，局部肿胀，此并非真性淋巴结肿大，称为假性横痃。本病呈慢性进行性发展，可迁延数年到十几年，不能自愈。有的由于皮损广泛，多年后可发生恶病质，继发感染而死亡。

五、实验室检查

（1）涂片 由于损害易被杂菌污染，通常不采用。

（2）皮内接种 皮内接种 Donovan 抗原，观察皮肤阳性反应。

（3）补体结合试验 补体结合试验查病人血清抗体。

（4）组织染色法 溃疡边缘组织、肉芽组织及瘢痕组织内均可看到病菌，取组织将其压碎后用 Wright、Giemsa 染色，观察吞噬细胞胞质空泡内呈蓝黑色深染的别针状小体，即 Donovan 小体。活动性损害的压碎组织标本染色是目前最可靠的诊断 GI 的方法。

（5）组织病理 有诊断意义。在 HE 染色切片中溃疡中心无表皮，周边呈显著的假上皮瘤样增生，真皮内有以组织细胞、单核细胞和浆细胞为主的浸润，淋细胞少见，常见散在分布的中性粒细胞微脓肿。溃疡底部血管扩展，有时有内皮细胞 Warthin‐Starry 银染色，在大的巨噬细胞胞质内可清晰地显示呈安全别针状蓝黑色，直径 $1\sim2\mu m$ 的 Donovan 小体。将活组织压碎涂片用 Wrisht，或组织切片能更好地显示 Donovan 小体。

标本中病原体数量少、损害为非常早期、十分硬化或严重重复感染的损害应做薄切片后染色。

(6) 电镜　在巨噬细胞的吞噬体可见病原体有明显的荚膜，但无鞭毛。

(7) 培养　有条件可做培养。

六、诊断

性接触史；临床上表现为外生殖器初发结节，一个或多个无痛性边缘清楚、堤状溃疡，呈牛肉红色，基底清洁，肉芽组织易出血，局部淋巴结不肿大。实验室检查查到病原菌；有特殊病理变化。

七、治疗

(一) 现代医学治疗

1. 系统性治疗

(1) 四环素　每次 500mg，口服，每天 4 次。

(2) 多烯环素　每次 100mg，口服，每天 4 次。

(3) 红霉素　每次 0.5g，口服，每天 4 次。

(4) 氯霉素　每次 0.5g，口服，每天 3 次。

(5) 链霉素　每次 2g，肌注，每天 1 次，共 10 天。

(6) 庆大霉素　40mg，肌注，每天 1 次，共 3 周。

以上药物至少用 3 周，直到损害完全治愈，否则易复发。也可用美满霉素、复方新诺明者。孕妇采用林可霉素与红霉素联合应用。青霉素无效，氨苄青霉素疗效不确切。

2. 局部治疗

高锰酸钾 1∶8 溶液清洗溃疡，局部用红霉素或四环素软膏。瘢痕引起的器官畸形行外科矫形手术。

(二) 中医诊治

方一　五倍子（烧成灰）1.7 钱，朱砂 7 分，孩儿茶 5 分，冰片 5 分，轻粉 2.5 分，水银 2 分。上药共为细末撒患处。

方二　冰片 2 分，珍珠另研 3 个，黄柏（以猪胆涂上，火炙为末）2 分，芦荟 1 分，轻粉（炒）3 分，天灵盖（火煨白色）1 分。上药共研细末，搽患处，如有壳，香油调搽。

（陈佐龙）

第十二节　股癣

一、概念

股癣（tinea crurig）是皮肤真菌侵犯阴股部、腹股沟部所引起的环状或半环状鳞屑性损害。股癣是体癣的一种，因病变部位不同症状稍异。发病男性多于女性。本病可因性接触而传染。

二、病原学

股癣由絮状表皮癣菌、红色毛癣菌、石膏样毛癣菌等引起。白色念珠菌易侵犯腹股沟部位而呈红斑脱屑性斑片，边缘有丘疱疹。

1. 絮状表皮癣菌

絮状表皮癣菌属于不全菌纲，丛梗孢目，丛梗孢科，表皮癣菌属。为亲人性皮肤癣菌，这一属仅有一种，即絮状表皮癣菌，侵犯皮肤和指甲，不侵犯毛发。

2. 红色毛癣菌

红色毛癣菌属不全菌纲，丛梗孢目，丛梗孢科，毛癣菌属。主要侵犯皮肤、指（趾）甲，偶侵犯毛发，慢性病程，是我国常见的癣菌。

3. 石膏样毛癣菌

石膏样毛癣菌侵犯皮肤、指（趾）甲和毛发，损害炎症比较显著，发病急，病程短。动物亦可受染。

感染的条件：①皮肤温度升高及汗出潮湿。②紧身衣裤的束缚及摩擦。③肥胖，皮肤皱褶增大、增多，摩擦加重，通气不良，汗不易蒸发。这3个条件往往相并而存，在致病菌存在时发病，病菌通过性行为传播。

三、流行病学

股癣常发生在温暖潮湿的环境中，可通过接触传播，传染性不强。

四、临床表现

本病好发于夏季，以青壮年及男性多发。

1. 好发部位

股癣系擦烂性真菌感染，皮肤损害多始发于腹股沟和（或）会阴皱襞，呈双侧或单侧皮损。随病变扩大可蔓延到股内侧、外阴部（阴阜部），向后可累及臀部，可波及阴囊和阴茎根。

2. 发病特点

以瘙痒为特点。早期为红色斑片，表面有癣屑，以后逐渐扩展到腹股沟、臀部，呈弧形、边界清楚的皮损，有炎症改变。晚期，在皮损边缘形成小疱或皮肤小结节，边缘部有小的脓疱。有一些皮损中央部平坦自愈，但边缘部不断向外扩展。有些皮损周围有卫星病灶，但数目较少。

3. 不同菌种感染的症状特点

（1）絮状表皮癣菌感染常呈棕红斑片，边缘高起。有丘疹和水疱散在。中央覆有鳞屑，色素加深，慢性病程。

（2）红色毛癣菌感染以丘疹为主，发展成片，多波及臀部，脱屑后留有色素沉着，边界清楚，皮肤干燥、增厚，常经年不愈。

（3）石膏样毛癣菌感染表现为水疱型，发病急，病程短，夏季发作，冬天症状消失。皮疹为环形，周围有丘疹和水疱，中央皮肤正常，愈后不留色素沉着。

五、实验室检查

（一）直接检查

（1）方法　直接刮取皮屑，镜检。

（2）特点　①絮状表皮癣菌：可见分隔菌丝。②红色毛癣菌：加氢化钾溶液处理，可见菌丝或成串孢子。③石膏样毛癣菌：加氢氧化钾溶液处理，可见分隔菌丝或成串孢子。

（二）培养

取材接种在葡萄糖蛋白胨琼脂基上，室温下培养。

1. 絮状表皮癣菌

开始为蜡状菌落，隆起，表面有不规则皱褶，上覆粉末，黄绿色，中央覆有菌丝，周围可见放射沟纹，外围有平滑圈，日久菌丝逐渐增多，变为羊毛状，菌落下沉，出现枯草绿色，色泽特殊。镜检有典型杆状大分生孢子，如蒲扇，2～4分隔，薄壁光滑，单个或成群，厚壁孢子多，无小分生孢子，偶可见球拍菌丝、结节体和螺旋菌丝。

2. 红色毛癣菌

（1）分型　依其菌落形态可分5型。

Ⅰ型（羊毛状）：生长快，白色羊毛状菌丝充满斜面，菌丝紧贴管壁，边缘清楚，表面鲜红色，背面葡萄酒色。

Ⅱ型（绒毛状）：生长快，为稀疏的绒毛状菌落，不充满斜面，边缘清楚，正面红色，背面葡萄酒色。

Ⅲ型（粉末状）：生长快，粉末状菌落，中央隆起，边界清楚，色淡红，背面暗红色。

Ⅳ型（沟纹状）：生长快，菌落为稀疏菌丝，表面有放射沟纹，边界清楚，正面可白可红，背面暗红色。

Ⅴ型（颗粒状）：生长快，菌落呈颗粒状，表面有少许绒毛状菌丝，中央隆起，有同心环，色白或红，色泽不匀，背面暗红色。

（2）镜检　培养菌落镜检可见杆状侧生小分生孢子，有蒂或无蒂，杆状大分生孢子，可多可少，伴有厚壁孢子、球拍菌丝及结节体。其中Ⅲ型和Ⅴ型大分生孢子较多。

本菌红色色素常因移种逐渐消失，或开始红色色素就很少。若培养在1%葡萄糖米粉琼脂基上可以增加色素，并可长期保持红色。

3. 石膏样毛癣菌

生长快，菌落为丝球状、粉末状或颗粒状。镜下其构造大同小异，由于菌落形态不同，故有多种命名，分6型。

Ⅰ型（羊毛状菌落）：曾称趾间毛癣菌，生长迅速，菌落呈羊毛状，白色菌丝充满，形态类似羊毛状小孢子癣菌。培养基背面为淡黄色。镜下菌丝较细，并可见小分生孢子，偶见球拍菌丝和结节状器官，无大分生孢子和螺旋菌丝。

Ⅱ型（紧密状菌落）：曾称足跖癣菌，生长快，菌落为紧密绒毛状，雪白色，中央有乳状突起，菌落周围边界整齐。培养基背面为棕黄或棕红。镜检：菌丝细，有葡萄状小分生孢子，无大分生孢子和螺旋菌丝。

Ⅲ型（白绒毛状菌落）：开始为乳白色羽毛状菌落，不久变为绒毛状，部分成为粉末状，中央有皱褶，边缘不整齐。培养基背面为淡黄色或棕黄色。镜检可见粗细不均匀的菌丝和丰富的椭圆形或葡萄状小分生孢子，少数杆状大分生孢子，偶可见破梳状菌丝、结节体和球拍状菌丝。

Ⅳ型（粉末状菌落）：开始菌落扁平，表面粉末样，覆有少数白色菌丝，数日后充满斜面，色变黄或奶油色，外观很像石膏样小孢子菌。培养基背面棕黄或棕红。镜检可见圆形小分生孢子，有的成葡萄状，无大分生孢子，有螺旋菌丝、球拍菌丝、结节体和破梳状菌丝。

Ⅴ型（颗粒状菌落）：开始为粉末状菌落，表面堆集高低不平，呈颗粒状，边缘不整，色黄或棕黄，背面棕红。镜检可见丰盛的杆状大分生孢子和葡萄状小分生孢子，并可见螺旋菌丝和球拍菌丝。

Ⅵ型（红绒毛状菌落）：曾称柯氏癣菌，绒毛状菌落，表面平滑，边缘不整，色淡红，背面红色。镜检小分生孢子很多，偶见大分生孢子，可见螺旋菌丝和厚壁孢子。在10%葡萄糖玉蜀黍琼脂基上不产生红色色素，此点与红色毛癣菌不同。

六、诊断与鉴别诊断

1. 诊断

（1）病史　有足癣病史或与患癣者有密切接触史。

（2）症状　自觉瘙痒，常因搔抓继发湿疹样变或苔藓样变。

（3）好发部位　阴股皱襞处，阴阜、会阴、肛门等部位。

（4）体征　初发为红色斑片，边缘清晰，逐渐扩大，覆有鳞屑，之后转为褐色或正常皮色。中心部自愈，边缘向外扩展，边缘部炎症显著，上有丘疹、小疱、糜烂结痂等形成环形。

2. 鉴别诊断

本病应与下列疾病相鉴别：

（1）红癣　缺乏炎症改变，患部皮肤呈砖红色。边缘无炎症环，无瘙痒。

（2）念珠菌病　常见于女性，无清楚的边界，常可以找到脓疱，卫星灶皮损多而小，好发于皱襞处；有白色凝块状分泌物。

七、治疗

(一) 现代医学治疗

1. 内治法

股癣一般不需内服药。如果皮疹范围广，局部治疗有困难，可内服灰黄霉素、斯匹仁诺、大氟康等。

2. 外治法

外治以抗真菌药物外用为主，选用 1%～2% 咪唑类霜剂或溶液、1% 特比奈酚软膏、10% 冰醋酸溶液、复方雷琐辛搽剂、水杨酸软膏、苯甲酸酊等治疗。

3. 预防

避免与其他患者和有癣病的动物如猫、狗等密切接触；避免间接接触患者用过的浴盆、毛巾等；对足癣、手癣等进行积极治疗。温暖潮湿的环境是真菌生长繁殖的有利条件，在治疗时要设法改变这些情况，保持皮肤干燥；内裤不要太紧，以减少对皮肤的摩擦。

(二) 中医诊治

1. 概述

中医对股癣有一定的认识，称之为"阴癣"。巢元方在《诸病源候论》中云："癣病之状，皮肉隐疹，如钱文，渐渐增长，或圆或斜，痒痛，有匡郭，里生虫，搔之有汁。此由风湿邪气客于腠理，复值寒湿与血气相搏，则血气否（痞）涩，发此疾也。"清代邹存淦将生于阴部的癣即股癣命名为"阴癣"。中医学认为，本病的病因为肥胖痰湿之体，外受风湿热之邪蕴积于皮肤所致；或接触不洁之物发病。

2. 治疗

中医治疗股癣多用外涂药。

（1）未糜烂、疼痛者，用下列药物之一外涂患处。

方一 土槿皮 300g，大枫子肉 300g，地肤子 300g，蛇床子 300g，硫黄 150g，白鲜皮 300g，枯矾 1250g，苦参 300g，樟脑 150g，50% 酒精 20000ml（《中医外科学》）。

将土槿皮打成粗末，大枫子肉捣碎，硫黄研细，枯矾打松，用 50% 酒精温浸。第一次加 8000ml 浸 2 天后，取清液；第二次再加 6000ml，再浸 2 天，取清液；第三次加 6000ml，去渣取液，将 3 次浸出之药液混合，再以樟脑用 95% 酒精溶解后，加入药液中，待药液澄清，取上层清液备用。每天 3～4 次，外搽患处。有糜烂者禁用。

方二 米醋 10000g，百部 240g，蛇床子 240g，硫黄 240g，土槿皮 300g，砒霜 6g，斑蝥 60g，白国樟 36g，轻粉 3g（或加水杨酸 330g，冰醋酸 100ml，醋酸铝 60g。《中医外科学》）。

先将砒霜、硫黄、轻粉各研细末，再同其余药物和米醋浸在瓶中或缸中，1 周后使用。每天 1～2 次，外搽患处。或浸用，约浸 20 分钟；有糜烂者禁用。

方三 硫黄 7.5g，生大黄 7.5g，石灰水 100ml（《中医外科学》）。

将硫黄、大黄研极细末后，加入石灰水（将石灰与水搅浑，待澄清后，取中间清水）

100ml 混合即成。每日 3～4 次，外搽患处。

（2）皮损有糜烂、疼痛者，用雄黄膏外涂。

药物组成：雄黄 10g，氧化锌 10g，羊毛脂 30g，凡士林 50g（《中医外科学》）。将上药混合均匀，外搽。待糜烂消失后，用前面药物。

（刘瑛琦）

第十三节　传染性软疣

一、概念

传染性软疣是一种病毒性传染病，其特点为在皮肤上发生蜡样光泽的小丘疹，顶端凹陷，能挤出乳酪状软疣小体。本病为直接接触或间接接触传播，性行为传播是重要途径。

二、病原学

传染性软疣由痘病毒科的传染性软疣病毒所致。该病毒呈"砖形"，约 $300\mu m \times 310\mu m$ 大小，在普通显微镜下有时亦可见到。核酸为 DNA，衣壳完全对称，外包以囊膜，在组织培养中皆不生长。用明胶弥散试验与荧光显微镜检查，血清中可见抗体，其在免疫上的作用尚不明了。

三、流行病学

传染性软疣主要发生于儿童及青年人，以学龄儿童发病率最高，很少发生于老年人。其主要通过患者病变直接传播。通过衣服、用具等间接传播亦有可能，但机会很小。

传染性软疣发病与下列因素有关：①温热、潮湿气候。②居住过于密集。③营养缺乏，免疫力低下。

儿童发病率高与免疫力缺乏、居住较拥挤、接触较密切有直接关系。过敏体质对此病毒较敏感而易突发。使用皮质类固醇激素及免疫抑制剂者可发生广泛性皮损。

在性传播方面，本病皮损多局限于肛门、生殖器及其附近部位，在性接触时，软疣病毒自微小伤口侵入皮肤，使其感染。

四、病理变化

其主要病变在表皮，表皮高度增生而深入真皮，并被分为多个梨状小叶，真皮乳头受压，成为小叶间的异常狭窄的间隔。基底层细胞大致正常，从棘层细胞起逐渐变性。在早期，感染细胞开始有椭圆形小体形成，以后细胞体积逐渐增大，胞核固缩，最后整个胞浆被嗜酸性包涵体（软疣小体）占据。在表皮中部，软疣小体超过受累细胞原有的体积，细胞核被挤于一侧，固缩成新月形，甚至完全消失。在颗粒层水平处，软疣小体由嗜伊红性变成嗜碱性，角质层内有许多的嗜碱性的软疣小体。在病变中央的顶部，变性细胞可脱落，形成火山口状。

真皮层通常无炎症反应，当传染性软疣破裂并排出软疣小体和角质状物进到真皮层时，可引起明显的炎症浸润，含有淋巴细胞、嗜中性粒细胞、巨噬细胞及异物巨细胞。

五、临床表现

本病潜伏期为 14～50 天。

初起为米粒大的半球形丘疹，以后逐渐增大至豌豆大，直径为 0.2～0.5cm，中心微凹如脐窝，表面有蜡样光泽，早期质地坚韧，后逐渐变软，呈灰白色或珍珠色。顶端挑破后，可挤出白色乳酪样物质，称为软疣小体。损害数目不等，或少数散在，或数个簇集，互不融合，好发于躯干、四肢、肛门、生殖器及其附近部位，亦可发生于全身任何部位，也可发生于唇、舌及颊黏膜。常有痒感，搔抓后可自家接种，皮损呈线状排列。极少数损害偶可角化而像小的皮角，称为角化性传染性软疣。损害有时亦可达 1cm×1.5cm。此种巨大的损害多为单发，常继发细菌感染而发生炎症反应。

传染性软疣一般 6～9 个月可消退，亦有持续 3～4 年，甚至 5 年以上者。病程与软疣数目无关，愈后不留瘢痕。

六、实验室检查

将挤压出的乳酪样物做涂片检查，可查见病毒微粒构成的软疣小体，具有高度的嗜表皮性。组织学检查示：表皮向下深入真皮内，压于结缔组织上，形成梨形囊状小体，在囊状体中又分成数叶，基后细胞一般正常，棘细胞大多逐渐变性，在损害中央的顶部可因变性棘细胞的脱落而形成空腔。嗜伊红性，菲尔根反应阳性，在电镜下呈典型的砖形，软疣包涵体增大，比正常棘细胞大数倍。

将由皮损中挤出的乳酪状软疣小体涂于玻片上，用复方碘溶液染色可染为暗褐色，用生理盐水稀释成 200 倍的亮结晶蓝溶液染色可染为青色。电镜改变主要在表皮，表现为疣底部细胞核增大，线粒体肿大，嵴不清晰，细胞质内可见到病毒颗粒，疣体棘层细胞核膜变模糊，甚至核消失，线粒体嵴消失，严重时空泡化，细胞内几乎找不到完整的线粒体，有时胞浆内见到束状排列的张力微丝及卷曲膜状结构，胞质内有大量成熟病毒。

七、诊断

根据典型症状，病损顶端凹陷如脐窝，能挤出乳酪状物，儿童好发于暴露部位，性生活活跃的年轻成人常发生于肛门、生殖器部位等，一般不难诊断。

临床表现不典型者，实验室检查与活组织检查可确诊。通过活检或皮损刮取或压出内容做涂片，Papanicolaou 或 Giemsa 染色，可找到软疣小体，与肿瘤或炎症性病变相鉴别。必要时做病理组织检查。电镜下活检标本可证实软疣病毒。采用荧光抗体或过氧化物酶（PAP）方法可明确诊断。

八、治疗

（一）现代医学治疗

（1）将损害中的软疣小体完全挤出或挑除，或用小镊子夹住疣体，将之拔除，然后涂以5％碘酒、苯酚或三氯醋酸，并压迫止血。

（2）用0.1％维A酸酒精溶液局部治疗。

（二）中医诊治

1. 概述

传染性软疣中医学称之为"鼠乳"，俗称"水瘊"。《黄帝内经·灵枢经·经脉》云："手太阳之别脉名曰支正……虚则生疣。"《诸病源候论》云："疣目者，人手足边忽生或结筋，或五或十个相连，肌粗强于肉谓之疣目，此风邪搏于肌而变生也。"疣类疾病（疣目）中，鼠乳较为特殊，故单命名。"鼠乳者，身面忽生肉如鼠乳之状，谓之鼠乳也。此亦是风邪搏于肌肉而复生也。"这里的鼠乳，可能为传染性软疣。

本病的直接病因为风邪，病机为风邪搏于肌肉。《外伤正宗》认为此病"因忧郁伤肝，肝无荣养，以致筋气外发"。此风有两种，一为外风，实为邪毒；二为体虚，肝无荣养。因肝伤而外风有隙可乘，发为本病。

2. 治疗

（1）内治法　一般治法为散风平肝，清热解毒，活血重镇。

方一　灵磁石、代赭石、紫贝齿各30g，生石决明12g（或生牡蛎30g）。以上先煎半小时，后加入生白芍6g，紫草30g，续煎。每天1剂，口服，2周为1个疗程。

方二　珍珠母60g，生赭石30g，灵磁石30g，以上先煎30分钟，后加入桑叶12g，菊花12g，紫草9g，黄芩9g，续煎，每天1剂，分两次服，5天为1个疗程，服1～3个疗程。

方三　马齿苋60g，大青叶15g，紫草10g，败酱草10g。每天1剂，水煎，分两次服，5天为1个疗程，服1～3个疗程。

方四　桑叶6g，野菊花6g，蒲公英30g，大青叶30g，马齿苋15g，土茯苓30g，赤芍9g，红花9g，生牡蛎30g（先煎），灵磁石30g（先煎），制大黄9g。水煎服，每天1剂，2周为1个疗程。

（2）外治法

斑蝥膏：斑蝥12.5g，雄黄2g，捣研成细末，加蜂蜜半食匙，混合调匀成膏，装瓶内备用。用法：疣上碘酒消毒，依疣样大小，取适量斑蝥膏，揉成扁圆形，放于疣面上，再用胶布固定；局部略有红肿痛起小疱，经10～15小时，疣剥离皮肤。

疣洗方：马齿苋30g，苍术、蜂房、白芷各10g，苦参、陈皮各15g，蛇床子12g，细辛6g。煎水约300ml，趁热反复湿洗患处，以皮肤略呈淡红色为度。适用于疣体小数目多，不便于逐个挑破者。

（刘瑛琦）

第十四节　生殖器念珠菌病

一、概念

生殖器念珠菌病（candidal vulvovaginitis）包括女性外阴阴道念珠菌病和男性念珠菌性龟头炎。前者是一种较为常见的女性阴道感染。其发病与许多因素有关，亦可通过性接触传播。

二、病原学

1. 病原体

本病的病原体为念珠菌。念珠菌属不全菌纲，假酵母目，念珠菌科，芽生，有真假菌丝，有厚壁孢子，无子囊，约 $2\mu m \times 6\mu m$，成群分布，可见分隔的菌丝。念珠菌中的白色念珠菌（C·albicans）、热带念珠菌（C·tropicalis）和克柔念珠菌（C·krusei）等为常见致病菌。

2. 感染途径

念珠菌在自然界和人体上都可分离出来。念珠菌广泛地存在于自然界，可存在健康人的皮肤、阴道、口腔黏膜和消化道等部位，也可以从水果、蔬菜、乳制品、土壤和食物中检出。其感染途径分内生性和外袭性两种。

（1）内生性　白色念珠菌自正常人的皮肤、口腔、阴道、肠道、肛门等处都可以分离培养出来。正常人带有念珠菌不一定致病，当身体抵抗力降低时才致病。

（2）外袭性　念珠菌病可由接触外界菌体而受染。在接触外界菌体的感染途径中，性行为传播是重要的途径。患念珠菌性阴道炎的女性可使其配偶的龟头包皮受染；患有念珠菌性龟头包皮炎的男性亦可导致性伴感染。

3. 发病机制

生殖器念珠菌病的发病机制是多方面的。

（1）机体抵抗力降低　机体抵抗力降低是生殖器念珠菌病发病的主要因素。正常人带有念珠菌者，一旦身体抵抗力减弱，病菌则趁机生长繁殖形成病灶。特别是长期患慢性消耗性疾病，如白血病、淋巴瘤、糖尿病、肺结核、支气管炎、肿瘤、严重烧伤等患者常伴发本病。

（2）广谱抗生素的过量使用

菌替代现象或菌替代症　使用某种抗生素后，机体内对抗生素敏感的菌群受到抑制或被杀死，对抗生素不敏感的菌株有了一定的耐药性，其不断增殖破坏了体内细菌群间的拮抗平衡而形成病灶性症状。大量使用抗生素后，念珠菌发病增加。

抗生素使机体抵抗力降低　长期使用抗生素容易造成组织或脏器损害，如庆大霉素、卡那霉素可以引起肾脏障碍；四环素、土霉素可以引起造血器官障碍。抗生素还能影响机体对微生物抗体的产生，消灭肠道内对抗生素敏感的细菌，致使维生素的产生受到限制，引起 B 族维生素的缺乏，使肠道黏膜易受损伤。

（3）皮质类固醇激素的长期使用　长期使用皮质类固醇激素有利于念珠菌感染。大量类固醇激素的使用抑制了炎性反应，降低了宿主的吞噬细胞作用和机体的抵抗力，不仅抑制了宿主抗体的生成，还降低了体液免疫和细胞免疫的作用。由于免疫机制的改变，引起菌群失调，从而诱发念珠菌的菌替代症。

（4）免疫抑制剂的使用　免疫抑制剂的使用可使机体免疫功能降低，为念珠菌的感染创造机会。

（5）免疫缺陷　由于机体内淋巴细胞对念珠菌抗原无反应，也不产生移动抑制因子（NIF），因而对念珠菌发生易感。

（6）其他因素　妊娠、避孕药的长期使用、阴道及子宫颈有病理变化、肥胖、糖尿病等均可引起念珠菌的繁殖和生长。

三、流行病学

本病具有一定的传染性，常通过性接触传播，包皮过长者易患本病。

四、临床表现

念珠菌包括白色念珠菌，为阴道常住菌，约 2/3 的女性为无症状带菌者。在有诱发因素的作用下，可出现下列症状：

1. 女性生殖器念珠菌病

（1）阴道炎　阴道壁发红，阴道内有白色或黄白色分泌物，状似凝乳、豆渣。有时阴道分泌物呈假膜样苔附着于阴道壁，剥离易出血，可露出小的糜烂面。自觉症状为外阴、阴道瘙痒、性交时有疼痛感，排尿时外阴有灼热感。

（2）外阴炎　外阴部潮红、水肿样肿胀；复发者和慢性者外阴皮肤浸润、肥厚，呈苔藓样。自觉症状亦为瘙痒，性交疼痛或有灼热感。

（3）外阴擦烂　外阴、会阴和腹股沟皱襞皮肤浸软、乳白，表皮剥脱并发红，有渗出。附近伴有"卫星"状散在性丘疹、小脓疱和糜烂。

2. 男性生殖器念珠菌病

龟头及包皮内发红、水肿，并有白色斑片和分泌物。阴茎和阴囊可有鳞屑性瘙痒性损害。

五、实验室检查

1. 直接镜检

取阴道、子宫颈、尿道、直肠分泌物和尿沉渣，制作氢氧化钾溶液或盐水涂片，镜下可见椭圆形的发芽孢子（$2\mu m \times 6\mu m$）及假菌丝。若查到大量假菌丝说明念珠菌处于致病阶段。若用革兰染色，假菌丝与孢子着色不均匀。过碘酸染色，假菌丝与孢子呈红色。

2. 培养

用棉拭子取阴道分泌物或阴道壁斑片损害表面苔膜。男性生殖器如无明显损害，可用盐水湿拭子于龟头后缘、冠状沟和包皮内面滚动取材。之后，接种在下面的培养基上。

(1) 葡萄糖蛋白胨琼脂基 室温及 37℃都能生长，菌落呈奶油色酵母样，日久中央可有气泡，营养菌丝较多，好像倒置的树枝，镜下有假菌丝和成群的孢子（2～4μm×6μm）。

(2) 葡萄糖蛋白胨液基 37℃，48 小时在管底生长。

(3) 玉米琼脂或米粉吐温琼脂基 室温下，24 小时有点状灰白菌落生长，镜下可检到许多厚壁孢子，这是鉴别白色念珠菌的重要依据。

(4) 血清培养基 将白色念珠菌接种在 0.5～1ml 正常人血清或牛、羊血清或鸡蛋白中。37℃，30 分钟至 3 小时孢子可发生芽管。芽管直径 3～4μm，长可达 20μm，出芽根部不缩窄，此点可与假菌丝相区别。

(5) 葡萄糖蛋白胨琼脂加入 0.005％氯化三苯基四氮唑（triphenyl tetrazolium chloride；T·T·C）。接种白色念珠菌后，培养基不变色或仅淡红，其他念珠菌或酵母菌变为红色，热带念珠菌最明显，呈红色或紫色。

(6) 发酵试验 白色念珠菌对葡萄糖及麦芽糖产酸产气，对蔗糖产酸，对乳糖无作用，不水解尿素。

3. 动物接种

以纯培养白色念珠菌菌落作成混悬液，兔耳静脉接种，5～7 天可死亡。解剖肾脏表面有散在水脓疱，病灶内可检到白色念珠菌。小白鼠可腹腔注射。

4. 菌种的鉴别

常见念珠菌有 7 种，白色念珠菌在米粉培养基上产生厚壁孢子是其特点，有时类星形念珠菌也可有少量厚壁孢子，其他几种不产生厚壁孢子。借助于发酵试验，菌落形态以资鉴别，见表 9－1。

表 9－1　7 种念珠菌培养菌落的鉴别

培养基	白色念珠菌	热带念珠菌	伪热带念珠菌	克柔念珠菌	副克柔念珠菌	类星形念珠菌	季利蒙念珠菌
葡萄糖蛋白胨琼脂	乳酪状	无特征	无特征	扁平干燥	乳酪状	乳酪状	乳酪状
葡萄糖蛋白胨液	无表面生长管底生长	狭表面薄层及气泡	无表面生长管底生长	宽表面薄层粘连管底	无表面生长，管底生长	无表面生长，管底生长	无表面生长，管底生长
血琼脂	中等大，暗灰色菌落	大的灰色菌落边缘绕以菌丝	菌落小，无特征	菌落小，形状不规则，扁平或堆叠	菌落小，白色透明	菌落成星形	中等大暗灰色菌落
T·T·C琼脂	不变色或淡红	紫色	红色	淡红	红	红	红
血清 37℃	生长芽管					生长芽管	
玉米琼脂	树枝状分枝菌丝及厚壁孢子	菌丝体发育良好，分枝有许多芽生孢子，无厚壁孢子	菌丝体发育不良，无厚壁孢子	菌丝体交叉分枝，无厚壁孢子	菌丝体发育良好，无厚壁孢子	菌丝体具有大芽生孢子球及少数厚壁孢子	菌丝体发育良好，无厚壁孢子

5. 免疫试验

（1）念珠菌素皮肤试验　可呈阳性反应，但对生殖器念珠菌病诊断无实际意义，因为正常人也可阳性。

（2）血清凝集反应　正常人及实验动物体内可有凝集素，但滴度较低，正常人一般凝集滴度为 1∶20～1∶40，皮肤黏膜念珠菌病患者凝集滴度为 1∶20～1∶320，严重念珠菌病患者及实验动物中可达 1∶1200，甚至 1∶3200。生殖器念珠菌病尤其是严重患者若滴度不断增加，对诊断有一定意义。

（3）补体结合试验与沉淀试验　因念珠菌抗原不够纯，故常有假阳性或假阴性及交叉反应，但多次试验若效价不断增加，结合临床症状仍有一定意义。

（4）直接荧光抗体染色法鉴定　以白色念珠菌为抗原和抗白色念珠菌荧光抗体结合的原理鉴定标本中的白色念珠菌。方法：取尿、阴道分泌物，直接涂片。一张玻片分涂 3 点，放温箱待干，火焰固定，然后以稀释的抗白色念珠菌荧光抗体涂在已固定的标本上。第一点为 1∶4 的稀释液；第二点为 1∶16 的稀释液；第三点用 pH8.0 磷酸盐缓冲液，做自发荧光对照。涂片后放湿盒 37℃孵育 30 分钟，取出，用自来水漂洗 5 分钟，待干（吹干或 37℃孵箱烘干）。放在荧光显微镜下观察，如标本中有白色念珠菌，即与抗白色念珠菌荧光抗体发生特异性结合，在紫光的激发下，即可显示带荧光的白色念珠菌的孢子和假菌丝，亮绿色耀眼的亮圈即为阳性。

（5）免疫荧光菌团法快速鉴定　利用抗原抗体反应原理，以抗白色念珠菌抗体与标本中白色念珠菌结合。此法检查白色念珠菌的阳性率较培养法阳性率高 36.7%；较直接荧光抗体染色法阳性率高 19.1%，且需时短，仅 30 分钟即可作出阳性报告。

（6）酶联免疫吸附法（酶标法）　利用抗原抗体反应原理，将辣根过氧化物酶标记在羊抗兔抗体上，当标本中白色念珠菌与兔抗白色念珠菌抗体（第一抗体）结合后，再与酶标记过的羊抗兔抗体（第二抗体）结合，最后在底物（3，3 二氨基联苯胺）的作用下，可使白色念珠菌呈现棕色。普通显微镜下可见带棕色的白色念珠菌。

方法：将被检标本经离心沉淀后，涂片，待干，火焰固定，加兔抗白色念珠菌抗体，放湿盒，37℃孵育 30 分钟，取出，用 pH7.2 磷酸盐缓冲液冲洗，烘干，再加羊抗兔酶标免疫抗体，放湿盒，37℃孵育 30 分钟，取出冲洗烘干。再用 3，3 二氨基联苯胺液（配方：3，3 二氨基联苯胺 3.75mg，0.01mmol Tris 液 5ml，1% 双氧水 0.1ml）滴在玻片上，待 10 分钟继用 0.01mmol Tris 液冲洗，晾干。镜下可见带棕色之白色念珠菌即为阳性。

（7）间接荧光抗体定量试验　以抗原抗体特异性结合原理。取抗原（白色念珠菌）加抗体（人抗白色念珠菌血清），再加抗体（羊抗人荧光抗体）。若血清内有抗白色念珠菌抗体，涂片检查，白色念珠菌在荧光显微镜下可被查到，并以稀释的不同浓度血清测定抗体的滴度。

方法：将标准的白色念珠菌混悬液（1ml 含菌 3 亿）分 6 点涂于玻片上，放 37℃温箱待干，火焰固定，将患者血清（未稀释）及血清稀释液（1∶8、1∶16、1∶32、1∶64 和 1∶128 五种不同浓度）分别涂于玻片上 6 个点，放湿盒 37℃30 分钟，取出后用流动自来水冲洗 5 分钟，待干，再加羊抗人免疫荧光抗体，放湿盒 37℃30 分钟，取出漂洗 5 分钟，待干。在荧光显微镜下观察。若血清内有抗白色念珠菌抗体，即可查见带有荧光之白色念珠菌，再查其阳性血清稀释滴度，即为其抗体滴度。健康人的滴度在 8 以下，生殖器念珠菌病患者超过 16。

（8）酶标法抗体定量试验　其原理同上，惟辣根过氧化物酶标记在羊抗人抗体上。将白色念珠菌混悬液涂于玻片上，加可疑生殖器念珠菌病患者血清使其结合，再加酶标的羊抗人抗体，最后加底物。若血清中有抗白色念珠菌抗体，玻片上的白色念珠菌即着色。

方法：取每毫升 3 亿白色念珠菌菌体的混悬液，以白金耳蘸菌液在玻片上等距离涂 6 点，待干，火焰固定，取患者血清用 pH7.2 磷酸盐缓冲液稀释自 1∶16 对倍稀释 5 次，依次分别涂在玻片 6 点菌体上，再孵育，冲洗，再加酶标的羊抗人免疫球蛋白，再孵育，冲洗，待干。若血清中有抗白色念珠菌抗体，在普通显微镜下可见棕色白色念珠菌菌体，即为阳性，再查其阳性血清最高稀释度。一般生殖器念珠菌病血清滴度可达 1∶256。

六、诊断与鉴别诊断

1. 诊断
根据临床表现，真菌镜检或培养阳性。

2. 鉴别诊断
念珠菌性外阴炎应与下列疾病鉴别：

（1）单纯性女阴炎　因月经、尿及粪便等排泄物引起，表现为外阴发红、肿胀，慢性者有色素沉着、表皮剥脱等。

（2）女阴 Paget 病　外阴、会阴及肛门周围有边界较清楚的潮红性斑片，湿润，肥厚且有鳞屑。自觉明显瘙痒和灼热感。

（3）股癣　多发于股内侧，亦发生于阴部，病变边缘活动，中心部呈消退状态。真菌检查多为皮肤丝状菌。

七、治疗

（一）现代医学治疗

1. 支持疗法
加强营养，增强身体抵抗力，给予大量维生素 B、维生素 B_{12} 和硫酸亚铁等，以助于生殖器念珠菌病的恢复和预防。尽可能停用或减少皮质类固醇激素与抗生素的应用，尤其是广谱抗生素。

2. 药物治疗
药物治疗包括注射、口服、外用等多种方法。

（1）龙胆紫溶液　用 1％龙胆紫溶液涂于外阴部。

（2）两性霉素 B　七稀类抗真菌药物，不溶于水，主要作用于菌膜的脂醇，使菌体溶解破坏，而达到抗真菌的作用。

用法：每日每千克体重 0.1～1mg，加入 5％葡萄糖液 500ml 内静脉点滴。本品不宜用生理盐水稀释，以免发生沉淀。每次静点在 4～6 小时内滴完。总量可达 2～4g。此药易氧化，宜新鲜配制和避光，于 24 小时内将稀释液用完。

副作用：厌食、恶心、呕吐、发热、寒战和头痛等。严重可出现药疹、视力障碍、外周神经炎、静脉炎、贫血、肝肾功能障碍、低血压、低血钾等。

（3）球红霉素 又称抗生素"414"，属七稀族化合物。抗真菌作用比两性霉素 B 弱，毒性较小。

用法：每日 2～6mg/kg，分 3 次口服。静脉滴注，开始剂量为 1mg/kg，溶于 5%～10%葡萄糖溶液内，逐渐增至 1.5～2mg/kg，最大剂量为 4mg/kg，每日或隔日 1 次。药液宜避光。滴度宜慢，20～40 滴/分钟。

副作用：静脉注射可引起发热、寒战、静脉炎、药疹、腹痛、低血钾、肝肾功能损害等。口服有时有腹痛、腹泻。

（4）制霉菌素 四烯类抗真菌药物，为淡黄色晶体粉末，难溶于水，性不稳定，可迅速被热、光和氧破坏，多聚醛制霉菌素钠易溶于水。

用法：成人每日 300～400 万单位。外用浓度 5～10 万单位/克软膏或毫升溶液。对尿道念珠菌用多聚醛制霉菌素钠溶于 20～40ml 生理盐水中做膀胱保留冲洗，每天 1～2 次。

副作用：副作用小，偶尔可引起恶心、呕吐、腹胀等。

（5）克霉唑 广谱抗真菌药物，合成咪唑化物，能抑制其菌细胞核酸、脂质和多糖的合成，损伤细胞膜，增强其通透性。

用法：①阴道片（每片 100mg），每天 1 次送入阴道，连用 7 天。②1%霜剂，每天两次。

副作用：很小，偶有刺激或局部反应。

（6）克念菌素 七烯类抗真菌药物，不溶于水、丙酮、乙醚，微溶于二甲基亚砜。遇光、热、酸、碱易变质。克念菌素钠易溶于水。用法：克念菌素阴道片，每片 5mg，每天 1 次，每次 1 片放入阴道，10 天为 1 个疗程。可用于妊娠妇女。

（二）中医诊治

1. 概述

本病属中医学"阴痒"病。《女科经纶》引徐春甫语云："妇人阴痒，多属虫蚀所为，始因湿热不已。"本病多因湿热蕴积所致。

2. 治疗

（1）内治法 本病中医辨证为湿热下注，治宜清热利湿止带。

止带方加减：方药组成：猪苓、茯苓、车前子、泽泻、茵陈、赤芍药、牡丹皮、栀子、黄柏、牛膝。

成药：二妙丸、千金止带丸、白带丸等。

萆薢渗湿汤加鹤虱、白鲜皮、土茯苓、土槿皮。方药出自《疡科心得集》。药味组成：萆薢、薏苡仁、黄柏、赤茯苓、丹皮、泽泻、通草、滑石、鹤虱、白鲜皮、土茯苓、土槿皮。水煎服。

（2）外治法 外洗方：陈鹤虱 30g，苦参、威灵仙、归尾、蛇床子、狼毒各 15g。煎汤熏洗，临洗时加猪胆汁 2 个更佳。每天 2 次，10 次为 1 个疗程。外阴并发溃疡者忌用。上药亦可加土槿皮 100g，同煎外洗。

皮肤破损者，用蛤粉 3g，冰片 0.3g，共研细末，将此药粉撒在外阴部，或用香油调和涂敷。每天 1～2 次，10 天为 1 个疗程。

（刘瑛琦）

第十五节　疥疮

一、概念

疥疮是由于疥螨寄生在人体皮肤表皮层内所引起的一种慢性接触性传染性皮肤病，为性传播性疾病之一。疥疮具有很强的传染性，通过接触传染。性行为和密切接触是疥疮传染的主要途径。

二、病原学

疥螨是永久性体外寄生虫，寄生于宿主的皮肤表皮层内，可引起剧烈瘙痒的顽固性皮肤病，即疥疮。疥螨除寄生于人体外，还寄生于许多哺乳动物，如牛、马、骆驼、羊、犬和兔等 7 个目 17 个科的动物。

1. 疥螨的形态结构

疥螨很小，雌螨为 $300\sim500\mu m\times250\sim400\mu m$，雄螨为 $200\sim300\mu m\times150\sim200\mu m$，乳黄色，短椭圆形，躯体背面隆起，腹面较平，无眼，无气门，体表有大量波状皮纹，背面有成列的圆锥形皮棘，有成对的粗刺、刚毛和长鬃。蛤螨有 4 对足，足粗短，呈圆锥形，分前后两组。

疥螨的卵为长椭圆形，乳黄色，壳很薄，卵的大小为 $180\mu m\times80\mu m$。幼虫形似成熟螨虫，大小为 $120\sim160\mu m\times100\sim150\mu m$ 疥螨的若虫，形似成虫，有 4 对足，其体形较小，生殖器尚未显现。若虫可分二期，即前若虫和后若虫。前若虫体较小，约 $200\mu m\times180\mu m$。后若虫体形较大，根据躯体大小又分为大小两型，大型者发育为雌螨，小型者发育为雄螨。

2. 疥螨的生活方式

人疥螨在人体皮肤内完成其完整的生活周期，即卵→幼虫→若虫（前若虫→后若虫）→成虫，大约在 10～14 日完成。

成熟雌疥螨与成熟的雄疥螨在皮肤表面交配，交配后的雄疥螨留于皮肤表面，不久即死亡，但也可在雌疥螨的隧道中，或者自行啮钻一个短隧道而短期生活。受精后的雌疥螨非常活跃，每分钟可爬行 2.5cm。受精雌疥螨以螯肢和前足跗节末端的爪突在皮肤表面挖掘，约 1 小时钻入皮内。每日可前进 0.5～5mm，以后可挖掘出与皮肤平行的长达 10～15mm 的蜿蜒的隧道。在隧道中，有不少可通向表皮的纵向通道，便于虫卵的孵育和幼虫由此爬出。雌疥螨在表皮内以角质层组织和渗出的淋巴液为食。受精后的雌疥螨经过2～3天开始在隧道中产卵，每2～3天产卵1次，每次可产2～3个，一生可产40～50个卵，所产之卵大约有10%最后发育为成虫。雌疥螨充分产卵后死于隧道末端，生活约6～8周。

卵产出后发育成虫一般需3～4天，如外界温度降低，可延续至10天。卵离开宿主后10～30天尚能发育。幼虫蜕皮后发育为前若虫和后若虫，后若虫可钻入皮肤形成小穴道，在穴道内经过2～3天后蜕皮为成螨。幼虫、若虫及成虫可爬出隧道。受精后的雌疥螨非常活跃，极力寻找寄生处以产卵，此时是最易感染新宿主的时期，传染性最大。

三、流行病学

疥疮的流行很广，在欧洲和北美呈周期性爆发流行。第二次世界大战时曾流行本病，此后少见。1963年，又开始增多，先在西欧，逐渐扩展至世界许多地区。我国广东及各地均见发病。疥疮的流行与个人卫生状况密切相关。疥疮的传染分为直接传染和间接传染两个途径，以直接传染为主。

1. 直接传染

直接与疥疮病人或者经常与患病动物接触而传染。特别在夜间睡眠时，疥螨在宿主皮肤上爬行与交配，传播机会更多。性接触与性生活是较为密切的接触，传播机会较大。

2. 间接传染

因疥螨离开宿主后还能生存3～10天，并仍可产卵、孵化，因此，也可通过患者的用品，尤其是衣服和床上用品等传染。

四、临床表现

1. 寻常疥疮

（1）瘙痒　疥疮瘙痒的特点是夜间入睡时瘙痒更为明显。

（2）隧道　隧道是疥疮的特点之一，在早期无并发症者容易查到。隧道是雌疥螨居住、产卵的处所，也是卵孵化的场所。隧道的特点：多为数毫米，最长者可达10～15mm，呈细线条状，可略高于皮肤，色为暗色或灰白。

（3）丘疹或丘疱疹　患病部位可发生丘疹、丘疱疹，为淡红色或正常皮色，直径约2～3mm，散在分布、对称。

（4）好发部位　疥疮好发于指间、指侧面、腕部掌侧、肘前侧、肘内侧、腰部、臀部、妇女乳房下、男性外阴、脐周、腹股沟、踝部、趾间等处。

（5）并发症　因瘙痒而搔抓，继而出现血痂、湿疹、脓疱疮、毛囊炎、疖、淋巴管炎等。

2. 特殊疥疮

（1）结节性疥疮　临床表现为瘙痒性小结节。结节色淡红或淡褐，大小不等。男性好发于阴囊、臀部、腹部，女性好发于臀、腹。病变可达数月至1年才渐消。很少找到疥虫。

（2）挪威疥疮　本病为宿主对病原体的一种免疫异常反应，主要发生于老年人、精神发育迟缓、皮肤感觉不良、免疫缺陷和大量应用皮质类激素的病人。临床表现为在手、足、头皮、耳、躯干等部位以及易受外界压迫和摩擦的部位出现皮肤干燥、结痂、毛发干枯脱落、甲变厚变扭、淋巴结肿大、头皮面部有许多鳞屑、糜烂、脓疱等。传染性强。

（3）动物传染疥疮　动物体疥螨感染较为常见，家畜感染后不仅对畜产带来影响，并可传播给牧人、屠宰工及宠物饲养者。人体不是动物疥螨的适宜宿主，动物疥螨不能在人体皮肤上定居和繁殖。动物疥螨可发生在牛、马、羊、犬、猫等7个目17个科的动物身上。

狗疥螨　人与患病狗接触极易传染。临床表现为皮肤上有淡红色的小丘疹、脱屑、痂皮和苔藓化。好发部位为前肘、腹、小腿，儿童亦见于颜面。

猫疥螨　人与患病猫接触容易传染。患病猫是由猫背肛疥螨寄生而致。好发生于猫的面、鼻、耳等处，表现为患处皮肤增厚，发生表皮龟裂和黄棕色疮痂，严重时可使猫死亡。人被传播后，出现散发的红色丘疹，但不形成隧道。常见于四肢、背和腹部。停止接触，可很快痊愈。

五、实验室检查

刮取患者丘疹水疱处皮肤碎屑及液体，放在玻璃片上，用低倍镜观察常发现活动的疥虫与椭圆形虫卵。如发现隧道，可用针尖刺破，直达闭端，在良好光线中，往往可挑出一个肉眼可见的针头大小的灰白色小点，在放大镜下用刀尖挑放在玻片上，可在低倍镜下观察疥虫的形态。

六、诊断与鉴别诊断

1. 诊断

（1）有家庭或集体感染史。

（2）患处奇痒，出现细条状灰白色隧道，淡红色或正常皮色丘疹及丘疱疹，多发于指间、指侧面、腕部掌侧、肘前侧、肘内侧、腰部、臀部、女性乳房下、男性外阴、腹股沟等部位。隧道顶端有一针头大灰白色或微红色小点，用针挑出疥螨，置于玻片上，加甘油或乳酸一滴后，加上盖玻片，在显微镜下观察可确诊。

2. 鉴别诊断

（1）寻常痒疹　好发于四肢，丘疹较大，多数自幼童开始发病，常并发腹股沟淋巴结肿大。

（2）湿疹　多形性皮疹，无一定的好发部位，非集体感染，且无家庭传染病史。

（3）皮肤瘙痒症　好发于四肢，不发生在指缝。损害多是干燥皮肤的抓伤，很少脓疱、小疱，无集体发病的特点。

（4）丘疹性荨麻疹　为散在性丘疹、水疱，周围有纺锤形红晕，或抓后起风团，易复发。

七、治疗

（一）现代医学治疗

（1）一旦确诊应隔离治疗，共同生活者应同时治疗。

（2）注意个人卫生，生活用具注意消毒隔离。

（3）瘙痒严重者睡前服用止痒药物，继发感染者应用抗感染药物治疗。

（4）外用药物

硫代硫酸钠和稀盐酸法：将体表分为5部分，即左右上肢、躯干、左右下肢，先涂搽硫代硫酸钠溶液（60％），每部分2分钟，10分钟涂搽1遍，干燥后再重复涂药1遍，共20分钟。干后涂搽稀盐酸液（6％，儿童用4％），每部分1分钟，反复涂搽3次，共15分钟。连用3天，第4天入浴更衣。

苯甲酸苄酯：用苯甲酸苄酯配成10％～25％搽剂（苯甲酸苄酯25ml，三乙醇胺0.5g，油酸2g，水75ml），或配成20％混悬液（苯甲酸苄酯20ml，绿皂2g，水75ml）。涂搽1次，待干后（约10分钟）再涂药1次。连续涂药3天。药液要新配，涂药前应洗浴，用药要充分。

（二）中医诊治

1. 概述

早在商周时期，我国古人对疥疮就有所认识。《周礼》中记有"痒疥疾"。这种"痒疥疾"泛指瘙痒之皮肤疾病，其中包含了今天的疥疮，并且提出了"疥"这一名词，指出其主要症状"痒"。

隋唐时期，对疥疮的认识有所深入，巢元方在《诸病源候论·疥候》中指出："疥者，有数种，有大疥、有马疥、有水疥、有干疥、有湿疥。多生手足，乃至遍体。大疥者，作疮有脓汁，焮赤痒痛是也。马疥者，皮内隐嶙起作根墌，搔之不知痛，此二者则重。水疥者……如小癍浆，摘破有水出。此一种小轻。干疥者，但痒，搔之皮起作干痂。湿疥者，小疮皮薄，常有汁出，并皆有虫，人往往以针头排得……此悉由皮肤受风邪热气所致也。"此后，《外科启玄》、《外科正宗》称本病为"疥疮"，《医宗金鉴》称之为"虫疥"。《外科心法》中提到"此病有干、湿、虫、砂、脓之分……凡疥先从手丫生起，绕遍周身，瘙痒无度。"疥疮继发感染者，古人称之为"脓窝前"。

2. 治疗

中医治疗以外治为主，兼以内治。

（1）外治法　《外台秘要》记载了晋代葛洪治疗疥疮方："石硫黄无多少，研粉，以麻油或苦酒涂摩之。"用硫黄治疗疥疮，至今仍是临床主要治疗方法。有许多硫黄制剂，皆取法于这个古老治法。①硫黄软膏：成人用5％～20％，小儿用5％～10％。外搽。②一扫光外搽。③雄黄膏外搽。④花椒9g，地肤子30g，煎汤外洗。用药时先用温水洗浴，擦干后，再搽药。每天早、晚各涂搽1次，连续3天，第4天洗澡，换洗被褥。

（2）内治法　中医对疥疮的治疗分为湿热内蕴和热毒炽盛两型进行辨证论治。

湿热内蕴型

【症状】四肢躯干出现淡红色丘疹或丘疱疹，瘙痒；舌质红，苔白腻，脉弦滑，或舌脉无异常。

【病机分析】本病乃虫邪乘风夹热侵于皮腠，伤及脾肺，脾失健运，肺失通调，水湿停聚而化热，蒸于肌肤而致。湿热蕴于皮肤而出现丘疹及丘疱疹，瘙痒。舌质红、苔白腻、脉弦滑乃湿热之象。

【治则】疏风清热，除湿杀虫。

【方药】防风15g，荆芥15g，茵陈20g，百部15g，土茯苓15g，苦参15g，地肤子10g，车前子10g。每日1剂，水煎至300ml，分早、晚两次温服，每次150ml。

【方解】防风、荆芥疏风清热；茵陈清热利湿；薏米、车前子健脾利湿；百部、土茯苓、白鲜皮、苦参、地肤子除湿杀虫。

热毒炽盛型

【症状】四肢躯干出现淡红色丘疹，搔抓后出现血痂、湿疹、脓疱、疖肿等。

【病机分析】湿热内蕴，积而化毒。搔抓而致血痂，湿盛则出现湿疹，湿毒盛则出现脓疱、疖肿。

【治则】清热利湿，解毒杀虫。

【方药】黄连解毒汤加味。

方药组成：黄连20g，黄柏20g，黄芩20g，栀子20g，蝉蜕15g，藿香15g，茯苓15g，车前子15g，川芎10g，芦荟10g。每日1剂，水煎300ml，分早、晚两次温服。

【方解】黄连、黄柏、黄芩、栀子清热解毒；蝉蜕、藿香发表理气，化湿消风除热；车前子、茯苓利湿；川芎活血化瘀；芦荟清热杀虫。

（刘瑛琦）

第十六节　滴虫病

一、概念

滴虫病（vaginal trichomoniasis）是由阴道毛滴虫所引起的一种阴道炎症性传染性疾病。本病在环境卫生与个人卫生较差的地区发病率较高，世界各地均有发病，热带、亚热带地区较多见。该病主要导致女性生殖系统病变，男性与患有滴虫性阴道炎的女性性交而传染，是性传播性疾病。

二、病原学

1. 病原体

寄生在人体的毛滴虫有3种，即阴道毛滴虫、人毛滴虫和口腔毛滴虫，分别寄生在泌尿生殖系统、肠道和口腔内。1836年，Donne首先在妇女阴道炎的分泌物中发现阴道毛滴虫。

（1）阴道毛滴虫的形态结构　典型的阴道毛滴虫呈梨形或卵圆形，大小4.5～19μm×2.5～12.5μm。虫体前端有5颗排列成环状的毛基体。从毛基体发出4根前鞭毛和一根后鞭毛。波动膜和基染色杆或称柱，也从毛基体发出，位于前鞭毛背面略后方。波动膜较短，仅为虫体的1/3～2/3，基外缘为后鞭毛，基部为基染色杆。后鞭毛不游离。核在虫体前1/3

处，椭圆形，在核的附近有副基体和副基纤维。轴柱纵贯虫体，前 1/3 扩大形成匙状的轴头，后为棒状的轴干，由虫体后端伸出。细胞质内有很多染色颗粒，以基染色杆和轴柱周围较多。

（2）阴道毛滴虫的超微结构　①膜：包围虫体的为双层质膜。②核：核为椭圆形。核膜为双层，膜上有核孔。核质为细微颗粒。核仁 1 个，电子密度高。

（3）内质网　分布于核膜外周。

（4）中心体器　亦称毛基体复合体。①鞘在外面，为双层膜组成。②中心体在鞘中央，外周有中心体环。③毛基体由中心体发出，共 5 个。其中 1、3、4、5 毛基体各产生一前鞭毛，第 2 个毛基体产生一后鞭毛和基染色杆。

（5）副基纤维　附着于第三个毛基体基部，向后延伸至核的水平，包围于波动膜内。

（6）基染色杆　平行于后鞭毛在其下方，亦包围于波动膜内。

（7）轴柱　为双层膜的透明筒状结构，膜之间有细纤维牵连，分为轴头和轴干两部分。

（8）副基体　为长筒形结构，在核的背面，为一堆平行排列的光滑双膜片，与副基纤维平行，通过副基纤维与中心体器相连。

（9）阴道毛滴虫的生活情况　阴道毛滴虫只有滋养体无包囊期，以二分裂或多分裂方法增殖。滋养体在外界生命力强，具有感染性。阴道毛滴虫借前 4 根鞭毛的摆动而前进，以波动膜的波动螺旋式运动。虫体伸缩力很强，常改变体形通过阻碍其前进的障碍物。阴道毛滴虫在 25℃～42℃之间生长繁殖，以 32℃～37℃最适宜。在阴道分泌物包被下，低温也可保持较长时间的生活力。环境的 pH 变化能影响阴道毛滴虫的生长繁殖，略带酸性的介质有利于毛滴虫的繁殖，pH5.0 以下会抑制甚至杀死虫体，pH 超过 7.5 可完全抑制。在阴道内毛滴虫生长最适宜的 pH 为 5.2～6.6。阴道毛滴虫属兼性厌氧寄生原虫，寄生在比较缺氧的阴道内，主要通过渗透方法吸取营养，依靠伪足将附着在虫体上的固体食物吞进体内。

2. 病因

阴道毛滴虫的发病原因有以下几种：

（1）虫株不同　取急性滴虫性阴道炎患者的虫株，皮下接种给无菌的豚鼠，两周后皮下组织产生糜烂，形成脓肿，病灶内含有大量毛滴虫和气体，慢性病例的虫株则不产生明显病变。以无菌的阴道毛滴虫接种在小鼠的腹腔和豚鼠的皮下组织均可产生相应的病变，但致病程度随虫株而异。

（2）宿主机体的变化　宿主对阴道毛滴虫有一定的防御机能，宿主的机体发生变化，如卵巢功能减退、月经、妊娠分娩等，阴道毛滴虫会乘虚而入致人体发病。

（3）阴道细菌群落变化　正常女性阴道有"自净"作用，乳酸杆菌酵解阴道上皮细胞的糖原而产生大量乳酸，使阴道 pH 维持在 3.8～4.4 之间，抑制其他细菌的生长。阴道细菌与阴道毛滴虫的生长密切相关，乳酸杆菌对毛滴虫有强烈的抑制作用；大肠杆菌、金黄色葡萄球菌等对毛滴虫的繁殖有轻度抑制作用，但又可延长毛滴虫的生活力；白色葡萄球菌、绿色链球菌对毛滴虫生长没有显著影响；白色念珠菌能延长毛滴虫的生活力。

阴道毛滴虫患者的阴道上皮细胞一般是完整的，上皮细胞上可见出血点。表皮下层为淋巴细胞及浆细胞浸润，并延伸至基膜及其他上皮细胞表面。细胞浸润部位有明显坏死，可扩散到表面。

三、流行病学

1. 直接传染

通过性交传播。男性与患滴虫性阴道炎的女性有性接触，常被传染；男性滴虫病患者的精液中往往有滴虫，亦可通过性交传染给健康女性。

2. 间接传染

通过被污染的浴池、浴盆、毛巾、游泳衣、被褥、坐式便池等间接传染。

四、临床表现

1. 症状

潜伏期4～28天，可出现下列症状：

（1）白带增多　为主要症状，典型的呈白色泡沫状白带。合并化脓菌感染，可有黄绿色脓性白带，有恶臭；有出血可有赤带。

（2）外阴瘙痒　外阴瘙痒有灼热感，或性交疼痛，或有虫爬或蚁走感。

（3）泌尿系感染　尿道有痒感或烧灼感，严重者可出现尿频、尿急、尿痛、终末血尿等症状。

（4）不孕　滴虫能吞噬精子，阻碍乳酸生成，阴道内有多量分泌物存在，能妨碍精子存活引起不孕。男子输精管滴虫性炎症可致输精管阻塞，导致少精甚至无精。

2. 体征

（1）女性　阴道及宫颈黏膜红肿，常有散在红色斑点或草莓状突起；阴道后穹隆有多量液性或脓性泡沫状分泌物；带虫者阴道黏膜可无异常。

（2）男性　龟头及包皮水肿、充血、黏膜增厚或溃疡形成，并伴有疼痛。

五、实验室检查

阴道毛滴虫主要存在于阴道、尿道、前列腺等处，取阴道分泌物、尿液和前列液做涂片和培养检查。

1. 悬滴法

悬滴法是常规的检查方法。取被检标本置于1～2ml具有一定温度的生理盐水试管内，涂成悬滴薄片，进行镜检。冬天注意保温，并迅速检查，以防毛滴虫因受冷而活动力降低，增加鉴别困难。

2. 涂片染色法

把被检标本涂成薄片，用瑞氏或姬氏液染色，镜检。

3. 毛滴虫培养

把被检标本放入培养基内，置37℃培养48小时后镜检。常用的培养基有肝浸汤培养基和蛋黄浸液培养基。

（1）肝浸汤培养基　①成分：肝（牛肝或兔肝）15g，蛋白胨 2g，氯化钠 0.5g，半胱氨酸盐 0.2g，麦芽糖 1g，蒸馏水 100ml。②制法：先将研碎的肝置于 100ml 水中，然后放在冰箱中过夜，次日加热煮沸约半小时。继用纱布过滤，随即加水于滤液中，补足已蒸发的水量。再经数次过滤后便可获得 15％澄清的肝浸汤，然后加入其他成分，加热使其溶解。调节 pH 至 5.6。再加热过滤后，定量（8ml）分装在试管中，塞以不脱脂棉花，在高压蒸气灭菌器 8 磅压力下消毒 20 分钟，然后，置于 37℃中 24～48 小时，证明无菌便可应用。用前每管加入 2ml 无菌马血清或牛血清。

（2）蛋黄浸液培养基　将煮老的鸡蛋黄 25g 置于 120ml 的 0.8％氯化钠溶液的烧杯内磨碎，使其成悬液，煮沸 10 分钟后，静置半小时，待蛋黄下沉后用棉花过滤，加生理盐水恢复原体积，滤液置于高压蒸气灭菌器中，经 15 磅压力灭菌 30 分钟，静置 2～3 小时后用滤纸滤去在灭菌时产生的沉淀，然后加入等量的 pH 为 6.4～6.8 的磷酸盐缓冲液，再经 15 磅压力灭菌 30 分钟，如仍有沉淀需用滤纸过滤，直至培养基完全澄清为止，调节 pH 为 6.4～6.8。灭菌后用无菌技术分装于无菌试管中，每管 8ml，置于孵育箱中经 37℃24 小时，证明无菌后待。用时每管加入 1～2 铂环无菌米粉及无菌人血清或牛血清 1ml。

4. 实验室标本的摄取

（1）阴道分泌物　患者取膀胱截石位，用不沾油质的阴道扩张器把阴道张开，以消毒的棉花拭子在阴道后穹隆、子宫颈及阴道壁上拭取分泌物。

（2）女性尿道分泌物　患者取膀胱截石位，检查者以左手暴露尿道口，用蘸有生理盐水的棉签分别把尿道口及其周围的分泌物拭净，然后用特制的消毒棉签（直径约 2mm）以消毒生理盐水浸湿，插入尿道约 2cm 深，以右手食指探入阴道内，将阴道前壁自内向外挤压，然后取出棉签做检查。

（3）男性前列腺液　患者取胸膝位，用 1‰的新洁尔灭消毒尿道口后，检查者以食指（戴指套、涂上液状石蜡）伸入肛门，同时嘱患者张口。食指下可触摸到前列腺。先用食指由左向中按摩几次，再由右向中按摩几次，然后食指在中间沟处由内向外按摩。此时患者有尿感，表明前列腺液已排于尿道。一般情况下，前列腺液滴出。若不滴出，检查者用手由会阴向前按摩尿道海绵体，可挤出前列腺液。

（4）尿液　收集 2～3ml 尿液涂于消毒器皿内，离心沉淀，取沉淀物镜检或培养。

六、诊断与鉴别诊断

1. 诊断

（1）病史　配偶有滴虫病，或有与被滴虫病患者感染的衣物接触史。临床常见女性间接感染，其男配偶通过性接触而患病。

（2）症状　女性白带增多、外阴瘙痒、灼热感，或性交疼痛，或有虫爬和蚁走感。可能出现不孕。尿道感染者，可出现尿频、尿急、尿痛、终末血尿。男性阴茎龟头、包皮处疼痛。或伴有排尿时或排尿后尿道内痒感及烧灼感。严重者可伴有膀胱刺激症状即尿频、尿急、尿痛，出现终末血尿，无精而致不育。

（3）体征　女性阴道及宫颈黏膜红肿，阴道后穹隆有多量泡沫状分泌物。男性可见龟头及包皮水肿、充血、黏膜增厚，甚则溃疡。

（4）实验室检查　在分泌物或尿道中，可找到阴道毛滴虫。

2. 鉴别诊断

（1）与念珠菌性阴道炎相鉴别　念珠菌性阴道炎外阴奇痒伴白带增多，与滴虫病相似，但典型念珠菌性阴道炎白带呈白色豆渣样或凝乳样，滴虫病为泡沫样。念珠菌性阴道炎小阴唇内侧及阴道黏膜附有白色片状薄膜，不易擦除，用力擦后露出红肿黏膜面。急性期可见受损的糜烂面或表浅溃疡。阴道分泌物检查可找到芽孢和假菌丝，而无滴虫。

（2）与加特纳菌性阴道炎相鉴别　加特纳菌性阴道炎急性期白带增多、外阴瘙痒、阴道灼热感及性交痛与滴虫病相似，但加特纳菌性阴道炎的白带有鱼腥或胺的臭味，阴道黏膜充血、水肿，分泌物多呈灰白色、均质性、稀薄，有时呈乳黄色或灰绿色。分泌物于未干燥前直接涂片镜检可发现线索细胞，即在成熟的上皮细胞表面，由于细菌的黏附而呈点状或颗粒状。细胞边缘晦暗呈锯齿形为加特纳菌性阴道炎的特征，分泌物培养可找到加特纳菌。

（3）与淋病相鉴别　淋病可出现白带增多、外阴瘙痒、排尿时烧灼样痛和尿频，淋病的白带多呈脓性或黏液脓性，无泡沫。分泌物中可找到淋病双球菌。

（4）与非特异性龟头包皮炎相鉴别　阴茎龟头包皮肿胀、疼痛或有溃疡形成，这与滴虫性包皮龟头炎相似，但非特异性龟头包皮炎常发生于包茎或包皮过长，黏膜溃疡通常较深，渗出液较多，很臭，可有排尿困难和尿痛。分泌物涂片染色或细菌培养可以发现致病菌，无滴虫。

七、治疗

（一）现代医学治疗

治疗期间禁止性交，内裤等应勤洗，并煮沸 5～10 分钟。发现一方患者，另一方应检查。

1. 局部用药

本病多局部用药治疗。①1％乳酸，或 0.5％醋酸溶液，或 1：5000 过锰酸钾溶液冲洗阴道，每日 1 次。②灭滴灵 200mg 于阴道冲洗后或每晚塞入阴道 1 次，10 天为 1 个疗程。③滴维净 1 片、卡巴胂 200mg，曲古霉素 10 万单位栓剂，每晚塞入阴道，10 天为 1 个疗程。④灭滴虫粉 3g（含卡巴胂 1g，硼酸 1g，葡萄糖粉 1g）均匀撒入阴道，每天 2 次，3～5 天为 1 个疗程。

2. 全身用药

灭滴灵，每次口服 200mg，每日 3 次，共 7 天。男女双方都可服用。本药有厌食、上腹不适、腹绞痛、呕吐、腹泻、口干、口苦、头晕、共济失调等不良反应。如出现共济失调及其他中枢神经症状应停药。妊娠早期服用有导致胎儿畸形的可能，在妊娠 20 周前应以局部治疗为主。用药者禁饮酒。

（二）中医诊治

1. 概述

中医无滴虫之病名，滴虫病属于中医学的"阴痒"、"带下""阴蚀"等范畴。《神农本草经》中有"阴蚀"之病名。到了隋代，巢元方在《诸病源候论·阴痒候》中指出了本病的病因和症状。"妇人阴痒，是虫食所为……食于阴，其虫作势，微则痒，重者乃痛。"该病病因为"虫"，症状为"痒"和"痛"。《妇人大全良方》中，关于阴痒的见解与巢氏基本相同。到了清代，对本病的诊治有了进展，《医宗金鉴·外科心法要诀》云："妇人阴痒，多因湿热生虫，甚至肢体倦怠，小便淋漓，宜服逍遥散、龙胆泻肝汤，外以桃仁研膏合雄黄末，鸡肝切片蘸药纳阴中以制其虫"，并设立了治疗方剂。

2. 病因

中医学认为，本病属虫蚀，属湿热下注，与肝脾相关。

3. 治疗

（1）外治法

方一　方用复方蛇百汤（《朱小南妇科经验选》）。

方药组成：蛇床子、百部、土槿皮、川椒、枯矾各等份。上药加水浓煎，熏洗阴部，每日早、晚各 1 次。

方二　方用苦矾百部汤（《广西中医药》）。

方药组成：苦参 30g，枯矾 30g，百部 25g，苍术 20g，葱白 15g，蛇床子 15g，黄连 10g，石菖蒲 10g。将上药置入瓦罐内，加水 1500ml 覆盖，文火慢煎取汁 2000ml。每日 1 剂，分早、晚坐浴，或纱布缠手搽外阴或阴道半小时，5 天为 1 个疗程。

方三　方用白菊汤（《浙江中医药》）。

方药组成：野菊花 15g，蛇床子 15g，苦参 15g，白芷 15g。上药浓煎取汁，冲洗外阴，每天 2～3 次。

方四　方用杏仁油（《偏方大全》）。

方药组成：苦杏仁 100g，麻油 450g，桑叶 150g。先将杏仁炒干研成粉末，用麻油调成稀糊状。用时将桑叶加水煎汤冲洗外阴、阴道，然后用杏仁油涂搽。每日 1 次，或用带线棉球蘸杏仁油塞入阴道 24 小时后取出，连用 7 天。

方五　方用雄黄散（《家用良方》）。

方药组成：桃仁 7 粒，雄黄末 3g。将桃仁研碎加入雄黄末，以鸡肝切片，蘸药纳入阴户。夜间纳入，次日早起取出。

方六　方用燥湿止痒汤（《中国乡村医生》）。

方药组成：芒硝 20g，苦参 30g，蛇床子 15g，枯矾 15g，黄柏 15g，益母草 15g，川椒 15g，百部 15g。上药加水 2000ml，煎至约 1500ml，去渣，倒入盆内，至温热适度，坐浴、浸洗约 15～20 分钟，早、晚各 1 次。

方七　方用蛇矾汤（《家用良方》）。

方药组成：蛇床子 50g，白矾 10g。上二药煎汤常洗，每日 1 剂。

方八　方用苍蛇汤（《河南中医》）。

方药组成：花椒 15g，白矾 12g，苍耳子 20g，蛇床子 30g，黄柏 15g。水煎，熏洗，每晚 1 次。

方九　方用艾熏方（《中医药学报》）。

方药组成：雄黄、白矾、花椒粉、艾叶各适量。以上诸药均研细，卷成条状粘好，点燃外熏患处。每日早、晚各 1 次。

方十　方用苦参二黄汤（《浙江中医杂志》）。

方药组成：苦参 20g，大黄 20g，白芷 20g，青蒿 20g，艾叶 20g，黄连 10g，桉树叶 30g。将上药同清水 1500ml 放入砂罐内，加盖煮沸 15 分钟后，将药液过滤，装入小型保温瓶内，瓶口对准患处熏 15 分钟左右，然后取药液缓缓冲洗患处，用消毒纱布拭干，每日早、晚各 1 次。

（2）内治法　分为肝经湿热、脾虚湿盛和肝肾阴虚 3 型进行辨证论治。

肝经湿热型

【症状】外阴及阴中瘙痒，带下量多，呈灰白色泡沫状或脓性，秽臭，或伴见尿黄、尿频、尿急、尿道灼痛。或心烦少寐、口苦，胸闷，舌红，苔黄腻，脉弦滑。

【病机分析】湿热之邪下注于前阴，故阴痒、带下量多、秽臭；湿热下注于膀胱，则尿黄、尿频、尿急、尿道灼痛；湿热郁于胸中，故心烦少寐胸闷；胆火上犯而口苦。舌红、苔黄腻、脉弦滑乃肝经湿热下注之象。

【治则】清热利湿，杀虫止痒。

【方药】方用龙胆泻肝汤加味。

方药组成：龙胆草 15g，黄芩 15g，栀子 15g，泽泻 15g，木通 10g，车前子 10g，当归 10g，柴胡 15g，生地 15g，甘草 10g，白鲜皮 15g，贯众 15g，川楝子 9g，鹤虱 9g。每日 1 剂，每剂水煎至 500ml，分早、晚两次温服。

【方解】龙胆草、黄芩清肝胆湿热；栀子泻三焦湿热；当归、柴胡、生地凉血清热；车前子、木通、泽泻、生甘草清热利湿；白鲜皮、川楝子、鹤虱、贯众杀虫止痒。

脾虚湿盛型

【症状】带下淋漓，带色青白如涕状，腰酸腹痛，肛门有下坠感，食欲不振。舌质淡，苔白腻，脉弦滑。

【病机分析】脾虚，健运失司，水湿停聚，困于腰腹则腰酸腹痛；湿邪下注，脾气下陷则带下淋漓，带色青白如涕状，肛门有下坠感；脾失健运故食欲不振。舌质淡、苔白腻、脉弦滑乃脾虚湿盛之象。

【治则】健脾，益气，利湿。

【方药】经验方。

方药组成：党参 15g，黄芪 15g，当归 15g，白术 12g，煅龙骨 12g，诃子肉 12g，炒淮山药 12g，炒柴胡 9g，炒苍术 9g，莲须 15g，臭椿皮各 9g，砂仁 6g，炙升麻 6g，炮姜 2 片，大枣 11 枚。每日 1 剂，每剂水煎 500ml，分早、晚两次温服，每次服 250ml。

【方解】党参、黄芪、白术、淮山药、姜、枣、当归补脾益气；柴胡疏肝；苍术燥湿；砂仁养胃；升麻清胃解毒，升提下陷；龙骨、诃子肉、莲须、臭椿皮收涩止带。

肝肾阴虚型

【症状】阴痒及外阴瘙痒，白带量少色白，外阴皮肤肥厚，色紫褐或灰白，心烦少寐，头昏眼花，月经紊乱，舌质红，苔少，脉细数无力。

【病机分析】湿邪日久，湿热伤津，肝肾阴虚，故阴痒及外阴瘙痒，白带量少色白；阴虚皮失所养，故皮肤肥厚，色紫褐或灰白；虚火上炎，则心烦少寐，头昏眼花；肝肾阴虚，经水不足则月经紊乱。舌质红、苔少、脉细数无力乃肝肾阴虚之象。

【治则】滋阴降火，调补肝肾。

【方药】方用知柏地黄汤加味。

方药组成：生地 20g，熟地 20g，山药 20g，山茱萸 20g，泽泻 15g，丹皮 15g，茯苓 15g，知母 20g，黄柏 20g，白鲜皮 20g。每日 1 剂，每剂水煎至 500ml，分早、晚两次温服，每次服 250ml。

【方解】生地、丹皮清热，凉血，滋阴；知母、黄柏滋阴降火；茯苓、泽泻清热利湿；山药、山茱萸、熟地滋补肝肾；白鲜皮杀虫止痒。

（刘瑛琦）

第十七节 阴虱病

一、概念

阴虱病是由寄生于人体阴毛根部的虱子所引起的瘙痒性皮肤病。阴虱定居阴毛区，故常因性接触而传播。此病是目前常见的性传播疾病之一，世界各国均有发病。

二、病原学

虱是寄生于动物体表的昆虫，由于它们的口器不同而分为啮虱和吸虱两大类。前者有咀嚼式口器，后者有刺吸式口器。啮虱与吸虱在形态方面有许多相近之处，有的啮虱同样吸食体液。

虱目可能是从啮虫（psocoptera）类型的祖先演化而来的，到侏罗纪晚期或白垩纪早期演化成为四个亚目。钝角亚目寄生于鸟类和有袋类哺乳动物，次生地适应于啮齿动物；细角亚目寄生于鸟类和有胎盘的哺乳动物，它们没有直接的医学上的重要性，但对某些家禽和家畜危害较大；喙虱亚目是一种像和疣猪的体外寄生虫；吸虱亚目寄生于有胎盘的哺乳动物，为家畜和人的体外寄生虫。吸虱有很强的宿主特异性，一种吸虱一般只寄生于一种宿主或几种近缘的宿主体表。迄今已知吸虱有 16 科、42 属、486 种。吸虱不但吸血骚扰，还传播疾病。寄生于人体的虱为吸虱。

人虱根据在人体寄生部位不同分为头虱（pedicu‐lus humanus capitis）、体虱（phumanus corporis）和阴虱（Phthirus pubis）。

1. 阴虱的形态结构

阴虱虱体为灰白色，较短，略呈蟹形，长 1.5～2.0mm，宽约 1.5mm。头短，与胸相比甚为窄小。触角有五节，雌雄两性相同。眼位于触角后突上，胸部短而宽，无胸板和背窝。前腿最细，有细而尖的爪，中腿和后腿较为强壮，爪也较为强壮。各基节位于胸部侧缘，各有一钝突。胫突发达，在末端有一棘状刚毛。腹部较小，前部宽约与胸相等，向后渐窄。尾部有生殖片，雄性生殖片大，基内突粗壮，阴茎侧突粗而尖，近末端处强壳质化，与尖三角形结构相连，阴茎端壳质化。雌性生殖片亦大，节Ⅷ有发育良好的生殖足，有受精囊。有气门 6 对。除生殖片及侧叶外，全为膜质，无背片与腹片。

2. 阴虱的生活方式

在人体上，阴虱的生活周期（即从卵到卵）约为 25 天。阴虱卵与体虱卵相似，但盖凸出，气室较大而少。成熟雌虱产卵牢固地黏附于毛干的基部。卵产出后 7～8 天可孵化出若虫。若虫除生殖器外，其他特征均类似成虫，不活泼，一天只能移动数毫米，从皮肤毛细血管摄取营养而生长。

经 3 次蜕皮，分别为第 5～6 天、第 9～10 天和第 13～17 天，最后发育为成虫。雌性和雄性成虫交配后，于 24 小时内受精雌虫开始产卵。成虫寿命较短，不到 1 个月，离开人体最多仅能存活不到 24 小时。

阴虱不活泼，主要寄生在耻骨部阴毛、会阴毛、肛周毛处，偶可见于腋毛、睫毛、眉毛等处。阴虱每日需吸血多次，吸血时间 3～10 分钟或 2～3 小时不等。

三、流行病学

阴虱病的传播与流行主要与卫生状况有关。或因战乱，或因贫穷，或因不良的生活习性，致使虱病流行。

阴虱病近年来在美国与西欧流行，目前在我国也较为常见。阴虱病主要通过直接接触进行传播。被褥、浴巾、衣帽等亦可传播，但不是主要途径。

四、临床表现

阴虱病好发于 15～25 岁男、女青年。

（1）痒感　痒是主要的症状。阴虱在叮咬时，为便于吸血，向叮咬处注唾液以防止凝固。阴虱每天吸血数次，故瘙痒为阵发性的。

（2）皮疹　在叮咬处，常局部发红，上有血痂，或隆起的丘疹。搔抓后可引起化脓感染，出现脓疱、渗液、脓痂。

（3）蓝色斑 即钢灰色色素性小斑点，一般直径不超过 1cm。不痛不痒，压之不退色，可持续数月。这种蓝色斑也可见于胸腹部、腹内侧等处，其原因尚不清楚。

（4）虱体 在阴毛根部可见灰白色、略呈蟹状的虱体。阴虱以爪牢固地嵌抓于毛干基部，头埋藏于毛囊口内。

（5）虱卵 在阴毛干上可见小颗粒悬挂其上，此为虱卵。

五、诊断与鉴别诊断

1. 诊断

阴部及其附近瘙痒，在阴毛或肛毛等处查到阴虱或（及）虱卵即可确诊。

2. 鉴别诊断

（1）与疥疮相鉴别 ①疥疮在阴部可见针头大小淡红色丘疹和小水疱，痒剧，因搔抓而感染等与阴虱相似。②疥疮除在阴部外，手指缝、手腕、肘窝、乳晕、乳房下等少毛处亦可见红色丘疹和小水疱，并可找到疥螨，阴虱多见于多毛处。

（2）与淋病、滴虫病相鉴别 阴虱病常与淋病、滴虫病等性传染病同时存在。淋病、滴虫病等也可导致阴部瘙痒，但找不到阴虱和虱卵，可查到相应的病原体。

六、治疗

杜绝卖淫嫖娼、过正常健康的性生活、养成良好的个人卫生习惯（如勤换衣裤，不与他人合用衣被等）可预防本病的发生。

（一）现代医学治疗

（1）剃掉阴毛，内裤及被褥煮洗或熨烫。

（2）用 1％ γ-六氯化苯洗液，或 0.3％除虫菊素混合液，或 0.03％油酸铜四氢萘混合液外用。方法：用药前入浴，浴后向患处涂药，药物保留 24 小时，再入浴洗净。1 周内重复用药 1 次。

（3）眉毛和睫毛上的阴虱用 0.25％毒扁豆碱软膏、黄色氧化汞软膏外搽。

（4）头部阴虱用除虫菊素洗头。

（二）中医诊治

1. 概述

早在隋代中医对虱病即有所认识。巢元方在《诸病源候论》中对头虱进行了详细描述。至明清时期，陈实功在《外科正宗》中提到："阴虱又名八脚虫也其。"《类证治裁》中说："阴毛生虱"。《疡医大全》对其传染性作了较为详细的描述，认为"此虫最易传染，得此者，勿近好，近之则好人即生此虫，不可不慎。"《医宗金鉴·外科心法要诀》对其症状描述得较为确切："瘙痒难忍，抓破色红，中含紫点。"

2. 治疗

中医治疗阴虱病以外治为主，兼以内治。

（1）外治法 ①先剃除阴毛，后洗浴。②阴部（及其他患处）涂以百部酊（将生百部200g浸于95％酒精500ml，24小时后滤出），或阴虱洗剂（百部50g，鹤虱30g，双花20g，地丁20g，白鲜皮20g，黄芩15g，黄连15g，黄柏15g，大黄15g，苦参15g，水煎至500ml）外洗。③生白果嚼烂涂之。④桃仁研烂涂之。

（2）内治法 内治一般不能消除病原，可以治疗阴虱刺咬引起的皮肤病变及因搔抓而引起的感染性皮肤病变，分为热重于湿、湿重于热和湿热伤阴三型辨证施治。

热重于湿型

【症状】阴毛中可见阴虱叮咬的丘疹及小蓝斑。瘙痒，皮肤潮红，有抓痕血痂；或伴身热口渴、心烦，大便秘结，小溲短赤。舌质红，苔薄白或黄，脉弦滑；也可无全身症状。

【病机分析】阴虱叮咬，湿毒随之内侵，故出现丘疹及小蓝斑；湿热而痒，热则皮肤潮红；湿热内蕴，伤津则口渴；湿热蕴于胸中则心烦，蕴于大肠则大便秘结，蕴于膀胱则小溲短赤。舌质红、苔薄白或黄、脉弦滑乃湿热之象。

【治则】清热，泻火，利湿。

【方药】方用龙胆泻肝汤。

方药组成：龙胆草15g，栀子15g，黄芩15g，柴胡15g，车前子10g，生地15g，泽泻10g，木通10g，甘草10g，当归20g。每日1剂，水煎300ml，分早、晚两次温服。每次服150ml。

【方解】龙胆草、栀子、黄芩清热，解毒，燥湿；车前子、木通、泽泻导湿热下行；生地凉血活血；当归祛瘀；甘草清热解毒。

湿重于热型

【症状】阴毛处可见阴虱叮咬而引起的丘疹及小蓝斑。皮肤轻度潮红，瘙痒，搔抓后糜烂，渗液较多；或食少纳差，倦怠无力。舌质淡，苔薄白或白腻，脉滑。

【病机分析】阴虱叮咬，湿毒随之内侵，故出现丘疹及小蓝斑；湿热而痒，微热则皮肤轻度潮红。湿重则搔抓后糜烂，渗液较多；湿邪困脾则食少纳差；脾失健运，水谷精微失于输布，则周身倦怠无力。舌质淡、苔薄白或白腻、脉滑乃湿重之象。

【治则】健脾，利湿，清热。

【方药】方用萆薢渗湿汤。

方药组成：萆薢15g，薏苡仁15g，黄柏20g，赤苓15g，丹皮15g，泽泻10g，滑石20g，通草10g。每日1剂，水煎至300ml，分早、晚两次温服，每次服150ml。

【方解】薏苡仁健脾利湿；黄柏、丹皮清热，凉血，化瘀；萆薢、赤苓、泽泻、通草、滑石利湿。

湿热伤阴型

【症状】阴毛处可见阴虱叮咬而引起的丘疹及小蓝斑。瘙痒，搔抓可溃烂不愈，缠绵日久，可伴口干，五心烦热，颜面潮红，腰膝酸痛。舌红少苔，脉细数。

【病机分析】阴虱叮咬，湿毒内侵而出现丘疹及小蓝斑；湿盛则瘙痒，溃烂不愈，缠绵日久；湿蕴化热，热盛反伤其津，津伤则口干；阴虚虚热上浮则五心烦热，颜面潮红；肾主二阴，阴虚及肾，肾阴虚则腰膝酸痛。舌红少苔、脉细数乃阴虚虚阳上浮之象。

【治则】补肾，清热，利湿。

【方药】方用芦柏地黄丸。

方药组成：芦荟 10g，黄柏 20g，熟地 20g，丹皮 15g，茯苓 15g，泽泻 15g，山萸肉 15g，山药 10g。每日 1 剂，每剂水煎至 300ml，早、晚两次温服，每次服 150ml。

【方解】熟地、丹皮、茯苓、泽泻、山萸肉、山药补肾滋阴；芦荟、黄柏滋阴清热。

（刘瑛琦）

主要参考文献

[1] 毕焕洲. 中国性医学史，北京：中央编译出版社，2007.

[2] 李银河. 性文化研究报告. 南京：江苏人民出版社，2003.

[3] 刘文明，刘宇. 性生活与社会规范. 武汉：武汉大学出版社，2006.

[4] 郑思礼. 性文化. 北京：中国对外关系出版公司，1994.

[5] 宋书功. 中国古代房事养生集要. 北京：中国医药科技出版社，1991.

[6] 孙晓. 中国婚姻小史. 北京：光明日报出版社，1988.

[7] 马晓年，杨大中. 中国女性性调查报告. 北京：光明日报出版社，2005.

[8] 刘达临，鲁龙光. 中国同性恋研究. 北京：中国社会出版社，2005.

[9] 张在舟. 中国古代同性恋史. 郑州：中州古籍出版社，2001.

[10] 史凤仪. 中国古代婚姻与家庭. 武汉：湖北人民出版社，1987.

[11] 刘达临. 中国色情文化史. 北京：人民日报出版社，2004.

[12] 鸿宇. 婚嫁. 北京：宗教文化出版社，2004.

[13] 朱浒. 中国风化图史. 长春：吉林摄影出版社，2001.

[14] 高罗佩. 中国古代房内考. 李玲，郭晓惠，等，译. 上海：上海人民出版社，1990.

[15] 任继愈. 中国哲学史. 北京：人民出版社，1963.

[16] 常存库，等. 中医学的文化哲学研究. 长春：吉林人民出版社，1998.

[17] 王琦. 男科学. 郑州：河南科学技术出版社，1997.

[18] 毕焕洲. 实用中西医男科精要. 哈尔滨：黑龙江教育出版社，1995.

[19] 王一飞. 生殖医学. 北京：人民卫生出版社，1991.

[20] 薛兆英，许又新，马晓年. 现代性医学. 北京：人民军医出版社，1995.

[21] 郭应禄，胡礼泉. 男科学. 北京：人民卫生出版社，2004.

[22] 吴在德，吴肇汉. 外科学. 第五版. 北京：人民卫生出版社，2003.

[23] 叶任高，陆再英. 内科学. 第六版. 北京：人民卫生出版社，2006.

[24] 戴慎，薛建国，岳沛平. 中医病证诊疗标准与方剂选用. 北京：人民卫生出版社，2001.

[25] 郭应禄，李宏军. 男性更年期综合征. 北京：人民卫生出版社，2005.

[26] 彭晓辉. 性科学概论. 北京：科学出版社，2002.

[27] 江剑平. 大学生性健康教育. 北京：科学出版社，2006.

[28] 葛秦生. 临床生殖内分泌学. 北京：科学技术文献出版社，2001.

[29] 陈文彬，潘祥林. 诊断学. 第六版. 北京：人民卫生出版社，2005.

[30] 姚秦. 生理学. 第五版. 北京：人民卫生出版社，2001.

[31] 毕焕洲. 性传播疾病学. 北京：北京医科大学—中国协和医科大学联合出版社，1997.

[32] 郭应禄. 阴茎勃起功能障碍. 北京：北京医科大学出版社，1999.

[33] 联合国教科文组织. 性教育与艾滋病预防教师手册. 北京：北京医科大学出版社，2000.

[34] 张开明，王刚，尹国华．最新皮肤科学理论与实践．北京：中国医药科技出版社，2001.

[35] 刘达临．世界古代性文化史．上海：上海三联书店，1998.

[36] 刘达临．世界当代性文化史．上海：上海三联书店，1999.

[37] 克洛德·列维—斯特劳斯，乔治·杜比．家庭史．袁树仁，姚静，肖桂，译．北京：生活·读书·新知三联书店，1998.

[38] 乔治·巴塔耶．色情史．刘晖，译．北京：商务印书馆，2006.

[39] 李银河．西方性学名著提要．南昌：江西出版社，2002.

[40] 李银河．说性．哈尔滨：北方文艺出版社，2006.

[41] 理安·艾斯勒．神圣的欢爱．黄觉，黄棣光，译．北京：社会科学文献出版社，2004.

[42] 托马斯·拉科尔．孤独的性：手淫文化史．杨俊峰，黄洁芳，王丹，译．上海：上海人民出版社，2007.

[43] 霭理士．性心理学．潘光旦，译注．北京：商务印书馆，2005.

[44] 詹姆斯·亨利·伯利斯坦德．走出蒙昧．周作宇，洪成文，译．南京：江苏人民出版社，1998.

[45] 米歇尔·福柯．性经验史．佘碧平，译．上海：上海人民出版社，2002.

[46] 克里斯托夫·尼罗普．接吻的历史．许德金，方伟，沈巍岗，译．北京：华龄出版社，2002.

[47] 马莉莲·亚隆．乳房的历史．何颖怡，译．北京：华龄出版社，2003.

[48] 戴维·M. 弗里德曼．男根文化史．刘凡群，译．北京：华龄出版社，2003.

[49] 张念．持不同性见者．上海：东方出版中心，2006.

[50] 雪儿·海蒂．海蒂性学报告男人篇．林瑞庭，谭智华，译．海口：海南出版社，2002.

[51] 雪儿·海蒂．海蒂性学报告女人篇．李金梅，林淑贞，译．海口：海南出版社，2002.

[52] 罗伯特·麦克艾文．夏娃的种子．王祖哲，译．上海：上海人民出版社，2005.

[53] 菲利浦·阿里耶斯，安德烈·贝金．西方人的性．李龙海，黄涛，译．上海：上海人民出版社，2003.

[54] 约翰·斯帕克斯．雌雄争霸战．任立，张润志，译．沈阳：辽宁教育出版社，2002.

[55] 马林诺夫斯基．野蛮人的性生活．高鹏，金爽，编译．北京：团结出版社，2005.

[56] 阮芳赋．性的报告——21 世纪版性知识手册．北京：中医古籍出版社，2002.

[57] 海伦·费希尔．第一性．王家湘，译．沈阳：辽宁人民出版社，2001.

[58] 西蒙·波伏娃．第二性．李强，译．北京：西苑出版社，2004.

[59] 马尔科姆·波茨，罗杰·肖特．自亚当和夏娃以来．张敦福，译．北京：商务印书馆，2006.

[60] 方刚．第三性男人．北京：中国书籍出版社，2006.

[61] 曹兴午，杨文质，赵广明．精液分析与不育症．北京：中国人口出版社，2006.

[62] 赵保路．自由基和天然抗氧化剂．北京：科学出版社，1999.

[63] 庞战军，周玫，陈瑗．自由基医学研究方法．北京：人民卫生出版社，2000.

[64] 高士濂，王经伦．人类生殖调节图谱．沈阳：辽宁科学技术出版社，1991.

[65] 徐晨,周作民.生殖生物学理论与实践.上海:上海科学技术出版社,2005.

[66] 马西姆·利维巴次.繁衍——世纪人口简史.郭峰,庄瑾,译.北京:北京大学出版社,2005.

[67] 金东明,王彩霞,程继坤.中国男性病方药全书.哈尔滨:黑龙江科学技术出版社,2000.

[68] 郝丽莉,赵文静.中国妇产方药全书.哈尔滨:黑龙江科学技术出版社,1998.

[69] 李时珍.本草纲目.北京:人民卫生出版社,1982.

[70] 郭霭春.黄帝内经素问语译.北京:人民卫生出版社,1992.

[71] 吴普等述,孙星衍辑.神农本草经.沈阳:辽宁科学技术出版社,1997.

[72] 王士雄.温热经纬.沈阳:辽宁科学技术出版社,1997.

[73] 皇甫谧.针灸甲乙经.沈阳:辽宁科学技术出版社,1997.

[74] 王昂.医方集解.沈阳:辽宁科学技术出版社,1997.

[75] 陈承,裴宗元,陈师文.太平惠民和剂局方.沈阳:辽宁科学技术出版社,1997.

[76] 吴瑭.温病条辨.沈阳:辽宁科学技术出版社,1997.

[77] 李杲.脾胃论.沈阳:辽宁科学技术出版社,1997.

[78] 杨继洲.针灸大成.沈阳:辽宁科学技术出版社,1997.

[79] 孙思邈.备急千金要方.沈阳:辽宁科学技术出版社,1997.

[80] 俞震.古今医案按.沈阳:辽宁科学技术出版社,1997.

[81] 吴谦.医宗金鉴.沈阳:辽宁科学技术出版社,1997.

[82] 王冰.灵枢经.沈阳:辽宁科学技术出版社,1997.

[83] 尤怡.金匮要略心典.沈阳:辽宁科学技术出版社,1997.

[84] 巢元方.诸病源候论.沈阳:辽宁科学技术出版社,1997.

[85] 龚廷贤.寿世保元.沈阳:辽宁科学技术出版社,1997.

[86] 刘完素.素问玄机原病式.沈阳:辽宁科学技术出版社,1997.

[87] 武之望.济阴纲目.沈阳:辽宁科学技术出版社,1997.

[88] 孙思邈.千金翼方.沈阳:辽宁科学技术出版社,1997.

[89] 张从正.儒门事亲.沈阳:辽宁科学技术出版社,1997.

[90] 许小林,徐月敏.男性勃起功能障碍的治疗进展.中国男科学杂志,2007,21(2):66-69.

[91] 胡剑麟,陈斌.血管性勃起功能障碍的诊疗现状及进展.中国男科学杂志,2007,21(1):56-59.

[92] 薛珺,汪静宇,陈利生,等.早泄的研究进展.中华男科学杂志,2007,13(1):65-68.

[93] 翁史昊,顾牛范.曲唑酮治疗勃起功能障碍.中国新药与临床杂志,1999,8(3):177-178.

[94] 孙少鹏,商学军.舍曲林联合多沙唑嗪控释片治疗早泄的临床观察.中华男科学杂志,2005,11(3):231-232.

[95] 唐文豪，马潞林，赵连明，等．口服万艾可结合行为疗法治疗早泄．中华男科学杂志，2004，8（3）：366-367，370.

[96] 张欣文，李芬．女性性功能障碍及其研究进展．国外医学（妇幼保健分册），2005，16（4）：225-227.

[97] 陈联芬，周翔．女性性功能障碍的治疗进展．皮肤病与性病，2005，27（4）：6-9.

[98] 林志商，钱立新．女性性功能障碍诊断和治疗的新领域．中华男科学杂志，2003，9（6）：457-461.

[99] 毛治芳．先天早期梅毒的诊断和治疗．中国医学文摘—皮肤科学，2007，24（1）：1-2.

[100] 刘金花，杨日东，吴志华．梅毒的药物治疗现状．岭南皮肤性病科杂志，2007，14（3）：195-198.

[101] 向华国．淋病奈瑟菌感染的实验诊断进展．重庆医学，2006，35（21）：1995-1997.

[102] 吴炽煦．西方国家对同性恋的认识与研究．湖北预防医学杂志，2003，14（5）：22.

[103] 马常宝，陈敏．非淋菌性尿道炎的中西医治疗现状．现代中西医结合杂志，2008，17（3）：481-483.

[104] 龚同东．1991～2001 年我国性病流行病学分析．中华皮肤科杂志，2002，35（3）：178-182.

[105] 毛芯，李秀兰，张书强．泌尿生殖道衣原体、支原体感染率调查及支原体耐药分析．福建医药杂志，2002，24（6）：140-141.

[106] 刘瑜平，吕世静，李慧冰，等．解脲支原体的培养和药物敏感试验结果分析．中国实验诊断学杂志，2006，10（6）：656.

[107] 徐斌，吴昊．不同人群解脲支原体和人型支原体感染状况的分子流行病学研究．中华临床医药，2002，21（3）：18.

[108] 廖列辉，邓家侵，王敏华．复发性生殖器疱疹的诊治研究概述．现代中西医结合杂志，2008，17（2）：316-317.

[109] 冯燕开．心理干预对复发性生殖器疱疹患者的心理健康状况的影响．国际医药卫生导报，2005，11（22）：95-96.

[110] 夏雨，王惠珍．控制生殖器疱疹复发的探讨．重庆医学，2004，30（2）：164.

[111] 蔡恒骥．尖锐湿疣的治疗进展．黑龙江中医，2007，（3）：63-65.

[112] 池凤好，范瑞强．尖锐湿疣的中医治疗近况．深圳中西医结合杂志，2000，10（3）：134-136.

[113] 余放争，杨国纲，余翔．同性恋国内研究概述．医学信息，2005，18（12）：481-483.

[114] 左小萍．性心理障碍患者的心理测试与个性评定研究．现代临床医学生物工程学杂志，2003，9（1）：39-40.

[115] 汪新建，温江红．同性恋成因的理论探讨．医学与哲学，2002，12（4）：21-24.